付表３　タンパク質構成アミノ酸の種類と略号

種　類			略　号 ３文字（１文字）	等電点（pI）
中性アミノ酸	脂肪族アミノ酸	グリシン	Gly（G）	5.97
		アラニン	Ala（A）	6.00
		バリン*	Val（V）	5.96
		ロイシン*	Leu（L）	5.98
		イソロイシン*	Ile（I）	6.02
		アスパラギン	Asn（N）	5.41
		グルタミン	Gln（Q）	5.65
	ヒドロキシアミノ酸	セリン	Ser（S）	5.68
		トレオニン*	Thr（T）	6.16
	含硫アミノ酸	システイン	Cys（C）	5.07
		シスチン	Cys Cys（C C）	4.60
		メチオニン*	Met（M）	5.74
	芳香族アミノ酸	フェニルアラニン*	Phe（F）	5.48
		チロシン	Tyr（Y）	5.66
	複素環アミノ酸	トリプトファン*	Trp（W）	5.89
	イミノ酸	プロリン	Pro（P）	6.30
		4-ヒドロキシプロリン 3-ヒドロキシプロリン	Hyp（-）	5.83
酸性アミノ酸		アスパラギン酸	Asp（D）	2.77
		グルタミン酸	Glu（E）	3.22
塩基性アミノ酸	脂肪族アミノ酸	リシン*	Lys（K）	9.74
		δ-ヒドロキシリシン	Hyl（-）	8.64
		アルギニン	Arg（R）	10.76
	複素環アミノ酸	ヒスチジン**	His（H）	7.59

*は必須アミノ酸を示す．** 幼児のみで不可欠な必須アミノ酸

第6版

口腔生化学

Oral Biochemistry

監修

愛知学院大学名誉教授
早川 太郎

昭和大学名誉教授
須田 立雄

編著

東北大学大学院教授
髙橋 信博

松本歯科大学教授
宇田川 信之

前東京歯科大学教授
東　俊文

元昭和大学歯学部教授
上條 竜太郎

岩手医科大学教授
石崎　明

奥羽大学歯学部教授
加藤 靖正

北海道大学名誉教授
田村 正人

鶴見大学歯学部教授
山越 康雄

医歯薬出版株式会社

This book is originally published in Japanese
under the title of :

KOKUSEIKAGAKU
(Oral Biochemistry)

TAKAHASHI, Nobuhiro et al.
TAKAHASHI, Nobuhiro
Professer, Department of Oral Biochemistry
Tohoku University Graduate School of Dentistry

ISHIYAKU PUBLISHERS, INC.
7-10, Honkomagome 1 chome, Bunkyo-ku
Tokyo 113-8612, Japan

第６版　序文

科学の細分化の時代における「教科書の価値」

科学に代表される知的生産の細分化が急速に進む現代，生化学や口腔生化学もその例外ではない．生化学は基礎系学問の１つとして，あるいは生化学的手法を用いて種々の事象を理解する学問として広がりをもって進展してきたが，その一方では，専門分野を深く探求するモデルが成功体験として認知され，学問の全体像，すなわち学問体系を捉えがたくしている．しかし，現代の科学的課題は，地球環境破壊，生物多様性喪失，生命倫理問題，再興・新興疾患，超高齢社会などに代表されるものであり，いずれも専門性を突き詰めるだけでは解決できず，専門性を越えた幅広い「知」を基盤とした解決策が求められている．近年, さまざまな分野でビッグデータの取得が競い合うように急速に進んでいるが，それを有効に活用する未来は，高品位で，かつ幅広い知的活動の上にこそ保障されるものであろう．

＊

本書は口腔における生命現象（口腔生物学 Oral Biology）を生化学の面から明らかにすることを目的として，原著者の早川太郎（当時愛知学院大学歯学部），須田立雄（当時昭和大学歯学部）両教授により『口腔生化学 Oral Biochemistry』として 1987 年に上梓された．その「ねらい」は次の通りであった，

- 口腔生化学は生化学的研究方法によって歯科臨床における諸課題と直結するテーマを扱う学問である．学問的に解明されてきたこと，研究途上のことなど，現況を把握する．
- 口腔組織は小さいにもかかわらず，よく分化した組織であるので，口腔生化学を学ぶに際して，常に口腔組織学と関連づけるように心がけることが大切である．
- さらに，口腔生化学は他の歯科基礎医学との間にも相互に関連がある．特に，生理学，細菌学，病理学などと密接に関連していることを理解し，種々の学問の複合的な努力により臨床上の課題に光が当てられていることを知っておく．

奇しくも，臨床的課題の解決法としての口腔生化学の役割，他の学問分野との関連性の重要性はもちろんのこと，さらに学問として歴史や未完成の内容についてもできる限り触れることの重要性が説かれており，本書が 30 年余を経て第６版を迎えた意義を改めて問いている．

この 30 年，生化学は長足の進歩を遂げた．

本書はその進歩を貪欲に取り込むために，常に，新たな内容を体系的に記述できる著者を加えてきた．第３版からは木崎治俊（当時東京歯科大学）が，第４版からは，畑　隆

一郎（当時神奈川歯科大学），髙橋信博（東北大学大学院歯学研究科），宇田川信之（松本歯科大学）が執筆に加わり，分子生物学，細胞生物学の進歩を取り入れるとともに，疾患との関連についてより詳細な記述がなされた．さらに第5版では，東　俊文（東京歯科大学），上條竜太郎（昭和大学歯学部），石崎　明（岩手医科大学），加藤靖正（奥羽大学歯学部）が加わり，章の組み替えと大幅な書き直しを行った．特に，最近の分子細胞生物学の進歩の理解を助けるために序章を設け，近年，歯科臨床で注目されている歯周組織の再生について詳述した．

そして迎えた第6版，新たな執筆者として，田村正人（北海道大学大学院歯学研究院），山越康雄（鶴見大学歯学部）が加わり，口腔生化学の新たな体系化を目指すこととなった．序章は第1章とし，幹細胞やオートファジーなどの最新の知見を加えて分子細胞生物学を俯瞰できるようにし，さらにこれまで第12章にあった「がんはどうしてできるか」を第2章に移し，分子生物学に立脚してがんを理解できるように考慮した．第3章以降は従来通りの配置となっているが，各章には最新の知見を盛り込み「一歩先の口腔生化学」として体系化を試みている．一方，「本章のねらい」と「チェックポイント」は各章の冒頭1ページに収め，学習者が各章の全体を把握しやすいよう配慮した．各章は分担執筆の形式をとっているが，すべての内容を執筆者全員が繰り返し吟味した執筆者全員の総意の産物である．

最後に，本書のもう1つの重要な特徴を述べたい．それは本書の読者は学部学生だけではなく，これから研究を始めようとする大学院学生をも想定しているということである．これは初版から連綿と続く本書のDNAでもある．これは，学問を学部向き，大学院向きと分けることなく，学ぶ者の興味に応じて本書を活用して欲しいという著者全員の熱い思いである．本書が，歯学・口腔科学の次世代を担う若い学生たち，他分野・他領域の人々，および臨床を目指す，あるいは臨床にすでに携わっている人々にとって，微力ながら役立つことができればと，切に願うところである．

本書の出版にあたり，文献や資料を快く引用させてくださった先生方，また，的確な助言と編集を行ってくださった医歯薬出版編集部の皆様に，心より感謝の意を表します．

2018年9月

髙橋　信博
宇田川信之
東　　俊文
上條竜太郎
石崎　　明
加藤　靖正
田村　正人
山越　康雄

第1版　序文

「歯学生に口腔生化学として何を教えるべきか」という問題は歯学部および歯科大学で口腔生化学を担当する教官の共通した悩みである．ちなみに，全国29の国公私立大学歯学部および歯科大学を対象として，歯科基礎医学会生化学談話会が行った調査結果によって明らかにされているように，回答のあった24校の昭和57年度に行われた口腔生化学の講義時間は，年間わずか4時間という大学から61時間という大学まで実にまちまちである*．このように大学間での講義時間がバラバラになった理由には色々な事情が考えられるが，何といっても口腔生化学という学問がまだ若い学問であり，十分に学問としての体系をなしていないことが最大の原因と考えられる．後述するように昭和42年から「歯学教授要綱」の中に口腔生化学が加えられ，14項目からなる教授項目が設定されたが，それらの項目に対する具体的な内容の裏づけは乏しいものが多く，それらの内容を実際に具体化した適切な参考書がみられないのが現状である．

ここで歯学教育の指針である教授要綱に関して，少々歴史的な経緯をみてみると，昭和22年7月，わが国にはじめて「歯科教授要綱」が制定され，戦後の歯科教育の指針となってきた．その後，歯科大学が全国各地に新設されるに伴い，現状に即応した教授要綱の設定が強く要望され，昭和42年に「歯学教授要綱」として改訂された．本改訂では，口腔解剖学ほか13科目よりなる従来の教授要綱に「口腔生化学**」と「小児歯科学」が新しく加えられた．昭和48年にはさらに補訂が加えられた．近年，歯科医学の進歩・発展に伴い，再度，時代と社会の要請に対応できる歯学教授要綱の改訂の必要性が認識され，歯学教授要綱改訂委員会で審議され，昭和59年に新しい「歯学教授要綱***」が制定された．この新しい教授要綱では，口腔生化学（狭義）の講義の教授項目が従来の14項目から下記の8項目にしぼられた点が大きな特徴である．

1)　結合組織に関する生化学
2)　骨と軟骨に関する生化学
3)　歯に関する生化学
4)　歯周組織に関する生化学
5)　唾液に関する生化学

*　斉藤 滋，滝口 久:「生化学・口腔生化学および同実習の授業内容」について調査報告．1983.

**　広義の口腔生化学で，生化学および狭義の口腔生化学を含む．

***　歯科大学学長会議　歯学教授要綱改訂委員会：歯学教授要綱 昭和59年改訂，医歯薬出版，東京，1985.

6) 歯面への堆積物に関する生化学

7) う蝕に関する生化学

8) 歯周疾患に関する生化学

今後は，これら8項目を中心にして口腔生化学の講義が進められることが推奨されている．

一方，口腔生化学の参考書に関してみてみると，わが国では昭和41年に，当時日本大学歯学部教授であった押鐘　篤先生が監修された「歯学生化学」が出版された．この本は，監修者自身その「まえがき」の中でその世界最大の規模と最高の権威を自画自賛しておられるが，20年前に出版されたことを考え合わせると自画自賛に十分に値する内容であり，現在でも部分的には依然として歯学生化学書としての価値をもっている．その後改訂が行われなかったのが残念であり，また，当時英語版が出版されていたら大変な反響を呼んだであろうと想像される．

一方，海外では従来口腔生物学 oralbiology という総合的な学問体系が存在し，その一部として生化学的知識が組み込まれてきている．しかし，前述の「歯学生化学」が出版されて10年後にようやく Dental Biochemistry（Lazzari, E. P. 編，1976），Biochemistry and Oral Biology（Cole, A. S., Eastoe, J. E. 1977），The Physiology and Biochemistry of The Mouth（Jenkins, G. N. 1978），Basic and Applied Dental Biochemistry（Williams, R. A. D., Eliott, J. C. 1979）のように口腔（歯科）生化学を意識したような参考書が出版されるようになってきた．しかし，いずれも前述した歯学教授要綱を全体的に満足させるものとはいえない．このような状況下にあるとき，たまたま医歯薬出版から新しい歯学教授要綱に基づいた教科書，口腔生化学の執筆の奨めがあり，ここに浅学菲才を顧みずに本書の執筆を引き受けることになった．

本書の内容として，前述した新教授要綱の8項目に「歯髄とその病態」という項目を加えた．歯髄は象牙質の維持に重要な役割を果たしている特有な結合組織であり，特に，最近，歯髄の保存的療法の重要性が認識されつつあり，歯髄組織の生化学面を理解することは重要であると考えたからである．さらに，「免疫と炎症」および「がんはどうしてできるか」の2項目を加えた．これら2項目の内容はいずれも口腔生化学そのものではないが，齲蝕や歯周疾患をはじめ歯科における諸疾患を理解するうえで不可欠な基礎知識であると考えたので取り上げることにした．

このようなわけで，第1回の編集会議を昭和58年8月に開き，分担を決め，ただちに執筆に取りかかったのであるが，自分たちの専門外の分野や生化学的研究が進んでいない分野の執筆はとどこおりがちで，当初の予定を大幅に上まわり3年以上の年月を要してしまった．事前に予想できたことではあるが，特に，「歯髄」と「歯周組織」に関する生化学的データは，まだ明解かつ論理的な教科書レベルの記述をするには質的にもまた量的にも十分でない．これら不十分なデータの中から「歯髄」や「歯周組織」の機能に直結して重要と思われるものをできるだけ重点的に拾い上げてはみたが，全体的にはまだ系統づけられた内容とはなっていない．この点は今後の研究に期待するとともに，改訂の機会あるごとに書き改めていく必要があると考えている．

とにかく，このような経緯で何とか出来上がったものを通読してみると，歯学部の学生には詳しすぎると考えられるところも見受けられる．それは覚えるための知識ではなく，むしろ理解を助けるためのものだと解釈していただけたらと思う．また，10 章の「歯の表面にみられる付着物」，11 章の「齲蝕と砂糖」および 12 章の「免疫と炎症」などは微生物学や病理学のような他の教科と重複する可能性がある．そのような場合には，教えられる立場にある先生方には実際の場に合うように自由に取捨選択していただきたい．また，各章のはじめには，その章の内容を大まかに把握できるように「本章のねらい」を，また，章末には，その章で学んだ知識を整理する目的で「チェックポイント」を設けた．これらが学習上の手助けになれば幸と考えている．

エナメル質を除いた主たる口腔組織である象牙質，セメント質，歯槽骨，歯髄，歯根膜はいずれも結合組織に属する．したがって，個々の口腔組織の生化学に進む前に「結合組織の生化学」について述べることにした．いわばこの 3 章はすでに学んだ「生化学」とこれから学ぶ「口腔生化学」の間の橋渡し的内容である．なお，欧文専門用語のカタカナ表記は日本生化学会の決定に基づきローマ字読みとした（例：ハイドロキシアパタイト→ヒドロキシアパタイト，リセプター→レセプター，アメロジェニン→アメロゲニン）．

最後に，本書のために貴重な資料を心よく御提供いただき，かつ内容に関しても有益な御助言や御批判をいただいた次の諸先生方に心より感謝の意を表する．

池田　正（日本大学松戸歯学部），一條　尚（東京医科歯科大学歯学部），J. E. Eastoe（Newcastle upon Tyne 大学歯学部），岡田　宏（大阪大学歯学部），小澤英浩（新潟大学歯学部），久保木芳徳（北海道大学歯学部），黒木登志夫（東京大学医科学研究所教授），後藤仁敏（鶴見大学歯学部），佐々木哲（東京医科歯科大学歯学部），真田一男（日本歯科大学新潟歯学部），清水正春（鶴見大学歯学部），須賀昭一（日本歯科大学），杉中秀壽（広島大学歯学部），高橋和人（神奈川歯科大学），武田泰典（岩手医科大学歯学部），星野　洸（名古屋大学医学部），矢嶋俊彦（東日本

学園大学歯学部），山田　正（東北大学歯学部）

（五十音順，敬称略）．

また，ともすれば筆がとどこおりがちになる私たちを，終始，叱咤激励し，何とかここまで引っぱってきてくれた医歯薬出版の編集部の皆さんには深い感謝の意を表したい．この他にも参考文献として引用させていただいた多くの著書や総説論文などの編者や著者の先生方には，それらの文献を利用させていただいたことに心より謝意を表したい．それらの優れた文献なしでは本書を書き上げることはとうてい不可能であった．

1987年6月20日

早川　太郎，須田　立雄

口腔生化学 第6版
目 次

第4章 結合組織と上皮組織の生化学 田村正人 ● 87

口腔生化学　第１版～第５版目次

●第１版

●第２版

●第３版

口腔生化学　第１版～第５版目次

第1章 口腔生化学の分子・細胞生物学的理解のために

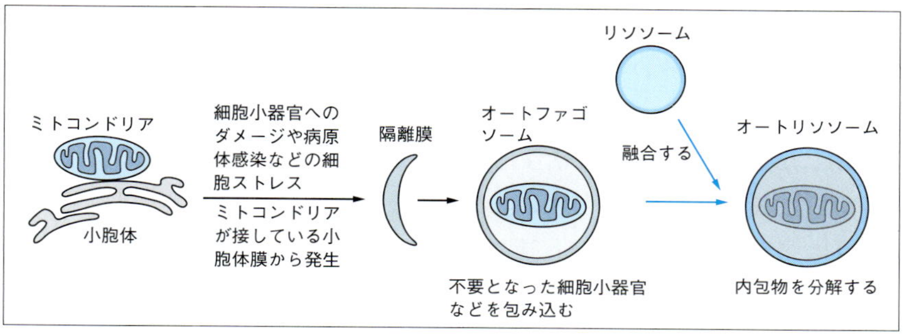

オートファジーによる細胞の恒常性維持機構
不要とされた細胞小器官は，隔離膜により包み込まれオートファゴソームが形成される．隔離された細胞小器官はリソソーム由来の加水分解酵素により分解される．
(Saitoh, T. & Akira, S., 2016[7] より改変)

本章のねらい

口腔生化学は，口腔内の生命現象を分子レベルで明らかにする学問である．本章では，口腔生化学の理解に役立つ基本的な分子・細胞生物学的知識や研究手法について解説する．

チェックポイント

1. 染色体はタンパク質とDNAとの複合体で構成されている.
2. ヒトの正常体細胞１個の核内に存在する染色体数は46個であり，これらの半分，すなわち23個は父親由来で，残りの半分は母親由来である.
3. ゲノムDNA上には，遺伝子とよばれるタンパク質をコードしている領域が散らばるように存在する.
4. DNAからRNAに情報が写し取られる過程を転写という.
5. 遺伝子の上流（5'側の領域）にはプロモーターとよばれる転写開始に必要な領域が存在する.
6. DNA変異による遺伝子異常が原因で起こる疾病を遺伝子疾患という．遺伝子疾患のうち，子孫に受け継がれて発症する疾患を遺伝病（遺伝性疾患）という.
7. 遺伝子の変異を伴わずに遺伝子発現に変化を与える機構を総称してエピジェネティクスという.
8. アポトーシスは，カスパーゼとよばれるプロテアーゼのファミリーが次々と活性化されることにより進行する.
9. オートファジーは，細胞の恒常性維持や炎症性疾患の予防などの多彩な機能をもつ.
10. 分子生物学的研究のために必要とされる遺伝子工学の手法のなかから，PCR法，クローニングなどのおもなものについて理解する.
11. 自己複製能力と多分化能力をあわせもつ細胞を幹細胞という.

I　細胞の機能を制御するしくみ

細胞の各機能（増殖，分化，運動あるいは細胞死）は，種々の**遺伝子発現** gene expressionの変化〔遺伝子の情報をもとにつくられるリボ核酸 ribonucleic acid（RNA）やタンパク質 proteinの質的，量的な変化〕，既存の細胞内タンパク質のリン酸化や切断などによる質的変化，あるいは代謝中間体によるフィードバックにより正または負に調節されている．とくにこれらの遺伝子発現の変化は，図1-1に示されるように細胞内外からの刺激により，複雑に制御されている．脂溶性ホルモンなどの分子は，細胞外から細胞膜を透過して細胞質あるいは核に存在する受容体 receptorに結合したのち，特定の遺伝子発現を変化させる．それ以外の水溶性のリガンド[*1] ligandや細胞外マトリックス extracellular matrix（ECM）は，細胞膜上にある受容体に結合したのち，種々の細胞内シグナル伝達分子をリン酸化したり切断したりすることにより活性化する．そして，これらの活性型シグナル伝達分子が次の伝達分子を活性化するというように，連鎖（カスケード cascade）的なシグナル伝達分子の活性化が起こり，最終的にはその刺激を核内に伝達して特定の遺伝子発現を変化させる．

II　染色体の構造と遺伝子発現のしくみ

1　染色体の構造

真核生物[*2] eukaryoteの**染色体** chromosomeは，タンパク質と**デオキシリボ核酸** deoxyribonucleic acid（DNA）との複合体からできている（図1-2）．この染色体中のタンパク質の大部分はDNAを巻きつけて糸巻き状の構造を形成する**ヒストン** histoneとよばれるコアタンパク質である．このDNAとヒストンタンパク質でできた糸巻き状構造物を**ヌクレオソーム** nucleosomeとよんでいる．各ヌクレオソームは**リンカーDNA** linker DNAでつながれており，全体としてはビーズに糸を通したようにみえる．この糸でつながったビーズのような構造を**クロマチン** chromatin構造という．また，ヒトの正常体細胞１個の核内に存在する染色体数は46個であり，これらの半分，すなわち23個は父親由来で，残りの半分は母親由来である．父親あるいは母親由来の23個の染色体中の非タンパク質成分，すなわちDNA部分をひとまとめにして**ゲノム** genomeという．なお，このひとまとめのDNA部分がもつ全情報（遺伝子およびその発現調節にかかわる情報）をゲノムとして概念的にとらえる場合もある．ヒトの正常体細胞１個の核内には，父親由来のゲノム１組と母親由来のゲノム１組との，合わせて２組のゲノムが存在することになる．このゲノムDNA上には，タンパク質をコードしている**遺伝子** geneとよばれる領域が散らばるように存在するが，その数はヒトでは約20,000個と考えられている．

リガンド[*1]
水溶性ホルモンや増殖因子 growth factorなどのように機能性タンパク質（受容体）に特異的に結合する物質．

真核生物[*2]
膜で覆われた核や細胞小器官をもつ細胞で構成される生物をいい，ウイルスや原核生物（核や細胞小器官が膜で覆われていない細胞で構成される生物）と区別される．

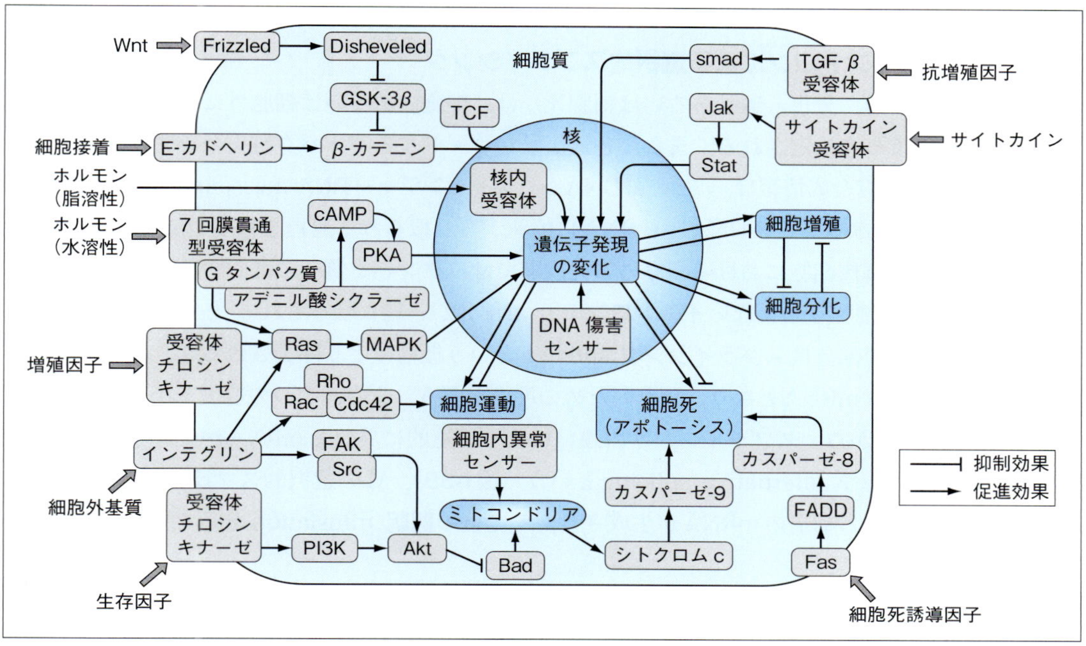

図 1-1　遺伝子発現を制御する細胞内シグナル伝達の概観
ヒトの細胞が働く（増殖，分化，運動，細胞死）ためには，細胞内外からの刺激とそれに伴い起こる種々の遺伝子発現が必要である．
GSK-3β：glycogen synthase kinase-3β，TCF：T-cell factor，cAMP：cyclic adenosine monophosphate，MAPK：mitogen-activated protein kinase，FAK：focal adhesion kinase，PI3K：phosphoinositide 3-kinase，FADD：Fas-associated protein with death domain，TGF-β：transforming growth factor-β.
（Hanahan, D. & Weinberg, R.A., 2000[1)] より改変）

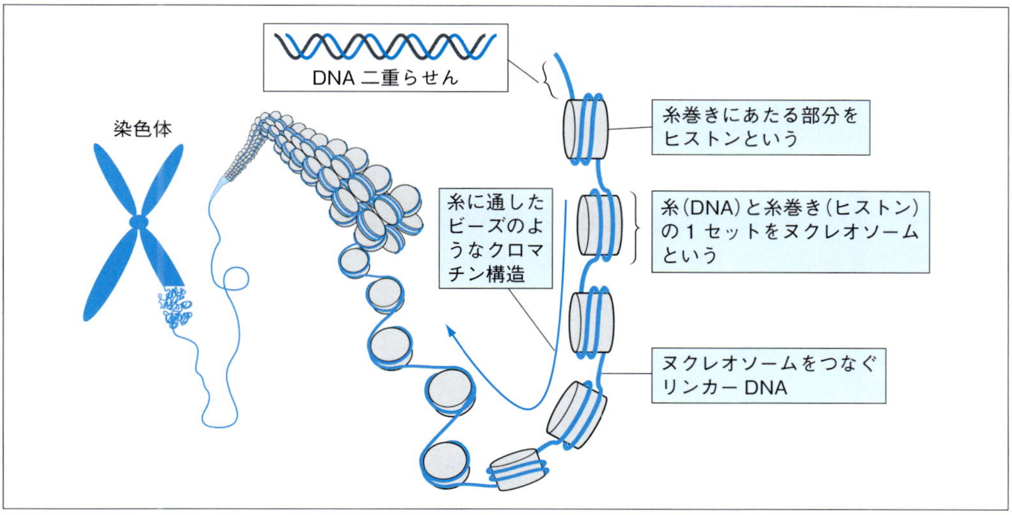

図 1-2　染色体の構造
真核生物の染色体はタンパク質と DNA との複合体からできている．ヒストンとよばれるコアタンパク質が，DNA を巻きつけて糸巻き状の構造を形成する．この DNA とヒストンでできた糸巻き状構造物をヌクレオソームという．各ヌクレオソームはリンカー DNA でつながれており，全体としてはビーズに糸を通したようにみえる．この糸でつながったビーズのような構造をクロマチン構造という．

2 遺伝子の構造と機能ならびにその異常について

1）エキソンとイントロンによる選択的スプライシング

細胞の運命（増殖，分化，運動あるいは細胞死）は，細胞内あるいは細胞外に存在するタンパク質の種類や量によって決定される．また，各遺伝子がコードするタンパク質を合成する際には，このDNAのタンパク質合成情報は，いったんDNAから**メッセンジャーRNA** messenger RNA（mRNA）に写し取られ（図1-3A），このDNAからRNAに情報が写し取られる過程を**転写** transcriptionという．ヒトを含めた真核細胞における転写の第一段階では，タンパク質への翻訳情報を含む**エキソン** exon部分と，その情報を含まない**イントロン** intron部分が一緒に転写される（一次転写産物）．その後，イントロンの部分は**スプライシング** splicingという機構により除去されるが，エキソンの部分は残って連結されmRNAとなり，翻訳のための準備が整う．また，1つの遺伝子から転写された一次転写産物RNAから，スプライシングの違いにより構造的に異なるmRNAが生成されることを**選択的スプライシング** alternative splicingという（図1-3B）．この選択的スプライシングにより，同じ遺伝子から異なる構造のmRNAが生成され，その後の**翻訳** translationを経て異なる機能のタンパク質が合成される．

2）プロモーターによる遺伝子発現の制御

遺伝子の上流（5'側の領域）には**プロモーター** promoterとよばれる転写開始に必要な領域が存在する．RNA合成を触媒する**RNAポリメラーゼ**[*3] RNA polymeraseがこのプロモーターに結合することにより，転写が開始される．真核細胞のタンパク質をコードする遺伝子のプロモーター部分には，図1-4に示されるような共通配列（コンセンサス配列）が認められる．プロモーター部分のなかでも，とくにどの遺伝子発現にも共通して必要な**基本転写因子** general transcription factorsが結合する部分を**コアプロモーター** core promoterといい，**TATA配列** TATA elementなどの共通配列を含む．この基本転写因子は複数種存在し，これらは転写開始複合体を形成するとともにRNAポリメラーゼIIがコアプロモーターに結合するのを誘導する働きをもつ．また，この基本転写因子以外にも遺伝子ごとに異なる種類のタンパク質がプロモーターに結合して，RNAポリメラーゼがコアプロモーターへ結合するのを助けるように働く．これらのタンパク質のことを**転写因子** transcription factorとよんでいる．一方，プロモーターから離れて存在し，RNAポリメラーゼがプロモーターに結合するのを手助けして遺伝子発現を促進する調節領域を**エンハンサー** enhancerという．その反対に，遺伝子発現を抑制する調節領域を**サイレンサー** silencerという．なお，エンハンサーやサイレンサーには，遺伝子発現を正や負に調節する種々のタンパク質が結合することが知られている．

3）染色体異常による疾患

（1）遺伝病とは

脱プリン反応や脱アミノ反応ならびに紫外線照射によるチミン二量体形成（☞第2章35ページ図2-5参照）などの化学変化により，DNAはたえず損傷を受けている．これらのDNA損傷はDNA修

RNAポリメラーゼ[*3]
RNAポリメラーゼIはリボソームRNA ribosomal RNA（rRNA）の転写，RNAポリメラーゼIIはmRNAの転写，RNAポリメラーゼIIIはsmall nuclear RNA（snRNA）や運搬RNA transfer RNA（tRNA）の転写に働く．

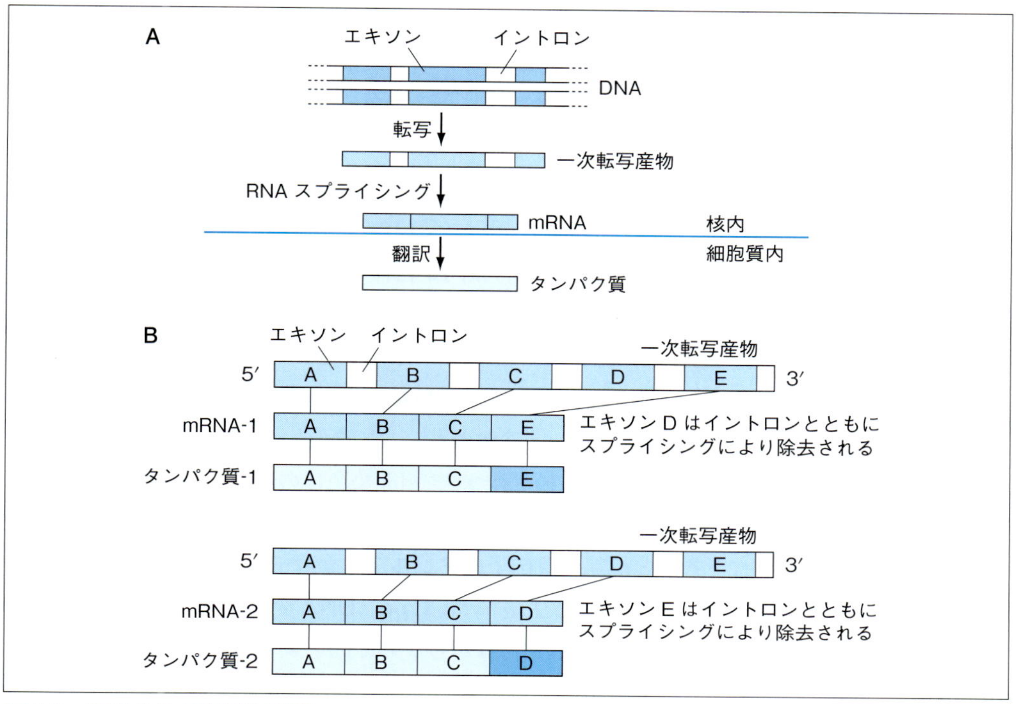

図 1-3　真核生物の転写と翻訳

A：一次転写産物では，エキソンとイントロンの両方が連続して転写され，その後のスプライシングによりイントロン部分が除去される．原核生物にはイントロンに相当する部分はなく，RNA スプライシングは起こらない．

B：選択的スプライシングにより，同じ一次転写産物から異なる mRNA（mRNA-1 あるいは mRNA-2）ができ，機能的に異なるタンパク質が合成される．

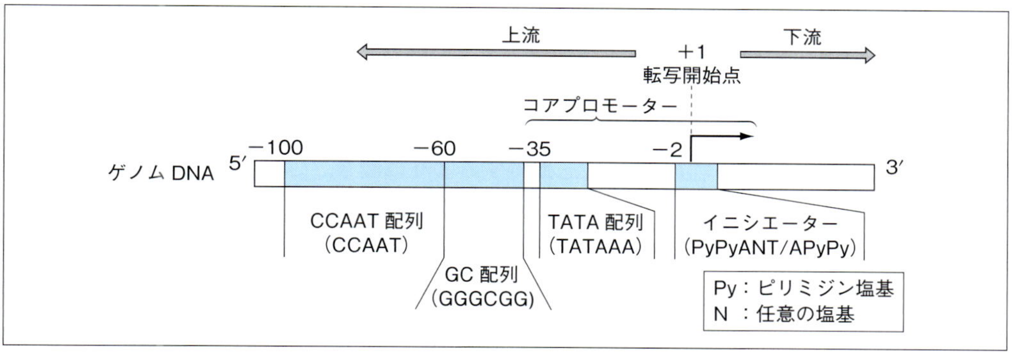

図 1-4　真核細胞 DNA のプロモーター領域

TATA 配列には基本転写因子群が結合して，この配列から転写開始点付近までの領域に転写開始複合体が形成されるが，この領域をコアプロモーターという．加えて，種々の転写因子は，コアプロモーターよりさらに上流の各共通配列に結合して，RNA ポリメラーゼがコアプロモーターに結合することを助ける．この転写調節領域とコアプロモーターとをあわせてプロモーターという．通常，転写開始点を＋1 と表し，これより上流は−1 から始まる．

復機構（☞第２章41ページ図2-12参照）により修復されるが，この修復機構が働かない場合には，DNAに一塩基あるいはそれ以上の変異が生じる．このようなDNA変異による遺伝子異常が原因となって起こる疾病を総称して**遺伝子疾患** genetic disorderという．遺伝子疾患のうち，その遺伝子異常が生殖細胞に認められ，それが子孫に受け継がれることにより発症する疾患を**遺伝病**（**遺伝性疾患**）hereditary diseaseという．

(2) 染色体異常

ヒトなどの**二倍体生物** diploid organisms，すなわち両親それぞれから由来する**配偶子** germ cell（**精子** spermや**卵細胞** egg cell）から受け継いだ2組（父親からの23本と母親からの23本）の染色体セットをもつ生物の正常体細胞1個の核内には，**相同染色体** homologous chromosome（両親それぞれから1本ずつ受け継いでいるほぼ同様な構造をした染色体2本の組み合わせのこと）が23組（**常染色体** autosomal chromosome 22組と**性染色体** sex chromosome 1組）存在する（図1-5A）．なお，女性の性染色体は1対の相同染色体（1対の**X染色体** X chromosome）として存在するが，男性は相同ではなく**Y染色体** Y chromosome（父親由来）とX染色体（母親由来）をもつ．二倍体生物の正常体細胞の核は個々の遺伝子を2コピーもつが，相同染色体のそれぞれにはこれら2コピーのうち1コピーずつが同じ場所（同一遺伝子座）に配置されている（図1-5B）．また，これらの2コピーの遺伝子のうちの片方をそれとは別の遺伝子の**アレル**（**対立遺伝子**）alleleとよぶが，これらのうちDNA変異を起こしていないものを**野生型** wild type，DNA変異を起こしたものを**変異型** variant typeの**遺伝子型** genotypeという．通常，なんらかの原因により2コピーあるアレル（対立遺伝子）の一方が変異を起こしてその機能を失っても，もう一方のアレル（対立遺伝子）がその機能を代替して補い，遺伝子変異の影響が出ないように働くので病気の発症にはつながらない．しかし，アレル（対立遺伝子）が両方とも変異してその機能が失われた場合には，それが原因となり，なんらかの症状としてわれわれの身体に現れる場合がある．その身体に現れる変化を**表現型** phenotypeとよび，また，両方のアレル（対立遺伝子）に変異が起こってはじめてその遺伝子の機能が失われる場合，この変異を**潜性（劣性）変異**[*4] recessive mutationという．これに対して，アレル（対立遺伝子）の一方だけが変異した場合にもその変異が表現型に現れる場合があり，この変異を**顕性（優性）変異**[*4] dominant mutationという．顕性変異は潜性変異と異なり，変異遺伝子から発現するタンパク質の機能が増強したり，本来とはまったく別の機能を有するタンパク質が発現したりという，いままでにない新たな機能を獲得するように働き，これが原因となり，なんらかの症状としての表現型を表すことになる．先に述べた遺伝病においても，その原因遺伝子が潜性変異である場合もあれば，顕性変異である場合もあり，それぞれ潜性遺伝病，顕性遺伝病として区別されている．よくみられる遺伝病として，**常染色体潜性遺伝** autosomal recessive inheritanceを示す**鎌状赤血球貧血** sickle-cell anemia，**血小板無力症** hereditary thrombasthenia，**フェニルケトン尿症** phenylketonuria，**常染色体顕性遺伝** autosomal dominant inheritanceを示す**オスラー病** Osler-Weber-Rendu disease，**フォンビルブランド病** von Willebrand's disease，**ハンチントン病** Huntington's disease，**伴性潜性遺伝** X chromosome-linked recessive inheritance（X染色体上

潜性（劣性）変異，顕性（優性）変異[*4]

2017年9月に日本遺伝学会により示された遺伝学用語改訂の案を受け，本書では劣性→潜性ならびに優性→顕性への変更を採用することとした．

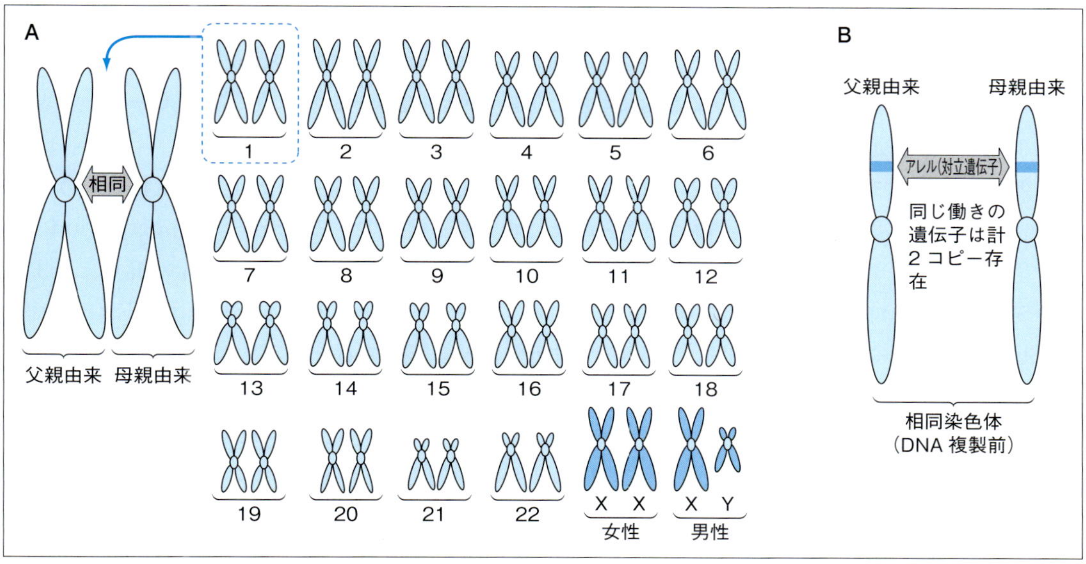

図 1-5　ヒトの染色体の様子

A：ヒトの正常体細胞１個の核内には，相同染色体（両親それぞれから１本ずつ受け継いでいるほぼ同様な構造をした染色体２本の組み合わせのこと）を 23 組（常染色体 22 組と性染色体１組）もつ．なお，A は DNA 複製期を過ぎた各染色体の様子を示す．

B：ヒト正常体細胞の核は各遺伝子を２コピーずつもつが，各相同染色体のそれぞれには，これら２コピーのうちの１つずつ〔お互いをアレル（対立遺伝子）という〕が同じ場所（遺伝子座）に配置されている．

の潜性遺伝）を示す**血友病** hemophilia などがある．

一方，減数分裂の際の染色体の分離が正常に起こらなかったために，各配偶子中の染色体数に不均衡が起こり発症する疾患がある．この疾患も染色体異常が原因であるが，両親の遺伝子自体に変異などの異常があったわけではない．このような疾患には，**ダウン症候群** Down's syndrome（第21番染色体が３本ある），**ターナー症候群** Turner's syndrome（女性のＸ染色体が１本少ない），**クラインフェルター症候群** Klinefelter's syndrome（男性のＸ染色体が１本あるいは２本多い）などが知られている．

4）エピジェネティクスによる遺伝子発現制御

疾患につながる遺伝子発現の異常は，DNA 変異を伴う場合とそうでない場合に分けられる．DNA の変異を伴う場合には，**染色体の転座** chromosomal translocation（染色体の一部がその他の染色体の部位に位置を変える変異）などにより遺伝子が強力なプロモーターの下流に組み込まれてその遺伝子発現が増強される場合や，プロモーターの塩基配列の変異により遺伝子発現の頻度が変化することなどが知られている．

一方，遺伝子の変異を伴わない遺伝子発現変化を誘導するメカニズムも複数あり，これらを総称して**エピジェネティクス** epigenetics とよんでいる．また，このエピジェネティクスは，遺伝的に継承される例が多く報告されており，各種疾患の発症との関連性が注目されている．エピジェネティクスの概念が生まれたきっかけは，1940年にワディントン Waddington, C.H. が「遺伝子に環境要因が影響することでその遺伝子の表現型が影響を受ける」という仮説を立てたことに始まる[2]．その後，ホリデイ Holliday, R. らが，1975年に DNA の CpG アイランド CpG island〔プロモーター近傍のシトシン cytosine（C）やグアニン guanine（G）含量の多い領域〕のシトシンが**メチル化** methylationを受けることを報告し[3)]，このメチル化が先のWaddingtonの仮説の背景にある分子制御メカニズムであることが明らかにされてきた（図1-6A）．通常，このようなプロモーター領域のメチル化は，当該遺伝子の発現を負に調節することが知られている．

その後，**クロマチン構造の再編成** chromatin rearrangementによる遺伝子発現変化という新たな概念がエピジェネティクスの範疇に加えられた．つまり，ヒストンの**アセチル化** acetylation，メチル化あるいは**リン酸化** phosphorylationの変化に伴いヌクレオソーム上のDNAの折りたたまれ方が変化する（クロマチン構造が再編成する）ため，プロモーターへの基本転写因子やRNAポリメラーゼの結合のしやすさに変化が生じ，それが遺伝子発現に影響するというものである．図1-6Bは，DNAのメチル化領域を足場として，**ヒストン脱アセチル化酵素** histone deacetylase（HDAC）がヒストンに働きかける様子である．脱アセチル化したヒストン同士は，互いの結合力を高めてクロマチン凝集体を形成するので，RNAポリメラーゼがヒストン上のプロモーターに近づくことが困難になり，遺伝子発現は抑制される．

加えて，**ミクロRNA** micro RNA (miRNA) すなわち20〜25塩基長の**翻訳されないRNA** non-coding RNAが，それに相補的な配列をもつmRNAに結合してその翻訳を阻害したり，mRNA自体を分解したりすることが最近の研究で明らかとなった（図1-6C）．RNAポリメラーゼⅡにより染色体上のDNAから転写された一本鎖RNA（ミクロRNA前々駆体）は，まず核内でDroshaとよばれるRNA分解酵素により，そのヘアピンループ構造の部分（70塩基くらいの長さで二本鎖構造になっている部分）が切断されてミクロRNA前駆体となる．ついで，この前駆体が**細胞質基質** cytosolに移動したのち，Dicerとよばれる RNA分解酵素により20〜25塩基長の成熟したミクロRNA（二本鎖構造RNA）となり，**RNA誘導性サイレンシング複合体** RNA-induced silencing complex（RISC）と結合する．さらに，このRISC内の核酸分解酵素がミクロRNAの片方の鎖を分解して一本鎖RNAとしたのち，この一本鎖RNAが相補的配列を有する標的mRNAに結合することにより，その**RNA干渉** RNA interference作用を及ぼす．このように，ミクロRNAは，もとのDNAには変異を与えず，遺伝子発現を転写後レベルで調節するという理由から，エピジェネティクスの範疇として考えられるようになった．

Ⅲ アポトーシス誘導の分子メカニズム

1 アポトーシスとはなにか

ヒト細胞などの真核細胞では，外的傷害を受けたり，ウイルスなどに感染したりすると，細胞内容物を細胞周囲に放出して細胞死に至る．この際，放出した細胞内容物が原因となり炎症が惹起されるが，このような細胞死を**ネクローシス** necrosisとよんでいる（図1-7A）．この細胞死の過程では，**細胞** cellや**ミトコンドリア** mitochondriaの膨潤，**細胞小器官** organelleの破壊，**細胞膜** plasma membraneの破壊による細胞内容物の流出が認められる．

ネクローシスとは対照的に，細胞やミトコンドリアの膨潤，細胞膜や細胞小器官の破壊を伴わず，細胞内容物の細胞外への流出を伴わない細胞死がある．そのような細胞死のなかでも，とくに細胞

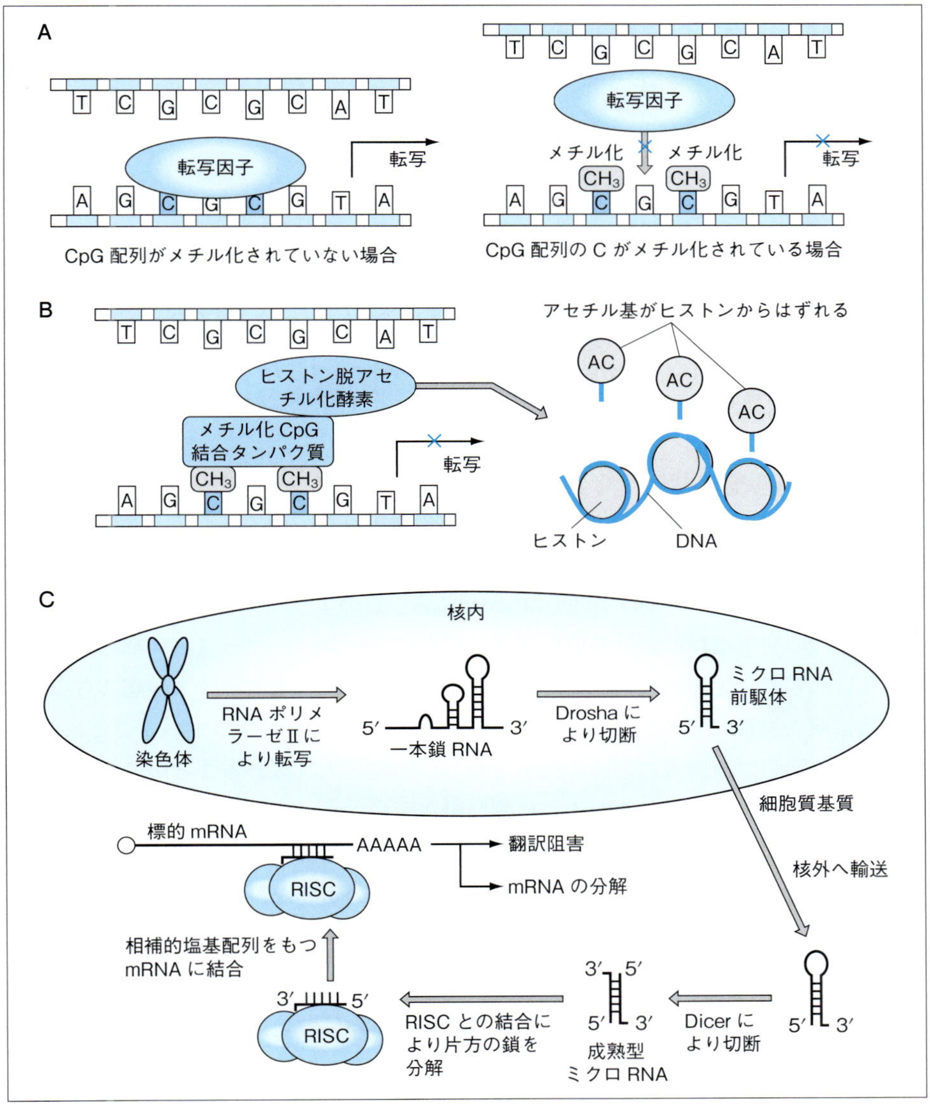

図 1-6　エピジェネティクスによる遺伝子発現変化

A：DNA の CpG 領域(プロモーター近傍の CG 含量の多い領域)のシトシンがメチル化を受けると，この領域への転写因子の結合が不可能となり，転写が抑制される．

B：ヒストン脱アセチル化酵素（HDAC）が，メチル化 CpG 結合タンパク質（MeCP）を足場として，近傍のアセチル化ヒストンからアセチル基を除去する．この影響でクロマチン構造に変化(クロマチン構造の凝縮）が起こり，転写は抑制される．

（大塚吉兵衛・安孫子宜光，2008[4]，123 より改変）

C：ミクロ RNA は染色体上の DNA から転写されたのち，Drosha や Dicer により切断を受けて成熟型ミクロ RNA（二本鎖）となる．このミクロ RNA は RISC（RNA 誘導性サイレンシング複合体）と結合後，片方の鎖が分解されて標的 mRNA と結合可能となる．RISC とミクロ RNA 一本鎖複合体が結合した標的 mRNA は，翻訳阻害を受けたり，分解されたりする．

（Subramanian, S. & Steer , C.J., 2010[4] より改変）

が自殺プログラムを活性化することにより起きる細胞死を**アポトーシス** apoptosis とよんでいる（図 1-7B）．この細胞死の過程では，細胞の縮小，**核** nucleus の濃縮，DNA の**断片化** fragmentation,

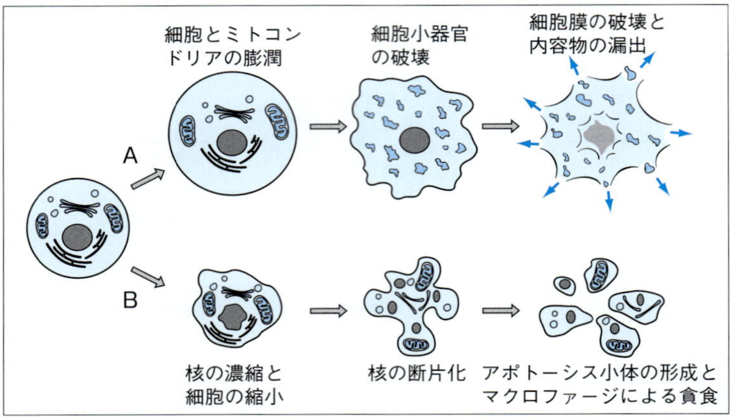

図 1-7　ネクローシスとアポトーシスによる細胞死
A：ネクローシスによる細胞変化.
B：アポトーシスによる細胞変化.
（大塚吉兵衛・安孫子宜光，2008[5]，108 より改変）

アポトーシス小体 apoptotic body の形成と**マクロファージ** macrophage によるその**貪食** phagocytosis が認められる．細胞内容物の細胞外への流出はないので，通常，炎症は伴わない．また，アポトーシスでは，ヌクレオソームから伸び出たリンカーDNA（図1-2参照）部分が切断され，その結果，ヌクレオソーム単位のDNA断片化が起こる．このようなプログラム細胞死としてのアポトーシスは，個体の発生過程における形態形成，細胞のターンオーバー（古い細胞と新しい細胞との入れ替わり）などで，生理的な細胞死として働く．もしも，アポトーシスが起こらなければ，われわれの手には胎生初期に認められる水かきが成人になってもまだ残っていることになり，また，小腸や胃粘膜上皮細胞では，古い細胞が死んで新しい細胞と入れ替わることができなくなり，組織としてのターンオーバーができなくなる．口腔組織においても，その発生過程での形態形成（口蓋形成など）や古い細胞と新しい細胞とのターンオーバーによる細胞動態の維持，あるいは遺伝子変異を起こした細胞を排除することによりがん化を防ぐなどの重要な役割を担うと考えられている．

2　アポトーシスが起きるしくみ

外因性ならびに内因性にアポトーシスが誘導されるしくみについて，アポトーシス誘導性細胞内シグナル伝達機構を図1-8に示した．

1）外因性刺激によるアポトーシス誘導のしくみ

外因性刺激によるアポトーシス誘導においては，細胞膜上にある**細胞死受容体** death receptor，すなわち**腫瘍壊死因子** tumor necrosis factor（TNF）受容体，Fas（CD95あるいはApo-Iともいう），**腫瘍壊死因子関連アポトーシス誘導リガンド** TNF-related apoptosis-inducing ligand（TRAIL）受容体などを介した刺激が，アポトーシス誘導性細胞内シグナルの起点となる．

2）内因性アポトーシス誘導のしくみ

内因性アポトーシス誘導シグナルの起点となるのはミトコンドリアであり，細胞が**酸化的ストレス** oxidative stress，**DNA傷害** DNA damage，細胞内カルシウムレベルの上昇などの**アポトーシス誘導刺激** apoptotic stimulus を受けると，ミトコンドリアは**シトクロムc** cytochrome c などの種々の**アポトーシス誘導分子** apoptogenic factor を細胞質基質内に放出する．ミトコンドリアにおけるアポトーシスシグナルの発現は，**Bcl-2ファミリー**により正または負の調節を受けている．アポトー

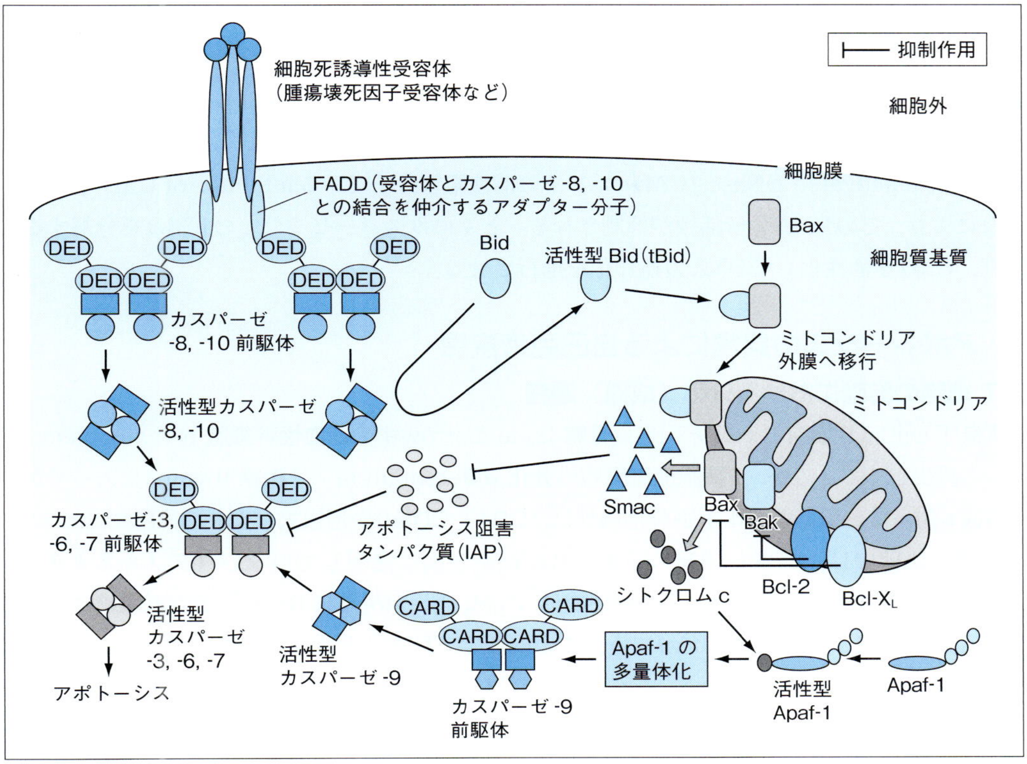

図 1-8　外因性および内因性アポトーシス誘導シグナルの概要

カスパーゼ-8, -10 前駆体は death effector domain（DED）を有し，この部分で Fas-associated protein with death domain（FADD）やほかのカスパーゼ-8, -10 前駆体と相互作用して活性型カスパーゼ-8, -10 となる．また，カスパーゼ-9 前駆体は caspase recruitment domain（CARD）を有し，この部分でほかのカスパーゼ-9前駆体や活性型Apaf-1と相互作用して活性型カスパーゼ-9となる．外因性あるいは内因性いずれのアポトーシス誘導シグナル伝達経路においても，最終的にはカスパーゼ-3, -6, -7 を活性化することによりアポトーシスを誘導する．

(Subramanian, S. & Steer, C.J., 2010[4] より改変)

シス機構の発現を正に調節するBcl-2ファミリーとして**Bax**や**Bak**があげられる．BaxやBakは活性化したBid〔truncated Bid（tBid)〕の働きにより，ミトコンドリア外膜上に移行し，ミトコンドリア外膜の透過性を高めるように働いて，ミトコンドリア膜間腔に蓄えられているアポトーシス誘導分子をミトコンドリア外に放出する．これとは対照的に，アポトーシス機構の発現を負に調節するBcl-2ファミリーとして**Bcl-2**や**Bcl-X$_L$**があげられる．Bcl-2やBcl-X$_L$は，ミトコンドリア外膜に存在して，BaxやBakによるミトコンドリア外膜の透過性亢進作用を阻害する．その結果，アポトーシス誘導分子はミトコンドリア外に放出されない．

3）外因性と内因性アポトーシス誘導に共通するシグナル伝達のしくみ

外因性あるいは内因性アポトーシス誘導シグナルのいずれにおいても，その細胞死シグナルの伝達には，**カスパーゼ**とよばれる**タンパク質分解酵素（プロテアーゼ）**proteaseのファミリーが関与している．カスパーゼは，プロカスパーゼとよばれる不活性型の前駆体としてつくられ，各細胞死シグナルにより，プロカスパーゼが切断されて活性型のカスパーゼとなる．この活性型のカスパーゼは，ほかのプロカスパーゼを切断・活性化し，このような細胞内カスパーゼの連鎖反応がアポトーシスを誘導する．とくに，外因性アポトーシス誘導刺激により活性化したカスパーゼ-8, -10，あるいは内因性アポトーシス誘導刺激により活性化したカスパーゼ-9は，いずれも連鎖反応的にカスパーゼ-3, -6, -7を活性化することにより，アポトーシスを進行させる．また，DNAの断片化を起こす酵素 caspase-activated DNase（CAD）は，その活性阻害分子であるinhibitor of CAD（ICAD）との結合により，そのDNA分解活性が抑制される．とくにカスパーゼ-3はこのICADを分解することにより，CADを活性化してDNAの断片化を進行させる．

3 アポトーシスの異常による自己免疫疾患

1）T細胞の胸腺における分化（成熟）過程

T細胞 T cell は**B細胞** B cell と同様に**骨髄** bone marrow中の**造血性幹細胞** hematopoietic stem cellから派生してできるが，T細胞前駆細胞の**分化** differentiation[*5]は**胸腺** thymusに入ってから起こる（図1-9）．この胸腺でのT細胞分化過程は，**CD4**と**CD8**の発現様式により３段階に分けられる．まず，第１段階では，CD4とCD8のいずれもが細胞表面に発現していない（ダブルネガティブ：DN）未成熟なT細胞前駆細胞が，T細胞受容体 T cell receptor（TCR）遺伝子の再編成により個々にさまざまなTCRを細胞表面に発現する．この段階で，TCRを発現することができなかったDN細胞はアポトーシスを起こして死滅する．一方，TCRを発現した細胞群はそのまま第２段階に進み，CD4とCD8の両方を発現する（ダブルポジティブ：DP）細胞となる．胸腺の**ストローマ細胞** stromal cell[*6]は，この細胞内で分解してできたタンパク質の断片を**自己抗原** autoantigenとして**主要組織適合遺伝子複合体** major histocompatibility complex（MHC）分子上に提示する．このストローマ細胞表面のMHC分子と自己抗原との複合体を認識できないTCRをもつDP細胞は，アポトーシスを起こして死滅する．また，とくに胸腺ストローマ細胞のMHC分子上に提示された自己抗原を強く認識してしまう細胞（このまま生き残ると自己の組織を傷害する成熟T細胞となりうる細胞）は，自殺プログラムを活性化してアポトーシスにより死滅する．このような自己組織に対する傷害を引き起こす可能性が高い未成熟T細胞の自主的かつ選択的な排除機構を**ネガティブ選択** negative selectionとよび，その結果，胸腺を離れた成熟T細胞が自己組織を傷害しない状態を維持することができる．一方，自己抗原を弱く認識するDP細胞は生き残り（**ポジティブ選択** positive selection），その後，DP細胞からCD4あるいはCD8のいずれかの発現が欠落してどちらかの発現のみが残り（シングルポジティブ：SP），第３段階へと進む．なお，骨髄中のB細胞の分化成熟過程においても，T細胞と同様に自己抗原を強く認識する未成熟B細胞はネガティブ選択を受けて排除されることが知られている．

細胞分化[*5]
特殊化していない細胞（未分化な細胞）が上皮細胞や神経細胞などのより特殊化された細胞に変化することをいう．なお，生体内では，いったん分化した細胞が多分化能力を有する幹細胞にまで脱分化することは不可能とされている．

胸腺のストローマ細胞[*6]
胸腺には発生途中のT細胞に加えて，ストローマ細胞（上皮細胞，間葉系細胞や樹状細胞など）が存在し，網目状の組織を形成している．

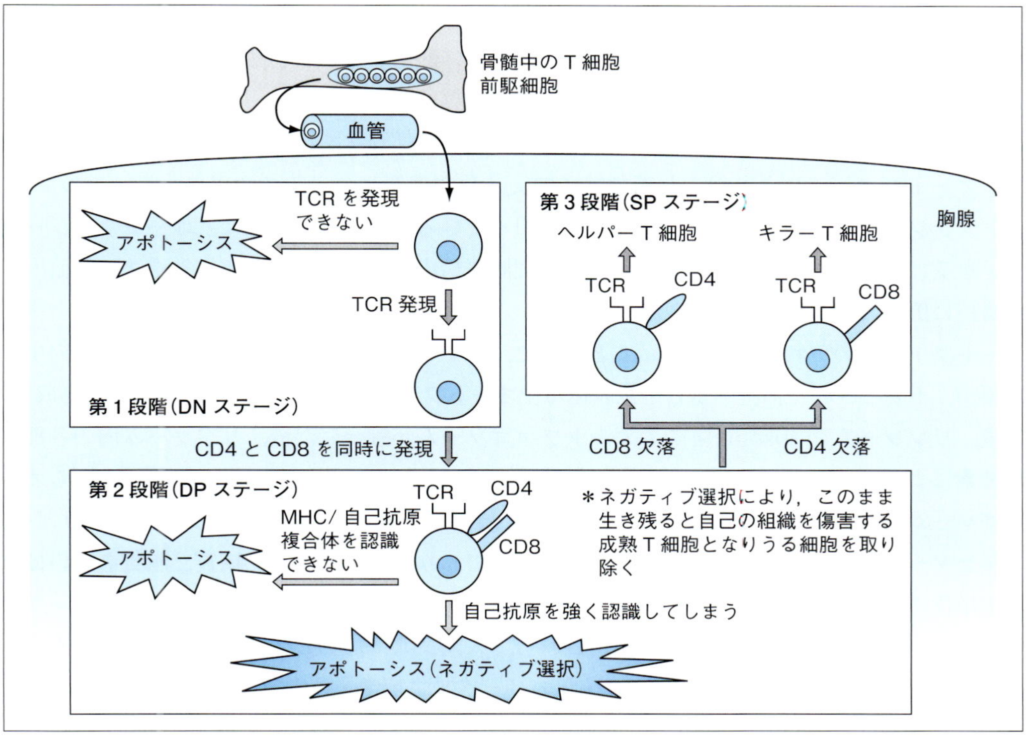

図1-9　T細胞受容体（TCR）を介したネガティブ選択
TCRにより自己抗原を認識し強く結合する細胞はネガティブ選択により排除される．このネガティブ選択機構の破綻は，自己免疫疾患の原因となる．
（平野俊夫編，1997[6]，25より改変）

2）ネガティブ選択の破綻による自己免疫疾患の発症

T細胞やB細胞分化の過程においてネガティブ選択が起こらなければ，これらの細胞は生き残り，末梢へと移行するとともに，**細胞性免疫** cellular immunityと**液性免疫** hormonal immunityの両方から自己組織を破壊して**自己免疫疾患** autoimmune diseaseを引き起こす原因となる．また，代表的な自己免疫疾患として，**関節リウマチ** rheumatoid arthritis（コラーゲンに対する自己抗体を産生する），**インスリン依存性糖尿病** insulin dependent diabetes mellitus（1型糖尿病ともよばれ，膵臓ランゲルハンス島β細胞に対する自己抗体を産生する），**特発性血小板減少性紫斑病** idiopathic thrombocytopenic purpura（ITP）（抗血小板抗体を産生する）などがある．

Ⅳ　オートファジーによる細胞内恒常性維持機構

1　オートファジーとはなにか

細胞内のタンパク質分解系としては，大きく分けて①標的タンパク質の**ユビキチン化** ubiquitinationを介したプロテアソームによる選択的なタンパク質の分解系と，②**オートファジー** autophagy（自食作用）による大規模かつ非選択的なタンパク質の分解系が存在する．

オートファジーとは，細胞小器官あるいは糖質，タンパク質あるいは脂質などの細胞質内の構成成分をリソソーム内に送り込むことにより単糖，アミノ酸あるいは脂肪酸などの単位にまで分解するしくみのことをいう．オートファジーは，細胞が栄養的飢餓状態に陥った際に活性化して細胞内でのエネルギー産生に必要な単糖，アミノ酸あるいは脂肪酸などを補充する．また，とくに肝細胞では，オートファジーにより得られた単糖やアミノ酸が糖新生の目的で利用される．このように，オートファジーは細胞内でのリサイクル作業を担っているのである．さらに，オートファジーはダメージを受けた細胞小器官などの不要とされた細胞質構成成分を分解する際にも働き，細胞内の恒常性維持に働くことが明らかとされている．

オートファジーの流れは章頭図に示すとおりで，ミトコンドリアが接する小胞体膜から発生した隔離膜が，不要とされた細胞小器官を包み込んで**オートファゴソーム** autophagosomeを形成する．その後，**リソソーム** lysosomeとこのオートファゴソームが融合した後，リソソーム内の各種加水分解酵素により，オートファゴソーム内の細胞小器官は分解される．なお，リソソームからオートファゴソーム内に供給される加水分解酵素は，プロテアーゼをはじめ，グリコシダーゼ，リパーゼ，ホスファターゼならびにヌクレアーゼなどが含まれており，タンパク質，糖質，脂質あるいは核酸を最小単位にまで分解することが可能である．これらの分解物は，前述のとおりエネルギー産生や糖新生あるいは新たな核酸合成などに利用される．大隅良典は，このオートファジーのしくみを分子レベルで明らかにした功績により，2016年のノーベル生理学・医学賞に輝いた．

2 オートファジーによる炎症反応抑制機構

近年，オートファジーが細胞内のリサイクル作業だけに働くのではなく，抗原提示細胞が取り込んだタンパク抗原からのペプチド断片の生成，細胞分化や細胞死あるいは細胞の腫瘍化などに広く関係していることが明らかにされてきた．とくにここでは，オートファジーがインフラマソームを介した炎症の増強機構に抑制的に働くことを紹介する（図1-10）．インフラマソームは，アデノシン5'-三リン酸（ATP）あるいは尿酸ナトリウム結晶やコレステロール結晶などの損傷組織や壊死細胞から放出される**傷害関連分子パターン** damage/danger-associated molecular patterns（DAMPs）による刺激でその形成が誘導される分子複合体である．インフラマソームは，細胞内の危険を察知するために働く**パターン認識受容体** pattern recognition receptor（PRR），アダプター分子としてのapoptosis-associated speck-like protein containing a CARD（ASC），**インターロイキン** interleukin（IL）-1β変換酵素としても知られるカスパーゼ-1という3つの分子から構成されている．PRRとしての機能の解明が最も進んでいるNod-like receptor family, pyrin domain containing 3（NLRP3）を構成分子としてもつNLRP3インフラマソームでは，カスパーゼ-1が活性化される．ついで，この活性型カスパーゼ-1は，炎症性サイトカインであるIL-1βあるいはIL-18の前駆体を細胞内で切断して活性型のIL-1βやIL-18を生成させ，炎症反応を引き起こすことが知られている．一方，**リポ多糖** lipopolysaccharide（LPS）などの自然免疫を活性化する非自己物質の一群である**病原体関連分子パターン** pathogen-associated molecular patterns（PAMPs）は，IL-1βあるいはIL-18の前駆体の産生を促すことにより，インフラマソームによる炎症の誘導作用を増強する．

以上のようなNLRP3インフラマソームを介した炎症反応の誘導機構のなかで，とくにDAMPSに

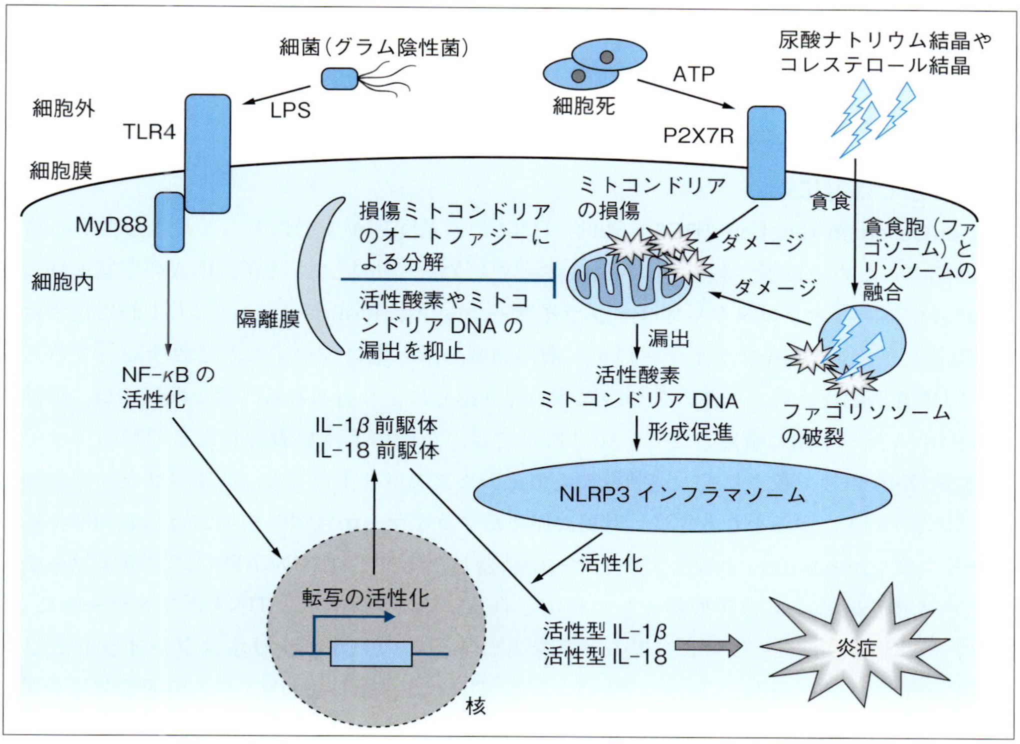

図1-10　オートファジーによる細胞の恒常性維持機構

傷害関連分子パターンとしてのATPがP2X7Rを介してミトコンドリアDNAを損傷すると，活性酸素やミトコンドリアが漏出してNLRP3インフラマソームの形成を誘導する．NLRP3インフラマソームは，活性型の炎症性サイトカインを生成させて炎症反応を引き起こす．オートファジーは，ミトコンドリアが損傷された段階で，これを隔離し分解することにより，NLRP3インフラマソームの形成を防いでいる．一方，病原体関連分子パターンとしてのLPSがTLR4を介してNF-κBを活性化して炎症性サイトカイン遺伝子の転写を誘導する．

MyD88: myeloid differentiation primary response gene 88, NF-κB: nuclear factor-kappa B, P2X7R: purinergic P2X7 receptor, TLR4: Toll-like receptor 4.

（Saitoh, T. & Akira, S., 2016[7] より改変）

より損傷されたミトコンドリアから漏出した活性酸素やミトコンドリアDNAはNLRP3インフラマソームの形成を促進するが，オートファジーはこの損傷ミトコンドリアをいち早く隔離して分解し，炎症の誘導を抑制することが知られている．NLRP3インフラマソームを介した炎症誘導機構の過度の活性化は，痛風，リウマチ性関節炎あるいは粥状動脈硬化症（アテローム）などの炎症性疾患の発症につながることが知られている．オートファジー機能の破綻が，これらの炎症性疾患の発症に深くかかわるとの予測のもと，新たな抗炎症療法の確立に向けた多くの研究が実施されているところである．

V 遺伝子工学の手法

1 PCR法とRT-PCR法

1）PCR法とはなにか

polymerase chain reaction（PCR）法は，DNAの塩基配列がすでに明らかになっている特定の領域を増幅するための技術である．図1-11Aに示すように，増幅したい標的DNAの塩基配列にならい，それに相補的な**オリゴヌクレオチドプライマー** oligonucleotide primer（人工的に化学合成された20塩基長前後のDNAプライマー）を，増幅領域の端と端に1つずつ計2カ所設計する．PCR法によるDNA増幅反応は，一連の3つの操作の繰り返しにより行われる．第1段階では，加熱により二本鎖DNAを一本鎖に解離させる．第2段階では，上記のように設計した2種類のプライマーを，二本鎖DNAの分子数よりも大過剰量加えてそのまま温度を下げると，解離させた一本鎖同士がもとの二本鎖DNAに戻るよりも先に，過剰に加えたプライマーが各鎖の相補的塩基配列部位に結合（**アニーリング** annealing）する．プライマーに結合したそれぞれのDNA鎖は，プライマーから伸長するDNA鎖合成のための鋳型鎖として利用される．第3段階では，DNAポリメラーゼにより，プライマーの3'端にA，C，GおよびTの塩基をもつ4種類の**デオキシリボヌクレオシド三リン酸** deoxyribonucleoside triphosphate（dNTP）のいずれかが，鋳型鎖DNAとの相補的関係を保ちながら次々と結合してDNA鎖を伸長させる．これらの3段階の過程を20〜30回繰り返すことにより，プライマーに挟まれた特定のDNA領域を選択的に増幅することができる．PCR法では1回の増幅過程でDNA量はもとの2倍になるので，増幅過程をn回繰り返すともとのDNA量に比べて2^n倍に増幅されることになる．この反応に利用するDNAポリメラーゼは，高温でも変性せずに安定で酵素反応を触媒するもの（Taqポリメラーゼすなわち耐熱菌 *Thermus aquaticus* 由来のDNAポリメラーゼ）でなければならない．

2）RT-PCRによる遺伝子発現解析

PCR反応はDNAを増幅する技術であるが，mRNAを増幅するには適していない．しかし，図1-11Bに示すように**逆転写酵素** reverse transcriptase（RT）を用いてmRNAを**相補的DNA** complementary DNA（cDNA）につくり替えることにより，PCR法でこのcDNAを増幅することができる．この方法を**reverse transcription-PCR（RT-PCR）法**という．このcDNAはmRNAを鋳型として合成されるので，mRNAに対して相補的な塩基配列をもっている．また，試料中に存在するmRNAの分子数の分だけcDNAが合成されることになるので，逆転写反応後の各cDNAの分子数はもとの試料中の各mRNAの分子数を正確に反映している．つまり，細胞や組織内での各mRNAの発現状況は，各mRNAに対応するcDNAの分子数としてとらえることができる．たとえば，異なる環境で生育する同一種の細胞間で，ある特定のmRNA発現量を比較したいとする．そこで，そのままでは検知不可能なくらい微量のmRNA量を逆転写酵素でcDNAにしたのち，各試料中の標的cDNAをPCRにより同一条件で同じ回数増幅する（図1-11C）．このように異なる試料中の標的cDNAを同じ回数増幅したとしても，増幅後の各試料間での標的cDNAの分子数の大小の比率は増幅前と変わらない．したがって，このように標的cDNAを検知可能な量に達するまで増幅したのちにその

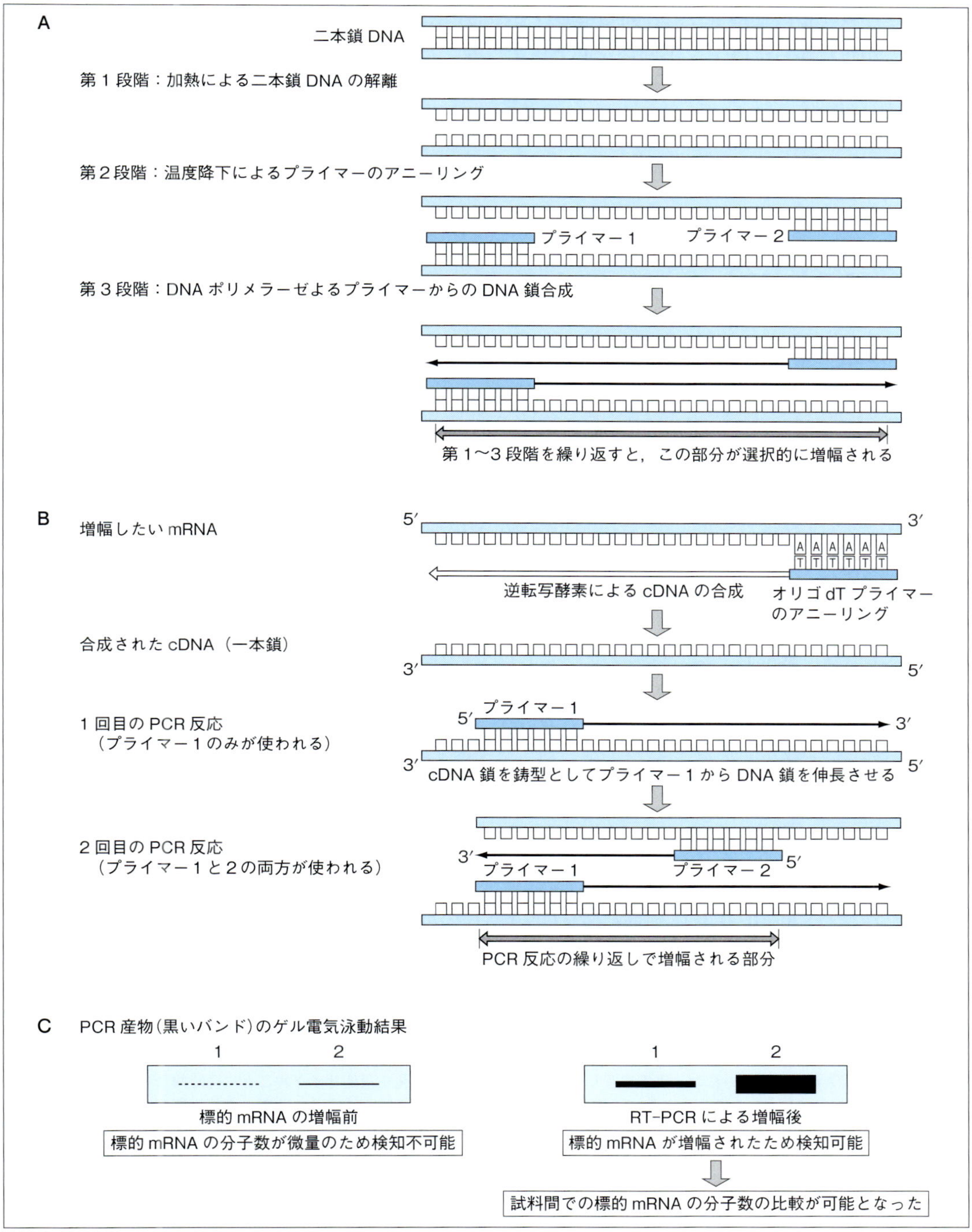

図 1-11　PCR 法および RT-PCR 法

A：PCR 法では，3 つのステップを繰り返すことにより，DNA の特定の領域を増幅することができる．

B：RT-PCR 法では，そのままでは増幅が困難な mRNA を逆転写して相補的 DNA complemental DNA（cDNA）にすることにより，その増幅を可能とする．

C：RT-PCR 法では，異なる試料中に含まれる標的 mRNA の発現量の比較が可能となる．

（大塚吉兵衛・安孫子宜光，2008[4]，62 ～ 63 より改変）

分子数を比較することにより，各細胞における標的mRNAの発現量（分子数）を比較することができる．しかしながら，PCR反応回数を必要以上に多くしていくと，そのうち，この反応に必要なデオキシリボヌクレオシド三リン酸やプライマーの枯渇，あるいはDNAポリメラーゼの酵素活性の低下により，PCRによるcDNA増幅量が頭打ちになる（反応させてもDNAが増幅されない）．このような条件下では，各細胞間での標的mRNA分子数の正確な比較ができなくなるので注意が必要である*7．

2 遺伝子クローニング

DNA全領域のうちのある特定の部分を単離し，その部分を複製することを**DNAクローニング** DNA cloningといい，とくにその部分が遺伝子である場合には，**遺伝子クローニング** gene cloningという．

クローニングするDNA領域の**塩基配列** base sequenceがすでに判明している場合には，その領域の前後でプライマーを作製してPCRにより増幅することでゲノムDNAやcDNAの特定領域をクローニングすることができる（図1-11参照）．

一方，塩基配列が未知のDNA分子をクローニングする場合には，PCRのためのプライマーの塩基配列を決定できないので，一般的には図1-12に示す方法を用いてクローニングを行うことになる．まず，標的DNAを**制限酵素** restriction nuclease*8を用いて切断し，大腸菌の**プラスミド** plasmid*9に挿入しやすい長さにする．次にプラスミドDNAを適当な制限酵素で切断したのち，**DNAリガーゼ** DNA ligaseという二本鎖DNA同士を連結する酵素で処理して，プラスミドDNAと挿入すべきDNA断片とを連結する（**サブクローニング** subcloningという）（図1-12A）．このようにして作製された異種DNAの組み合わせによる環状DNAを，大腸菌細胞内へ導入する．この環状DNAは，宿主である大腸菌の分裂時に同時に**複製** replicationされ，分裂後の大腸菌細胞のそれぞれに分配される（図1-12B）．大腸菌細胞は，約15〜20分に1回の速度で分裂し増殖するが，そのたびに環状DNAも複製される．DNA導入後の大腸菌を培養液中で十分に増殖させた後，十分量に複製してクローン化された環状DNAを取り出し，挿入したDNA断片の塩基配列決定などを行う．

---

*7

最近，微量な標的mRNAの定量をより正確に行うため，リアルタイムPCR real-time PCRを用いた定量RT-PCR quantitative RT-PCR法が開発された．この方法は，PCRにより合成されるDNA量の変化を反応サイクルごとに経時的（リアルタイム）に測定し，DNAの増幅が頭打ちにならない条件で正確なcDNA量の定量を行うことができる．実際の定量に際しては，濃度が明らかにされている標的cDNAサンプルをスタンダードサンプルとして数サンプル用意しておく．ここで，各スタンダードサンプルが，増幅後，ある一定のcDNA量（閾値という）に達するまでのサイクル数と各スタンダードサンプル中の初期cDNA濃度との関係から検量線を作成する〔初期cDNA量（濃度）をlog値に換算すれば，理論上直線が引ける〕．同様にして，濃度が未知であるサンプルが閾値に達するまでのサイクル数を調査し，この検量線にあてはめれば未知サンプル中の標的cDNA濃度が正確に定量できる．

制限酵素*8

二本鎖DNAのある特定の塩基配列を認識して切断する酵素であるが，その種類は数百種類にも及ぶ．その標的塩基配列は４〜８塩基対のものが多いが，ゲノムDNAのような長鎖DNAには，必ず特定の制限酵素切断部位が複数カ所存在する．

プラスミド*9

大腸菌細胞内で染色体DNAと独立して存在し，複製起点をもち宿主DNAの複製時に同時に複製される環状DNAをプラスミドという．

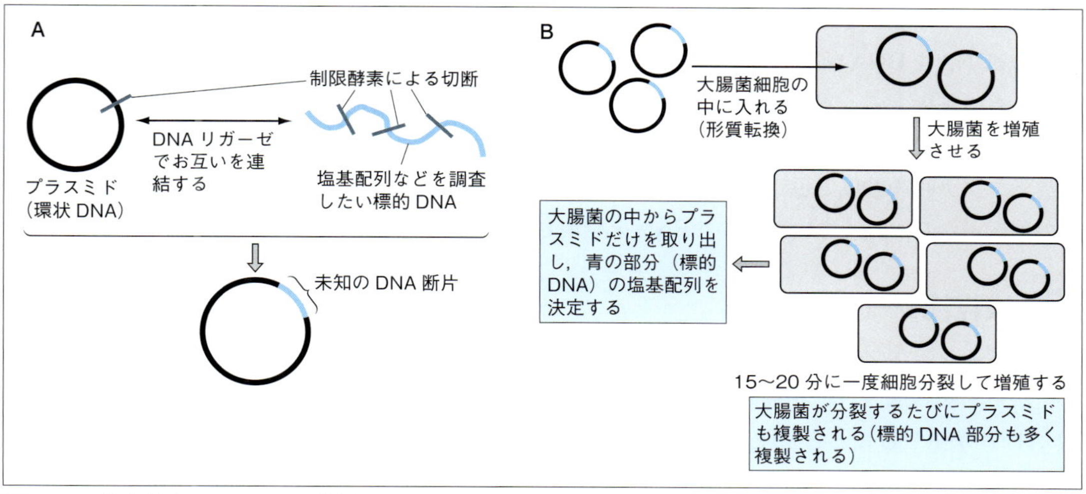

図 1-12　基本的なクローニング技術

A：制限酵素で切断したプラスミドと標的 DNA 断片を，DNA リガーゼを用いて連結する．
B：A で作製した組換えプラスミドを大腸菌細胞内に導入する．組換えプラスミド導入後の大腸菌を増殖させ，導入した組換えプラスミドを大腸菌細胞の分裂とともに複製させる．

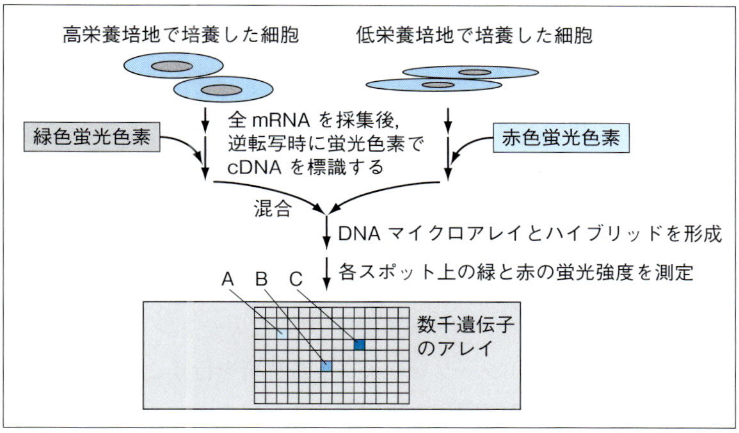

図 1-13　DNA マイクロアレイを用いた網羅的遺伝子発現頻度差解析

スポット A は赤色蛍光シグナルが強く，その遺伝子発現は低栄養状態で高いレベルにある．スポット B は緑色蛍光シグナルが強く，その遺伝子発現は高栄養状態で高いレベルにある．スポット C は赤色蛍光と緑色蛍光シグナルが両方強く黄色蛍光として確認されるが，その遺伝子発現はいずれの培養状態でも同程度に高いレベルにある．
（Lodish, H. 編，2016[8]，172 より改変）

3 DNA マイクロアレイ

DNA マイクロアレイ DNA microarray を利用することにより，細胞や組織内における数千種類の遺伝子の発現量（mRNA の発現量）について，一度に解析することができる．DNA マイクロアレイの基板となるスライドガラスの表面上には，各スポットに異なる数千種類の遺伝子が密に結合している．基板上に結合させる DNA は各遺伝子に特異的な塩基配列を有する領域が使われるが，20 塩基長くらいのオリゴヌクレオチドを用いる場合や，約1,000塩基長の長鎖DNA を用いる場合がある．図1-13では，細胞の培養条件を変化させた場合に起こる遺伝子発現変化を解析した例が示されている．異なる条件で培養した細胞内に存在する全mRNA を別々に採取後，それぞれのmRNA を逆転写して２種類のcDNA を作製する際，緑色あるいは赤色蛍光を示すヌクレオチドを取り込ませることにより，それぞれの蛍光色を発するcDNAを作製することができる．この蛍光標識された2種類のcDNAをDNAマイクロアレイに振りかけることにより，各蛍光標識cDNAは相補的な塩基配列をもつ基板上の一本鎖DNA（遺伝子の一部）と結合（**ハイブリダイズ** hybridize）する．このとき，基板上のどの位置にどの種類の遺伝子が打ちつけてあるのかがわかれば，その位置から発する蛍光シグナルの強度と色（緑なのか赤なのか）を調べることにより，それぞれの細胞が，その特定の遺伝子からどれくらいの量のmRNAを発現しているかが判断できる．

4 次世代シーケンサー

従来型のシーケンサーでは，DNAポリメラーゼによりDNA鋳型鎖上にアニーリングしたプライマーから新規合成された相補的DNA鎖の伸長をジデオキシヌクレオチドが停止し，長さの異なるDNA断片が生じることを原理としてその塩基配列を決定するサンガー法[9]が用いられていた．しかし，**次世代型シーケンサー** next generation sequencerではこのサンガー法は用いられておらず，DNAを合成しながら読み取りを行うsequencing by synthesis（SBS）法が用いられており，サンガー法のような電気泳動は行わない．SBS法では，鋳型鎖上に相補的なDNAの合成を行い，この合成反応によって取り込まれるヌクレオチドを逐次的に同定する．SBSを行うためには，PCR法によりDNAを増幅する必要があるが，そのPCR法のやり方は次世代シーケンサーの機種により異なる．具体的には，平面状の担体に固定化した状態でのPCR反応（ブリッジPCR）やオイル中に分散された球状の水溶液滴の中でのPCR反応（エマルジョンPCR）が行われるが，いずれのPCR反応を用いたSBSにおいても，従来型シーケンサーと比較して同時に解析するサンプル数を格段に多くできるような工夫がなされている．すなわち，次世代シーケンサーでは一度に膨大な量のDNA塩基配列情報が得られることを利点としている．

また，次世代シーケンサーの開発によりDNAの塩基配列決定技術が飛躍的に向上したおかげで，がんや遺伝性疾患の発生にかかわる遺伝子の変異を発見し原因遺伝子を同定する作業が容易になった．加えて，DNAメチル化部位についても，DNA中のメチル化されていないシトシンをウラシルに変換するバイサルファイト技術を用いた後に次世代シーケンサーによる解析を行うことにより，メチル化シトシンと非メチル化シトシンとを区別して塩基配列を決定することができ，エピジェネティクスによる遺伝子発現変化を原因とする疾患の発症機序についても容易に解析できることとなった．

5 RNA干渉とそれを利用した遺伝子ノックダウン

ファイアー Fire, A.Z.とメロー Mello, C.C.によるRNA干渉の発見とそれを応用した**遺伝子ノックダウン** gene knockdown（**遺伝子サイレンシング** gene silencing）法[*10]の開発は，その生理学的および医学的な多大なる貢献度が世界的に評価され，2006年のノーベル生理学・医学賞に輝いた．また，このRNA干渉を応用した技術は，すでに医療応用が開始されている．

遺伝子ノックダウン法[*10]
DNAに変異を与えることなく遺伝子発現を抑制する方法であり，後述の遺伝子ノックアウト法〔DNAに変異を与える（DNAを破壊する）ことで，遺伝子発現を抑止する方法〕とは異なる．

RNA干渉にかかわるRNAには，**short interfering RNA（siRNA）**，**short hairpin RNA（shRNA）**ならびに**micro RNA（miRNA）**の3つの種類がある．これらのうちmiRNAは，前述のエピジェネティクスの項で説明したとおり，細胞自身による転写により生成し，遺伝子発現を転写後レベルで抑制する働きを有する．これに対し，siRNAとshRNAは人為的につくりだしたRNA干渉ツールであり，miRNAのような細胞自身がもつRNA干渉メカニズムではない．また，siRNAによる遺伝子発現抑制効果すなわち遺伝子サイレンシングの効果は，細胞内に取り込まれてから数時間から数日と一時的である．これに対し，shRNA発現ベクターによる遺伝子サイレンシング効果は，siRNA前駆体としてのヘアピンループ構造をとる一本鎖RNAの発現が，その発現ベクターから恒常的に行われるため，長期的であり持続的である．

図1-14は，細胞に投与されたsiRNA（短鎖の二本鎖RNA）が，細胞内に取り込まれたのちに遺伝子発現を阻害（遺伝子ノックダウン）する様子を示す．前述したmiRNAの作用機序（図1-6C参照）の一部と同様に，siRNA はRISCに取り込まれたのち，一本鎖にされてから標的mRNAに結合してRISCが標的mRNAを分解する．なお，siRNAの塩基配列が標的mRNAと相補的に100%一致する場合には標的mRNAは分解されるが，一致しない部分がある場合には標的mRNAの分解は起こらず，標的mRNAの翻訳阻害が起きる．

6 トランスジェニックマウス

1）トランスジェニックマウスの作製方法

トランスジェニックマウス transgenic mouse（形質転換マウスともいう）では，特定の外来遺伝子を過剰発現させて生体にどのような影響を与えるかを観察する（図1-15A）．マウスに外来遺伝子を導入する際には，**受精卵** fertilized eggか**初期胚** early embryoに顕微鏡下でガラス針（キャピラリー）の先から注入する（**マイクロインジェクション** micro injection法）．このとき，その外来遺伝子を精子と卵子由来の核が融合する以前の**雄性前核** male pronuclei（**雌性前核** female pronucleiより大きく注入が容易である）の中に入れる．この後，導入した外来DNAは通常ゲノムDNA上の1カ所に組み込まれるが，組み込まれる場所は一様ではない．また，導入DNAには，導入遺伝子が強発現されるためのプロモーターやエンハンサーの部分が含まれていなければならない．このような処理を施した受精卵を20〜30個用意し，偽妊娠マウスの卵管へ移植する．20日後に誕生するマウスのすべてに外来遺伝子が組み込まれ，期待されたトランスジェニックマウスばかりが生まれるわけではなく，通常，生まれたマウスの10〜20%がトランスジェニックマウスになる．トランスジェニックマウスで強制的に発現された遺伝子の影響が，生体にどのような影響を及ぼすかを調査することにより，この遺伝子の生体内での役割が判明する．

2）トランスジェニックマウスの応用例

このトランスジェニックマウス作製技術を利用して，発生や成長の各段階における特定遺伝子の発現の時期や場所を調べることができる．この目的のためには，その特定遺伝子のプロモーター部分とその下流に**緑色蛍光タンパク質** *green fluorescent protein*（*GFP*）[*11]遺伝子を連結した組換え

遺伝子名はイタリックで表記する．[*11]

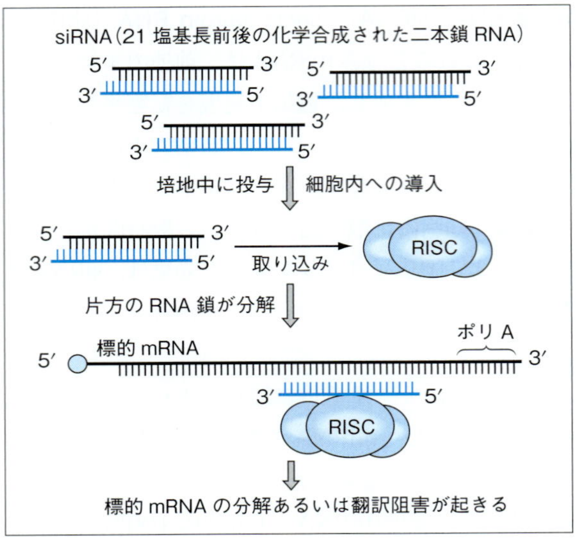

図 1-14　siRNA による遺伝子ノックダウン法
標的 mRNA に対して相補的な塩基配列を有する 21 塩基長前後の二本鎖 RNA を化学合成し，細胞に導入する．導入後の二本鎖 RNA は，リボヌクレアーゼ活性をもつ RISC に取り込まれたのち，片方の RNA 鎖が分解される．ついで，分解されずに残存した一本鎖 RNA が標的 mRNA と相補的に結合するとともに，RISC のリボヌクレアーゼが働いて標的 mRNA を分解する．
（Wang, J. et al., 2010[10] より改変）

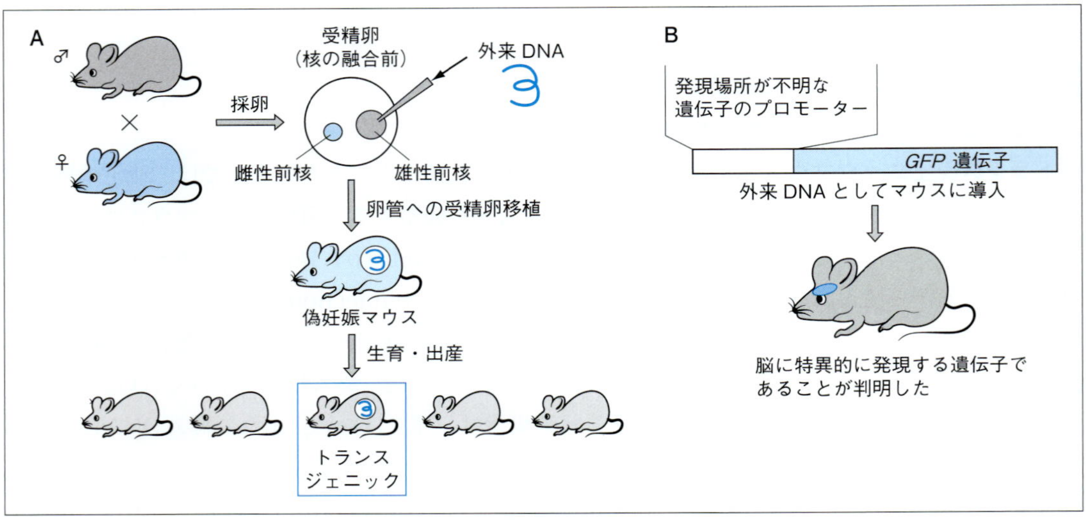

図 1-15　トランスジェニックマウスによる遺伝子機能解析
A：トランスジェニックマウスの作製方法を示す．まず，受精卵の雄性前核に外来 DNA を注入する．その受精卵を，偽妊娠マウスの卵管に移植する．このようにして生まれたマウスの 10 ～ 20％くらいが，外来 DNA を導入されたトランスジェニックマウスになる．
（Lodish, H. 編，2016[8]，185 より改変）
B：ある特定遺伝子のプロモーターと *GFP* とを連結した組換え DNA を外来 DNA として導入した場合には，その遺伝子が発現する時期と場所に応じた *GFP* の発現が緑色蛍光により検出される．

DNA を導入してトランスジェニックマウスを作製する（**図1-15B**）．この特定の遺伝子を発現する細胞は，ある時期になると，そのプロモーターを活性化してその下流に連結された GFP を発現する．この GFP は励起光を照射すると緑色蛍光を発するため，これを手がかりとして，その特定の遺伝子を発現する組織や細胞を明らかにすることができる．このように，*GFP* 遺伝子は，ある特定遺伝子の発現の状態を知るための目印，すなわち**レポーター遺伝子**として利用されている．また，その他の利用法として，特定のタンパク質とGFPとの融合タンパク質として細胞内で発現させることにより，その特定タンパク質の細胞内局在を蛍光により明らかにすることができるなど，細胞生物学や発生生物学の研究に広く利用されている．下村修は，このGFPをオワンクラゲ *Aequorea victoria* から発見し，本研究の細胞生物学や発生生物学への貢献度を高く評価され，2008年にノーベル化学賞に輝いた．

7 遺伝子ノックアウトマウス

1）遺伝子ノックアウトマウスの作製法

遺伝子ノックアウトマウス gene knockout mouse（**遺伝子ターゲティングマウス** gene targeting mouseまたは**標的遺伝子破壊マウス** gene disruption mouse）では，機能が不明である遺伝子を人為的に破壊することにより生体にどのような影響が出るかを調べ，その遺伝子の生体内での役割を明らかにすることができる．まず，遺伝子ノックアウト用ベクターを作製する（図1-16A）．破壊すべき標的遺伝子をクローニングにより単離したのち，その標的遺伝子の中央付近のエキソン部分に**ネオマイシン耐性遺伝子** neomycin-resistant geneを組み込む．なお，組み込まれたネオマイシン耐性遺伝子の前後の塩基配列は，もとの遺伝子の塩基配列のままなので，この組換え外来遺伝子を**胚性幹細胞** embryonic stem cell（**ES細胞**，☞26ページ参照）の核内に導入すると，塩基配列が同じ部分同士で**相同的な組換え** homologous recombinationが起こり，正常遺伝子は変異遺伝子と置き換わる．また，変異遺伝子中のネオマイシン耐性遺伝子は，遺伝子をノックアウトされたES細胞を選択的に増殖させるのに役立つ．次にこの破壊された標的遺伝子をもつES細胞を初期胚の**胚盤胞** blastocystに注入する（図1-16B）．この胚盤胞を偽妊娠マウスに移植して生まれるマウスは，個々の体細胞や生殖細胞がES細胞由来か宿主胚細胞由来かのどちらかになるので，個体全体としては両方の細胞からなる**キメラマウス** chimeric mouseとなる．この移植で使用する胚盤胞を黒毛マウスから採取し，注入するES細胞を灰毛マウスから採取して用いると，ES細胞由来の組織を含むマウスは，灰毛と黒毛のキメラマウスとして認識される．続いて，このキメラマウスと黒毛マウスを交配させると，ノックアウト遺伝子を含まない黒毛マウス（$a/a,\ X^{+}/X^{+}$），ノックアウト遺伝子を含まない灰毛マウス（$A/a,\ X^{+}/X^{+}$）ならびにノックアウト遺伝子を含む灰毛マウス（$A/a,\ X^{-}/X^{+}$）が生まれる．灰毛マウスのなかからノックアウト遺伝子をもつマウスを選別するため，灰毛マウスの組織（よく尻尾の組織が利用される）からDNAを抽出し，目的遺伝子が破壊されているかどうかを確認する．なお，このノックアウト遺伝子を含む灰毛マウスは，このノックアウトアレル（対立遺伝子）について**ヘテロ接合体** heterozygote〔X^{-}/X^{+}：片方のアレル（対立遺伝子）のみが破壊されている〕であり，このヘテロ接合体同士を交配することにより**ホモ接合体** homozygote〔X^{-}/X^{-}：両方のアレル（対立遺伝子）とも破壊されている〕が得られる．

2）遺伝子ノックアウトマウスの応用例（条件付き遺伝子破壊マウスの作製法）

ES細胞を用いた遺伝子ターゲティング（遺伝子破壊）により作製されたノックアウトマウスは，遺伝子機能を個体レベルで明らかにすることを可能とした．しかしながら，変異を導入したマウスが**胎生致死** embryonic lethalityとなる場合や遺伝子破壊の影響について時期限定で確かめたい場

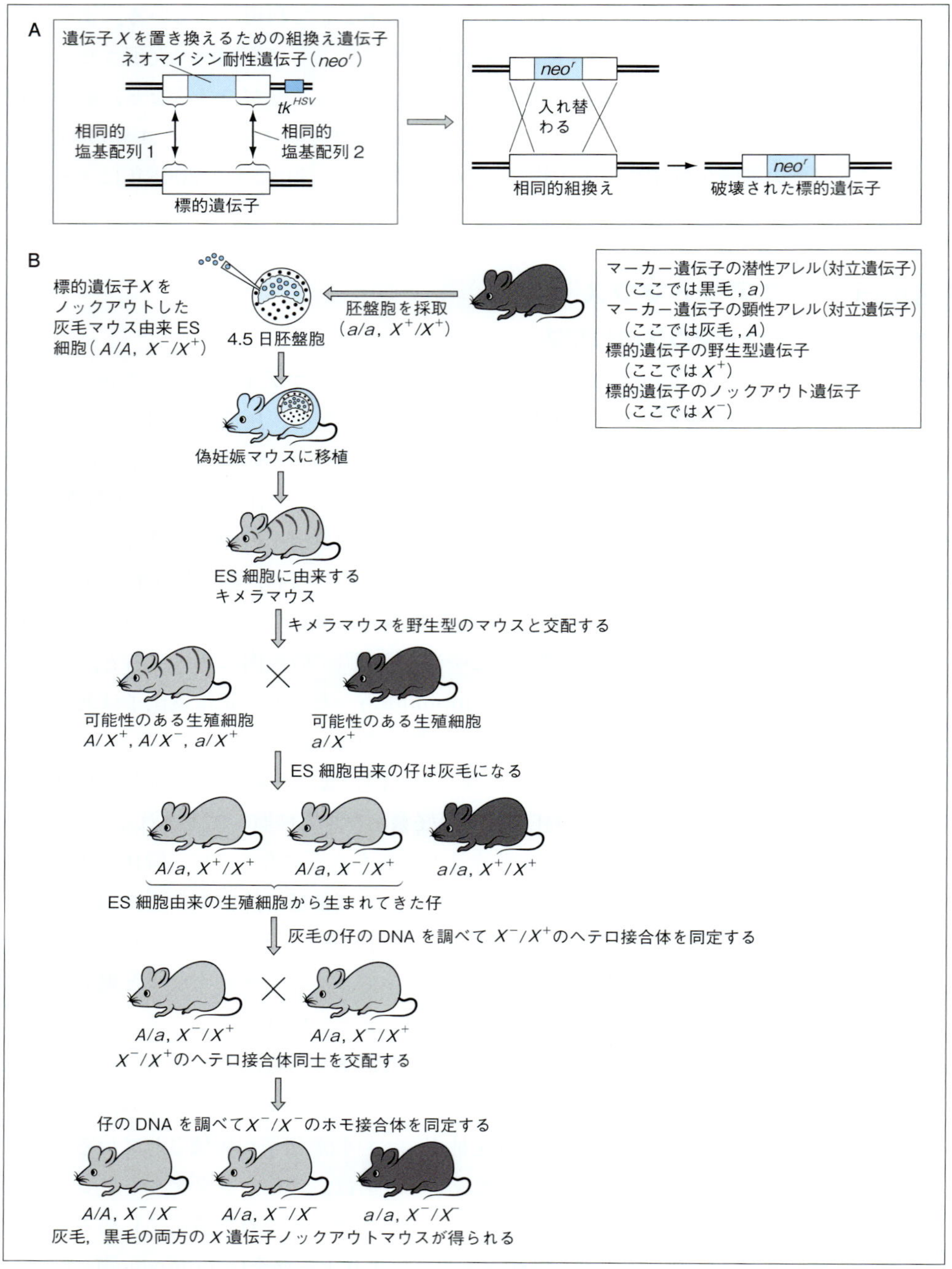

図 1-16　遺伝子ノックアウトマウスによる遺伝子機能解析

A：ES 細胞にターゲティングベクターを導入して，相同組換えにより標的遺伝子を破壊する．

B：A で得られた ES 細胞を胚盤胞に注入して偽妊娠マウスに移植すると，その ES 細胞（灰色）と胚盤胞由来細胞（黒色）との両方からなるキメラマウスが生まれる．キメラマウスと黒毛マウス（a/a, X^+/X^+）を交配させて，ノックアウト遺伝子を含む灰毛マウス（A/a, X^-/X^+）を得る．このマウス同士を交配することで，父親と母親由来の両方の染色体の標的遺伝子が破壊されている X 遺伝子ノックアウトマウスが生まれる．

(Lodish, H. 編，2016[8]，184 ～ 185 より改変)

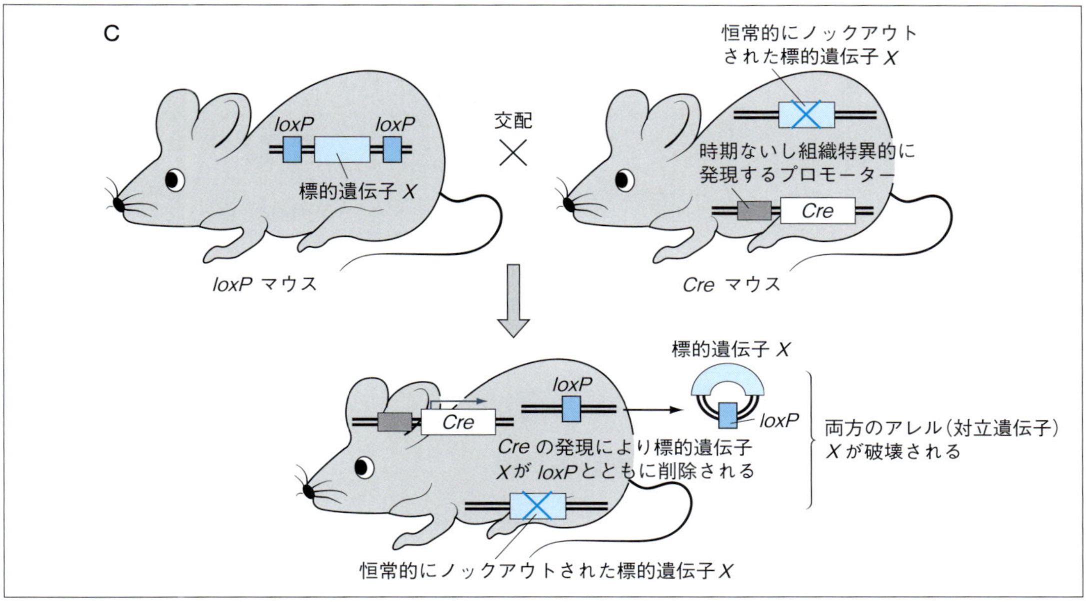

図 1-16　遺伝子ノックアウトマウスによる遺伝子機能解析（つづき）
C：*Cre* を組織あるいは時期特異的に発現させることにより *loxP* で挟み込まれた標的遺伝子 *X* を破壊することで，組織や時期特異的な遺伝子破壊が可能になる．
（Lodish, H. 編，2016[8]，184〜185 より改変）

合，あるいは組織特異的に遺伝子破壊を行いたい場合などには，従来の遺伝子ノックアウトマウスの作製方法では対応ができなかった．この問題点を克服する目的で，DNA 組換え酵素である **Cre** とその標的配列である ***loxP*** 部位を導入した**条件付き遺伝子破壊マウス** conditional knockout mouse 作製法が開発された（図1-16C）．削除（破壊）したい遺伝子 *X* の前後を *loxP* で挟み込んだ変異マウス（ヘテロ接合体）と，*Cre* を高発現する外来遺伝子を導入したトランスジェニックマウス（恒常的にノックアウトされた標的遺伝子 *X* のヘテロ接合体でもある）とを交配させ，これら *loxP* 変異型アレル（対立遺伝子）*X* と恒常的にノックアウトされたアレル（対立遺伝子）*X* ならびに *Cre* 発現部位のすべてを受け継ぐマウスを作製する．このマウスでは，各細胞内で *Cre* が発現されると，*loxP* で挟み込まれた部分の遺伝子が削除されるが，*Cre* を高発現するプロモーターとして組織や時間特異的に活性化するものを選択すれば，ある時期やある組織に限定した遺伝子破壊の影響を観察することができる．

Ⅵ 幹細胞を利用した医療技術開発

1 幹細胞とはなにか

幹細胞は，次の２つの能力，①自己複製能力（未分化のまま細胞増殖を続けて，組織形成あるいは組織再生に十分な幹細胞数を供給できること），②多分化能力（複数の種類の細胞に分化しうること）の両方を有する細胞のことをいう（図1-17A）．幹細胞には大きく分けて３種類の細胞が知られ

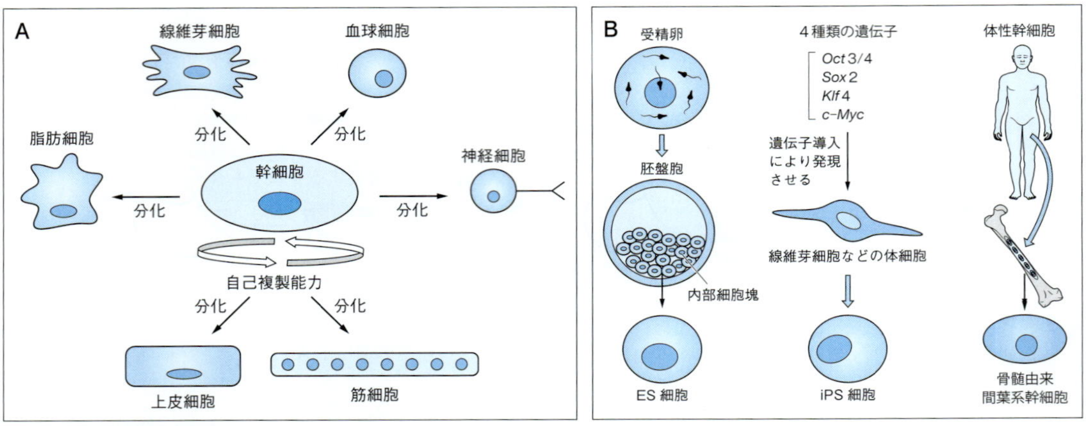

図 1-17　幹細胞とはなにか

A：幹細胞は自己複製能力と多分化能力をあわせもつ細胞である．
（仲野徹，2002[11)]，15 より改変）

B：代表的な幹細胞として，ES 細胞，iPS 細胞ならびに体性幹細胞がある．ES 細胞は，受精卵の発生過程のうちの胚盤胞期に存在する内部細胞塊から得られる．iPS 細胞は体細胞に *Oct3/4*，*Sox2*，*Klf4*，ならびに *c-Myc* の 4 つの遺伝子を導入して発現させることにより得られる．体性幹細胞は体内に存在する幹細胞であり，必要時に採取して再生医療に用いることができる．

ており，受精卵の初期胚中に存在する内部細胞塊から得られるES細胞，分化後の細胞に人工的に遺伝子発現を誘導することにより得られる**人工多能性幹細胞** induced pluripotent stem cell（iPS細胞），ならびに**体性幹細胞** somatic stem cell（成体幹細胞 adult stem cellなどともよばれる）がある（図1-17B）．これらのうち，ES細胞とは胚の発生過程のうちの**胚盤胞** blastocyst期にみられる内部細胞塊から取り出し特別な条件下で培養された細胞をいう．このES細胞は，三胚葉（外胚葉，中胚葉ならびに内胚葉）のいずれを構成する細胞にもなりうる能力，すなわち全身を構成するすべての細胞に分化しうる能力（胎盤などの栄養外胚葉を形成する細胞以外のすべての細胞になりうる**多能性** pluripotency）を有している．一方，すでに分化した体細胞に 4 種類の遺伝子（*Oct3/4*，*Sox2*，*Klf4*ならびに*c-Myc*）を導入して発現させると，ES細胞と同等の多能性を有する細胞に人工的に変化させることができるが，この細胞をiPS細胞という．山中伸弥は，世界で初めてiPS細胞の作製に成功し報告した功績により，2012年のノーベル生理学・医学賞に輝いた．

そのほか，成体中の各組織に存在する幹細胞を体性幹細胞という．体性幹細胞は，普段は体内各所で増殖や分化をせずにその幹細胞性を維持しながら生息しており，臓器や組織の損傷が起こった際に活性化され，まずは組織修復・再生のための必要性に応じた細胞数を供給するために増殖し，次に局所で必要とされる細胞に分化して組織再生に働くことが知られている．しかし，一般的に体性幹細胞の多能性はES細胞やiPS細胞と比較して制限されている（ES細胞やiPS細胞よりも分化しうる細胞種の数が限られている）ので，英語表記ではES細胞やiPS細胞のような“pluripotency”としてではなく“multipotency”として表現される（日本語では体性幹細胞はES細胞やiPS細胞と同様に「多能性」を有すると表現される）．

2 幹細胞による組織再生医療について

先に述べた3種類の幹細胞は，それぞれが再生医療への応用が期待されているが，それぞれに長所と短所が存在する．これらの細胞を医療応用するには，それぞれの細胞の特長をよく理解したうえで，実用を考えなければならない．まず，ヒトES細胞を利用するにあたっては，ヒト受精卵から生じる胚の発生過程のうちの胚盤胞期の内部細胞塊を取り出すこととなり，発生途上のヒト胚を破壊する必要性から生命の芽を摘んでしまうことになる．このように，ヒトES細胞を医療応用することは倫理的に大きな問題が生じる．加えて，ヒトES細胞を移植される側の人間（**レシピエント** recipient）と，この細胞を供給する側の人間（**ドナー** donor）とが異なることから，免疫的な拒絶反応が起こる．これに対し，iPS細胞では自己の体細胞を利用してES細胞と同等の多能性幹細胞が得られることから，ES細胞のような免疫的な拒絶反応を回避できる利点がある．また，iPS細胞の作製においてはES細胞採取時に起こるような倫理的問題は起こらない．しかし，iPS細胞にもがん化という問題点が存在する．iPS細胞の作製時に体細胞中に送り込んだ4種類の遺伝子のうちの*c-Myc*遺伝子はがん遺伝子として働くことが知られている．そのため現在，この*c-Myc*遺伝子を利用せずにiPS細胞を作製する方法の開発が試みられており，将来的にはがん化を回避したヒトiPS細胞の作製方法が樹立されるものと期待されている．

一方，体性幹細胞については体内各所にそれぞれ異なる分化能力を有する幹細胞が複数種類存在することが報告されている．ここでは間葉系幹細胞（図1-17B右）を一例にとると，この細胞は骨髄組織や脂肪組織などに生息しており，骨芽細胞，軟骨細胞，線維芽細胞，筋肉細胞あるいは脂肪細胞などに分化するmultipotencyとしての多能性を有する．体性幹細胞を用いた組織修復・再生医療では，自己の体性幹細胞を取り出して，自己体内での必要な場所に移植することが可能であることから，倫理的な問題や免疫的拒絶の問題を回避できる．しかし，ES細胞やiPS細胞と比較すると，前述のとおりにその多能性は制限されているので，組織修復や再生医療の目的に応じて利用する体性幹細胞の種類を選択する必要がある．とくに，間葉系幹細胞は骨芽細胞に分化して骨形成能力を示すため，この細胞を骨髄組織ごと取り出して骨欠損部に移植するなどの骨組織再生療法が歯科や整形外科で行われている．

引用文献

1) Hanahan, D., Weinberg, R.A.：The hallmarks of cancer. *Cell*, **100**(1):57〜70, 2000.
2) Waddington, C.H.編：Organisers and Genes. Cambridge Univ. Press, Cambridge, 1940.
3) Holliday, R., Pugh, J.E.：DNA modification mechanisms and gene activity during development. *Science*, **187**: 226〜232, 1975.
4) Subramanian, S., Steer, C.J.：MicroRNAs as gatekeepers of apoptosis. *J Cell Physiol*, **223**: 289〜298, 2010.
5) 大塚吉兵衛，安孫子宜光：医歯薬系学生のためのビジュアル生化学・分子生物学．改訂第３版．日本医事新報社，東京，2008.
6) 平野俊夫編：免疫のしくみと疾患．羊土社，東京，1997.
7) Saitoh, T. and Akira, S.：Regulation of inflammasomes by autophagy. *J Allergy Clin Immunol*, **138**: 28〜36, 2016.
8) Lodish, H.編（石浦章一ほか訳）：分子細胞生物学．第７版．東京化学同人，東京，2016.
9) Sanger, F., Nicklen, S., Coulson, A.R.：DNA sequencing with chain-terminating inhibitors. *Proc Natl Acad Sci,* **74**：5463〜5467, 1977.
10) Wang, J. et al.：Delivery of siRNA therapeutics: barriers and carriers. *AAPS J*, **12**: 492〜503, 2010.
11) 仲野　徹：幹細胞とクローン．羊土社，東京，2002.

第2章 がんはどうしてできるか

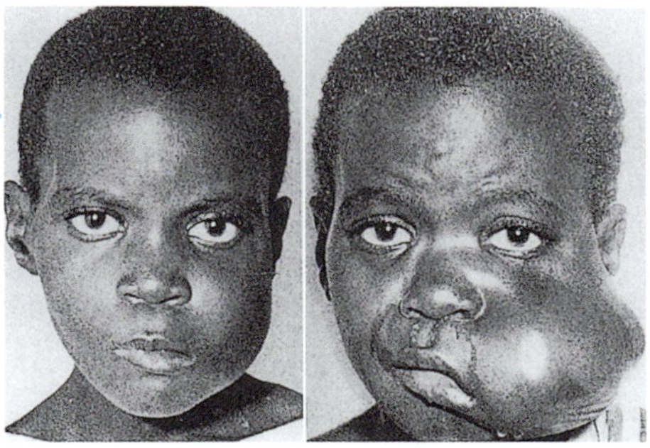

10歳の少女の顎にできたバーキットリンパ腫
発育が早く，発見から8週間後には右のような大きなコブになった．
(Burkitt, D.& O'Corner, G.T., 1961[12])

本章のねらい

がん細胞としての形質は，細胞が本来もっている機能が遺伝子レベルやタンパク質レベルでの変化により制御不能になることで獲得される．本章ではその形質を永続的な自律的増殖，不死化，浸潤，転移などの各段階ごとに順を追って理解する．

チェックポイント

1. がんは死因率トップの病気で，1年間に死亡する日本人の約30%ががんで死亡する．
2. がん細胞の特徴は，細胞死を迎えることなく自律的でかつ永続的に増殖し，高い血管新生能をもち，組織に浸潤し転移することである．
3. 発がんは，変異のきっかけとなる段階（イニシエーション），DNAの修復を待たずに細胞周期を強引に回転させることで点突然変異が誘発される段階（プロモーション），そしてそれらの蓄積による悪性形質獲得の段階（プログレッション）に分けられる．これを多段階発がんという．
4. 細胞のがん化のきっかけとなるゲノムDNAの変異は，放射線や化学物質への曝露，そしてウイルス感染などにより誘発される．
5. 正常細胞では，細胞周期はRasなどのアクセル役の因子（がん遺伝子産物）とp53などのブレーキ役の因子（がん抑制遺伝子産物）により巧妙に制御されている．
6. 発がんウイルスに存在するがん遺伝子oncogeneは，もともと細胞がもつゲノム由来の遺伝子（プロトがん遺伝子 proto-oncogene）がウイルスゲノムに取り込まれ，変異したものである．
7. がん細胞の遠隔転移は次の過程をたどり成立する．原発巣からの離脱⇒脈管系への侵入⇒移動⇒標的臓器内での接着⇒脈管外への浸出⇒二次腫瘍の形成．
8. がん幹細胞は不均一ながん組織にわずかに存在し，増殖性を示さずあらゆる形質発現が可能な未分化な細胞である．高い造腫瘍性を示すとともに，抗がん剤に感受性を示さないことから，一次治療が著効したのちにみられる再燃の原因と考えられている．
9. がんの治療薬の開発は，細胞周期の阻害から増殖シグナルの抑制を目的とした分子標的治療を目的としたヒト抗体薬へシフトしている．
10. 子宮頸がんに対する予防ワクチンや免疫チェックポイント阻害剤の登場などで，今後のがんによる死亡率の低下が期待される．

生体細胞の過剰増殖を一般に腫瘍 tumorとよぶが，周辺もしくは遠隔の正常組織へ浸潤し，**正常組織の機能障害を引き起こす**ことによって宿主 hostを死に導く可能性のある場合，その腫瘍は悪性腫瘍 malignant tumorまたはがん[*1] cancerとよばれる．がん細胞は，正常の体細胞のDNAの損傷により生じた遺伝子変異を繰り返すことにより細胞が**無限の増殖性を獲得**し，さらに変異を繰り返すことにより生じる．

わが国では，毎年約30万人ががんで死亡しており，これは全死亡原因の約30%を占めている．心疾患や脳血管障害による死亡率は，年ごとに減少し続けているが，がんによる死亡率は増加し，1981年以来，**がん**（死亡統計でいう悪性新生物）**は死亡原因のトップ**となっている．とくに大腸がんによる死亡率増加は著しい．男女を合わせた統計では，死亡率が高い順に1995年までは，肺がん，胃がん，肝臓がん，大腸がんの順であったが，1996年には大腸がんが肝がんによる死亡率を抜き第３位となり，2014年には胃がんによる死亡率を抜き第２位となっている．いずれにしてもこの４臓器でのがんによる死亡率は，全体の50%以上を占めている．なお，頭頸部がん（口腔，咽頭，喉頭を含む）による死亡率も年々増加しており，1992年には3.1%だったのが，2015年では6.7%と約２倍以上増加している．

がん組織が臨床的に発見されるためには，直径にしておよそ１cmの大きさ（１g程度）が必要である．細胞１個の重さは１ng（10^{-9}g）程度であるから，がんが１gの大きさで発見されたとすると，そのなかには10億（10^9）個のがん細胞が含まれていることになる．細胞数は２のn乗（2^n）で増加するので，10^9個に達するには１個の細胞が30世代（2^{30}）分裂する必要がある．しかし，１gのがん組織が１kgの大きさになるのには，10世代（2^{10}）の分裂で十分である．がん組織がおおよそこの大きさになると，宿主の生命を奪うことになる（図2-1）．

つまり，**がん細胞は誕生してから死ぬまでの約40世代の細胞分裂のうち，最初の3/4は宿主に気づかれないようにひそかに進行する**．がん組織の存在が臨床医によって発見されてからヒトが死ぬまでの時間の３倍よりもはるかに長い時間が，そのヒトに知られずにひそかに経過していたことになる．そのため，**高齢者ほどがんによる死亡率が上昇する**．

本章では，がん細胞がどのように成立していくのか，また，がん細胞の悪性形質とはどのようなものか，さらに，分子標的治療法などについて生化学的な側面から学習する．

I　がん細胞の成立

1　細胞増殖の調節機構

１）細胞分裂

ヒトは１個の受精卵から分裂（増殖）を繰り返し，種々の機能をもった約60兆個の細胞数からなる成人へと成長し，一部の生殖細胞や幹細胞を除き分裂を停止する．この細胞の分裂過程を**細胞周**

がん[*1]
病理学的には，がん carcinomaとは上皮性の悪性腫瘍のみをさし，非上皮性の悪性腫瘍は肉腫 sarcomaとよばれる．しかし，ここでは便宜上，両者を一緒にがん cancerとよぶことにする．文献を検索するための共通語としては悪性新生物 neoplasmが用いられている．

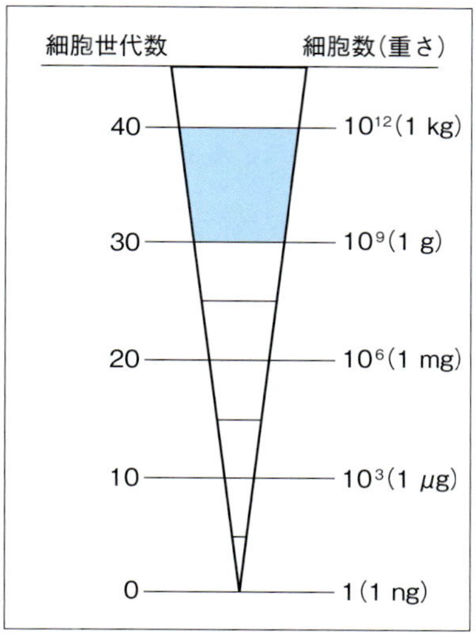

図 2-1　がん細胞の成長
がん組織は形質転換したたった 1 個の細胞に由来する．がん組織は通常 1 g になるまで発見されず，1 kg に成長すると宿主を殺してしまう．
（黒木登志夫，1989[13]，194）

期 cell cycleとよぶ．正常細胞では細胞周期を停止する機能が働くが，**がん細胞ではその制御が効かず永遠に細胞周期が回転している．**

細胞周期は大きく**細胞分裂期**（mitosisをする時期，**M 期**）とその準備や作業の質のチェックを行う間の時期（**分裂間期**）に大きく分けられる．細胞分裂期は，核膜の消失とともに染色体や紡錘糸が形成され，染色体が分離して両極に移動し最終的に細胞質が分裂する時期で，このダイナミックな変化は一般的な顕微鏡により確認できる．一方，それ以外の時期を分裂間期という．この時期は顕微鏡下ではほとんど変化が観察されないことから分裂間期と命名されたが，実際は細胞が２倍になるために必要な分子を合成したり，それぞれの作業を検証したりする重要な過程である．細胞周期は，細胞分裂をする時期とDNAの合成（複製）の間（gap）の２つの時期（G_1とG_2）に分けられる（図2-2）．**細胞が２倍になるための生育期間をG_1期**（**Gap1**）という．この時期の細胞内は，２つ分の要素で充満するので，**細胞のサイズが大きく生育する**．ついで，**DNAの合成** DNA synthesis（DNAの複製とほぼ同義語として使用されている）を始める．これを**S 期**といい，どんな細胞でも６～８時間くらいである．DNAの合成が終わると，複製されたDNAの品質をチェックし，**細胞分裂のための準備を行うG_2期**（**Gap2**）に入る．G_2期は，３～５時間である．それを過ぎると顕微鏡下で明らかな変化がみられる細胞の**分裂期**（**M 期**）となり，約１時間で終了する．一般に，細胞が２倍になる時間（倍加時間 doubling time）は細胞によって異なり，その違いはG_1期の時間に依存している．つまり，G_1期が短いほど分裂速度が速いことになる．増殖を続けるがん細胞は，２つに分裂するとただちにG_1期に入り，２回目の細胞周期に入っていくが，正常細胞ではG_1期に長くとどまったり，**G_0期という静止期**に入る．G_0期で細胞は分化したり，あるいは機能を終えた細胞はアポトーシスで消去される．

2）細胞周期の制御

細胞周期が回転する過程において，DNAが傷害を受けたり，あるいは分裂に必要な細胞小器官の再構築が障害されることがある．細胞にはそのような異常を監視する機構がある．修復可能な場合は，細胞周期を停止して修復するし，修復不可能な場合は，**アポトーシス**（☞第１章８ページ参照）

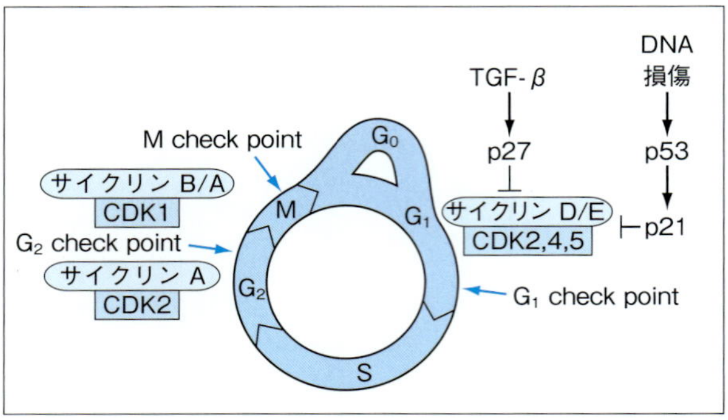

図 2-2　細胞周期とその制御
細胞周期はサイクリン依存性キナーゼ（CDK）とその阻害因子（CKI）によって制御されている．

を誘導して細胞ごと消去してしまう．このように，正常細胞では細胞の分裂（増殖）が促進されたり停止したりする制御機構が厳密に働いている．その監視をしているのが細胞周期のcheck pointである．障害がある場合にそれぞれのcheck pointで細胞周期は停止する．**G_1 check point**では，DNAの損傷があるとS期への進行を抑制し細胞周期を停止させる．**G_2 check point**ではDNAの損傷および不完全な複製がある場合に停止し，**M check point**では染色体分体が動原体に正しく配置されない場合に停止する（図2-2）．

G_1期からS期に進行するか否かを決定するG_1 check pointを過ぎてしまうと，あとは自動的にDNAの複製へと進行してしまうため，**G_1 check pointは細胞周期の律速段階**として重要である．そのため，Rポイント restriction pointともよばれている．増殖因子は静止期の細胞をG_1期に進め（進行 progression），さらにG_1 check pointを通過（G_1-S transition）させるために必要である．増殖因子が細胞膜の受容体に結合すると，増殖因子それぞれ特有の細胞内情報伝達系を介してシグナルが核内に伝えられ，増殖にかかわる転写調節因子が働きだし，細胞周期回転のエンジンが始動するわけである．

この細胞周期を回転させるエンジンの役割とそれを制御しているのが，**サイクリン** cyclinといわれる一群のタンパク質（これにはA〜Iの9タイプが見出されている）と，このサイクリンに結合して標的タンパク質のセリン/トレオニンをリン酸化する酵素，**サイクリン依存性キナーゼ** cyclin-dependent kinase（**CDK**）である．細胞周期の特定の時期に，特定のサイクリンと特定のCDKの複合体が発現する（図2-2）．必要がなくなればすみやかに分解を受けて消失する．サイクリン/CDK複合体は，その下流の標的タンパク質である**Rbタンパク質**をリン酸化して，細胞周期の回転を促進させる．Rbタンパク質は，**転写因子E2F**をRbポケットに「抱き込み」，不活化しているが，増殖因子の刺激に応じてリン酸化され，E2Fを放出して活性化させ，**DNAポリメラーゼα**などDNA複製に関与する因子などを合成促進し細胞周期を回転させる（図2-3A）．サイクリン/CDK複合体に結合して，リン酸化を阻害し，細胞周期を負に制御しているのがCDK阻害因子 CDK inhibitor（CKI）である．CKIは，INK4ファミリーとCIP/KIPファミリーの2つに大別される．INK4ファミリーには，$p15^{INK4b}$, $p16^{INK4a}$, $p18^{INK4c}$, $p14^{ARF}$（マウスでは$p19^{INK4d}$）があり，CIP/KIPファミリーには，$p21^{CIP1}$, $p27^{KIP1}$, $p57^{KIP2}$が知られている．INK4ファミリーは，CDK4/6を抑制してG_1-arrest（G_1 check pointで細胞周期が停止すること）を誘導するが，CIP/KIPファミリーは，細胞周期全体にわたって作用することができる．$p21^{CIP1}$は，後述するがん抑制遺伝子産物であるp53により誘導され，

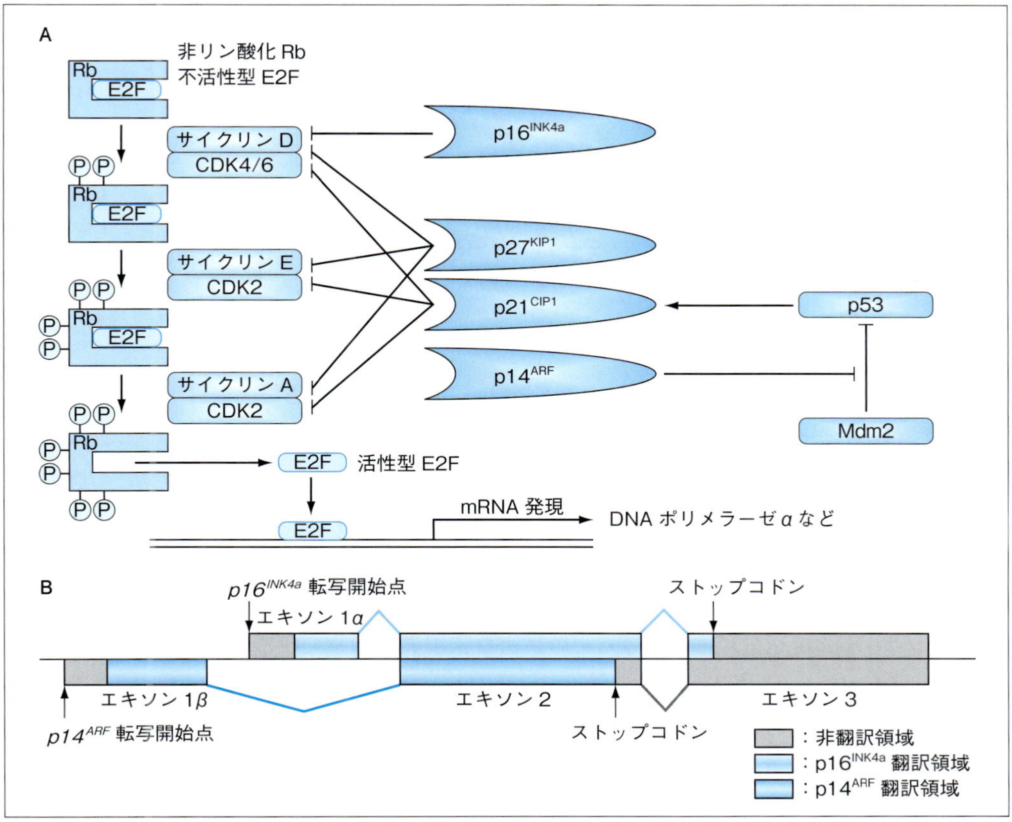

図 2-3　細胞周期の負の制御因子

A：各 CKI は E2F の活性化を巧妙に制御している．図中の「→」は，進行あるいは促進を示し，「⊣」は，阻害を示す．

B：CKI である p16^{INK4} をコードする遺伝子は，p14^{ARF} とエキソンの一部を共有している．両者のアミノ酸配列にはまったく相同性はないが，両者は異なる作用点で細胞周期を負に制御している．

p27^{KIP1}はトランスフォーミング増殖因子β（TGF-β）の刺激に応じて発現する．

p16^{INK4a}とp14^{ARF}は，共通の*CDKN2A*遺伝子から**選択的スプライシング**により産生されるタンパク質である（図2-3B）．エキソンの一部を共有しているが，読み枠がずれているため，両者のアミノ酸配列に相同性はない．また，機能面では，p16^{INK4a}が直接CKIとして細胞周期を停止させるのに対して，p14^{ARF}は，Mdm2によるp53の分解*2を抑制することによってp53は転写因子として活性化し，p21^{CIP1}の合成を上昇させる．このようにして，細胞周期を負に制御している（図2-3B）．

このように，正常の細胞の分裂には，①**増殖因子とその受容体**，②**その細胞内情報伝達系の分子**と，③**増殖にかかわる転写因子**，④**細胞周期を制御するサイクリンとそれと複合体を形成するタンパク質**，さらに，⑤**細胞周期を監視するチェックポイントを制御するタンパク質群**によって巧妙に調節されており，これらの制御の破綻ががん化につながる．

2　遺伝子変異と修復の破綻

1つの正常な細胞ががん細胞になるには，まず正常な細胞になんらかの作用で決定的な変化が起

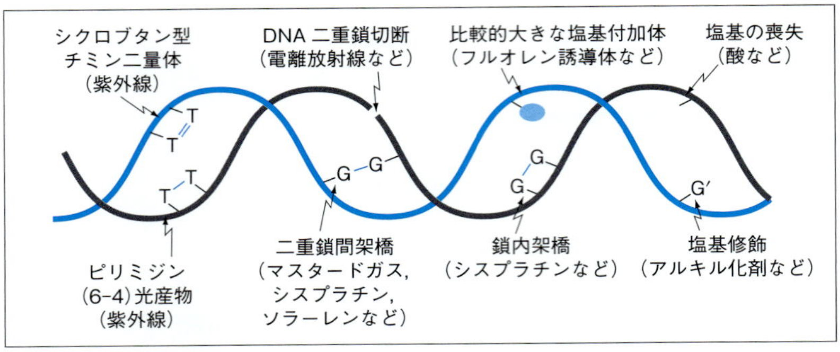

図 2-4　DNA 損傷の種類
変異を誘発する変異原の例を（　）内に示す.
（田村隆明・山本　雅 編, 2009[14]より改変）

こり，無制限の細胞分裂が起きることによって始まる．この最初の過程を培養細胞の場合には形質転換（**トランスフォーメーション** transformation）といい，生体内で起きると**イニシエーション** initiationという．ついで，原則としてその細胞が選択的に増殖して前がん病変や良性の腫瘍を発生して成長していく．この過程を**プロモーション** promotionという．その間に種々の遺伝子の変異が次々と蓄積して悪性度の高い細胞へと変化していく過程を**プログレッション** progressionといい，正常な細胞が発がんに至るまでには，これらの３つの過程に分けて考えることができる．

細胞のゲノムDNAを正常に維持するための緻密な監視網が働いているにもかかわらず，その監視網を逃れ，自律増殖することが可能になることが，がんの成立の重要な鍵となる．では，遺伝子変異はどのように成立するのだろうか．

1）遺伝子の変異とその要因

遺伝子の変異を誘発するDNAの損傷には種々の要因が考えられている（図2-4）．おもなDNAの損傷についてみてみよう．

（1）放射線

放射線にはα線，β線，γ線，エックス線，紫外線などがあるが，これらはすべてDNAに損傷を与え，がん誘発の原因となる．

たとえば，DNAのセンス鎖あるいはアンチセンス鎖の単鎖のDNA上でチミン（T）が横並びに２つ並んでいるところ（TT）に紫外線が当たると，隣同士に位置するTTは互いに結合して**チミン二量体** thimine dimer（図2-5）をつくるので，遺伝暗号の役目を果たせなくなってしまう．紫外線によるDNAの損傷は，圧倒的に**ピリミジン塩基に生じる**．

Mdm2によるp53の分解[*2]

Mdm2（ユビキチンリガーゼの１種）は，p53をユビキチン化してプロテアソームでの分解を促進している．したがって，*Mdm2*は，p53の負の制御因子をコードする遺伝子である．p53は，普段必要のないときには分解され不活性であるが，活性化が必要になるとリン酸化を受けて，プロテアソームでの分解を受けずに安定化され機能する．もともとは，マウスのダブルマイニュート染色体 double minute chromosome上で見出されたことから*The murine double minute 2*（*Mdm2*）と名づけられた．Murine（マウスmouseの複数形）を意味するmが名称に用いられていたので，ヒトでの遺伝子および遺伝子産物に対して，humanを意味するhを用いて，それぞれ*hdm2*，*Hdm2*と表記された時期もあったが，現在は，略称というよりは，種を越えた固有名詞として*Mdm2*遺伝子（マウス），*MDM2*遺伝子（ヒト）が用いられている．ダブルマイニュート染色体とは，がん細胞などでみられる染色体異常の１つ．染色体の一部に遺伝子増幅が起こり，もとの染色体から独立して存在するようになった小型の染色体のこと．iPS細胞のオリジナルの作製法で用いられたプロトがん遺伝子である*c-Myc*も遺伝子増幅し，ダブルマイニュート染色体上に存在している例がある．

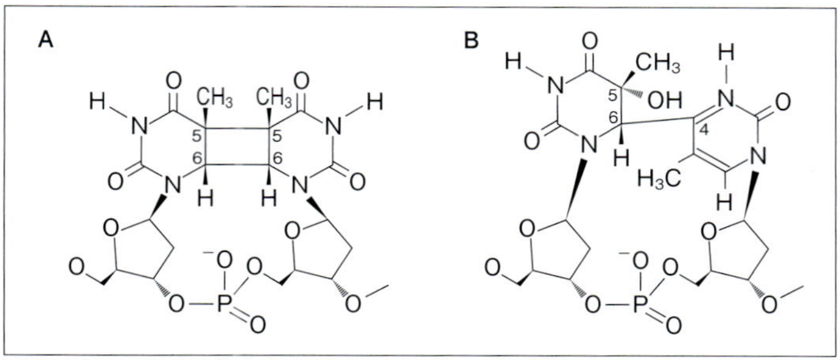

図 2-5　紫外線による DNA の損傷
A：チミン二量体（シクロブタン型），B：ピリミジン（6-4）光産物．

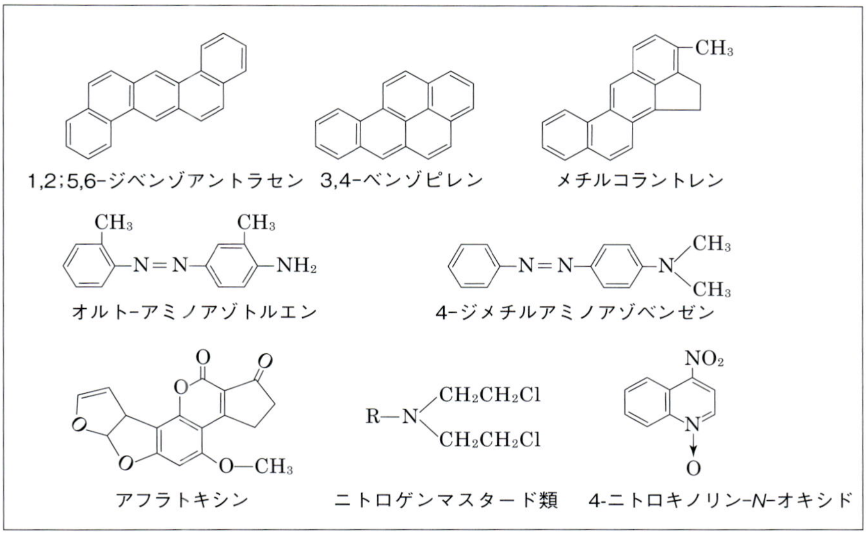

図 2-6　強力な発がん作用を示す化学物質の構造

紫外線は，ほかの放射線と違って，避けることのできない放射線であるが，紫外線によって生じたDNAの損傷の多くは細胞自身により**修復**されているため，それほど多くのヒトが皮膚がんを発症しない．

(2) 化学物質

1775年，イギリスの外科医ポット Pott, P. は，煙突掃除夫に陰囊がんが多いことを見出し，環境因子による発がんという概念が生まれ，さらに化学発がん物質による発がんという考え方が登場した．これを実験的に初めて成功させたのは，**山極勝三郎**と**市川厚一**である．彼らは**ウサギの耳へコールタールの塗布を繰り返し**，ついに1915年夏，**世界で初めて実験的にがんをつくることに成功**した．のちにコールタールから**ジベンゾアントラセン**と**ベンゾピレン**が**発がん物質**として**同定**されている．図2-6に代表的な化学発がん物質を示すが，化学発がんに関する研究成果は，日本人科学者の貢献度がとくに高い．

化学物質による発がんは，それ自体がDNAの修飾反応をする物質〔マスタード類，エチレンオキシド類，アルキル化剤｛*N*-メチル-*N*-ニトロソウレア（MNU），*N*-メチル-*N'*-ニトロ-*N*-ニトロソグアニジン（MNNG)｝など〕と，自然界では前駆体として存在し生体内で活性化するものがある．生体内

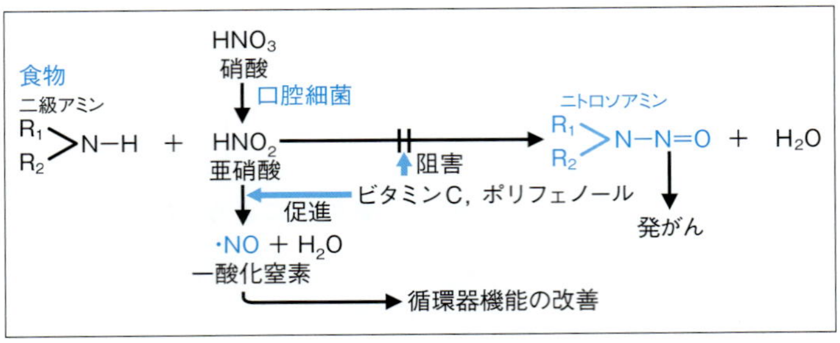

図 2-7　ニトロソアミンの生成
ニトロソアミンは二級アミンと亜硝酸からつくられる．ビタミンC（アスコルビン酸）はこの反応の進行を抑制する．

での活性化は２段階で行われる．**第１相反応**[*3]は酸化，還元，加水反応，水和反応やシトクロムP-450[*4]（CYP）による酸素添加反応などで，**第２相反応**[*3]ではグルクロン酸抱合，グルタチオン抱合，メチル抱合，アセチル抱合，硫酸抱合などにより活性化され，DNAを修飾するようになる．これらの修飾機構は，元来，解毒システムとして機能しており，発がん物質の多くは体外へ出されてしまうが，皮肉なことに発がん物質前駆体は，**「解毒システム」を用いて発がん物質へ活性化**もされているのである．

自然界にも存在する発がん物質としては，アフラトキシン aflatoxin（カビ毒），サイカシン cycasin〔(methyl-*ONN*-azoxy)methyl β-D-glucopyranoside　配糖体；ソテツの実に含まれる〕，フキノトキシン fukinotoxin（ピロリジジンアルカロイド；フキノトウに含まれる），プタキロシド ptaquiloside（ピロリジジンアルカロイド；ワラビに含まれる）などが知られている．タバコに含まれる発がん物質には，*N*-ニトロソノルニコチン（NNN）やタバコ特異的*N*-ニトロソアミン〔4-メチルニトロサミノ-1-（3-ピリジル）-1-ブタノン（NNK）〕がある．また，ニコチンは発がん物質というよりはむしろ発がんプロモーターとして作用する．亜硝酸は野菜や漬け物に含まれるだけでなく，口腔細菌によって硝酸から容易につくられる．亜硝酸は，魚肉や獣肉に含まれる二級アミンと胃腔内で反応すると**ニトロソアミン** nitrosamineとなり，強力な発がん物質へ代謝される（図2-7）．ビタミンCやポリフェノールなどの抗酸化物質は，このニトロソアミン合成過程を阻害[*5]するほか，亜硝酸から一酸化窒素（NO）への代謝を促進する．一酸化窒素は循環器機能の改善に寄与することが明らかになってきており，口腔細菌の新たな役割として「硝酸→亜硝酸→一酸化窒素経路」を介した循環機能維持が提唱されている．一方，歯周病が大腸がんの発生リスクを高めるとの報告もあり，その詳細の解明が待たれる．

次に，発がん物質によるゲノムDNAへの変異導入機序についてみてみよう．

活性化された発がん物質は，DNAと結合し**付加体** adductを形成する．DNAのアデニン（A），チ

第１相反応と第２相反応[*3]
生体の異物に対応した代謝反応で，生体の対応を惹起するための準備としての官能基付与の反応を第１相反応といい，その後の抱合反応による解毒反応を第２相反応という．

シトクロムP-450[*4]
450 nm付近にソーレー吸収をもつプロトヘムをもつ酸素添加酵素群で，主として肝臓のミクロソームに存在し，薬物代謝に関与する．その遺伝子の多型（ポリモルフィズム）が，個人の発がん感受性に関与している．

抗酸化物質によるニトロソアミン生成阻害[*5]
抗酸化物質であるビタミンCやポリフェノールは，そのニトロソアミンの生成反応に対する阻害活性からがんの予防効果が期待されているが，疫学的には報告者により結果が異なりいまだに確立されていない．

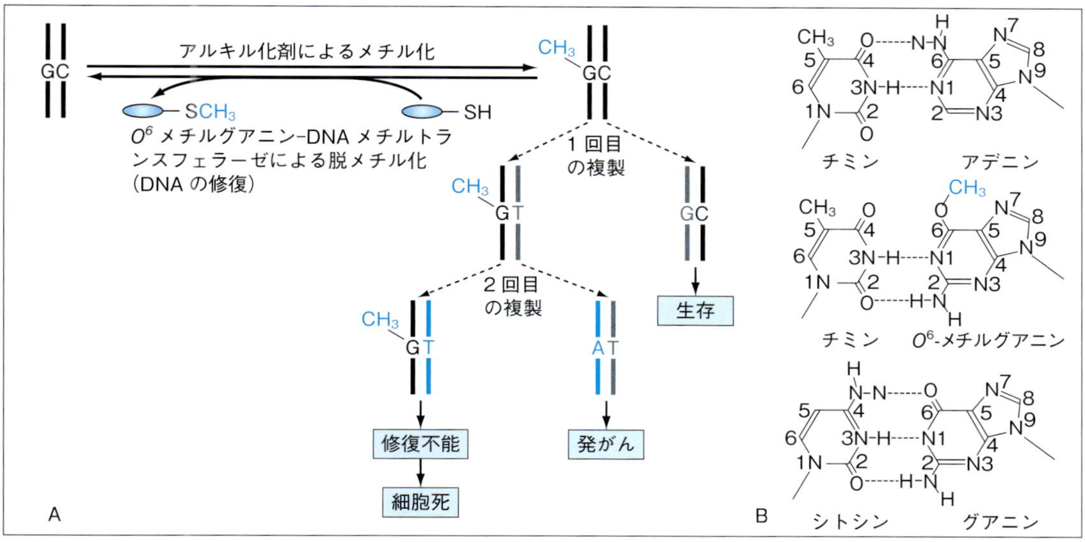

図 2-8　アルキル化剤による DNA の変異
A：点突然変異の発生機序，B：グアニンの O^6 のメチル化によるチミンとのミスマッチ結合.

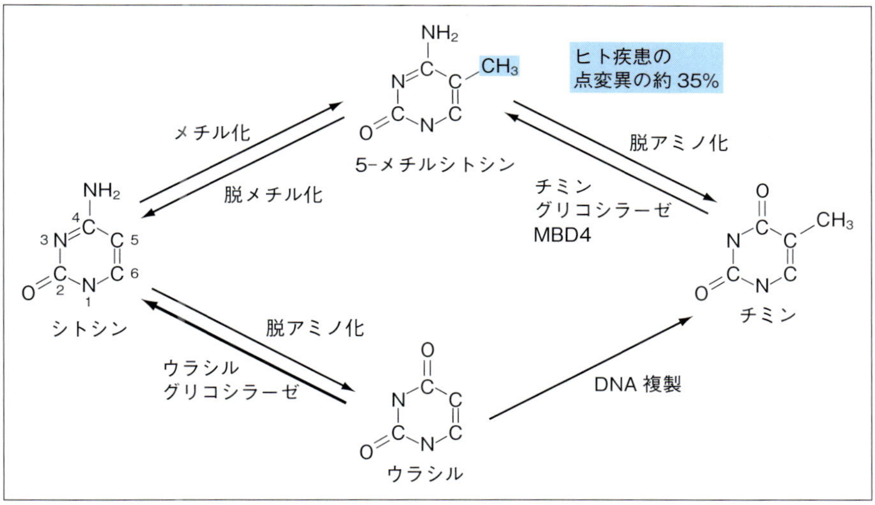

図 2-9　メチル化による点変異の発生機序
(田村隆明・山本　雅 編，2009[14])

ミン（T），グアニン（G），シトシン（C）の4つの塩基のうちで，発がん物質は，とくにGに結合しやすい．ベンゾピレンのDNAへの結合量は，10万の塩基対に対しわずか1個程度である．しかし，このわずかな変化が正常細胞をがん化させるきっかけとなる．ベンゾピレンはGに付加体を形成すると，塩基が1つ余計に挿入されたような形になり，遺伝子の暗号が1つずつずれるようになる**フレームシフト変異** frameshift mutationが惹起される．あるいは，ニトロソアミンによりO^6がアルキル化（メチル基やエチル基の付加）されたGはAと間違われたままDNAが複製されると，Gの相手としてCがくるべきところにTが入ってしまい，**点変異** point mutationが引き起こされる（図2-8）．一方，Cがメチル化されると，5-メチルシトシンが形成され，さらに脱アミノ化されると

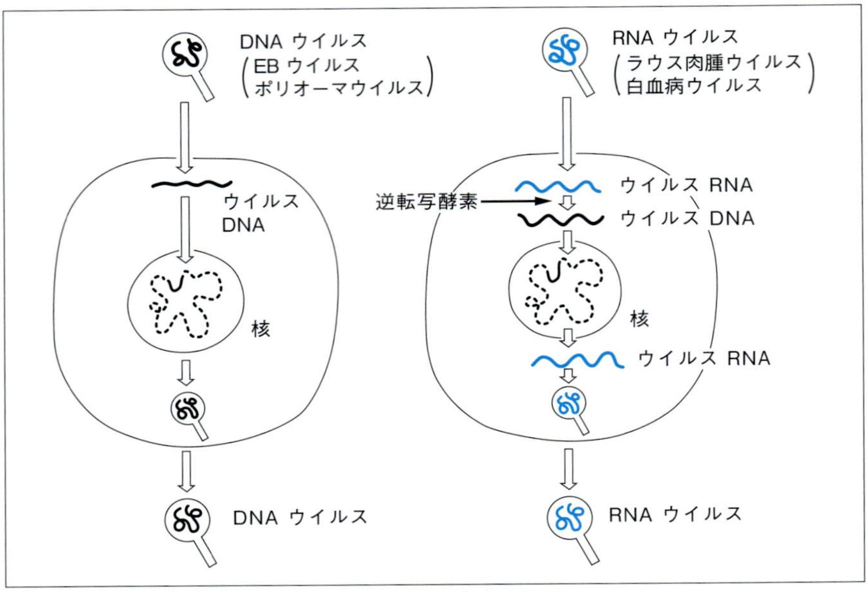

図 2-10　DNA ウイルスと RNA ウイルスの感染機構の違い

Tを生じてしまう（図2-9）．これがC→T変異の生成メカニズムであり，T-G**ミスマッチ塩基対**（相補的でない塩基対）を形成する．このミスマッチが修復されなければ，点変異が確定することになる．**メチル化によるC→T変異は，ヒト疾患の点変異のおよそ35%を占める**といわれている．

(3) ウイルス

ウイルスは生物と無生物の境界に位置する最も小さい生物である．ウイルスがもっているのは，基本的にウイルス粒子の外殻構造を保つために必要なタンパク質と，内部に遺伝子（DNAまたはRNA）のみである．自立した増殖能をもたないウイルスが増殖するためには，生きている細胞の中に潜り込み，その細胞のタンパク質合成系の力を借りなければならない．

一般にウイルスには遺伝情報をDNAとして保存しているタイプと，RNAとして保存しているタイプが存在しているが，がんを誘発させるウイルス（**がんウイルス** oncogenic virus）にも両方のタイプがある．たとえばDNAウイルスには**EBウイルス（EBV），ヒトパピローマウイルス（HPV），**B型肝炎ウイルス（HBV），ポリオーマウイルス，SV-40などが知られており，RNAウイルスにはラウス肉腫ウイルス（RSV），成人T細胞白血病ウイルス（HTLV-1），ヒト免疫不全ウイルス（HIV），C型肝炎ウイルス（HCV）などが知られている．

いずれのタイプであってもウイルスが感染した細胞ががん細胞になるためには，ウイルスの遺伝子が**細胞の染色体に組み込まれる**（integrate される）**必要**がある（図2-10）．

1958年，アフリカのウガンダの外科医バーキット Burkitt, D.P.は，子どもの顔面にできるがんについて報告した．最初，歯根周囲にできたがんは，２日で２倍というスピードで大きくなり，数週間後には大きな腫瘤を形成した（章頭図）．のちに**バーキットリンパ腫**とよばれるようになったこのがんは，ウイルスによって誘発されることが確認された最初のヒトのがんである．バーキットリンパ腫の原因となったウイルスは，発見者のエプスタイン Epstein, M.A.とバール Barr, Y.M.の名にちなんで，現在ではEpstein-Barrウイルス（EBV）とよばれている．

EBVは，日本人は3歳までに80％以上の子どもが感染しているという良性の伝染性単核症の原因となるDNAウイルスであるが，バーキットリンパ腫（アフリカの高温多湿地域）を誘発する以外に，中国広東省では鼻咽頭がんを起こす．最近では，**EBV感染は上咽頭がんの発生原因**として考えられるようになり，ほかの頭頸部がんとは発生原因が異なることから，統計学的な分類上においては，上咽頭がんは頭頸部がんとしては一括して扱われなくなった．しかし，EBVが原因で発症するがんの発生率は，EBVの感染率に比べてそれほど高くない．同じウイルスが地域によって異なるがんや疾病を誘発するのは，さらなる遺伝子の異常が必須であり，がんの発生母地の違いにより，がん化に関与する遺伝子のセットが異なることを示している．

DNAウイルスであるHPVが子宮頸がんや陰茎がん，**舌がん**，中咽頭がん，HBVが肝臓がんの原因になることも明らかにされている．これらもEBVと同じように感染のみではがんになることはない．

一方，RNAウイルスはどのような感染様式で，その遺伝情報を細胞に伝えるのだろうか．ラウス Rous, P.F. と藤浪 鑑は，すでに1910年代にマレック病とよばれていたニワトリの悪性リンパ腫がウイルスによって起こることを発見していた．後年，ラウス肉腫ウイルス Rous sarcoma virus (RSV) とよばれるようになったこのウイルスは，RNAのみを遺伝情報としてもっている．

テミン Temin, H.M. は，アクチノマイシンD*6がRSVの発がんを阻止するという彼自身の実験結果に端を発して，**遺伝情報はDNA→RNA→タンパク質合成へと一方向にのみ流れていく**という当時の分子生物学の常識（セントラルドグマ）を一部修正させることになる大発見に到達した．1970年，同グループの水谷　哲は，RNAからDNAを合成する酵素（**逆転写酵素***7 reverse transcriptase）がRSVに存在することを生化学的に証明したのである（図2-10）．つまり，RNAの形で存在したRSVの遺伝情報は，DNAに写し変えられ，染色体内に組み込まれたのである．

成人T細胞白血病は胸腺由来のT細胞が異常増殖する血液のがんである．日本人に多くみられる白血病で，とくに九州と四国地方に多い．日沼頼夫はこの白血病の患者の血清にRNA型がんウイルスを発見した．成人T細胞白血病の多い地方では，25％近くの人がこのウイルスに感染しているが，必ずしも発病しない点はEBVの場合と同じである．**子宮頸がんは，HPVの関与**が明らかにされ，とくに**HPV16型と18型が発症原因**として証明された．このため，これらの感染を防ぐ**ワクチンが，わが国では2009年10月に承認**され，今後の子宮頸がんの発症および死亡率の低下に大きく寄与することが期待されている．

これらのウイルスが感染すると，ウイルスのゲノムがいったん宿主のDNAに組み込まれる．そのため宿主の細胞の遺伝子が破壊されたり，隣接する遺伝子が活性化されたりする．あるいは，ウイ

アクチノマイシンD*6
DNAからRNAへの転写を特異的に阻害する抗生物質である．

逆転写酵素*7
1970年，ハワード・マーティン・テミン Howard Martin Temin（ウィスコシン大マディソン校）とデビッド・ボルティモア David Baltimore（マサチューセッツ工科大）により，それぞれ別々に発見され，それぞれの功績により両者は1975年にノーベル生理学・医学賞を受賞している．逆転写酵素は，RNAを鋳型としてDNAを合成する酵素で，この発見によりセントラルドグマ（遺伝情報はDNA→RNA→タンパク質と伝えられ，戻らないという理論）は，一部修正されることとなった．レトロウイルスは，RNAウイルスであり，細胞に感染したのち，この逆転写酵素によりウイルスゲノムが宿主DNAに置き換わることで，宿主の細胞内で複製され増殖をするのである．レトロウイルスの代表例にhuman immunodeficiency virus type 1 (HIV1) がある．

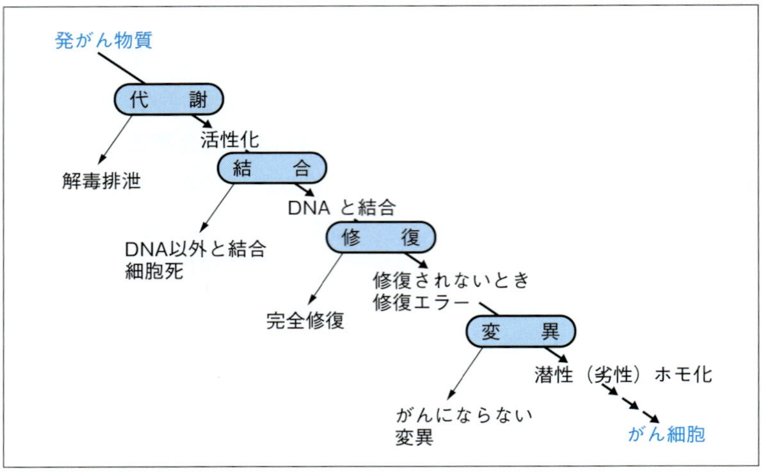

図 2-11　発がんの防御システム
生体内には何段階もの安全装置が備わっている．
（黒木登志夫，1989[13]，110）

ルスタンパク質が発現してそれが宿主のプロトがん遺伝子を活性化する．これらによって細胞の増殖やアポトーシスのコントロールが乱れたところに，さらにプロトがん遺伝子の活性化が加わり，はじめてがんになると考えられる．

2）DNA の修復能の低下

DNAの損傷に対しては，防御システムや修復システムなどが巧妙に働いてゲノム全体を保護している（図2-11）が，がん細胞ではこの機能が低下しているため変異が生じやすい．これをゲノムの不安定性とよぶ．DNAの損傷に対する修復はいくつかあるが，ここでは，**塩基除去修復** base excision repair（**BER**）と**ヌクレオチド除去修復** nucleotide excision repair（**NER**）の過程をみてみよう．上述の多くの化学発がん物質の場合，DNAの塩基に結合して付加体を形成することにより，塩基の読み間違いを惹起する．形成された付加体が小さな場合は，BERという修復機構により除去される（図2-12A）．一方，大きな付加体や紫外線によって形成されたチミン二量体のように，DNA上のある一定の領域を修復する必要のある場合は，NER（切除修復，あるいは切り出し修復）とよばれる修復機構が作用する（図2-12B）．塩基除去修復もヌクレオチド除去修復も基本的には損傷部位を酵素的に取り除き，無傷のDNA鎖を鋳型として修復する方法であるが，損傷部位の除去の仕方にかかわる酵素群が異なる．**色素性乾皮症***8 Xeroderma Pigmentosum（**XP**）は，常染色体潜性（劣性）*9 遺伝性の光線過敏性皮膚疾患である．この患者ではヌクレオチド除去修復にかかわる酵素が先天的に欠損している．つまり，紫外線によるチミン二量体などの修復機構であるヌクレオチド除去修復能が障害を受けているために遺伝子変異を受けやすい（図2-13）．そのため，色素性乾皮症の患者では健常人に比べて皮膚がんの発生頻度が著しく高い．

異常な細胞の出現を監視するのは，**NK細胞**や**細胞傷害性T細胞**である．異常な細胞にアポトーシスを引き起こして取り除いている．しかしながら，がん細胞は身体を構成している細胞が変異したものであって，外来から侵入したものではない．したがって，抗原性に乏しく，免疫監視網から容易に逃避してしまうことが，治療の難しさといえる．

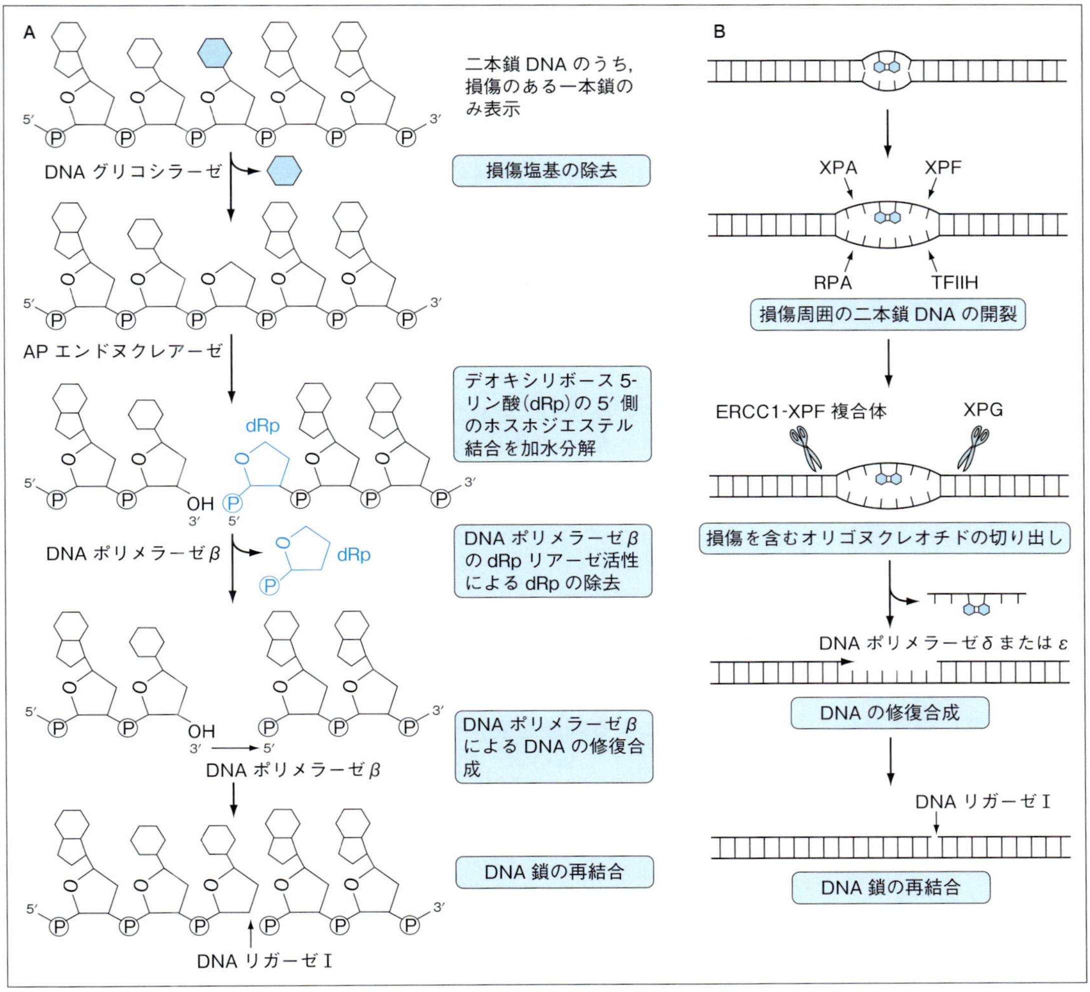

図 2-12　DNA の修復機構
A：塩基除去修復，B：ヌクレオチド除去修復
XPA：xeroderma pigmentosum A．DNA 損傷結合性タンパク質で NER 複合体形成を促進，ERCC1-XPF 複合体：5' エンドヌクレアーゼ，XPG：3' エンドヌクレアーゼ，RPA：replication protein A（複製タンパク質 A，一本鎖 DNA 結合タンパク質），TFIIH：transcription factor IIH．基本転写因子の 1 つ．

色素性乾皮症[*8]
図2-12中のXPFやXPGなどは，Xeroderma Pigmentosumの原因因子で，その略称であるXPに分子種を示すFやGなどが加えられ，3文字記号となっている．皮膚がかさかさに乾き，メラニン色素が沈着する色素性乾皮症は，昔から皮膚がんが多発することで知られていた．武部 啓は，色素性乾皮症の患者から分離した細胞が紫外線照射によって異常に死にやすいことを報告した．それは，この患者の細胞が，紫外線によって生じたDNAの傷を切除修復することができないためである．色素性乾皮症は潜性(劣性)遺伝の形式をとる．つまり，相同遺伝子が2本とも潜性（劣性）ホモ遺伝子（aa）になったとき，はじめて発病する遺伝病である．日本における色素性乾皮症の患者の出生率は非常に高く，4万人の出生に対して1人であるといわれている．つまり，100人に1人の日本人は色素性乾皮症の遺伝素因をヘテロにもつことになる．このような男女が子どもを産むと，1/4の確率で色素性乾皮症の子どもが生まれることになる．

潜性（劣性），顕性（優性）[*9]
2017年9月に日本遺伝学会により示された遺伝学用語改訂の案を受け，本書では劣性→潜性ならびに優性→顕性への変更を採用することとした．

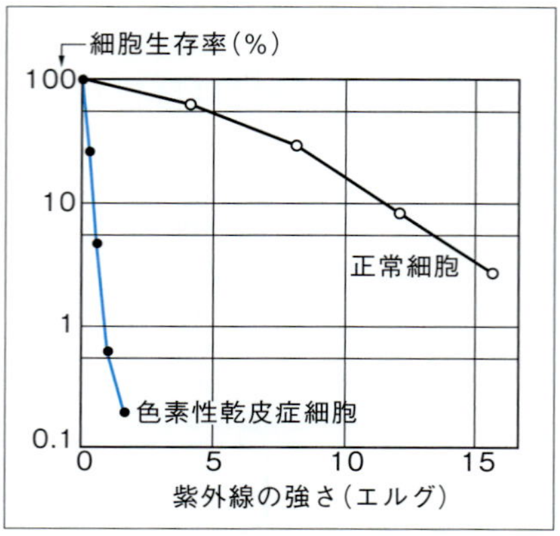

図 2-13　健康な人と色素性乾皮症の患者の皮膚から分離された表皮細胞の紫外線照射による細胞生存率の違い
(黒木登志夫，1989[13]，236)

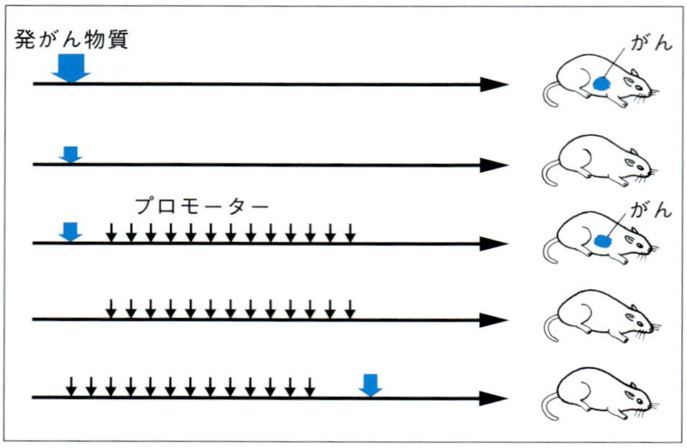

図 2-14　皮膚の二段階発がん実験
発がん物質だけを少量与えてもがんはできないが，そのあとプロモーターを繰り返し与えるとがんができる．発がん物質とプロモーターの投与順序を逆にしてもがんはできない．
(黒木登志夫，1989[13]，203)

3）細胞周期の強制的な回転（発がんプロモーション）

細胞増殖は，増殖因子の受容体シグナルを伝達する特異的なセカンドメッセンジャーによる細胞内情報伝達機構によって促進される．しかし，この**セカンドメッセンジャーによく似た構造をもつ脂溶性物質に曝露**されると，**増殖因子による刺激を受けることなく細胞周期の回転が促進**される．DNAに付加体が形成された（DNAが損傷した）とき，DNAが修復される前にこのような脂溶性物質に細胞が曝露されると，損傷DNAを鋳型としたDNAの複製が強行されることとなり，誤ったDNA配列をもつ新しいDNA鎖が合成されることになる．これらのことから，DNAを損傷させる因子を**イニシエーター**とよび，細胞内に入り込み細胞周期を回転させる脂溶性物質を**発がんプロモーター**[*10]とよぶ．一般に，イニシエーター単独ではほとんど発がんしない条件であっても，発がんプロモーターの刺激が加わることで発がん効率は著しく上昇する．このことをベレンブルム Berenblum, I. は，1941年にそれだけでは発がんしない少量のベンツピレンをマウスの背中に塗布したのち，同じ部位に植物から抽出したクロトン油を塗り続けることで，目にみえる大きさのがんができることを発見した．クロトン油だけをいくら塗り続けても目にみえる大きさのがんはできないし，塗布する順序を逆にしてもがんはできなかった（図2-14）．この一連の古典的な実験によって，がん細胞が目にみえる大きさのがん組織に成長するまでには，イニシエーター（ベンツピレン）が働く時期と，発がんプロモーター（クロトン油）が働く時期の少なくとも2つの段階があることが示された．このような実験的な皮膚のがん化過程を**二段階発がん** two-step carcinogenesis とよぶ．ベンツピレンのように，多くの発がん物質はイニシエーターとしての作用が強い．

発がんプロモーター[*10]
単にプロモーターとよぶことも多いが，転写調節領域を意味するプロモーターとの区別が必要である．しかしながら，TPAのもつ発がんのプロモーターとしての活性は，結局のところ細胞周期にかかわるタンパク質発現のプロモーター活性（転写調節領域の転写活性）を上昇することで発揮されるので，転写調節領域を示すプロモーターと発がんプロモーターは言葉の起源としては同じことになる．

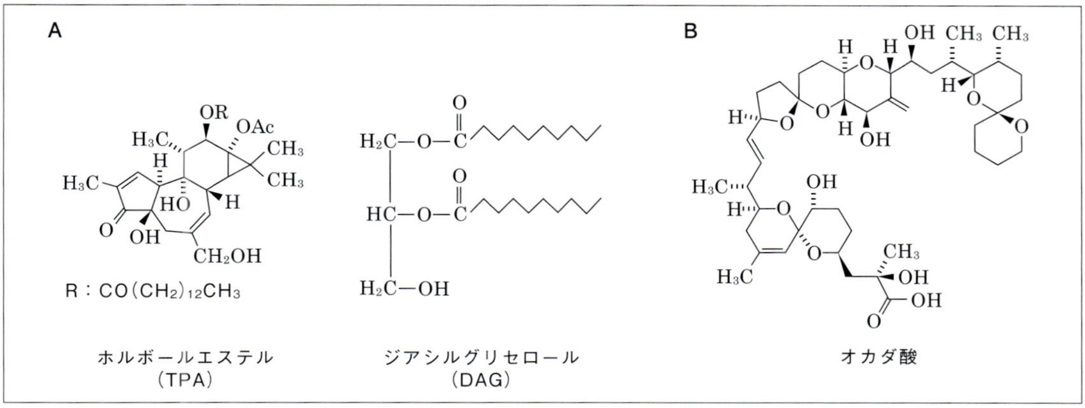

図 2-15　強力なプロモーター作用を発現するホルボールエステル（TPA）とジアシルグリセロール（DAG），非 TPA 型のプロモーター，オカダ酸の構造

その後の解析により，発がんプロモーター作用を示すクロトン油の有効成分は**ホルボールエステル** phorbol esterとよばれる一群の物質であることがわかった．そのなかでも最も強力なのは，**12-*O*-テトラデカノイルホルボール13-アセテート** 12-*O*-tetradecanoyl-phorbol-13-acetate（**TPA**）である（図2-15A）．TPAは，その化学構造の一部にジアシルグリセロール（DAG）と酷似した部分を含んでいるため，細胞内に取り込まれると**DAGと同様な生物活性を示す**．正常細胞では，DAGは必要に応じて増殖因子の刺激により産生され，**プロテインキナーゼC**[*11]（**PKC**）を活性化し，がん遺伝子*jun*と*fos*の産物による複合体AP-1（転写調節因子）のリン酸化（活性化）を介して増殖を促進している（図2-16）．つまり，TPAは増殖因子がなくても，増殖シグナルを伝えることができるのである．

発がんプロモーター作用を示すものとして，インドール・アルカロイド類（テレオシジンB；カビや海藻に含まれる）や，ポリエーテル化合物であるオカダ酸（黒磯海綿に含まれる）などがある（図2-15B）．TPAがタンパク質をリン酸化し，皮膚など臓器特異的な発がんプロモーターであるのに対して，オカダ酸はリン酸化タンパク質の脱リン酸化をする酵素（プロテインホスファターゼ）に結合してその活性を阻害する作用をもつ．この**オカダ酸**による脱リン酸化阻害は，プロテインキナーゼCをはじめとする種々の酵素が不活性化されず，**シグナル伝達が恒常的に進む**ことになる．そのため，より広範囲の臓器のがんの発生におけるプロモーション作用をもっている．そのほか，臓器に特異性のある発がんプロモーターとして，鎮静薬のフェノバルビタール（肝臓がん），胆汁酸（大腸がん），アルコール（食道がん），ヘリコバクター・ピロリ菌由来のCag A[*12]（胃がん）などが知られている．タバコは肺がんのイニシエーターであると同時に，強力な発がんプロモーターである．**頭頸部がんでは，舌がんはタバコ，下咽頭がんはアルコールとの関連性が高い**．ビタミンC

プロテインキナーゼC[*11]
Cキナーゼとも略される．西塚泰美により発見されたセリン/トレオニンキナーゼの1つ．「Caを必要とするタンパク質リン酸化酵素」を意味するが，実際に細胞内でこの酵素の活性に必要なカルシウム濃度は低く，むしろ積極的に活性を調節しているのはグリセロール骨格に2分子の脂肪酸がエステル結合しているジアシルグリセロール（DAG）である．

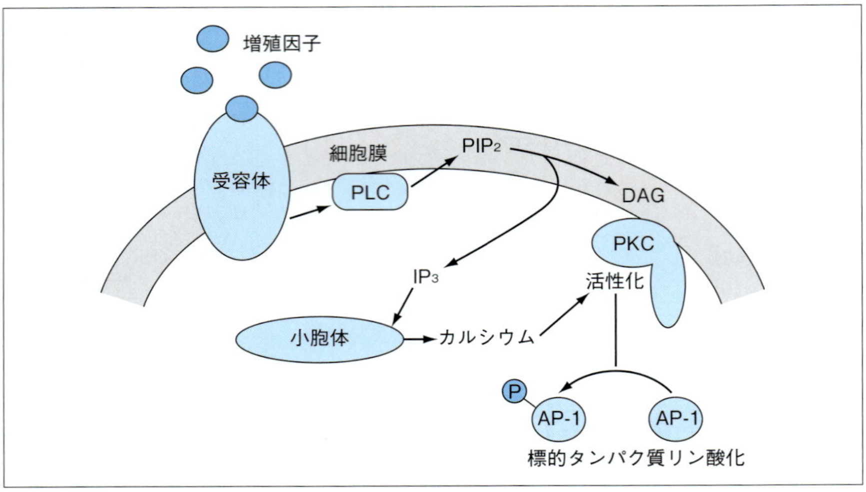

図 2-16　ホスホリパーゼ C によるプロテインキナーゼ C の活性化機構

増殖因子などのシグナルを受けるとホスホリパーゼ C（PLC）が活性化される．細胞膜リン脂質であるホスファチジルイノシトール 4,5- ビスリン酸 [PI(4,5)P_2, PIP_2] が加水分解され，イノシトール 1,4,5- トリスリン酸（IP_3）が細胞膜より遊離する．IP_3 は小胞体に作用してカルシウム濃度を高める．細胞膜には，ジアシルグリセロール（DAG）が残るが，そこに PKC が移動（リクルート）して結合する．PKC は DAG とカルシウムの両者によって活性化され，標的タンパク質である AP-1（転写因子）のセリン / トレオニンをリン酸化して活性化させ，種々のタンパク質発現を促進することで増殖に関与する．

（アスコルビン酸）は高い抗酸化作用により発がん物質であるニトロソアミンの生成を抑制するとされながら，膀胱がんにおいては発がんプロモーターとなっている[*13]．

3　がん遺伝子とがん抑制遺伝子

1）遺伝子変異によるがん化

前述のように，DNA の修復を逃れた細胞は，がん細胞として成立する第一段階をクリアしたことになるが，長いゲノム中，生じた変異がどこでも発がんに結びつくかというとそうではない．変異によりがん化を促進する**がん遺伝子** oncogene **が活性化**される場合や，がんを抑制する**がん抑制遺伝子** tumor suppressor gene **が不活性化**される場合に，がん化への道のりを歩むことになる．現在では，がんの発症原因は遺伝子の変異であることはよく知られているが，この概念が科学的に証明されるのは，1970年代後半からである．現在，がん遺伝子，がん抑制遺伝子として知られている遺伝子の存在はどのようにして明らかになってきたのであろうか．その歴史的背景についてみてみよう．

Cag A[*12]

ヘリコバクターピロリ菌由来の細胞空胞化毒素関連タンパク質A（Cag A）が胃上皮細胞内に送達され，SH2脱リン酸化酵素の活性化を介して胃がんの発症に関与する．

ビタミンCの発がんプロモーター作用[*13]

ビタミンC（アスコルビン酸）による尿のpHの低下が，膀胱がんの発生要因とされている．

(1) ウイルスによるがん化

がん遺伝子の発見のきっかけとなったのは，1911年のラウス Rous, P.によるニワトリにがんをつくるラウス肉腫ウイルス Rous sarcoma virus（RSV）の発見である．1970年代になり，ようやくRSVのもつ遺伝子のなかからがん遺伝子*src*が発見されることになる．一方，シー Shih, C.とワインバーグ Weinberg, R.A.は，1978年に化学物質（メチルコランスレン）でがん化させたマウスの線維芽細胞からDNAを抽出し，培養中の別の正常な形質を示す線維芽細胞に取り込ませると，マウスに腫瘍を形成することを見出した．これは，がん細胞としての形質がDNA分子によってある細胞から別の細胞へと実験的に導入されたことを証明している．このようにがん化は，ウイルスの感染によりがん遺伝子が導入されることにより誘導されるという事象（ウイルス感染ががん化の重要な要因）とがん細胞のもつ遺伝子中には正常細胞とは配列の異なる遺伝子が存在する（がんは環境因子による遺伝子変異により誘発する）という，当時，別々の事象をみているように思われた2つの大きな研究の流れは，がん遺伝子の起源が解明されることにより統合されていくことになる．

(2) がん遺伝子の由来

がん細胞中に存在するがん遺伝子を特定するため，がん細胞のゲノム全体を数十万本のDNA断片に細分化し，これらの断片を細胞に導入することで，がん化させることのできる領域を絞っていくという実験方法が開発された．このような方法を用いてワインバーグ Weinberg, R.A.，クーパー Cooper, G.M.，バーバシッド Barbacid M.など複数のグループにより，1982年，膀胱がんの細胞から見出されたがん遺伝子が，がんをつくるウイルス Harvey murine sarcoma virus（MSV）のもつがん遺伝子H-*ras*《ラス》（*RASH*）と同様のものであり，がん細胞由来H-*ras*の塩基配列が，正常細胞由来H-*ras*のコドン12の一塩基置換（点変異）であることが示された．つまり，正常細胞にあるH-*ras*遺伝子は，がん細胞にもがんウイルスにも一塩基置換による変異体として存在していることが見出された．しかもこの一塩基置換はタンパク質の一次構造中，12番目のグリシン残基のバリン残基への変化をもたらした．この**変異体の機能は，恒常的な増殖シグナルを送り続ける**（☞47ページ参照）ことになるため**がん遺伝子**といい，対応する正常遺伝子を**プロトがん遺伝子（がん原遺伝子）** proto-oncogeneとよんでいる．変異をもたないプロトがん遺伝子の機能は巧妙に制御されているために「恒常性」はない．したがって，がん遺伝子は，プロトがん遺伝子の「活性型」といえる．

(3) ウイルスゲノム中に存在するがん遺伝子の由来

がんウイルスから発見されたがん遺伝子であるが，それと相同性のある遺伝子はがん細胞にも存在しており，さらには，正常な動物細胞にも存在していることが明らかとなり，がん遺伝子の起源について精力的な研究がなされた．ついに，ウイルスが感染細胞内で増殖するとき，感染細胞のゲノムにあるプロトがん遺伝子を遺伝子組換えにより取り込み，最終的にがんウイルスのゲノム中に保存されたとの説が，花房秀三郎らによって1977年に証明された．つまり，**がんウイルスに存在するがん遺伝子の起源は動物細胞**だったのである．取り込まれた遺伝子が正常ながん原遺伝子ならば，感染細胞はがん化しない．ウイルス・ゲノムに取り込まれたがん原遺伝子は，さまざまな変異を受け，さらにウイルスの構造配列にある強力なプロモーターの支配下におかれるため，このようなウイルスに感染すると細胞内で変異体がん原遺伝子産物（がん遺伝子産物）が大量につくられるようになるので，がん化が惹起されるのである．また，がんウイルス中のがん遺伝子（v-*onc*[*14]）とが

表 2-1　がん遺伝子とその役割

がん遺伝子の旧名，慣用名	ヒト由来の遺伝子名	産物・機能
増殖因子		
sis	*PDGFB*	血小板由来増殖因子（PDGF）β鎖
FGF-3 / *Int2*	*FGF-3*	線維芽細胞増殖因子 3（FGF-3）
増殖因子・ホルモン受容体		
erbA	*THRA*	甲状腺ホルモン受容体（TR）
erbB2（*erbB*）/ *EGFR*	*EGFR*	上皮増殖因子受容体（EGFR）
fms	*CSF1R*	マクロファージコロニー刺激因子（M-CSF）受容体
kit（*c-kit*）	*KIT*	幹細胞因子（SCF）受容体
ros	*ROS1*	受容体チロシンキナーゼ．転座により種々の遺伝子と融合することが知られている．
細胞内情報伝達分子		
src	*SRC*	非受容体型チロシンキナーゼ．*src* ファミリーには，*SRC*，*FPS/FES*，*YES*，*LYN*，*FYN*，*LCK* がある．
abl	*ABL*	非受容体型チロシンキナーゼ．転座により BCR 遺伝子と融合し，*BCR-ABL* として翻訳される．
ras	*RAS*	GTP 結合タンパク質．*ras* ファミリーには，*HRAS*，*KRAS*，*NRAS* があり，その転写産物は Raf-1 の下流で働く．
raf	*RAF*	セリン / トレオニンキナーゼ．*raf* ファミリーには，*ARAF*，*BRAF*，*CRAF*（*RAF1*）がある．BRAF と RAF-1 は二量体を形成して MAP キナーゼ経路の上流の活性化因子として機能する．
mos	*MOS*	セリン / トレオニンキナーゼ
転写因子		
Jun（*c-jun*） *fos*（*c-fos*）	*JUN* *FOS*	Jun と Fos は，ヘテロ二量体を形成することで転写因子 AP-1 となる．プロテインキナーゼ C（PKC）により活性化する．
myc（*c-myc*）	*MYC*	*myc* ファミリーには，*MYC*，*MYCN*，*MYCL* がある．
E2F	*E2F*	DNA ポリメラーゼ α など増殖関連因子の発現を亢進する．
その他		
Myb（*c-myb*）	*MYB*	Ets などの増殖に関連する転写因子の活性化因子．
crk	*CRK*	アダプタータンパク質．種々のチロシンキナーゼに結合し，活性を制御する．
bcl-2	*BCL-2*	アポトーシス抑制因子

（黒木登志夫，1989[13]）を改編）

ん細胞中にあるがん遺伝子（c-*onc*[*14]）の塩基配列が似たような変異を起こしていることがしばしば見受けられるが，それは，実際に働くのは遺伝子ではなく遺伝子産物であるタンパク質であり，がん化を惹起する「活性化」に必要な部位はタンパク質ごとに決まっているため，結果として似たような変異を示しているのである．

2）がん遺伝子の種類

がん遺伝子は，それぞれのがん遺伝子産物（がん遺伝子からつくられたタンパク質）の機能に応じて大きく 4 つに大別することができる（表2-1）．まず第 1 は細胞の増殖を外から制御する増殖因

v-*onc* と c-*onc*[*14]
がん遺伝子名は，ウイルス由来を示すv（virusの頭文字）や細胞由来を示すc（cellの頭文字）をそれぞれ冠してv-*onc*やc-*onc*と表記する．

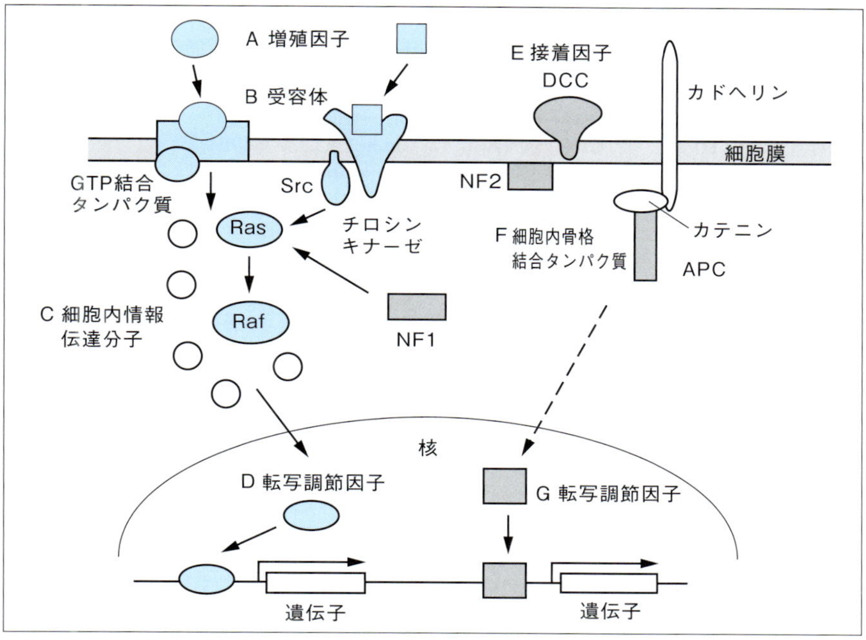

図 2-17　プロトがん遺伝子とがん抑制遺伝子産物の局在と機能
（楕円）：がん遺伝子産物，（四角）：がん抑制遺伝子産物
DCC：大腸がん抑制にかかわる遺伝子産物，APC：家族性大腸ポリポージス遺伝子産物，
NF1：神経線維腫症Ⅰ型遺伝子産物，NF2：神経線維腫症Ⅱ型遺伝子産物
（横田　淳・秋山　徹編，1955[16]，22 より改変）

子としてのグループ（図2-17A），第 2 は増殖因子やホルモンの受容体としてのグループ（図2-17B），第 3 はホルモンや増殖因子のシグナルを細胞内で伝達するグループ（図2-17C），そして第 4 は核の中で遺伝子（DNA）の読み取りを調節する転写調節因子としてのグループである（図2-17D）.

（1）増殖因子

サル肉腫ウイルスのがん遺伝子（v-*sis*《シス》）はその塩基配列が血小板由来増殖因子 platelet-derived growth factor（PDGF）の遺伝子と完全に一致しており，このウイルスに感染した細胞は，通常は血小板でしかつくられないはずのPDGFを大量につくることで，細胞の自律性増殖を促進する．自分に必要な増殖因子を自分でつくり，細胞が増え続けるのである．このような増殖因子による作用をオートクリン autocrine とよぶ．近年，線維芽細胞増殖因子（FGF）ファミリーに属するがん遺伝子も明らかにされている．

（2）増殖因子／ホルモンの受容体

一般に増殖因子受容体は，細胞膜の外側を向きリガンドと結合する受容体部分，細胞膜を貫通する部分，および細胞の内側にあってシグナルを伝える部分（タンパク質のチロシン残基をリン酸化する酵素活性，チロシンキナーゼ活性をもつ）の 3 つの部分からなるが，トリ赤芽球症ウイルス（ニワトリの白血病ウイルスの一種）のがん遺伝子 v-*erbB* は，上皮増殖因子 EGF 受容体の遺伝子の一部で，リガンド結合部位を欠損していながらチロシンキナーゼ活性を維持しているものであった．すなわち，リガンドである EGF を必要とすることなく，受容体シグナルが恒常的に送られることを意

表 2-2　おもな *RAS* 遺伝子の変異

RAS 遺伝子	コドン番号	変　異	アミノ酸の変化	機能変化
H-*ras* (*RASH*)	12 12 61 61	GGA → GTA GGA → GAA CAA → CTA CAA → CGA	Gly → Val Gly → Glu Gln → Leu Gln → Arg	GTPase 活性の消失
N-*ras* (*RASN*)	61 61 61	CAA → AAA CAA → CGA CAA → CAT	Gln → Lys Gln → Arg Gln → His	GTPase 活性の消失
K-*ras* (*RASK*)	12 12 12	GGT → GTT GGT → AGT GGT → TGT	Gly → Val Gly → Ser Gly → Cys	GTPase 活性の消失

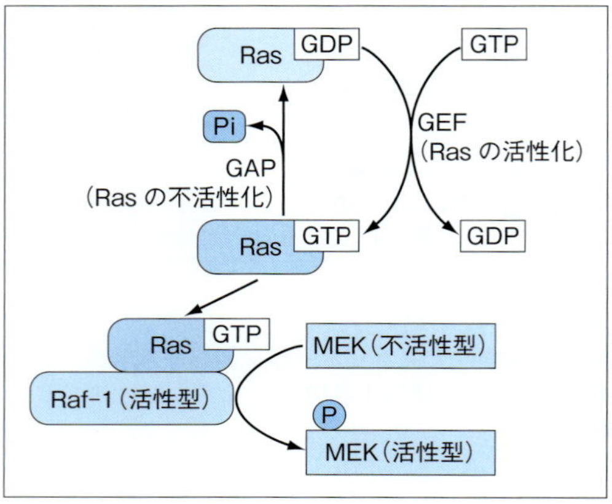

図 2-18　Ras の活性化
Ras の活性は，GEF により活性化され，GAP により不活性化されている．活性型の Ras は，Raf-1（キナーゼ）の活性化因子として機能し，下流の分子をリン酸化することにより，情報が伝達される．

味する．このほか，*fms*，*kit* などのがん遺伝子が明らかにされている．トリ赤芽球症ウイルスのもう 1 つのがん遺伝子 v-*erbA* は甲状腺ホルモン受容体の遺伝子と同一であった．甲状腺ホルモン受容体は核内受容体の 1 つで，核内制御因子としても分類される．

(3) 細胞内情報伝達分子

ラウス肉種ウイルスのがん遺伝子 v-*src*《サーク》は，チロシンキナーゼとして種々の細胞内情報伝達に関与している．類縁のがん遺伝子として *fps*，*yes*，*fin* などがあり，産物はいずれも Src と似た構造をもつチロシンキナーゼで，現在では *src* ファミリーとよばれている．

このほかの重要ながん遺伝子に *ras*〔H-*ras*（*RASH*），N-*ras*（*RASN*），K-*ras*（*RASK*）〕がある（表2-2）．**Ras タンパク質**は，**低分子量 G タンパク質**の 1 つで，**GTP が結合すると活性型となり，**Raf《ラフ》-1[＊15]を活性化させることで増殖因子のシグナルを伝達する．Ras の活性は，GEF《ゲフ》（GDP-GTP exchange factor）と GAP《ギャップ》（GTPase-activating factor）という 2 つの因子によって調節されている．GEF は Ras を GTP 結合型として活性化し，GAP は Ras を GDP 結合型として不活化している（図

Raf-1[＊15]
Raf-1 は MEK〔mitogen activated protein kinase（MAPK）キナーゼ〕をリン酸化して活性化する．MEK は，MAPK をリン酸化して活性化する．MAPK は多くの生理反応に関与している．

表 2-3　がん抑制遺伝子

遺伝子	染色体位置	機能欠損により発症するおもな腫瘍	遺伝子産物
RB	13q14	網膜芽細胞腫，肺小細胞がん，骨肉腫など	細胞周期調節タンパク質
p53（*TP53*）	17p13	Li-Fraumeni 症候群，大腸がんなど	転写因子
WT1	11p13	Wilms 腫瘍（腎芽腫）	転写因子
NF1	17q11	神経線維腫症Ⅰ型，神経芽腫など	GAP タンパク質
NF2	22q11	神経線維腫症Ⅱ型，髄膜腫など	細胞骨格関連タンパク質
DCC	18q21	大腸がん	NetrinI 受容体
APC	5q21	家族性大腸ポリポーシス，大腸がん，胃がん，膵臓がんなど	β-カテニン結合タンパク質
VHL	3p25-26	von Hippel-Lindau 病，腎臓がんなど	転写伸長促進制御タンパク質
p16（*CDKI2A*）	9p21	悪性メラノーマ，グリオーマ，肺がんなど	cdk4 阻害タンパク質
BRCA1	17q21	家族性乳がん	DNA 修復関与タンパク質（RAD51 結合タンパク質）
BRCA2	13q12-13	家族性乳がん	
DPC4（*SMADA4*）	18q21.1	膵臓がん	転写因子 Smad4 TGF-β シグナル伝達関連タンパク質
MSH2	2p22-21	遺伝性非腺腫症性大腸がん	ミスマッチ修復タンパク質群
MLH1	3p21		
PMS1	2q31		
PMS2	7p22		

（藤永　薫，1997[15]，57 より改変）

2-18）．もともとRasにはGTPをGDPに変換するGTPaseという触媒領域が存在しているが，GAPはそれを賦活化してRasの機能を抑制することによって細胞周期を回転させないように調節しているのである．Rasの変異（表2-2）により，GTPase活性を消失すると，増殖因子の刺激なしに恒常的に増殖スイッチがオンになってしまうことから，変異した*RAS*遺伝子は，がん遺伝子 oncogeneとして分類されている（表2-1参照）．これに対して，変異していない*RAS*遺伝子は，プロトがん遺伝子 proto-oncogeneあるいはがん原遺伝子とよばれている．

Rasの不活化に重要なGAPの1つにニューロフィブロミン1（NF1）がある（図2-18，表2-3）．NF1はRas経路をオフにする重要な因子であるが，NF1に変異が生じると，Rasに変異がなくても，RasのGTPase活性が賦活化されないので，GTPase活性を失ったRasと同じように，増殖スイッチをオフにすることができなくなる．NF1の先天的な遺伝子変異による障害で発症するのがフォンレックリングハウゼン**von Recklinghausen病**〔常染色体顕性（優性）*9遺伝病〕である．この疾患は，皮膚に**カフェオレ斑**を特徴とする所見を呈し，神経線維腫を発症することから**神経線維腫症Ⅰ型**ともよばれている．

(4) 転写調節因子

第17トリ肉腫ウイルスのがん遺伝子は，v-*jun*＊16である．この遺伝子産物JunはFosとよばれるプロトがん遺伝子産物と結合（ヘテロ二量体を形成）してAP-1を生成する．AP-1は転写調節因子としてさまざまな遺伝子の発現（転写）を制御する（図2-16参照）．また，同様な転写調節因子と

---

v-*jun*＊16
フォークトVogt, P.K.により第17トリ肉腫ウイルスから単離されたがん遺伝子．日本語の17の読み方を示す「junana」からjunと命名された．

して機能する*Myc*遺伝子産物はMaxやMadと結合して増殖，分化，アポトーシスにかかわる遺伝子の転写を制御している．京都大の山中らは，４つの遺伝子（*Oct3/4*，*Sox2*，*Klf4*，*c-Myc*）を組み込むことで**人工多能性幹細胞（iPS細胞）**[*17]を作製したが，４つの遺伝子のうちの１つが***c-Myc***であり，この方法で作製したiPS細胞についてはがん化が問題となった．現在は，*c-Myc*を使用せずに効率よくiPS細胞を作製する研究とともに分化誘導療法の開発が進んでいる．

3）がん抑制遺伝子の発見の経緯とその役割

遺伝性の腫瘍では，特定の染色体の特定の領域に高い頻度で欠失がみられ，そこにはがんを抑制する遺伝子が存在しているとの仮説のもとに研究が進んだ．

(1) *RB*遺伝子

網膜芽細胞腫 retinoblastoma（常染色体顕性遺伝病）では，13番目の染色体が欠失しており，その欠失した領域から原因遺伝子として***RB*遺伝子**が同定された．この遺伝子がコードしているRbタンパク質は，**ポケット構造をもち，転写因子E2Fを内包しておくことで不活化**しているが，増殖因子の刺激に応じてRbタンパク質がリン酸化され，E2Fを放出して活性化させる（図2-3A参照）．しかしながら，Rbタンパク質に変異が生じると，自身のリン酸化に関係なくE2Fを抱き込んでおくことができなくなり，E2Fは恒常的に活性化してしまう．E2Fは細胞周期の進行やDNAの合成に必要な酵素の遺伝子の上流にある特異的な塩基配列に結合して転写を活性化し，細胞周期の進行を促す役目をもっている．したがって，**Rbタンパク質の変異は増殖因子による刺激がなくても，増殖を促進させる要因となる**．

(2) *p53*遺伝子（*TP53*）

２つめの**がん抑制遺伝子**として1989年には***p53*遺伝子**が同定された．*p53*遺伝子産物（p53タンパク質）は，1979年にSV40ウイルスによって形質転換した細胞に高発現するタンパク質として，レーン Lane, D.P.とクロフォード Crawford, L.V.により発見された．*p53*遺伝子はそのタンパク質の発見から10年間は，がん細胞で高発現することからがん遺伝子として認識されていたのであるが，ようやく1989年にボーゲルスタイン Vogelstein, B.のグループにより，初めてヒト大腸がんで*p53*遺伝子の欠失や変異が報告され，がん抑制遺伝子として認識されるに至った．その後，多くの研究者により，*p53*遺伝子がヒトがんの50％以上で欠失または変異していることが報告され，さらにがん細胞で検出されていたのは変異して分解されにくくなったp53であることがわかった．p53は通常は産生されても機能しないようにユビキチンリガーゼであるMdm2により**ユビキチン化**[*18]され，プロテアソームで分解されているのでタンパク質としての半減期は著しく短い．ところが変異したp53は分解されることなく蓄積していたので，がん細胞でp53タンパク質（変異体）が検出されたのだが，正常細胞では合成されるとすぐに分解されていたので検出できなかったのである．その後，

人工多能性幹細胞（iPS細胞）[*17]
分化した細胞に４つの遺伝子を組み込むことでES細胞様の細胞に初期化（リプログラミング）することに成功した（2006年）（図1-17参照）．この功績により山中伸弥にノーベル生理学・医学賞が授与された（2012年）．

ユビキチン化[*18]
ユビキチン（分子量7,500）というタンパク質を標的タンパク質へ結合させること．ユビキチン化された標的タンパク質は，プロテアソーム（多機能プロテアーゼ）により分解される．一方，ユビキチンは再利用されている．

1990年には，マルキン Malkin, D.らにより家系内にさまざまながんが多発する遺伝性の疾患であるリ-フラウメニ症候群Li-Fraumeni症候群（常染色体顕性遺伝病）の原因因子として*p53*遺伝子は同定されている．

さまざまな刺激によりp53の活性化シグナルが入ると，p53のSer^{15}とSer^{20}がリン酸化されプロテアソームで分解されることなく安定化し，転写因子として機能する．p53はDNAに損傷が起きると$p21^{CIP1}$タンパク質の転写を促進する（図2-2，3A参照）．前述のように$p21^{CIP1}$は細胞周期を回転させるアクセル役であるサイクリン/CDK複合体によるリン酸化反応を抑制しているCKIであり（図2-2，3A参照），Rbタンパク質のリン酸化を抑制して，細胞周期をG_1期で止めてDNAの修復を行わせる役目をもっている．

p53は細胞周期の停止のみならず，**DNA修復**や**アポトーシス**による細胞死など細胞が正常な営みを送れるよう監視する危機管理装置として働いていることが明らかにされ，**ゲノムの守護神**といわれている．現在，表2-3に示すようながん抑制遺伝子が次々と明らかにされている．

4）がんの遺伝

明らかに遺伝するがんとしては，小児の眼にできる**網膜芽細胞腫**がある．このがんは両眼にできる場合と片眼にだけできる場合があり，その比は約7：3である．その遺伝形式は顕性遺伝で，両眼にできたがんだけが遺伝する．前述したように本症の原因は，がん抑制遺伝子*RB*の欠失による．そのほか，がん関連遺伝子が特定されている遺伝性のがん（括弧内にはその遺伝子名を記す）として，リ-フラウメニ症候群（*p53*），フォンヒッペル-リンドウvon Hippel-Lindau病（*VHL*），ウイルムスWilms腫瘍（*WT1*），神経線維腫症Ⅰ型（*NF1*），家族性メラノーマ（*p16*），末梢血管拡張性失調症（*ATM*），家族性大腸ポリポーシス（*APC*），遺伝性非腺腫症性大腸がん（*hMLH*），家族性乳がん（*BRCA*），**色素性乾皮症**（*XP*）などがある．表2-3に示すように，遺伝性のがんの責任遺伝子は，がん抑制遺伝子であることが多い．

4　老化の回避

ヒト胎児の正常組織をトリプシンで個々の細胞にばらばらにし，シャーレに播く．これを初代培養というが，細胞はシャーレの底面を全部覆う（これをコンフルエンス confluenceという）まで分裂し，そこで分裂を停止する（図2-19）．この分裂停止を接触阻止（コンタクトインヒビション）contact inhibitionという．すなわち細胞周期のG_0期になってしまう．M_2期（mortality stage 2, crisis）を乗り越えた細胞は，不死の細胞となり，細胞表面が接触しても増殖を止めず，フォーカス（集落）をつくって盛り上がって増殖を続ける．一方，正常細胞は，一部の生殖細胞や幹細胞を除き，一定の分裂回数を超えると分裂を停止する．これを細胞の**老化**という．なぜ，がん細胞ではない生殖細胞や幹細胞では分裂回数に限度がないのか．また，がん細胞はどのようにしてcrisisを乗り越え，不死化してきたのだろうか．

細胞の分裂寿命を規定しているのは，**染色体の末端にある6塩基（5'-TTAGGG-3'）の反復配列からなる領域**，すなわち**テロメア**である（図2-20）．テロメアは，およそ5,000 bpほどの長さがあり，分裂ごとに50～100 bpずつ短縮する．正常細胞では分裂を繰り返してテロメア領域が短くなってしまうと遺伝子の安定性がなくなり，もうそれ以上分裂できなくなってしまう（M_1期 mortality stage 1）．

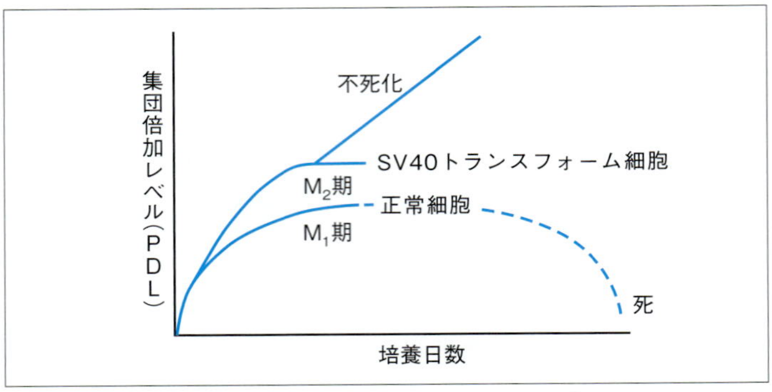

図 2-19　細胞培養における細胞倍加レベルと不死化

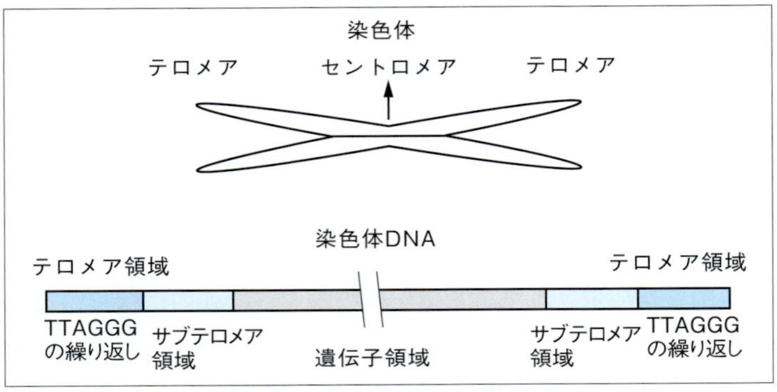

図 2-20　染色体末端のテロメアの構造

さらにSV40ウイルスで分裂を強制してやると比較的テロメア配列の反復に富んでいるサブテロメア領域まで分裂が可能となるが，そこで再び分裂できなくなってしまう（M_2期）．**細胞が無限の増殖性を獲得するにはこのcrisisの乗り越えが必要**である．これには，**テロメアの伸長が不可欠**で，この反応を触媒する酵素がテロメラーゼである．**テロメラーゼは，鋳型となる3'-AAUCCC-5'というRNA配列と逆転写酵素からなる複合体**で，みずからがもつ鋳型に相補的なDNA配列を繰り返し付加していくのである．**不死化しているがん細胞では，テロメラーゼ活性が高い**．このテロメラーゼの発見の功績に対して，ブラックバーン Blackburn, E.H.，グライダー Greider, C.W.，そしてショスタク Szostak, J.W. らは，2009年にノーベル生理学・医学賞を受賞した．

ところで，なぜ正常細胞では分裂ごとにテロメアが短縮するのだろうか．DNAが半保存的に複製する際には必ずRNAプライマーが用いられるが，このプライマーは複製過程が進むと除去され，その部分は上流から伸長してきたDNA鎖によって埋められる．ところが，**DNAの末端部であるテロメアには，RNAプライマーが除去された5'末端領域を補完（複製）するために必要な上流のDNA鎖が存在しない**．そのため5'末端には複製されない領域が生じる．このような末端構造はエキソヌクレアーゼ[*19]に対する構造的安定性を消失させ，結果として複製ごとに150～200 bpずつ短縮して

エキソヌクレアーゼ[*19]
DNAやRNAなどの核酸配列の5'末端，あるいは3'末端からヌクレオチドを1つずつ加水分解する酵素．

いくことになる．生殖系の細胞や幹細胞などは増殖を何度も繰り返すので，染色体がそのたびに短縮してやがて染色体自体が消滅してしまうように思われるが，実際は消滅しない．不死の細胞となったがん細胞も同様である．これらの細胞では，染色体が短縮しないのである．このことはテロメラーゼの発見以前に報告され，**末端複製問題**とされていた．また，ヘイフリック Hayflick, L. により，正常細胞では細胞分裂の限界があり，細胞は**老化**すること（**分裂寿命**[＊20]）が報告されていたが，これらの事象の生物学的関連性は長い間，不明であった．しかし，テロメラーゼの発見により急展開することとなった．つまり，生物が成長を終えたのちでもたえず自己再生する未分化細胞である幹細胞 stem cellや精子細胞，不死化細胞であるがん細胞はテロメラーゼ活性を有しており，複製ごとに短縮したテロメア末端を修復していたのである．また，Hayflickにより見出された細胞老化までの分裂回数の限界は，テロメア長に依存しており，分化の進んだ体細胞では，テロメラーゼ活性を保持していないので細胞の分裂に限界があるのである．一方，**真正細菌のゲノムやプラスミドなどでは，DNAが環状構造を形成しており，末端がないので複製の限界はない**．したがって，無限に複製できるのである．

5 アポトーシスの回避能

正常細胞ではコンタクトインヒビションにより増殖を停止するが，がん化した細胞では細胞同士が接触して細胞周期は止まらない．また，がん細胞の特性に，足場非依存性増殖能の獲得がある．上皮細胞は細胞外基質タンパク質を足場として生存しており，この関係が断たれると**アノイキス**（アポトーシス）を起こし生存できない（☞第４章118ページ参照）．しかしながら，がん細胞は浮遊していても生存できるのである．このように，がん化した細胞の特性として**接触阻止能の消失**と**足場非依存性の増殖能**を獲得している．事実，ほぼ60年も前に子宮頸がんで死亡した黒人女性のがん細胞は，その患者の名前であるヘンリエッタ・ラックス Henrietta Lacks（発表当時は，偽名ヘレン・レーン Helen Laneを使用）からヒーラ（HeLa）細胞と名づけられ，その後，世界中の研究室で継代培養され，現在なお活発に増殖を続けている．また，HeLaの亜株には，浮遊培養が可能なものも存在する．

細胞を自殺に追い込むアポトーシスの機構は，変異した細胞の除去に欠かせない機構である．つまり，通常，DNAに変異を起こし，修復不能になった細胞は，アポトーシスに追い込まれ，マクロファージによって貪食され，消去されるが，この免疫監視機構からの逃避によりアポトーシスが実行されないと，がん細胞として生存することになる．また，放射線や抗がん剤に対してアポトーシスが誘導されなければやはり生き残り，たとえ残存した細胞が１個であってもがん組織を形成することは可能である．この場合，臨床的にはがんの再燃として位置づけられる．

アポトーシスの実行にはいくつかの経路が知られているが（☞第１章11ページ参照），抗がん剤などによる治療効果に関連性がとくに深い経路に，ミトコンドリアを介した経路がある．正常細胞では，放射線などによりDNAが傷害されるとp53タンパク質が活性化され，転写因子として機能す

分裂寿命[＊20]
培養細胞に分裂寿命があることを1961年に提唱したのが米国のウイスター研究所のHayflickであり，このことからHayflickの細胞寿命ともよばれる．

るようになる．するとミトコンドリア膜の透過性を上昇させる因子であるBaxの合成が上昇する．Baxはミトコンドリア内にあるシトクロムcを細胞質内へ放出促進し，シトクロムcはカスパーゼの反応カスケードを活性化しアポトーシスが実行される．しかしながら多くのがん細胞ではp53タンパク質の不活化が示されており，p53タンパク質の不活化は細胞周期を停止させるp21（CDKインヒビター）の発現を低下させるだけでなく，Baxの発現低下をもたらすので，ミトコンドリア経路を介したアポトーシスは実行されない．一方，Bcl-2やBcl-X_L はミトコンドリア膜の透過性を抑制する活性をもち（☞第1章11ページ参照），種々のがん組織で発現が上昇しており，5年生存率の低下との関連性が指摘されている．

Ⅱ　がん細胞の悪性形質

2000年，ハナハン Hanahan, D. とワインバーグ Weinberg, R.A. は，悪性腫瘍の基本的な性質を6つにまとめている．すなわち，①**増殖刺激非依存的増殖**，②**増殖阻害因子作用の拒絶**，③**アポトーシスの回避**，④**老化の回避**，⑤**継続的な血管新生誘導**，⑥**組織浸潤と遠隔臓器への転移**である．2011年に彼らは，⑦**ゲノムの不安定性**と⑧**腫瘍を惹起する炎症**の２つの性質を，①〜⑥を容易にする性質として加え，確定された基本的性質を８つにまとめている。これまで①〜④については説明してきた．ひとことで言えば，がん細胞は増殖シグナルがなくても増殖し，増殖停止シグナルは無視し，老化もせずに宿主が滅ぶまで永続的に生存する．しかしながら，これだけでは，がん細胞が出現した場所で限局的に増殖するだけであり，外科的に切除，あるいは放射線照射により根治することが可能であるが，やっかいなことにがん細胞は，**周囲に浸潤し遠隔に転移して宿主を蝕んでいく**．たとえ原発巣を切除しても，すでに全身に散らばっていては，根治は望めない．組織浸潤や遠隔転移はどのような分子が関与して成立するのだろうか．

1　血管新生・リンパ管新生

がん細胞が増殖すれば，腫瘤を形成し，その中心部は栄養や酸素供給が少なくなる．そのような環境下では細胞は生存できなくなる．ところががん細胞は，新規に血管新生因子〔血管内皮細胞増殖因子 vascular endothelial cell growth factor A（VEGF-A）〕やFGF-2を分泌し，周囲の既存の血管より発芽 sprout させ，**新しい血管をがん組織内に構築**（これを**血管新生**という）し，増殖に適した環境にしてしまう特徴をもっている．最近では，骨髄より幹細胞を誘導し血管新生を行っていることや，ある種のがんではがん細胞自身が血管様構造を構築 vasculogenic mimicry するなどが見出されている．実際，がん細胞自身により構築された血管様構造内部では，血流があることが証明されている．このようにがん細胞の生存への多様性が明らかにされている．

多くのがん細胞でVEGF-Aの発現が亢進しているが，組織の決められた発生における血管構築と異なり，がんにより誘導された新生血管は，構造上不安定で透過性も亢進している．VEGF-Aの発現がかん細胞で注目されたもう１つの理由として，特異な転写制御がある．がん組織は旺盛な増殖力により，血管新生のスピードに勝る増殖スピードを示す．するとがん細胞の一部は，血管から離れていくことになり，酸欠になる．このままではいかにがん細胞といえども，酸素なしでは生存できない．ところが酸素分圧の低下により活性化する転写因子としてhypoxia inducible factor (HIF《ヒフ》)が同定された．HIFのαサブユニットは，E3-ユビキチンリガーゼ複合体の構成タンパク質であるVHLタンパク質*21によって認識され，ユビキチン化されることによってプロテアソームでつねに分解されているが，酸素分圧が低下すると安定化して活性化する．HIF-αには3つのサブタイプ（HIF-1α，HIF-2α，HIF-3α）が知られており，恒常的に発現しているHIFのβサブユニットと二量体を形成すると転写因子として機能する．

VEGFにはいくつかの種類〔VEGF-A（いわゆるVEGF）からVEGF-Eまで知られている〕があり，そのうちのVEGF-CとVEGF-Dは，血管ではなく，リンパ管の新生を誘導する活性をもつ．**頭頸部がん**のように，がんの種類によっては，血行性転移よりも**リンパ行性転移の頻度が高い**がんがあり，リンパ管新性能とリンパ行性転移との関連性が指摘されている．

一方，血管新生は負の調節も受けている．オライリー O'Reillyらはマウスに Lewis肺がん細胞を皮下に移植して肺転移を調べたところ，原発巣を摘出することで転移が促進することを見出した．これは原発巣からは血管新生阻害因子が分泌されていたことによる結果であることが示され，その因子が単離されアンジオスタチン*22と命名された．その本態はプラスミノーゲンの分解産物であった．彼らはさらに，同様の発見経緯によりXVIII型コラーゲンの分解産物エンドスタチン*23を同定している．これら2つのフラグメントによる転移抑制も試みられている．

このように，発生段階や組織の修復など正常組織の生体恒常性の維持に重要な血管新生やリンパ管新生は，巧妙な調節機構の上に成り立っているが，がん細胞は自己の存続に都合よくその機構を利用しているのである．

2 がん細胞の浸潤と転移

がん細胞の遠隔転移は複雑な過程を経て成立する．すなわち，①**原発部位での増殖** growth at primary site，②**血管新生** angiogenesis，③**脈管系への浸入** intravasation，④**遠隔臓器への移動** transport through blood circulation，⑤**標的臓器での着床** arrest and adherence in capillary bed of target organ，⑥**脈管外への浸出** extravasation，⑦**標的臓器内での増殖** growth at secondary siteである（図2-21）．各ステップにそれぞれ重要な因子が関与しているわけであるが，①原発部位での増殖，②血管新生については，すでに説明したため，③脈管系への浸入以降について概説する．がん細胞が組織を浸潤し，脈管系に浸入するステップは，細胞外マトリックスを酵素的に分解する

VHLタンパク質*21
VHLタンパク質をコードする*VHL*遺伝子の変異は，遺伝性のvon Hippel-Lindau 病（VHL disease）の原因因子で，非常に血管に富む血管芽腫症hemangioblastomasを示す．腎がん renal cell carcinomaの発生にはとくに関連性が深い．また，転写因子としてHIFが関与するものとしてVEGF-Aのほか，トランスフォーミング増殖因子α（TGF-α），グルコーストランスポーター1 glucoase transporter1（GLUT1）などが知られている．

アンジオスタチン*22
プラスミノーゲンの5つのクリングル構造（K1〜K5）のうち，K1〜K4からなる38 kDaのフラグメントである．MMP-3，-7，-9などにより生成される．おもな血管新生阻害の作用点として，VEGFレセプターシグナリングではなくFAKを介した血管内皮細胞の増殖や遊走の抑制やアポトーシスの促進などが知られている．プラスミノーゲン自身にはこの活性はない．

エンドスタチン*23
XVIII型コラーゲンのC末端フラグメントで，20 kDaである．おもな血管新生阻害の作用点は，VEGF受容体への結合を介すVEGFレセプターシグナリングの阻害である．XVIII型コラーゲン自身にはこの活性はない．

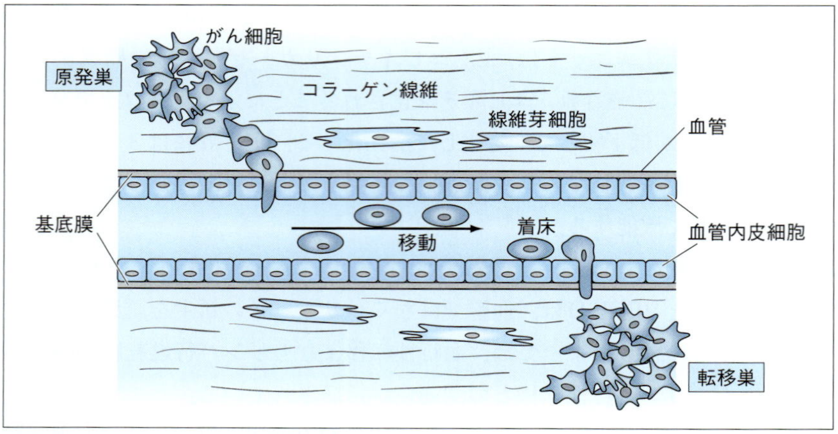

図 2-21　がん細胞の血行性転移の過程

必要があり，とくに脈管の基底膜はがん細胞の遠隔転移に対するバリアとして機能しているため，がん細胞の遠隔転移の律速段階と考えられている．この過程は，大きく２つの特性が重要になる．つまり，がん細胞の運動性亢進と細胞外マトリックスの酵素的分解能である．

1）細胞外基質の分解能亢進

がん細胞が組織内を浸潤したり，基底膜を破壊する際にかかわる酵素としては，一群の**マトリックスメタロプロテアーゼ（MMP）**（☞第４章119ページ参照）が関与するが，とくにⅣ型コラーゲンに対して基質特異性をもつ**MMP-2**が重要な働きをもっていることが明らかになってきた．それまで不明であったMMP-2の活性化機構が，1994年，清木らのグループにより明らかにされた．すなわち，細胞膜貫通ドメインをもった**膜型MMP（MT-MMP）**による**MMP-2の活性化機構**の発見である．MT-MMPサブタイプのうち，MT1-MMP（MMP-14）は，比較的多くの種類のがん細胞において，細胞の浸潤先端に濃縮され，細胞の進行方向の細胞外マトリックスの効率的な分解に寄与していると考えられている（図2-22）．MT-MMPがかん細胞の浸潤・転移に重要である要素として，膜型であるため浸潤先端に濃縮できるという以外に，ゴルジ体で**フーリン furinにより活性化された状態で膜上に配置**することや，MT-MMPは，TIMP-2を介して**MMP-2を浸潤先端で濃縮し活性化する**ことができるため，Ⅳ型コラーゲンを基本骨格としてもつ基底膜破壊に都合がよく，さらに，本酵素単独でも種々のマトリックス成分を分解できる多面性をもっている．TIMP-2とは天然のMMPインヒビターであるが，図2-22に示すように，MT-MMPが膜表面でMMP-2と複合体を形成して活性化するためには，MT-MMPとMMP-2の間にTIMP-2が必要である．TIMP-2が多すぎるとMMP-2の活性も阻害されるし，少なすぎるとMMP-2はMT-MMPと複合体を形成できないため活性化できない．そのほか，予後との関連性が報告されているMMPとして，MMP-7（マトリライシン）がある．MMP-7は，大腸がんの全身への進展にとくに重要で，発現が高い症例での5年生存率が低いことが明らかとなっている．このほか，種々のセリンプロテアーゼもマトリックスの分解に直接，あるいはMMPの活性化を介して関与している．

2）運動性亢進

がん細胞が移動するには，細胞内での細胞骨格の再構築が必要である．これらの制御は，主とし

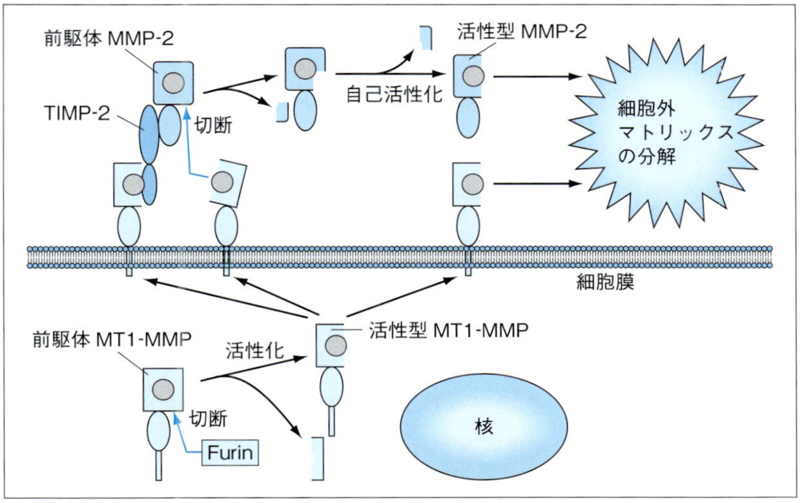

図 2-22　MT1-MMP の働き
細胞膜表層で MT1-MMP は，MMP-2 の活性化を介して細胞外マトリックスを破壊するとともに，それ自身でも直接細胞外マトリックスの分解に関与する．

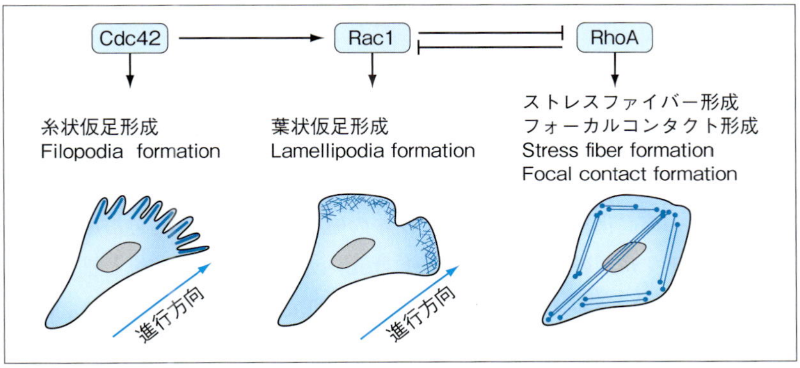

図 2-23　細胞骨格の制御
低分子量 G タンパク質である Cdc42，Rac1，RhoA はそれぞれ異なる細胞骨格を制御し，細胞運動に関与している．

て**低分子量Gタンパク質であるCdc42，Rac1，RhoA**によって行われている．図2-23に示すようにRhoAは，細胞のストレスファイバー形成やフォーカルコンタクト形成に関与し，Rac1は細胞の進行方向に生じる葉状仮足形成に関与し，Cdc42は糸状仮足形成に関与している．細胞は進行方向に糸状仮足を形成し，ついで，その間を埋めるように葉状仮足が形成される．細胞は進行方向とは逆方向の領域を脱着させ前方へ引張り上げなければ，細胞全体が前へ進むことはできない．そこで，細胞骨格の再構築が行われ，細胞は決まった方向へ進んでいく．つまり，細胞は進展と新たな接着と，細胞体の収縮，細胞後方の接着の解離と退縮というステップを繰り返すことによって進む．

3 上皮間葉系移行 epithelial-mesenchymal-transition (EMT)

上皮細胞同士は，タイトジャンクション，アドヘアレンスジャンクションにより細胞同士が密に結合している．がん細胞，とくにcarcinomaは上皮細胞由来のためE-カドヘリン E-cadherinを発現しており，がん細胞同士でも比較的接触しあっている．しかし，そのままでは，多臓器へ移動することは困難である．また，運動性も亢進しなければ，やはり転移は成立しない．このようなことから，がん細胞は上皮としての性質を喪失し，見かけ上，間葉系の性質を示すことがある．これを

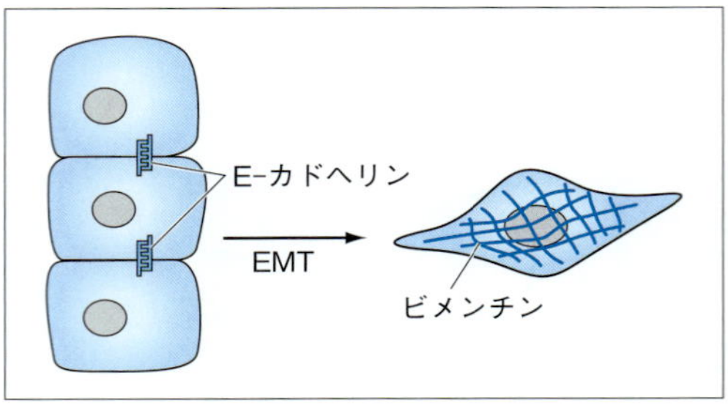

図 2-24　上皮間葉系移行（EMT）
細胞間の接着が弱まり，運動性が亢進するためがん細胞の運動性が高まると，がん巣から離脱して周囲の組織に浸潤したり，遠隔に転移したりすることが容易になる．

上皮間葉系移行 epithelial mesenchymal transition（**EMT**）という（図2-24）．EMTの指標として，アドヘアレンスジャンクションの装置で機能する**E-カドヘリンの発現低下**と間葉系細胞に特有の中間径フィラメントである**ビメンチン** vimentin**の発現亢進**が代表的である．

4　がん幹細胞

1つの細胞が遺伝子変異の積み重ねによりがん化し，その細胞が分裂することにより，がんの組織形成が始まる．DNAの複製は厳密であるから，がん細胞の分裂により形成されるがん組織において，がん細胞は均質な集団となるはずであるが，実際は不均一である．その不均一さを理解するための説として，ランダムな変異の蓄積が個々のがん細胞によって異なり，結果的に形質の異なる不均一な集団を形成するという確率論的モデルと，そのような積み重ねのなかで生存し増殖できるクローンが選択されていくというクローン進化説，あるいはそれらの融合した説が主流を占めてきた（図2-25）．ところが近年，がん細胞は，**がん幹細胞**[*24] cancer stem cellsから多様ながん細胞が形成されるという概念が提唱されている．米国がん学会 American Association for Cancer Research（AACR）は，2006年，がん幹細胞を次のように定義した．すなわち，「がん細胞は腫瘍内に存在し，自己再生能と腫瘍を構成するさまざまな系統のがん細胞を生み出す能力をあわせもつ細胞」である．つまり，正常細胞の場合は幹細胞とよばれる自己複製能を有し多分化能を有する細胞から組織や器官が形成されていくように，がん細胞は，幹細胞からつくられており，そのもとになる幹細胞をとくにがん幹細胞とよんでいる．言い換えれば，がん細胞は，がん幹細胞から非対称性分裂により，一方はがん幹細胞として複製され組織内に潜伏しており，もう一方は「分化」した細胞としてがん組織を占めている．がん組織は「分化度」の違う細胞の集団として構成されているため不均一なのである．通常の幹細胞と同様にがん幹細胞の分化は，がん幹細胞を取り巻く**ニッチ**nicheという環境に大きく依存している．

がん幹細胞は，あるがん細胞をその由来の臓器を構成する幹細胞マーカー（細胞表面のマーカー）で分け，それぞれのグループを免疫不全マウスへ移植し，オリジナルのがん組織と同様な組織形成

がん幹細胞[*24]
造腫瘍性がん細胞 tumorigenic cancer cellsやがん開始細胞 tumor-initiating-cellsともよばれるが，用語の使用にあたっては，用語とその実態との間で論争があり，現在のところ見解は統一されていない．そのため，それぞれの研究者の視点に応じて用語が使用されている．2011年4月現在では，cancer stem cellsを使用している報告が最も多い．日本語においても，「がん幹細胞」が最も定着しているといえる．

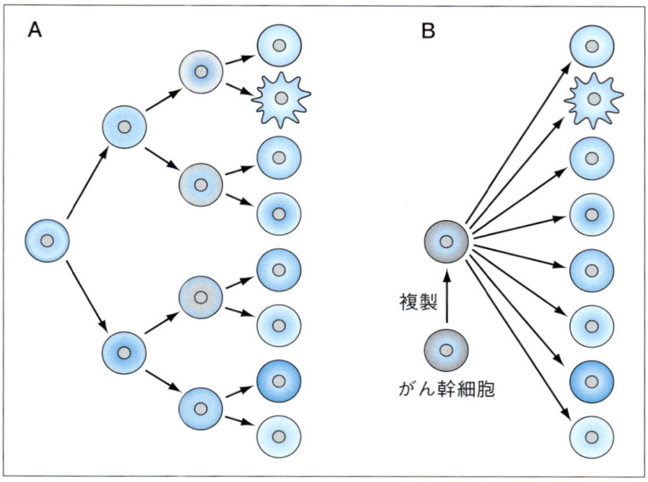

図 2-25　がん幹細胞説
従来は分裂を繰り返すなかで多様性をもつがん細胞が形成されるという説（A）であったが，がん幹細胞説（B）では，がん幹細胞が直接多様な細胞へ「分化」することによって多様性をもつと考えられている．

をする場合，その表面マーカーによりがん幹細胞を分離するという実験から，急性骨髄性白血病 acute myelogenous leukemia（AML）において，はじめてその存在が明らかとなった．つまり，AML細胞を詳細に分画してそれぞれの細胞集団を免疫不全マウスに移植して白血病を起こす実験をしてみると，**白血病を起こすことができたのは，CD34陽性でCD38陰性の分画**だけであった．続いて，同様な実験方法により，**乳がんでは，CD44陽性，CD24陰性あるいは発現低下**であるとし，**脳腫瘍では，CD133陽性**画分にがん幹細胞の存在が明らかとなった．そのほか，種々の固形がん（悪性黒色腫，前立腺がん，頭頸部がん）においてもその存在が明らかとなっている．

抗がん剤による治療で奏効した症例であっても，何年かのちに再燃することが多い．その理由として，がん組織は性質の異なるがん細胞の不均一な集団であり，そのなかに，「抗がん剤に対して感受性のない細胞」が存在するという概念が示された．これもがん幹細胞という概念で考えると解釈しやすい．がん幹細胞は，自己複製能を有するが，普段は増殖せずにじっとしている．そこから増殖が速い「分化」したがん細胞によってがん組織は形成されていく．このようにして形成されたがん組織に対して，抗がん剤は増殖の速い「がん細胞」を標的とし，ほとんどのがん細胞は死滅していくことになるが，がん幹細胞は細胞周期が回転していないので，「抗がん剤に対して感受性のない細胞」にあたる．そのため，抗がん剤の影響を受けず，生存し続け，新たながん細胞をつくりだすため，再燃するのである．「III　化学療法剤」で詳しく述べているが，これまでの抗がん剤の薬理作用は，**細胞周期の進行阻害を目的に開発**されていたので，じっとしているがん幹細胞は，これらの**抗がん剤に対して感受性を示さない**．また，**がん幹細胞は活性酸素の除去能が高く，放射線治療に対しても抵抗性を示す**ことが報告されている．したがって，がんの根治を考えるとき，がん幹細胞の存在は最も考慮すべき問題となっている．

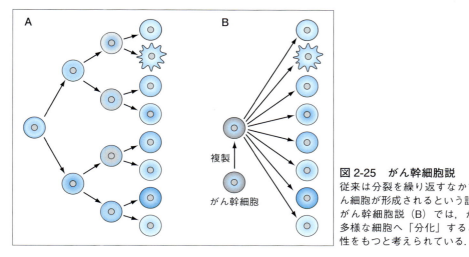

5　エピジェネティクス調節

がん化は，これまで述べてきたように多様な遺伝子の変異の積み重ねによると考えられているが，さらに近年，遺伝子の発現調節機構としてエピジェネティックな調節機構（☞第1章7ページ参照）が注目されている．DNAのメチル化は翻訳を抑制し，ヒストンのアセチル化はクロマチン構造がほどかれるので，遺伝子発現が活発に行われる．このようなメカニズムにより，遺伝子発現の多様性が増している．

1）DNAのメチル化

脊椎動物のゲノムDNAには，横並びのシトシン-グアニン（5'-CG-3'）の配列をなしているシトシンがメチル化されていることが多く，その対になる3'-GC-5'も同様にメチル化されており，その割合は全ゲノム上の約60〜90%程度と考えられている．この横並びのCとGは塩基対と区別するため，ホスホジエステル結合によって連結していることを意味するリン酸の頭文字pをCとGの間に記し，CpGと表記する．

ゲノムDNA上のプロモーター領域（転写調節領域）には，遺伝子により異なったさまざまな転写因子が結合するが，メチル化感受性転写因子であるE2F，CREB，c-Myc，NF-κBなどが結合するDNA配列がメチル化されていると，転写は促進されない．一方，メチル化非依存性転写因子（Sp1やCTFなど）であっても，メチル化による転写阻害を受ける場合がある．遺伝子のプロモーター領域には，CpGが繰り返して配列されている領域，CpG《シーピージー》 island《アイランド》があるが，この領域がメチル化されると，ほかの転写因子が活性化していても，遺伝子発現は抑制されるのである．このようなDNAのメチル化は，生理的な遺伝子発現調節機構の1つとして，生体恒常性を維持している．

一方，生理的でないDNAのメチル化は，点変異を引き起こし，がん化の要因となっている（☞37ページ参照）．

2）クロマチンの修飾による転写制御

染色体は，ヒストンにDNAが1.75回（DNA長にして146 bpに相当）巻きついて形成されたヌクレオソーム構造がリンカーヒストンによってらせん状に巻き込まれた線維構造が基本である．このように密に折りたたまれていた状態では，転写は開始できない．そこで，さまざまな因子によってヒストンが修飾を受けることによって，転写が開始できる環境がつくられる．このような修飾に，ヒストンのメチル化，アセチル化，リン酸化，ユビキチン化などがある．アセチル化は，ヒストンのN末端のリシン残基に生じ，DNAとヒストンとの間を弛緩させる．そのため転写作業が開始される環境となる．細胞内では，**ヒストンアセチルトランスフェラーゼ** histone acetyl transferase（HAT）と**ヒストン脱アセチル化酵素** histone deacetylase（HDAC）によって制御されているが，がん細胞ではHDACの過剰発現により，がん抑制遺伝子をはじめとする多くの種類の遺伝子発現を抑制していることが考えられている．これらのことから，現在，HDACのインヒビターの臨床応用が試行されている．

そのほか，ヒストンは，リン酸化やユビキチン化，SUMO化*25などの修飾がなされ，さまざまな転写などを制御していると考えられている．

6 がん細胞の代謝産物による宿主への影響

がん細胞が生体を蝕み生命を破綻させる最大の理由は，旺盛な増殖により各臓器を圧迫し，本来

SUMO化*25
small ubiquitin-like modifier（SUMO）による修飾．

の機能を発揮できなくするためである．そのため，腫瘍の増殖や転移の抑制が延命効果につながるわけだが，がん細胞における代謝が全身へ影響することが多く，担がん患者のケアはきわめて重要である．腫瘍の代謝では多量のグルコースを消費し，それにより低血糖と乳酸アシドーシスが惹起される．これに加えて，がん細胞の発生母地特異的な代謝産物が全身に対して影響する場合もある．まず，腫瘍による高カルシウム血症であるが，腫瘍からのparathyroid hormone-related protein（PTHrP）（☞第８章213ページ参照）の分泌亢進によって惹起される[＊26]し，ホジキンリンパ腫では腫瘍で合成される活性型ビタミンDによって惹起される．これに対して甲状腺髄様がんでは，カルシトニン産生亢進により低カルシウム血症を起こす．このほか，腫瘍による内因性空腹時低血糖症がある．原因としてインスリノーマからのインスリン分泌や，膵臓以外の腫瘍が産生するインスリン様増殖因子II（insulin-like growth factor-II：IGF-II）が原因として知られている[＊27]．副腎がんでは，アルドステロンの過剰分泌から，低カリウム血症と高血圧症が合併する．副腎由来悪性褐色細胞腫では，カテコラミンの過剰分泌から高血圧症となる．

Ⅲ　化学療法剤

1　これまでの治療薬の種類と作用点

これまでの抗がん剤は，細胞周期を障害させるものが主流であった．図2-26に示すように，代謝拮抗剤は，チミジル酸合成酵素による反応系を阻害することによる核酸の塩基合成を障害する．また，DNAの複製の際に生じる超らせんの解消を担う酵素（トポイソメラーゼⅠ，Ⅱ）の阻害薬や，DNAポリメラーゼの阻害薬も利用されており，これらは，S期の進行を障害させる．DNAへの架橋形成を通じてDNAの複製を障害させる薬剤もある．微小管の形成阻害薬は，M期の進行を障害することにより，がん細胞の増殖を抑制する．このほか，乳がんなど女性ホルモンに依存した増殖を示す腫瘍に対して抗エストロゲン薬としてタモキシフェンが使われたり，白血病などの血液悪性腫瘍などに対してはステロイド薬（グルココルチコイド誘導体）が用いられることもある．プロスタグランジンE_2が，その受容体（EP3）を介して腫瘍による血管新生を促進すること，代謝酵素であるシクロオキシゲナーゼ-2（COX-2）に対するインヒビターにより血管新生が抑制されることなどが報告されている．ステロイド薬は，COX-2の上流の代謝酵素であるホスホリパーゼA_2の阻害をすることから，ステロイド薬による抗腫瘍効果には，血管新生阻害による経路も重要であると考えられる．また，レチノイドによる分化誘導療法も試みられている．

2　分子標的治療薬

上述のように，これまでの抗がん剤は，細胞周期の阻害を目的とした殺細胞性の，がん細胞その

＊26

腫瘍随伴体液性高カルシウム血症 humoral hypercalcemia of malignancy（HHM）という．

＊27

非膵島細胞腫瘍性低血糖症 non-islet-cell tumor hypoglycemia（NICTH）という．

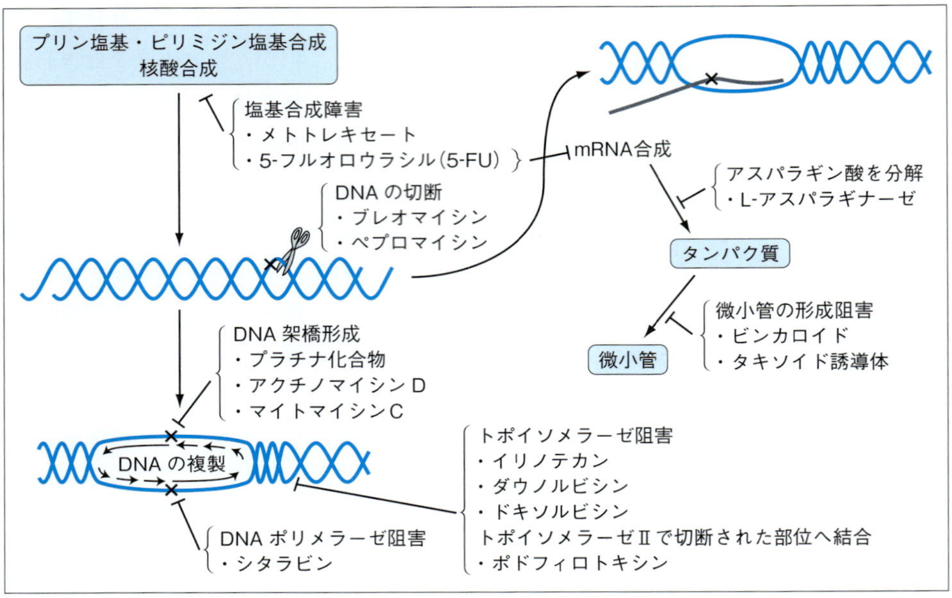

図 2-26　おもな抗がん剤の作用点

ものの細胞死を誘導する薬剤であったが，近年，がん細胞に対する増殖シグナルや免疫抑制シグナルを遮断する薬剤の開発が進んでいる．つまり，これまで明らかにされた各がん細胞の悪性形質発現にかかわるシグナル経路を遮断することにより，がん細胞の増殖や転移を阻害したり，免疫監視網により排除させるという概念である．薬剤のタイプとして，増殖因子の受容体チロシンキナーゼ阻害薬（TKI）のほか，受容体やリガンドに対する抗体薬がある（表2-4）．

1）受容体チロシンキナーゼ阻害薬

多くの増殖因子受容体の細胞内ドメインにチロシンキナーゼとして触媒領域があり，リガンドが受容体に結合することにより活性化し，細胞内に情報が伝達される．この受容体のチロシンキナーゼ活性を阻害することにより，がん細胞の増殖活性を抑制するのである．

2）抗体薬

通常はマウスに免疫して特異性の高いモノクローナル抗体を作製するが，このままでは，抗体そのものはマウス由来なのでヒトに投与することはできない．そこで，ヒトに投与しても拒絶されない工夫をしなければならない．その解決方法として考案されたのが抗体のヒト化である．ヒトのがん細胞で標的となるタンパク質をマウスに免疫をする．そのタンパク質に対する抗体産生細胞から，抗体の遺伝子配列のうち，抗原を認識する可変部位の遺伝子配列を特定する．その配列を抗原特異性とは無関係な領域（この場合，定常領域をさす）の遺伝子配列と遺伝子組換え技術を用いて融合させて作製したものである．つまり，抗体の本体はヒト由来であるが，抗原認識部位はマウス由来というキメラ構造（キメラ抗体）である．マウス由来の部分をかぎりなく少なくすることにより，反復投与などで起こる中和抗体の出現を抑えることができる．相補性決定領域（CDR）のみを残すまでになり，90％ヒト化された抗体薬（**ヒト化抗体薬**）が開発され，すでに臨床で使用されている．さらに，遺伝子改変されたマウス（マウス抗体産生能を不活化し，ヒト抗体を産生する機能を導入

表 2-4

受容体チロシンキナーゼ阻害薬	イマチニブ imatinib*	フィラデルフィア染色体の遺伝子産物 (Bcr-Abl)，細胞膜貫通型タンパク質 (KIT) や血小板由来増殖因子受容体α (PDGFR α) のチロシンキナーゼ阻害薬である．フィラデルフィア染色体陽性急性リンパ性白血病，慢性骨髄性白血病 chronic myelogenous leukemia (CML) に適応があるだけでなく，消化管間質腫瘍 (GIST) に対しても効果が高い．
	ダサチニブ dasatinib*	Bcr-Abl チロシンキナーゼ阻害薬である．作用点が異なることから，フィラデルフィア染色体陽性急性リンパ性白血病の再発症例や，イマチニブ抵抗性の慢性骨髄性白血病などの治療に使用されている．
	ゲフィチニブ gefitinib*	上皮成長因子受容体（EGFR）チロシンキナーゼ阻害薬である．非小細胞肺がんの治療に使用される．最近の研究により，EGFR の ATP 結合領域に遺伝子変異がある場合に効果が高いことが示されている．事の発端は，非喫煙者のアジア人の女性に効果が高いことが疫学的な調査から指摘されており，その理由として，EGFR の ATP 結合領域の遺伝子変異率が非喫煙者のアジア人の女性で高いことが，後になって証明されたという経緯がある．
	エルロチニブ erlotinib*	EGFR チロシンキナーゼ阻害薬である．非小細胞肺がんの治療に使用される．
	ラパチニブ lapatinib*	EGFR と増殖因子受容体である ErbB2（HER2）の両方を阻害する二重チロシンキナーゼ阻害薬である．HER2 過剰発現が確認された手術不能または再発乳がんに対し使用される．
	ニロチニブ nilotinib*	Bcr-Abl チロシンキナーゼ阻害薬である．イマチニブ抵抗性の慢性期または移行期慢性骨髄性白血病の治療に使用される．
	ソラフェニブ sorafenib*	Raf キナーゼの阻害薬である．そのほか，血小板由来増殖因子受容体 (PDGFR)，血管内皮細胞増殖因子受容体 (VEGFR)，KIT キナーゼなどのチロシンキナーゼも阻害する．Raf は，主として EGFR の下流で働くキナーゼで，Ras により活性化する．Ras の活性化は，変異によりリガンド非依存的に活性化する場合もあることから，受容体チロシンキナーゼ阻害単独の薬剤よりも多方面での薬理効果が期待される．実際，腫瘍に対して作用するのみならず，血管内皮細胞に対しても作用し，血管新生シグナルを遮断することで，腫瘍内での血管新生を阻害することでがん細胞の増殖を阻害する．腎がんや原発性肝がんの治療に使用される．
抗体薬	リツキシマブ rituximab**	細胞表面抗原である CD20 に対するヒト化抗体である．CD20 は，B 細胞のみに発現している．CD20 陽性の濾胞性 B 細胞性非ホジキンリンパ腫やマントル細胞リンパ腫などに適応がある．
	トラスツズマブ trastuzumab**	乳がんでは HER2 の発現が高く，この受容体のシグナルを遮断することで増殖を抑制することができることが培養細胞レベルで証明され，臨床試験でも好成績を示し，現在では HER2 陽性症例の第一選択薬にまでなっている．
	ベバシズマブ bevacizumab**	血管内皮細胞増殖因子 (VEGF-A) に対するヒト化抗体である．VEGF-A に結合することで VEGF 受容体への結合を阻害し，血管新生を抑制する．
	トシリズマブ tocilizumab**,***	IL-6 レセプターに対するヒト化抗体である．キャッスルマン病 (CD)，関節リウマチ (RA)，若年性特発性関節炎（JIA）が適応である．
	ニボルマブ nivolumab**	PD-1 に対する完全ヒト型抗体薬である．がん細胞の PD-L1 や PD-L2 の作用を阻害し，T 細胞や NKT 細胞の細胞傷害活性が抑制されないようにすることで，がん細胞のアポトーシスを誘導する免疫チェックポイント阻害薬．適応：根治切除不能な悪性黒色腫，切除不能な進行・再発の非小細胞がん，根治切除不能または転移性の腎細胞がん，再発または難治性の古典的ホジキンリンパ腫，再発または遠隔転移を有する頭頸部がん．2014 年 7 月承認．
	ペムブロリズマブ pembrolizumab**	ヒト化抗 PD-1 抗体薬である．同種のニボルマブと適応に若干の違いがある．適応：根治切除不能な悪性黒色腫，PD-L1 陽性の切除不能な進行・再発の非小細胞肺がん．2017 年 2 月承認．
	イピリムマブ ipilimumab**	完全ヒト型抗 CTLA4 モノクローナル抗体薬．がん細胞の CD80 や CD86 の作用を阻害し，T 細胞や NKT 細胞の細胞傷害活性が抑制されないようにすることで，がん細胞のアポトーシスを誘導する免疫チェックポイント阻害薬．適応：根治切除不能な悪性黒色腫．2015 年 8 月に承認．

*　〜 nib は，チロシンキナーゼ阻害薬を意味する共通の語尾である．

**　抗体の本体はヒト由来であるが，抗原認識部位はマウス由来というキメラ構造であり，語尾を〜 ximab としている．一方，相補性決定領域 (CDR) のみまでにマウス由来の配列を削ったタイプは，〜 zumab，〜 umab は完全ヒト化抗体と語尾が統一されている．共通した語尾の mab とは monoclonal antibody の略（この場合は mAb と記す）に由来する．

***　悪性新生物に対する保険適用はないが，IL-6 の発見から本医薬品の開発まで，大阪大の岸本忠三教授が中心となった純国産である．ぜひ，知っておきたい薬である．

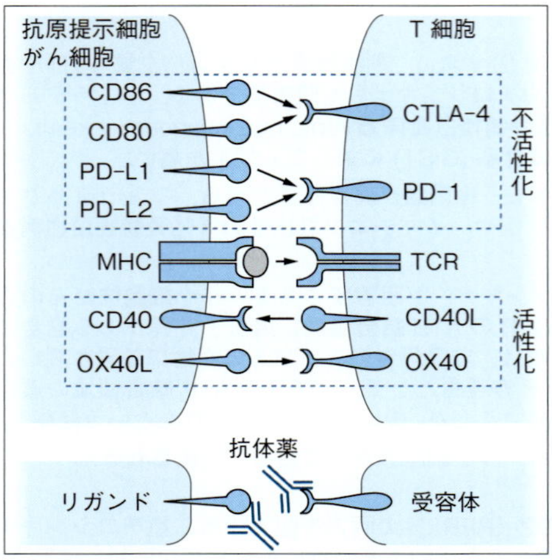

図 2-27　免疫チェックポイント阻害薬の作用点
抗体薬が T 細胞を不活化するシグナルを遮断するため，T 細胞はがん細胞を攻撃できるようになる．このとき，T 細胞が抗原提示細胞からの活性化シグナルを受け取っていなければ，抗体薬の効果は発揮されない．

したマウス）を利用した**完全ヒト型抗体薬**も開発され実用化されている．最近の例を紹介しよう．

ニボルマブ nivolumab（ヒト型抗PD-1*[28]モノクローナル抗体薬）が2014年７月に，イピリムマブ ipilimumab（ヒト型抗CTLA4モノクローナル抗体薬）が2015年８月に承認された．また，アテゾリズマブ atezolizumab（ヒト化抗PD-L1モノクローナル抗体薬）は2018年１月に承認されたが，これらは免疫チェックポイント阻害薬*[29]とよばれており，新しい概念の免疫療法である．T細胞は抗原提示細胞により活性化されるが，同時に不活化する経路をもっており，この分岐点を免疫チェックポイントとよぶ（図2-27）．これは本来，自己反応性T細胞を消去するためのアポトーシス誘導機構で，抑制系のリガンドは抗原提示細胞のみにみられるが，がん化に伴いがん細胞表面にも発現するようになるため，がん細胞は免疫機構から逃避していると考えられている．免疫チェックポイント阻害薬は，抑制系のリガンドと受容体との結合を遮断することで免疫の活性化状態を持続させることができる．メラノーマのみならず，適用が拡大している．

PD-1*[28]
PD-1（Programmed cell death 1）は，T細胞の細胞死を誘導すると発現が上昇する遺伝子として発見されたタンパク質で，その後PD-1は生体内において免疫反応を負に制御している事が明らかとなり，後述する免疫チェックポイント阻害薬の開発の契機となった．

免疫チェックポイント阻害薬*[29]
抗原提示細胞側のリガンド分子（PD-L1，PD-L2，CD80，CD86）がT細胞側の受容体分子（PD-1やCTLA-4）に特異的に結合することによりT細胞を不活化する．この結合を特異的抗体により阻害することで，T細胞の不活化経路を遮断する新しい免疫療法である．PD-1発見から抗体薬の開発までの一連の成果は，本庶　佑（京都大学）らを中心としてなされ，この功績により2018年にノーベル生理学・医学賞が授与された．

参考文献

1）西尾和人，西條長宏：がんの分子標的と治療薬事典．羊土社，東京，2010.
2）DeVita, Jr, V.T., Lowrence, T.S., Rosenberg, S.A. 編（宮園浩平，石川冬樹，間野博行監訳）：デヴィータがんの分子生物学．第2版．メディカル・サイエンス・インターナショナル，東京，2017.
3）厚生労働省大臣官房統計情報部編：人口動態統計，2015.
4）Sato H., Takino T., Okada Y., Cao J., Shinagawa A., Yamamoto E., Seiki M.：A matrix metalloproteinase expressed on the surface of invasive tumour cells. *Nature*, **370**（6484）：61～65, 1994.
5）Mirvish, S.S.：Role of *N*-nitroso compounds（NOC）and *N*-nitrosation in etiology of gastric, esophageal, nasopharyngeal and bladder cancer and contribution to cancer of known exposures to NOC. *Cancer Lett*, **93**（1）：17～48, 1995.
6）Hanahan, D., Weinberg R.A.：The hallmarks of cancer. *Cell*, **100**（1）：157～70, 2000.
7）Reya, T., Morrison, S.J., and Clarke, M.F., Weissman, I.L.：Stem cells, cancer, and cancer stem cells. *Nature*, **414**（6859）：105～111, 2001.
8）Lundberg, J.O., Weitzberg, E., Gladwin, M.T.：The nitrate-nitrite-nitric oxide pathway in physiology and therapeutics. *Nat Rev Drug Discov*, **7**（2）：156～167, 2008.
9）Hanahan, D., Weinberg R.A.：Hallmarks of cancer: the next generation. *Cell*, **144**（5）：646～674, 2011.
10）Momen-Heravi, F., et al.：Periodontal disease, tooth loss and colorectal cancer risk: results from the nurses' health study. *Int J Cancer*, **140**（3）：646～652, 2017.
11）Iwai, Y., Hamanishi, J., Chamoto, K., Honjo, T.：Cancer immunotherapies targeting the PD-1 signaling pathway. *J Biomed Sci*, **24**（1）：26, 2017.

引用文献

12）Burkitt, D. O'Conor, G.T.：Malignant lymphoma in African children; I, clinical syndrome. *Cancer*, **14**：258～269, 1961.
13）黒木登志夫：がん細胞の誕生．朝日選書384，朝日新聞社，東京，1989.
14）田村隆明，山本　雅編：分子生物学イラストレイテッド．改訂第2版．羊土社，東京，2003.
15）藤永　薫：がん遺伝子生命科学の本質に迫る．講談社サイエンティフィック，東京，1997.
16）横田　淳，秋山　徹編：癌抑制遺伝子の最前線．羊土社，東京，1995.

第3章 骨と歯の進化と形づくりの分子メカニズム

本章のねらい

リン酸カルシウムから構成される硬組織の進化について理解する.

生物の形づくりには３つの体軸（基部先端部軸，前後軸，背腹軸）の決定が重要であること，骨と歯の形成に関与する遺伝子について学ぶ.

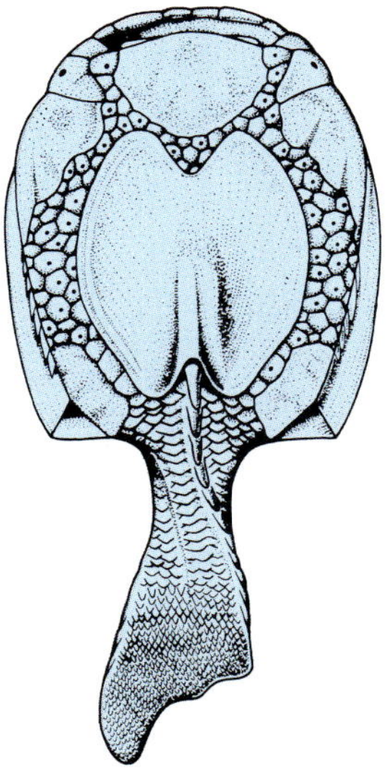

最古の脊椎動物である異甲類
(Blackwood, J.J. 編, 1964[13], 3)

チェックポイント

1. 無脊椎動物の硬組織の主成分は，少数の例外を除き，炭酸カルシウム（$CaCO_3$）である．これに対して，脊椎動物の骨や歯はすべてリン酸カルシウムを主成分としている.
2. 脊椎動物の骨や歯がリン酸カルシウムである要因は，動物の生息環境が海水→河口→淡水→陸地へと変化するのに伴って，動物が生体のカルシウムの恒常性を維持するために，骨組織の果たす役割が飛躍的に増大したことによる.
3. 骨は系統発生上，軟骨よりも先に進化した組織で，脊椎動物では最初，外骨格として発達した（膜内骨化）．内骨格では，まず軟骨として骨の形をつくり，それを骨に置換するしくみを獲得した（軟骨内骨化）.
4. 骨組織は，一見，死んだ組織のようにみえるが，実は一生涯活発な組織のリモデリング（改造）を行っており，脊椎動物のカルシウムの恒常性を維持するために重要な役割を果たしている.
5. 生物の形づくりには３つの体軸（基部先端部軸，前後軸，背腹軸）の決定が重要である.
6. 歯の形成に働くシグナル分子としては，BMP, FGF, Wntなどのファミリーに属する細胞増殖因子や*Msx1*，*Msx2*，*Dlx1*，*Dlx2*，*Pax9*などのホメオボックス遺伝子が知られている.
7. 歯の形づくりには，上皮と間葉組織との間の機能的な相互関係（上皮-間葉相互作用）が必須である.
8. マウスの上皮細胞と間葉細胞の高い密度の細胞懸濁液により上皮-間葉相互作用を構築させ，マウス腎被膜下に移植すると，これらの再生歯胚は正常な歯胚発生過程を再現し，正常な歯が形成される.

表 3-1　地球の表層，海，ヒトに含まれる十大元素の比較

順　位	地球表層	海	ヒ　ト
1	酸　素	水　素	水　素
2	ケイ素	酸　素	酸　素
3	水　素	ナトリウム	炭　素
4	アルミニウム	塩　素	窒　素
5	ナトリウム	マグネシウム	ナトリウム
6	カルシウム	イオウ	カルシウム
7	鉄	カリウム	リ　ン
8	マグネシウム	カルシウム	イオウ
9	カリウム	炭　素	カリウム
10	チタン	窒　素	塩　素

構成原子数の％の順位を示す．青字の元素は，海水とヒトに共通する十大元素．
（大島泰郎，1977[7]，111）

生命が海から誕生したという考えは，今日ではほとんど定説のようである．この結論を支持する最も強い根拠の１つは，生物を構成する元素と**海水の化学組成**とが大変よく似ていることである．表3-1は，地球表層，海，ヒトに含まれる構成元素を多い順に10位まで並べたものである．**人体を構成する十大元素**は，順位こそ違うが，その顔ぶれは１つの例外を除くと海水のそれとまったく同じである．１つの例外とは，生体の十大元素にないマグネシウムが海水中にはあり，人体には代わりにリンが入っていることである．ちなみに，マグネシウムは人体に含まれる第11位の元素である．一方，**地球表層の構成元素**をみると，実に十大元素のうち５つまでが人体の十大元素に入っていない．このことは，生体がいかに海と深い関係にあるかを如実に物語るものである．

表3-1にみられる関係は，次のように考えるとうまく説明できる．生物は海で生まれ，また初期の進化は海水中で行われた．そこで生物は海水中にたくさん存在する元素を利用してみずからの組織をつくったと考えられるのである．

唯一の例外はリンである．海水中のリン濃度は非常に低く，わずか40 μg/L（1.3 μM）である．これに対して，ヒトではリンは十大元素中第７位を占め，その量は体重60 kgの成人で約700 gに達する．リン酸は，炭素を骨格原子とする生体高分子化合物の分解や合成に必要なエネルギーである**アデノシン三リン酸**（**ATP**）の構成成分としてかけがえのない元素であったので，それよりたくさん海水中にあるほかの元素では代用できず，生体内に少しずつ濃縮されていったものと考えられる．

海水中のリン酸濃度はきわめてわずかであるにもかかわらず，海は現実に莫大な数量の生物を養っている．海水中の溶存リン酸量は十分ではないが，**植物性プランクトン**が海に棲む生物のリン酸の供給源となっている．海水中ではリン酸濃度の季節的な変動がある．それは，強風のために海水がかきまぜられ，リン酸が植物性プランクトンに取り込まれやすくなる春に始まる．秋に死んで海底に沈んだ動物の死骸から遊離してきたリン酸塩を，春になると植物性プランクトンが取り込む．植物性プランクトンはすべてのリン酸塩を取り込んでしまうまで，海の表面で増殖を続ける．海に棲む動物はこの植物性プランクトンを食べてリン酸を摂取するのである．海水がほとんど動かなくなると，リン酸塩が海底から供給されず，ついには表層からも失われる．その結果，夏の終わりになると植物性プランクトンは死滅し，やがて動物も死んでしまう．冬の間は海水中のリン酸濃度は最高値に達するが，動物はそのままの形ではリン酸塩を利用できず，春になって植物性プランクトンが増殖するのを待つのである．

ところで，体重60 kgの成人の身体の中には約1,000 gのカルシウムと，前述のように約700 gのリンが存在するが，このカルシウムの99%，リンの85%までが硬組織（骨と歯）中に含まれている．それゆえ，どのようにしてカルシウムとともにリン酸がわれわれの硬組織の中にこれほど多量に貯蔵されるようになったのかは，硬組織の生物学を考えるうえで無視できない問題である．本章では，生物界に分布するさまざまな硬組織を進化の立場からとらえて，高等動物の硬組織の特徴を明らかにしていきたい．

I　骨の起源

1　骨芽細胞の由来

原生生物には，石灰藻や有孔虫のように，細胞壁や細胞内に炭酸カルシウムを沈着する生物が存在する．無脊椎動物では，節足動物の甲殻類や軟体動物の貝類のように，身体の表面に**殻** shellすなわち外殻として**炭酸カルシウム**を沈着する種属が存在する．これらはすべて，表皮細胞が身体の外側に硬組織を形成したものである．

これに対し，脊椎動物の骨は間葉系の細胞から分化した骨芽細胞によって形成される．未分化の間葉系細胞は骨芽細胞に分化する以外に，線維芽細胞，軟骨細胞，筋芽細胞，脂肪細胞などに分化する．老化に伴って骨髄が脂肪組織からなる黄色骨髄 yellow bone marrowに変化するのは，骨芽細胞と脂肪細胞が同一の未分化間葉系細胞に由来するためである．

2　骨芽細胞の分化を決定する *Runx2* 遺伝子の発見

脊椎動物の骨は，**皮骨** dermal boneのように身体の外層に形成される**外骨格** exoskeletonと，**椎骨，四肢の骨，肋骨**などのように身体の内部に形成される**内骨格** endoskeletonに分類される．最古の脊椎動物は古生代オルドビス紀からデボン紀にかけて出現した無顎類の異甲類である．異甲類の皮骨は初期に出現した異甲類ほど身体の全面が皮骨（外骨格）で覆われ，デボン紀中期に出現した板皮類，デボン紀末期の両生類，新生代第四紀に出現したホモ・サピエンス（人類）と進化するに従って，皮骨（外骨格）が退化していき，ヒトでは頭蓋骨と鎖骨を残すのみとなった（図3-1）．ヒトの遺伝性疾患である**鎖骨頭蓋異骨症**（鎖骨頭蓋異形成症）cleidocranial dysostosis（CCD）では鎖骨がまったく形成されず，頭蓋骨の大泉門が閉鎖されない（図3-2）（☞第７章191ページ参照）．

骨芽細胞の分化に決定的な役割を示す***Runx2*遺伝子**（かつては***Cbfa1*遺伝子**といわれた）をホモに欠損したマウスは「**骨なしネズミ**」となり，ヘテロに欠損したマウスはCCDを発症するという知見は，頭蓋骨と鎖骨だけが皮骨由来の骨であることを如実に示すものである．しかし，ときには無顎類に先祖返りするかのように皮骨が発達する動物が出現する．爬虫類のカメ類は角質で覆われた

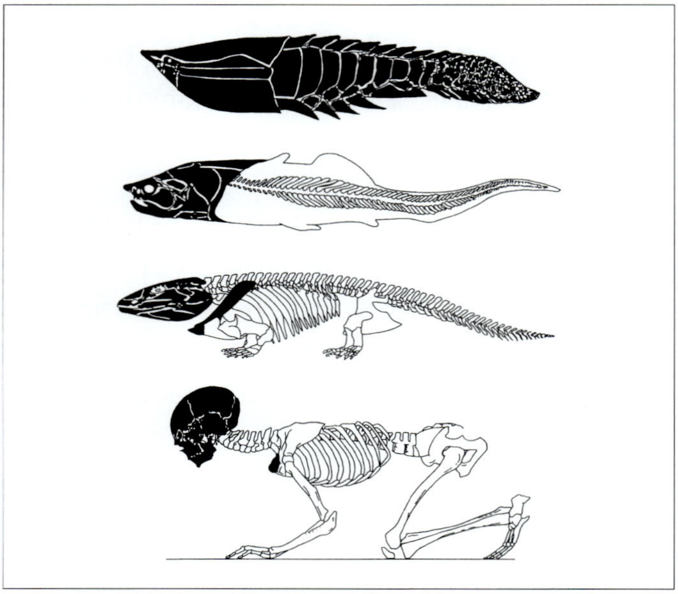

図 3-1　皮骨の進化
上から，デボン紀前期の異甲類 *Anglaspis*，デボン紀中期の板皮類 *Coccosteus*，デボン紀末期の両生類 *Ichthyostega*，第四紀の人類 *Homo sapiens*．皮骨を黒で示す．
（後藤仁敏，1997[8]）

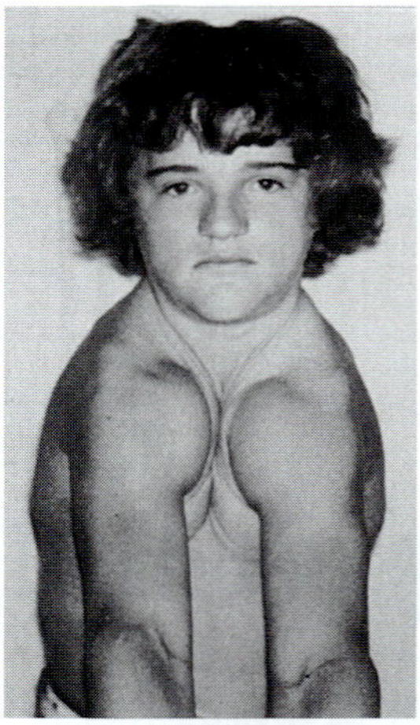

図 3-2　鎖骨頭蓋異骨症
両側の鎖骨が欠如するため，左右の肩をくっつけることができる．
（Cohen, M.M. Jr., 1976[9]，500）

皮骨からなる甲羅をもち，その内側は椎骨・肋骨と融合している．哺乳類でも更新世のアルマジロは巨大な甲羅を発達させている．

3　骨の系統発生

外骨格として形成される皮骨が動物の進化とともに退化していったのに対して，現存の大部分の脊椎動物は内骨格として骨格を形成するようになった．これらの骨は**軟骨性骨** cartilaginous bone ともよばれ，**軟骨内骨化** endochondral ossification によって骨組織を形成している（☞第 7 章183ページ参照）．この場合，骨はまず軟骨として形成され，その骨幹部に血管が侵入して，軟骨が石灰化するとそれはすぐに破壊され，骨芽細胞によって形成された骨組織によって置換されるのである．肋骨や四肢の骨は陸上で生活する両生類・爬虫類では骨端部のみが軟骨（**骨端軟骨** epiphyseal cartilage）として残っているが，哺乳類では骨端部もすべて骨になる．ヒトの骨の個体発生はまさに骨の系統発生を繰り返しているということができる．

II　無脊椎動物から脊椎動物へ

1　硬組織の成分が炭酸カルシウムからリン酸カルシウムへ変化した要因

生物界における硬組織の分布（表3-2）を調べていくと，その硬組織を形成している無機物の種類

表 3-2　生物界における硬組織の分布

生物種	硬組織の名称または石炭化する場所	沈着する主要な無機質	主要な有機基質
ある種の細菌	菌体内	リン酸カルシウム	（コラーゲン？）
ある種の植物	細胞壁	炭酸カルシウム	セルロース，ペクチン，リグニン
放射虫類（海綿動物）	外骨格	硫酸ストロンチウム（セレスタイト $SrSO_4$）	不明
珪 藻 類	外骨格	シリカ	ペクチン
軟体動物	貝　殻	炭酸カルシウム	コンキオリン
節足動物（甲殻類）	甲　羅	炭酸カルシウム	キチン
脊椎動物	骨		コラーゲン（Ⅰ型）
	象牙質	リン酸カルシウム	コラーゲン（Ⅰ型）
	セメント質		コラーゲン（Ⅰ型）
	エナメル質		エナメルタンパク質

（Sognnaes, R.F. 編, 1960[10), 421）

について脊椎動物と無脊椎動物との間に大きな違いがあることに気づくであろう．

すなわち，植物や無脊椎動物では**シリカ**（シリコンの酸化物 SiO_2・$2H_2O$，珪藻類），**セレスタイト**（$SrSO_4$，放射虫類）あるいはリン酸カルシウムや炭酸マグネシウムを無機成分とするごく少数の例外を除いて，軟体動物の貝殻，カニやエビの甲羅など，ほとんどすべての硬組織を構成する無機成分は**炭酸カルシウム**（$CaCO_3$）である．これに対して，脊椎動物の硬組織の無機成分は，爬虫類・鳥類の卵殻や内耳の耳石を除くと，ほかはすべて**リン酸カルシウム**である．

この変化をもたらした第一の要因として考えられるのは，それぞれの動物のもつ硬組織の土台となっている有機基質の違いであろう．無脊椎動物において炭酸カルシウムの沈着の土台となっている有機基質の代表例は，軟体動物（貝殻）の**コンキオリン** conchiolin（ケラチンに似たタンパク質）と，節足動物（甲羅）の**キチン** chitin（多数のアセチルグルコサミンがβ-1, 4結合した多糖体）である（表3-2）．これに対して，脊椎動物のもつ硬組織の主要な有機基質は，エナメル質の例外を除けば，すべてⅠ型コラーゲン（軟骨はⅡ型コラーゲン）である．無脊椎動物にもコラーゲンは広範囲に認められるが，石灰化組織の有機基質としてコラーゲンをもつ例はほとんど知られていない（表3-2）．したがって，無脊椎動物と脊椎動物の硬組織の無機質の違いには，その土台となっている有機基質の違いも関係しているだろうと考えられる．

炭酸カルシウムからリン酸カルシウムへの変化をもたらした要因として次に考えられるのは，その生物にとっての**硬組織の役割の違い**である．下等動物の硬組織は，まず**外骨格**としてつくられた．動物がまだ海に棲んでいて，豊富なイオンの供給源として海水が無制限に利用できたときには，リン酸以外の無機イオンを体内に貯蔵する必要はまったくなかったであろう．したがって，炭酸カルシウムからなる軟体動物の貝殻や甲殻類の甲羅は，主として自己防衛の鎧としての意味が強かったと思われる．

2 脊椎動物の内骨格として発達した骨組織

無脊椎動物でもたしかに無機イオンの貯蔵を目的とした硬組織の存在が知られている．たとえば，ある種のカタツムリ（軟体動物）は，その消化腺内に無定形 amorphous の炭酸カルシウムを蓄え，陸生に移ってからの殻形成に備えているし，脱皮を行う甲殻類の甲羅も，部分的にはカルシウムの貯蔵のためと考えられる証拠がある．しかしながら，体液の恒常性（ホメオスタシス）を維持する無機イオンの貯蔵器官という意味で，硬組織の重要性がクローズアップされたのは，やはり海水から淡水，そして陸地へと移住した脊椎動物の**内骨格**として発達した骨組織においてである．内骨格の発達は，動物がはるかに速く移動することを可能にし，外部環境の変化に関係なく，大きな体躯の脊椎動物の体液の恒常性を可能にしたのである．脊椎動物の骨組織にこのような高等な役割を期待することは，その無機成分が炭酸カルシウムであるかぎり困難である．

3 脊椎動物におけるリン酸の重要性

動物の進化に伴う炭酸カルシウムからリン酸カルシウムへのミネラルの移行はどのようにして起こったのであろうか．いろいろな動物の体液のイオン組成（表3-3）を調べていくと，海に棲む腔腸動物，環形動物，軟体動物ぐらいまでの体液の組成は海水とほとんど同じであることがわかる．ところで，ある溶液の濃さは一般に**イオン強度**（μ）で示されるが，この値はその溶液中の個々のイオンのモル濃度（Ci）とイオン価の２乗（Zi^2）を掛けたのち，すべてのイオンについての値を合計し，２で割った数値である（表3-3の注釈を参照）．海水中に最も多く含まれているイオンは，ヒトの場合と同様，ナトリウムイオンと塩素イオンで，それぞれヒトの血中濃度の４～５倍に達する．

すなわち，生物の進化に伴って，動物の生息地は海水→河口→淡水→陸地へと移っていくが，動物はこの進化の過程で，体液の総塩類濃度（$\mu=0.16$）を海水（$\mu=0.68$）のほぼ1/4に下げて，体液の恒常性と浸透圧の独立性を獲得することに成功したのである．もちろん，個々のイオンの変化の割合は異なり，ヒトの血清中のカルシウム濃度は海水の1/4，マグネシウムに至っては1/50に低下している．

ただ，**リン酸イオン**のみは例外であったらしい．前述のように，海水中にはリン酸イオンはほとんどないといえるくらいに微量（1.3 μM）であるのに，脊椎動物の体液には海水の1,000～2,000倍（１～２mM）に達する多量のリン酸が含まれている．残念ながら，無脊椎動物の体液のリン酸濃度がわからないので，それが進化のどの過程でどのように変化してきたかは不明である．おそらくは体液中にリン酸を保持する能力と動物の進化とはある程度並行して起こってきたのではないかと想像される．そして，それは最終的に骨による**リン酸の貯蔵**というところにまで至ったのであろう．現代の生化学は**リン酸化合物の生化学**といっても過言ではない．生体系のエネルギー代謝においてエネルギー担体として中心的役割を果たしているATPをはじめ，生体内での重要な合成・分解反応はほとんどリン酸エステルの形で進行するし，リン酸は遺伝情報，タンパク質生合成に不可欠なDNAやRNAの主要構成成分でもある．また，細胞膜および細胞内の情報伝達は，プロテインキナーゼ protein kinase とよばれるタンパク質のセリン/トレオニン残基，あるいはチロシン残基をリン酸化する酵素を介して行われることが多い．このような生体内でのリン酸の重要な役割を考え合わせると，炭酸カルシウムからリン酸カルシウムへの切り替えが起こったことはいっそう興味深い事実である．

表 3-3　進化に伴う動物の体液のイオン組成の変化（mM）

動物の種属	動物の分類		Na	K	Ca	Mg	Cl	SO_4	Pi*	イオン** 強度（μ）
海　水			470	10.0	10.2	53.6	548	28.3	0.001***	0.68
ミズクラゲ　（海）	腔腸動物		454	10.2	9.7	51.0	554	14.6		0.68
ウロコムシ　（海）	環形動物		456	12.3	10.1	51.7	538	26.5		0.68
イガイ　（海）	軟体動物		502	12.5	12.5	55.6	585	29.2		0.75
ミドリガニ　（河口）	節足動物	甲殻類	468	12.1	17.5	23.6	524			0.54
アメリカザリガニ（淡水）		甲殻類	146	3.9	8.1	4.3	139			0.17
ヌタウナギ　（海）	脊椎動物	円口類	544	7.7	5.4	10.4	540	4.4	1.5	0.77
ヤツメウナギ　（淡水）		円口類	139	6.2	2.6	1.9	113	0.9	1.3	0.16
サ　メ　（海）		軟骨魚類	254	8.0	5.0	2.5	255		2.0	0.29
マグロ　（海）		硬骨魚類	188	9.8	3.9		167		2.0	0.16
マ　ス　（淡水）		硬骨魚類	101	6.2	2.5	1.4	140	0.4	1.2	0.15
ニワトリ　（陸）		鳥　類	154	6.0	2.5	2.3	122		0.7〜1.5	0.16
ヒ　ト　（陸）		哺乳類	145	5.1	2.5	1.2	103	2.5	1.0〜2.0	0.16

*　Pi は無機リン酸
**　イオン強度 $\mu = 1/2 \Sigma CiZi^2$，Ci：モル濃度，Zi：イオン価
***　海水中の Pi については Prosser は 0 としているが，McLean によれば 1.3 μM のリン酸があるという．
（押鐘　篤編，1968[11]，74）

カルシウムやリン以外にも，マグネシウムでは約60%，ナトリウムでは25%が骨に保持されて，体内のミネラルの恒常性の維持にあたっている．海に棲む魚類が海水とイオンのやりとりを自由にできるのに対し，陸に移り棲むようになった動物は骨を「海」として利用しているのである．

Ⅲ　脊椎動物における骨組織の進化―外骨格から内骨格へ

1　現存する最も原始的な脊椎動物である円口類

次に，脊椎動物における骨組織の進化の道筋をもう少し詳しくみてみよう．

現存する最も原始的な脊椎動物は，約４億年前，**古生代オルドビス紀**に誕生した無顎類の末裔といわれる**ヌタウナギ（メクラウナギ）**である．ヌタウナギは海底にしか生きられない**円口類**で，内骨格として石灰化しない軟骨をもっている．この原始的な魚の体液のイオン強度（総イオン濃度）は海水とほぼ同じであるが，興味深いことに，カルシウム濃度は海水の約半分である（表3-3）．ヌタウナギは骨をもっていないので，鰓《えら》，小腸，腎臓などの選択的膜透過だけでカルシウム濃度を調節しているらしい．ヌタウナギの排泄器官はわずか数対の**ネフロン**[*1] nephron からなる前腎で，再吸収

ネフロン[*1]
腎単位ともいい，脊椎動物の腎臓の個々の糸球体とそれに連なる尿細管を合わせたもの．腎臓の構造上および機能上の一単位である．ヒトの腎臓のネフロン数は片側で約100万個あるといわれている．

の機能も不完全である．その点，同じ円口類でも淡水に棲む**ヤツメウナギ**の前腎は多数のネフロンをもっている（表3-4）．ヤツメウナギの内骨格もヌタウナギと同様，石灰化していない軟骨である．

2 石灰化した軟骨をもつ板鰓類

板鰓類《ばんさいるい》は軟骨魚類に属し，サメ類で代表される．サメはサメ肌の言葉でも知られるように，その表面は**楯鱗**《じゅんりん》で覆われている．楯鱗はその表面が**エナメロイド**（☞78ページ参照）を形成している．これらは一種の外骨格で，いわば鎧のように身体を保護している．サメはまた，内骨格として部分的に石灰化した軟骨をもち，そのために円口類に比べるとそのカルシウム代謝はかなり進化している．サメは海生ながら体液のイオン強度が海水の半分以下に低下しており，血中カルシウム濃度も海水の約半分である（表3-3）．その反面，浸透圧を維持するために体液中に300 mMもの尿素を含むなど原始的な形質も残しており，体液の組成のうえからみても，骨組織をもたない円口類と骨組織をもつ硬骨魚類の中間的存在となっている．

3 骨組織をもつ硬骨魚類

硬骨魚類の特徴は，内骨格として軟骨の代わりによく発達した骨組織をもつことである．その反面，サメの体表面にみられるような外骨格は動物の進化とともに退化して，骨性の鱗および皮骨になっている．硬骨魚類の体液のイオン強度とカルシウム濃度は，哺乳類のそれとほとんど変わらない（表3-3）．硬骨魚類ははじめ淡水中に出現したといわれているが，**淡水の平均的なカルシウム濃度**は0.75 mMであるから，生息環境から独立して自分の体液のカルシウム濃度（2.5 mM）の恒常性を保つためには，新しいしくみが必要になった．硬骨魚類の鰓は外界からカルシウムをくみ上げるカルシウムポンプの役目をしているが，この機構は淡水に移り棲んだ円口類（ヤツメウナギ）にも認められる．硬骨魚類になってはじめて獲得したしくみは，第一に多量の**アパタイト**（リン酸カルシウム）を沈着させた骨組織（内骨格）の存在であり，第二に**ビタミンD**の助けを受けるようになったことである（表3-4）．ビタミンDの出現と骨組織の出現は時期的に完全に一致しており，骨組織に対するビタミンDの役割の重要性が示唆される．

マグロやタラのような海に棲む硬骨魚類の骨組織の細胞は，淡水に棲む硬骨魚類の骨の細胞に比べると形態的にも退化像を示すものが多く，活発な代謝を営んでいるとは思われないという．これは，外界（海）に豊富なカルシウムの供給源があるからで，淡水から海へ戻った硬骨魚類の骨の細胞の代謝が二次的に低下したためと考えられる．タラやマグロの肝油の中には多量のビタミンDが含まれているのはよく知られているが，これも海へ移り棲んだ硬骨魚類のビタミンDの必要性が低下したために，肝油の中に蓄積されたのかもしれない．

4 両生類から爬虫類への進化における骨組織の重要性

両生類から爬虫類へと進化するのに伴い，動物は淡水から陸地へ移り棲むようになった．それに伴い，体液の恒常性の維持にはますます複雑な機構が必要となり，骨組織の重要性はさらに増大した．骨の細胞がいつも活発な代謝を営めるように，骨組織は一生涯**リモデリング** remodeling（**改造**）（☞第７章201ページ参照）を繰り返すことになる．そのためにはビタミンDだけでは不十分で，

表 3-4　現存の脊椎動物の骨格系とカルシウム調節ホルモンの進化

脊椎動物の分類	代表的な種属		骨格系	排泄器官	カルシウム調節ホルモン			はじめて地球上に現れた時期（万年前）	
					ビタミンD	副甲状腺ホルモン	カルシトニン		
海生円口類	ヌタウナギ	無顎 Agnatha	軟骨	数対のネフロンからなる前腎				古生代 オルドビス紀	42,500
淡水生円口類	ヤツメウナギ		軟骨	多数のネフロンからなる前腎			●		
板鰓類（軟骨魚類）	サメ，エイ	有顎 Gnatha	歯，軟骨（一部石灰化）	中　腎			●	古生代 デボン紀	36,000
海生硬骨魚類	マグロ		歯，骨および軟骨（骨細胞の発達は悪い）	中　腎	●		●	古生代 デボン紀	30,000
淡水生硬骨魚類	マ　ス		歯，骨および軟骨	中　腎	●		●		
両生類	カエル		歯，骨および軟骨	後　腎（腎臓）	●	●	●	古生代 石炭紀	24,500
爬虫類	カ　メ		歯，骨および軟骨 外胚葉性のエナメル質発生	後　腎（腎臓）	●	●	●	古生代 ペルム紀（二畳紀）	20,000
鳥　類	ト　リ		骨および軟骨	後　腎（腎臓）	●	●	●	中生代 ジュラ紀	14,500
哺乳類	ヒ　ト		歯，骨および軟骨	後　腎（腎臓）	●	●	●	新生代 第三紀	5,800

(Urist, M.R., 1963[12), 294)

ここに**副甲状腺（上皮小体）ホルモン** parathyroid hormone（**PTH**）が登場する（表3-4）．つまり，ビタミンDとPTHの共同作業によって，はじめて骨のリモデリングが可能になる．進化のうえではビタミンDがより基本的なカルシウム調節因子であり，PTHはビタミンDの作用あるいは代謝を助ける因子として，後から登場したのである．

以上，脊椎動物のカルシウムのホメオスタシス機構を要約すると，

①鰓，小腸，皮膚などにおける**イオンの選択的膜透過作用**の獲得（円口類以上）

②一部石灰化した軟骨（軟骨魚類）と，よく発達した**内骨格としての骨組織の出現**（硬骨魚類以上）

③ビタミンDの登場（硬骨魚類以上）

④副甲状腺ホルモンの登場（両生類以上）

の4つをあげることができる．脊椎動物の進化の歴史は硬組織の進化の歴史でもあり，高等動物の特徴を理解するうえでも，硬組織の系統発生は多くの示唆を与えてくれる．

Ⅳ　骨と軟骨の系統発生的進化

1　最古の脊椎動物である異甲類甲羅におけるアスピディン結節の発見

有名な生物学者であったグッドリッチ Goodrich, A.は，脊椎動物の骨格系の進化を調べて，骨は軟骨から分化したものであると考えた．この仮説は，現存する脊椎動物の進化（表3-4）をみるかぎ

り妥当であった．ところが，その後，古生物学者たちの研究による化石の記録から，3〜5億年前（古生代オルドビス紀からデボン紀初頭にかけて）に生息した最も原始的な脊椎動物の存在が報告された．この原始的な脊椎動物は**異甲類**または**甲皮類**とよばれ，外骨格として鎧のような骨性の甲羅をもっていたので，「**甲冑魚**」ともよばれている（図3-3）．この甲羅を脱ぎ，皮膚からも鱗を失って裸となったのが，現存の円口類（ヤツメウナギの類）である．

異甲類の甲羅は，1930年，グロス Gross, W.によって**アスピディン** aspidinと名づけられた骨組織で，その組織内には骨芽細胞 osteoblast，骨細胞 osteocyte，破骨細胞 osteoclastに対応して，**アスピディン芽細胞** aspidinoblast，**アスピディン細胞** aspidinocyte，**破アスピディン細胞** aspidinoclastと名づけられた細胞が観察できる（図3-4）．そして，これらの細胞は，それぞれアスピディンの形成・改造・吸収を行っているという．異甲類のアスピディン形成の意義については，カルシウムの排泄物とする説，外敵に対する防御の鎧と考える説，淡水の侵入を防ぐ防水作用を重視する説，リン酸の貯蔵のために形成されたとする説などが唱えられている．

2 陸上生活における内骨格形成の重要性

アスピディンの発見によって，近年では，骨は軟骨よりも系統発生的に古い時代に誕生した組織である，という説が有力になっている．この仮説に従えば，高等動物の骨化の方式に**膜内骨化**と**軟骨内骨化**の2種類の方式がある意味も理解できる．すなわち，軟骨の助けを借りない膜内骨化は最も古くから存在した骨化方式で，骨が皮骨として体表面につくられるかぎり，この骨化方式で十分であったのだろう．ところが，動物は水中生活から陸上生活に移行することにより，1Gの重力下の地球上で動くことが要求されるようになり，筋肉の発達と相まって，皮骨（外骨格）に代わって脊椎や四肢の骨のように，身体の内部に骨（内骨格）を形成する必要に迫られたのである．そのために，本来軟骨でつくられていた内骨格が，骨で置き換えられるようになったのである．

つまり，本来，外骨格は骨で，内骨格は軟骨でつくられていたのである．その後，陸上生活への移行に伴って内骨格が二次的に骨で置き換えられたと考えられる．したがって，骨は軟骨からできたというGoodrichの説は，結果だけでいうと誤りだったということになる．

V 歯の系統発生的進化

1 アスピディン結節と象牙質の構造

前節で述べたように，骨の起源は3〜5億年前に生息していた最も原始的な脊椎動物（異甲類）にまでさかのぼることができる．

異甲類は円口類とともに無顎類に分類され，顎がないため歯もない．最初に歯の存在が認められる動物は，最も下等な有顎魚類（棘魚類）からで，このことからも「骨の起源は歯の発生に先行する」ということができるだろう．

しかしながら，真の意味の歯の発生がまだ認められない異甲類のアスピディンの最表層をみると，多数の結節状の構造物が観察される（図3-5）．この結節の薄切切片の組織像を調べてみると，結節

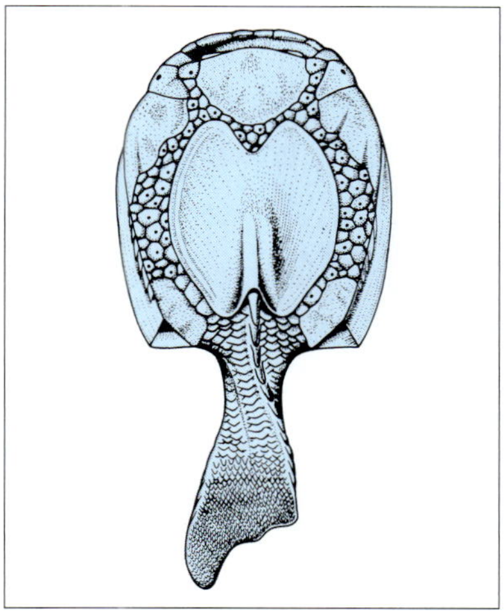

図 3-3　デボン紀まで生きていた異甲類（最古の脊椎動物）
（Blackwood, J.J. 編，1964[13]，3）

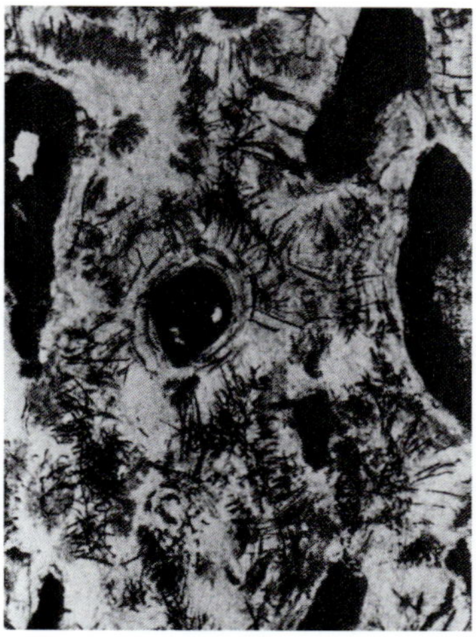

図 3-4　異甲類の甲羅にみられるアスピディンの組織像
（Blackwood, J.J. 編，1964[13]，3）

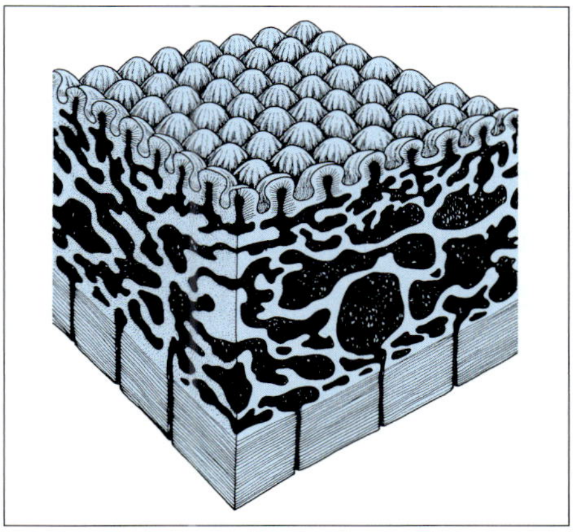

図 3-5　異甲類の甲羅の構造を示す模式図
基底層は層板状アスピディン，中層は海綿状アスピディン，表層は象牙質の結節からなる．
（Halstead, L.B., 1984[14]，63）

の下に存在するアスピディンの中心腔より放射状に走る多数の細管が観察され，結節中にはまったく細胞が認められない．これは，アスピディン芽細胞が突起を伸ばしながら後退し，結節形成を行ったためと考えられる．細管によって貫かれたこの硬組織の構造は，歯の象牙質と同質のものである（図3-6）．つまり，現存の動物の歯の象牙質に似た構造物が，顎も歯もない最古の脊椎動物にすでに認められるのである．

アスピディンの構造をオルドビス紀からデボン紀までの1億5,000万年にかけて地質年代順に調べていくと，初期のアスピディンほど象牙質型のものが多く，後期のものほど骨型のものが多いという．つまり，アスピディンの形成過程は，象牙質型から骨型へと漸次進化していったと思われる．

象牙質型のアスピディンの存在は，象牙質の起源と，骨と象牙質の役割の違いについて，いくつかの示唆を与えてくれる．無顎類の脊椎動物は歯をもっていないが，歯の最重要構成成分である象牙質に似た構造物で体表が覆われている．この構造物は，動物と外界の水を隔てる壁の役割をして

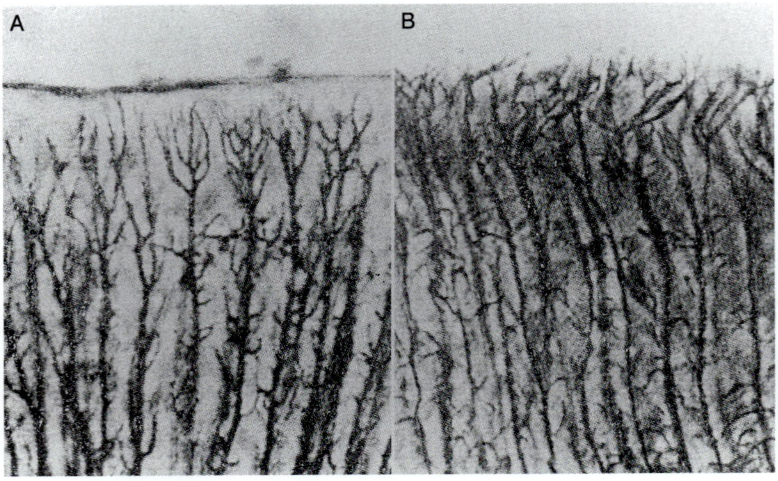

図 3-6　異甲類の甲羅とヒトの歯の顕微鏡写真
A：異甲類の甲羅，B：ヒトの歯（× 500．Mercer, J.R. 撮影）．（Halstead, L.B.，1984[14]，78）

いたと思われる．それは，骨に比べて象牙質のほうが水分の浸透を防ぐのに効果的だからである．また，結節を貫く細管には，知覚通路としての役割もあったかもしれない．現在では，「象牙質の知覚は生理的圧力が細管を通じて歯髄に達することによって生じる」と考えられているからである．異甲類の象牙質型のアスピディンは，水中でこのような刺激を十分に感知できたかもしれない．

2 捕食器官としての歯から咀嚼器官としての歯への進化

ある種の異甲類のアスピディンの表面を覆う結節の最外層には，一見エナメル質を思わせるガラス様の構造物が認められ，**エナメロイド***2 enameloid とよばれている．エナメロイドは中胚葉性の組織で，爬虫類以上の高等脊椎動物だけに認められる外胚葉性の細胞によって形成される真の意味のエナメル質とは発生学的に異質の組織である．魚類の歯と鱗の表面を覆う光沢のある最外層もエナメロイドである．

このように真のエナメル質はともかく，歯の最重要構成成分である象牙質に似た構造物は骨と同時に，あるいはむしろ骨よりも先に発生したと考えられる．脊椎動物は明らかに骨格形成を行うことによって進化してきたのであるが，それに加えて，脊椎動物は**顎骨の形成**と，それに続いてそこに歯が生えることによって**捕食器官**を獲得したことが，進化の原動力になったのではないかと思われる．それは，無顎の異甲類が水底に棲んで，流れてくる食物をただ受動的に待って食べていたのに対し，歯をもった有顎の脊椎動物は積極的に獲物を追いかけて，捕獲する行動をとるようになったためである．そして最後に，哺乳類における真の意味のエナメル質の形成は，獲物を捕えるだけの働きしかなかった魚類の捕食器官としての歯から，獲物を捕えてこれを咀嚼する働きをもつ咀嚼器官としての歯への進化を促したのである．

エナメロイド*2
「エナメル質に似たもの」という意味である．

Ⅵ 四肢の原基(肢芽)の構造と3つの体軸(基部先端部軸，前後軸，背腹軸)の決定

1 脊椎動物の四肢の形態形成

動物の身体は，もともと1つの受精卵から発生し，分化や増殖を繰り返して特徴ある形をつくりあげていく．この形づくりのメカニズムは非常に複雑であるが，近年の分子生物学の研究の進展に伴い，形づくりを解明する糸口がみえてきた．また，同時に形づくりのメカニズムには生物の種を超えた驚くべき共通性が見出されている．**ホメオボックス遺伝子（*Hox* 遺伝子）**の役割を中心に，形づくりのメカニズムを脊椎動物の四肢のパターン形成と歯の形成を例にとって学ぶことにする．

脊椎動物の四肢の形態形成は，脊椎動物のほかの器官の形づくりのメカニズムを解明するうえで大変よいモデルである．脊椎動物の四肢の原基（肢芽）は，まだ筋肉や神経を形成する細胞の流入が起こっていない時期に分離培養しても軟骨のパターンが形成されることから，軟骨のパターン形成は肢芽の間葉組織と表皮とで自律的に起こることがわかる．そのため，軟骨のパターン形成は四肢の形態形成の典型的なモデルとなる．

2 3つの体軸（基部先端部軸，前後軸，背腹軸）の決定

ニワトリ胚は孵卵3日目に，胴体の左右表面に将来，翼のもとになる**翼芽**と足のもとになる**足芽**という2対の膨らみが形成される（図3-7A）．翼芽は分化しながら成長し翼を形成する（図3-7B）．翼芽と足芽の発生のしくみは基本的には同じであるから，これをあわせて**肢芽**とよんでいる．肢芽は外側の外胚葉層とそれに包まれた中胚葉由来の未分化な間葉組織細胞で構成されており，この間葉細胞から軟骨細胞と線維性結合組織が形成されていく．肢芽の伸長に伴い，間葉組織細胞が凝集し，やがてこれらの細胞集団は規則正しく枝分かれ（分枝化）したり，ちぎれたり（分節）して軟骨のパターンが形成される．このとき軟骨凝集塊の分枝・分節は，**基部先端部軸**と**前後軸**，ついで**背腹軸**への**位置情報源**（**シグナルセンター** positional information）に従って進行する（図3-7C）．

Ⅶ 骨(軟骨)の形を決めるホメオボックス遺伝子(*Hox*遺伝子)

1 四肢のパターン形成に関連するホメオボックス遺伝子の発見

ホメオボックスという特徴ある塩基配列の発見の糸口となったのはショウジョウバエの形づくりであった．翅や脚に形態的変化（ホメオティク変異）をもたらす遺伝子を解析した結果，これらの遺伝子はすべて相同の60個のアミノ酸からなるホメオ領域とよばれるアミノ酸配列をもつ転写調節因子をコードしていることがわかった．この相同アミノ酸配列はDNAと結合する活性を有し，DNA結合モチーフをもっている．ホメオ領域をコードしている塩基配列を**ホメオボックス**といい，ホメオボックスをもつ遺伝子を総称して**ホメオボックス遺伝子**という．ホメオボックスはショウジョウバエから脊椎動物まで高度に保存されており，ホメオボックス遺伝子は種を超えた形づくりの主役として働いていると考えられている．

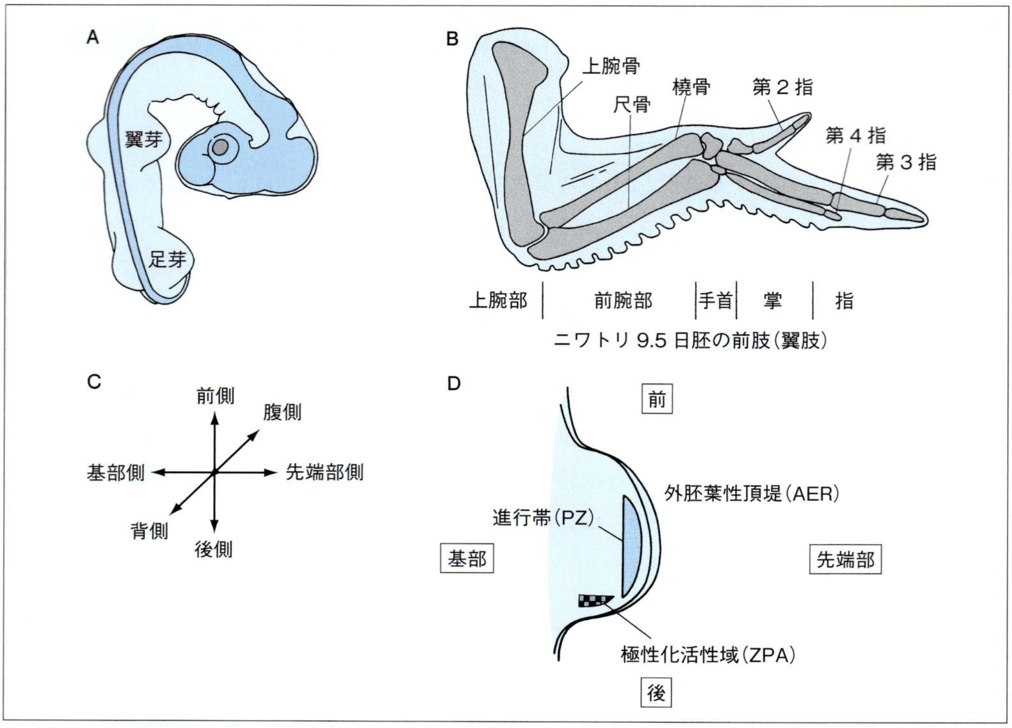

図 3-7　ニワトリの翼の形成過程と骨格構造

ニワトリの胚は発生３日目になると翼と足のもとになる翼芽と足芽が生じる（A）．翼芽は分化しながら成長し，9.5 日目にはほぼ翼の骨格ができあがる（B）．これをあわせて肢芽とよんでいる．肢芽の発生をつかさどる３つの体軸は基部先端部軸，前後軸，背腹軸である（C）．翼のもとである翼芽を拡大すると，肥厚した上皮（AER）と間葉細胞が活発に分裂している進行帯とよばれる部位が確認できる（D）．

（第６回『大学と科学』公開シンポジウム講演集，卵から親へ，1992[15]）

2　体軸形成を決定するホメオボックス遺伝子と位置情報シグナル伝達システム

基部先端部軸の情報源になる部位は，肢芽先端に存在する表皮が肥厚した外胚葉性頂堤 apical ectodermal ridge（AER）とよばれる部位である（図3-7D）．一方，前後軸を決定する情報源として，肢芽の後端部から肢の前後軸を決定するシグナル因子が産生されていることがわかった．この領域は極性化活性域 zone of polarizing activity（ZPA）とよばれる部位である（図3-7D）．背腹軸の決定に機能的にかかわる因子はまだ確定されていないが，いくつかの遺伝子が背腹で異なる発現を示すことが確認されている．分泌性タンパク質の Wnt ファミリーがそれであり，そのなかの *Wnt-5a* とよばれる遺伝子は腹側外胚葉に発現し，*Wnt-7a* とよばれる遺伝子は肢芽の背側外胚葉に発現している．今後の研究によって，さらに四肢パターン形成との関連が明確にされていくであろう．

以上のように，形づくりの基本プロセスは，**ホメオボックス遺伝子がコードするホメオドメインをもつ転写因子が形づくりに必要な遺伝子の転写を制御するプログラム**と，これらの制御を適切な位置で行わせる**位置情報シグナル伝達システム**である線維芽細胞増殖因子 fibroblast growth factor（FGF）とソニックヘッジホッグ Sonic Hedgehog（SHH）により行われるのである．

Ⅷ 歯の形成とホメオボックス遺伝子

1 歯の形づくりにとって重要な上皮-間葉相互作用

ヒトの歯列は切歯，犬歯，臼歯という形態が異なる歯が決まった位置に規則正しく配列して構成されている．近年まで，これらの歯の形態や位置を決めるメカニズムについてはほとんど何も知られていなかったが，ほかの器官形成のメカニズムの解明が進むにつれ，歯の形づくりのメカニズムも少しずつ解明が進んでいる．

まず，歯の形づくりにとって重要なのは，歯の形成過程において上皮と間葉組織との間に機能的な相互関係（**上皮-間葉相互作用**）が存在することである．胎生期において中脳付近から第一鰓弓に移動してきた神経堤に由来する**外胚葉性間葉組織** ectomesenchymeが上皮に接することによって，はじめて歯の形成が開始される．この外胚葉性間葉組織は第一鰓弓由来の上皮に接するまでは歯を形成する機能をまったくもたないが，**第一鰓弓上皮**と接触するとその機能が誘導され，しかも長期間潜在能力として維持されるようになる．この上皮と外胚葉性間葉組織の関係こそが歯の形づくりのメカニズムを探る重要な鍵となる．

図3-8に示すように，臼歯の外胚葉性間葉組織と切歯の歯胚上皮を組み合わせると臼歯が形成され（図3-8A），逆に切歯の外胚葉性間葉組織と臼歯の歯胚上皮の組み合わせでは切歯が形成される（図3-8B）．同様に，臼歯歯胚の外胚葉性間葉組織と皮膚上皮の組み合わせによっても歯（臼歯）が形成される（図3-8C）．逆に皮膚の外胚葉性間葉組織と歯胚上皮からは皮膚が形成される（図3-8D）．さらに興味深いことに，鳥類の口腔上皮はすでに進化の過程で10万年前に歯をつくる能力を失っているが，マウスの歯胚外胚葉性間葉組織と鶏胚上皮を再結合させると歯が形成されるのである．これらの実験結果から，第一鰓弓の上皮に接した外胚葉性間葉組織は上皮からなんらかのシグナルを受け取り，歯を形成する機能がすでに備わっており，逆にその情報を上皮に伝えて，歯冠の形態を決定していることがわかる．

2 切歯と臼歯の形態と位置の決定に深く関連しているホメオボックス遺伝子

上皮と間葉組織の間に働く歯の形態形成をつかさどる物質は何であろうか．近年，マウスを用いた分子レベルの研究により，シグナル分子の複雑なカスケードが解明されてきた．歯の発生過程でのシグナル因子としては，bone morphogenetic protein（BMP），FGF，TNF，Wnt，ソニックヘッジホッグ*3 Sonic Hedgehog（SHH）などのファミリーに属する**細胞成長因子**である．これらのシグナル分子が上皮と外胚葉性間葉組織との間を相互に行き交い，**ホメオボックス遺伝子群**の発現を調節しており，シグナル分子とホメオボックス遺伝子の発現パターンの組み合わせによって歯の形

ヘッジホッグ*3
hedgehogは「ハリネズミ」の意味である．この遺伝子はショウジョウバエからヒトまで広く保存されている．ショウジョウバエではこの遺伝子により初期胚がハリネズミのような形態に変化する．「ニワトリのZPAの本体がSonic Hedgehogである」ことを報告したテービン Tabinは，この言葉をセガのコンピュータゲーム『ソニック・ザ・ヘッジホッグ』から採ったと記している（*Cell*, 1993）．

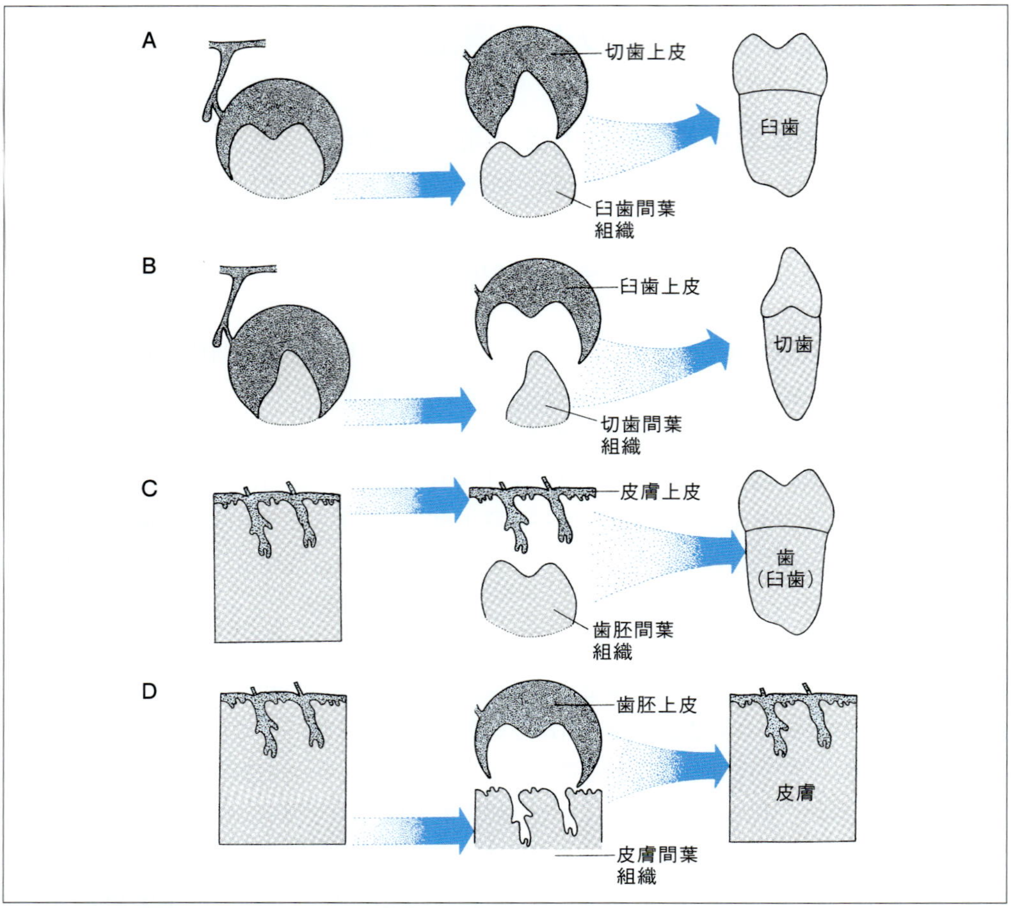

図 3-8　歯の形成に関与する上皮と外胚葉性間葉組織の相互関係
歯胚の外胚葉性間葉組織は上皮を歯性上皮に転換するばかりでなく，歯冠の形も決定する．臼歯の間葉組織と組み合わされた切歯上皮は臼歯を形成し（A），逆に切歯の間葉組織と組み合わされた臼歯上皮は切歯を形成する（B）．また臼歯の間葉組織と組み合された皮膚上皮は歯（臼歯）を形成し（C），皮膚の間葉組織と組み合わされた歯胚上皮は皮膚を形成する（D）．
（Ten Cate，A.R.，1998[16]）

態や位置が決定されると考えられる．

歯の形成過程での歯関連転写因子については，各種の遺伝子欠損マウスやヒトの歯に異常を呈する遺伝子疾患の解析により明らかになってきた（図3-9）．たとえば，*Msx1*遺伝子を破壊したマウスではすべての歯は形成されない．また，*Dlx1*と*Dlx2*の両標的遺伝子を破壊したマウスでは上顎の臼歯のみが欠損することから，臼歯の形態の決定ならびに上下顎の位置決定に関与している可能性が示唆される．ヒトでも*MSX1*遺伝子の変異は第二小臼歯と第三大臼歯の形成不全の，*DLX3*遺伝子の変異は**タウロドント歯**や**エナメル質形成不全**の原因となることが明らかになっている．したがって，ホメオボックス遺伝子は切歯と臼歯の形態と位置の決定に深く関連しているものと思われる．

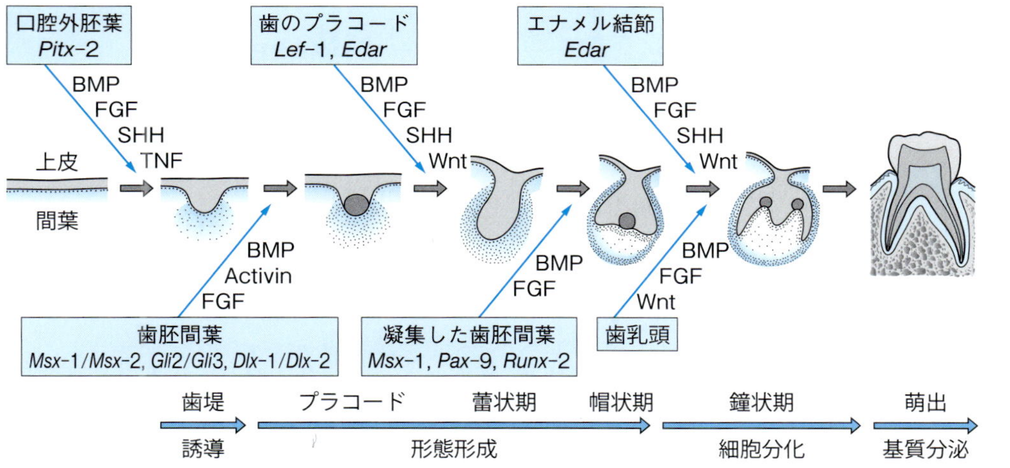

図 3-9　歯の発生初期に発現する上皮 - 間葉相互作用におけるシグナリング
口腔外胚葉と外胚葉性間葉間の相互作用を各種シグナルが媒介し，鍵となる各種転写因子の発現を調節する．これらの転写因子の変異はマウスで無歯症を引き起こし，ほとんどがヒトの歯の欠損に関係する．
（大島勇人，2016[17]）

Ⅸ　歯と骨の再生

1　歯の再生

歯の発生において上皮と間葉組織との間に機能的な相互関係（上皮-間葉相互作用）が必須であることはすでに述べた．イギリスのシャープ Sharpe, P.T. らのグループは，マウスの口腔組織や骨髄組織由来の間葉細胞と口腔上皮を組み合わせた小さな歯胚を培養し，これをマウスの腎被膜下の血液の供給が豊富な場所へ移植したところ，天然歯と同じ大きさの歯の再生が観察された．以上の結果は，未分化な上皮-間葉細胞から**再生歯胚**を形成することにより，歯の再生が可能になるという画期的なものである．

今後，再生歯胚から実際の歯の再生を実現するための課題は，上皮-間葉細胞の三次元的な細胞培養環境システムの開発，患者自身の細胞から歯胚を形成するためにどこから細胞を調製するかの問題（細胞シーズの探索），そして再生歯胚が咀嚼に耐えられるような機能的な歯として利用可能であるかなどである（図3-10）．

2007年，辻らは，歯の再生を再現する歯胚を形成するためには，上皮細胞と間葉細胞が十分に細胞間相互作用できる高い細胞密度が重要であると考え，「器官原基法」を開発した．この方法は，上皮細胞と間葉細胞の高い密度の細胞懸濁液をコラーゲンゲル内に配置させることにより上皮-間葉相互作用を構築させ，これをマウス腎被膜下に移植するものである．その結果，これらの歯胚は，正常な歯胚発生過程を再現し，エナメル質・象牙質・セメント質・歯根膜・歯髄・歯槽骨などを正常に配置した歯が形成されることが明らかとなった．

歯の再生医療の実現には，再生歯が口腔内で実際に機能的咬合系を回復することが必須である．

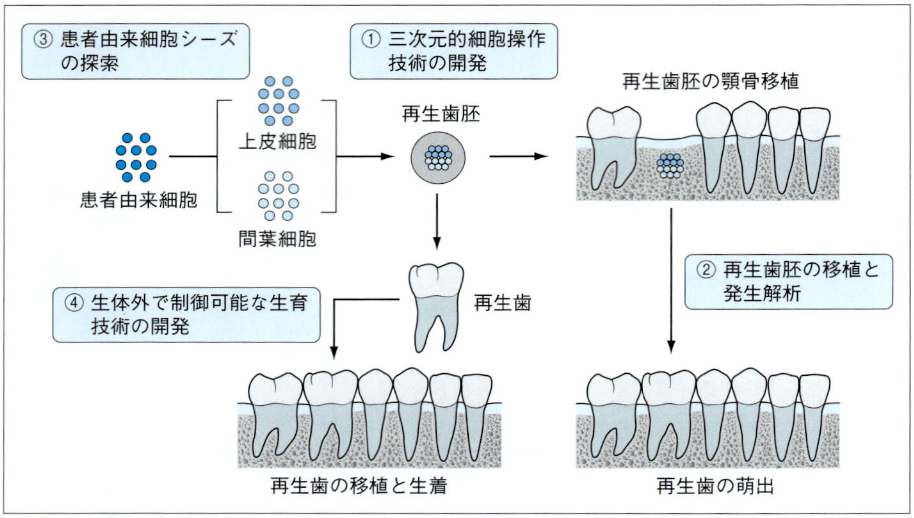

図 3-10　歯の再生に向けた戦略（理化学研究所多細胞システム形成研究センター 辻　孝チームリーダーのご厚意による）

ヒトにおける再生歯胚からの歯の再生を実現するために必要な解析および技術開発を示す．
①再生歯胚作製のための三次元的細胞操作技術の開発
②再生歯胚の顎骨移植システムの開発と成体の顎骨内環境での発生解析
③免疫学的拒絶を回避するための患者由来細胞シーズの探索
④再生歯胚から再生歯をつくるための生体外で制御可能な生育技術の開発

そこで，辻らはマウスの歯欠損部に前述の再生歯胚を移植する実験を行った．その結果，同部位で成長した再生歯は天然歯と同等の硬度を示し，対合歯との咬み合わせも正常に行われ，歯の移動を引き起こすための実験的歯科矯正にも耐えうる歯として機能することが明らかとなった．また，再生歯の歯髄や歯根膜には，正常な歯と同様に末梢神経の侵入が認められ，再生歯における外部刺激（痛み）は中枢に伝達されていることも確認された．

今後，歯の再生を臨床的に実現させるためには，歯胚を作製するための細胞材料をどこから得るかということや，ヒトの場合は再生歯胚から咬合可能な歯に成長させるまでかなりの長時間必要であることなどを解決する必要がある．

2 骨の再生

骨再生には3つの因子，すなわちスキャホールド（足場），増殖因子および細胞が必要である．いままでの研究の進歩により，β-リン酸三カルシウム（β-TCP）などの多孔体バイオセラミックスの開発やFGFやBMPなどの増殖因子の発見，そしてこれらの臨床応用が進歩してきた．さらに，患者自身の骨髄間葉系細胞を用いた**骨・軟骨の再生療法**に関してはすでに細胞培養技術が確立され，臨床応用が始まっている．すなわち，ヒト自己骨髄細胞を培養することにより，歯槽骨欠損部位に移植し，骨増生をはかるための臨床研究が開始されている（図3-11）．

最近，手塚らにより，**歯髄細胞**からの**人工多能性幹細胞（iPS細胞）**の樹立が報告された．この結果は，紫外線照射を受ける皮膚細胞などと比較して歯髄細胞からのiPS細胞の有用性を示しており，骨再生のみならず心筋梗塞や脊髄損傷など各種の疾患治療に臨床応用できる可能性を十分秘めてい

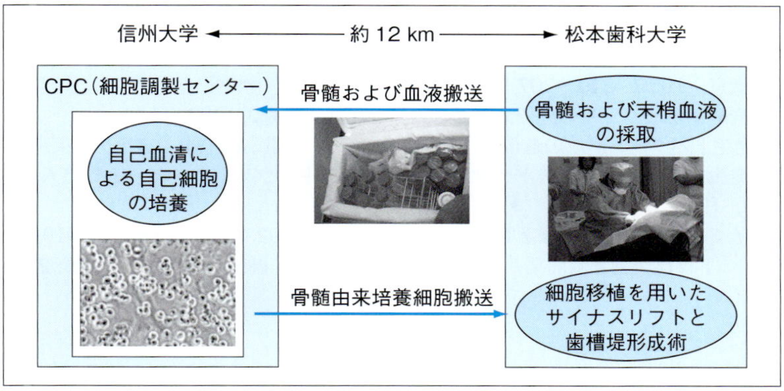

図 3-11　顎骨（歯槽骨）再生の試み
患者由来の骨髄間葉系細胞を採取し，自己血清を用いた細胞培養により増殖させた細胞を，スキャホールド（β -TCP）や成長因子とともに患者に移植することにより歯槽骨の増生を行う.

る．今後，骨や歯の再生に関する基礎研究の発展とともに，トランスレーショナルな研究の進展を期待したい．

参考文献

1）後藤仁敏：脊椎動物における骨格組織の起源と進化．海洋生物の石灰化と硬組織（和田浩爾，小林巌雄編）．東海大学出版会，東京，1996，249～267．
2）上野直人，野地澄晴：新形づくりの分子メカニズム．羊土社，東京，1999．
3）黒岩　厚：初期発生とパターン形成の遺伝子支配．発生遺伝学（岡田益吉編）．裳華房，東京，1996，120～151．
4）原田英光：歯の発生・再生．キーワードで理解する発生・再生イラストマップ（上野直人，野地澄晴編）．羊土社，東京，2005，177～184．
5）大島正充，辻　孝：次世代の歯科治療としての歯の再生．治療，**92**：1873～1881，2010．
6）中村美どりほか：ヒト自己培養骨髄間葉系細胞移植を用いた歯槽骨再生の可能性．*BONE*, **23**：303～309，2009．

引用文献

7）大島泰郎：宇宙生物学．光文社，東京，1977，111．
8）後藤仁敏：骨の起源と進化．バイオメカニズム会誌，**21**：157，1997．
9）Cohen, M.M. Jr.：Dysmorphic syndromes with craniofacial manifestations. In：Stewart, R.E., Prescott, G.H.(eds). Oral Facial Genetics. Mosby, St. Louis, 1976, 500.
10）Sognnaes, R.F. 編：Calcification in Biological Systems. American Association for the Advancement of Science. Washington, 1960, 421.
11）押鐘　篤編：歯学生化学．医歯薬出版，東京，1968，74．
12）Urist, M.R.：The regulation of calcium and other ions in the sera of hagfish and lampreys. *Ann NY Acad Sci*, **109**：294, 1963.
13）Blackwood, J.J. 編：Bone and Tooth. Pergamon Press, Oxford, 1964，3.
14）Halstead, L.B.（後藤仁敏，小寺春人訳）：硬組織の起源と進化—分子レベルから骨格系までの形態と機能．共立出版，東京，1984．
15）第６回「大学と科学」公開シンポジウム組織委員会編：卵から親へ：生命体の発生．第6回『大学と科学』公開シンポジウム講演集．クバプロ，東京，1992．
16）Ten Cate，A.R.：Oral Histology. Development，Structure，and Function. 5th ed., Mosby，St. Louis，1998.
17）大島勇人：歯の発生を制御する分子機構．腎と骨代謝，**29**：７～13, 2016．

第4章　結合組織と上皮組織の生化学

本章のねらい

結合組織の細胞外マトリックスの主要な構成成分であるコラーゲン，エラスチン，プロテオグリカンおよびラミニン，フィブロネクチンなどの細胞接着タンパク質を学ぶ．また，上皮組織を構成するケラチンについて学ぶ．

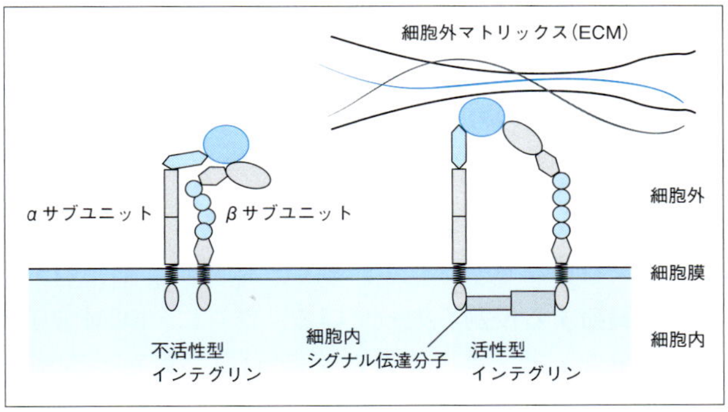

インテグリンの活性化と立体構造の変化

チェックポイント

1. コラーゲンは結合組織のおもな構成成分であり，3本のポリペプチド鎖が形成する三本鎖ヘリックス構造をしている．Gly-X-Yの繰り返しがある．
2. Ⅰ型，Ⅱ型，Ⅲ型，Ⅴ型コラーゲンは線維形成コラーゲンに分類される．Ⅱ型コラーゲンは軟骨に存在する．
3. コラーゲンのプロα鎖のプロリン残基とリシン残基は，小胞体内で水酸化される．この水酸化反応にはビタミンCが必要である．ビタミンCが欠乏すると安定な三本鎖ヘリックス構造が形成できず，壊血病を呈する．
4. Ⅳ型コラーゲンは基底膜の網目構造を形成する．
5. プロテオグリカンは，コアタンパク質にグリコサミノグリカン鎖が結合したもので，多くの水分子と結合し組織に弾力性を与える．
6. グリコサミノグリカンは，二糖の繰り返しからなる多糖で，コンドロイチン硫酸，ケラタン硫酸，ヒアルロン酸，コンドロイチン，ヘパリンなどがある．
7. フィブロネクチン，ラミニンに代表される細胞接着タンパク質は，インテグリンなどの細胞表面の受容体に結合する領域やほかの細胞外マトリックス（ECM）成分と相互作用する領域を有している．
8. ラミニンは基底膜を構成する糖タンパク質である．
9. 細胞接着ペプチド配列として，フィブロネクチンのRGD（Arg-Gly-Asp）配列，ラミニンのYIGSR（Tyr-Ile-Gly-Ser-Arg）配列などがある．
10. インテグリンは細胞接着タンパク質の受容体であり，α，βの2種類のサブユニットからなる二量体である．

口腔組織のほとんどは結合組織から形成されている．結合組織は，支持組織ともよばれ，上皮組織，筋組織，神経組織とともに４大組織の１つである．結合組織は細胞のほかに細胞外マトリックス extracellular matrix（**ECM**）が豊富なことが特徴である．結合組織は，真皮，腱などの線維性**結合組織**と，軟骨，骨，血液，リンパに分類される（表4-1）．骨あるいは歯の象牙質などにおいては無機質（ヒドロキシアパタイト☞第６章156ページ参照）がECMの70%を占めており，硬い物理的性質から硬組織とよばれる．結合組織は，単なる支持機能だけでなく，水，イオン，細胞の代謝産物の輸送を調節し，また炎症の場として生体防御においても役割を果たしている．

ECMは，細胞外の空間を埋め，物理的な支柱・足場として生体を構築している．このECMの構成分子は，線維成分と基質成分に分類され，その種類や量は組織によって異なり組織の多様性を示している．これらの分子は，周囲の細胞が産生・分泌し，それぞれの分子内に存在する相互作用（結合）領域を介して相互作用し，コラーゲンを中心とした不溶性の高分子構造体を形成する．また，ECM分子は，細胞表面に存在するECM成分に対する受容体であるインテグリンやジスコイジンドメイン受容体などを介して，細胞と接着し，細胞の生存，増殖，分化，形態，運動などさまざまな機能を調節する役割も担っている．さらに，ECM分子は細胞外における細胞増殖因子などの保持といった働きも有する．それゆえECMは，ホルモンやサイトカインなどと同様に細胞社会における「細胞間の情報交換のためのツール」の１つといえる．

本章では，結合組織のECMの主要な構成成分であるコラーゲン，エラスチン，プロテオグリカンおよびラミニン，フィブロネクチンなどの細胞接着タンパク質を中心に述べる．

I コラーゲン

1 コラーゲンとは

コラーゲン collagenは，結合組織のおもな構成成分である．哺乳動物では最も存在量が多いタンパク質で，体タンパク質の約30%を占める．コラーゲンは皮膚，骨，腱，軟骨，歯などのおもな線維成分であるだけでなく，ほとんどすべての器官に存在し，それら器官の基本骨格の構築と機能に重要な役割を果たしている．

すべてのコラーゲン分子[*1]は，３本のポリペプチド鎖（α鎖とよばれる）が形成する安定な三本鎖へリックス構造 triple helix structureからなる**コラーゲン性（COL）領域**triple helical domainを有している．これにより硬い棒状の分子構造となる．それぞれのα鎖のCOL領域では，３アミノ酸残基[*2]ごとにグリシン残基（Gly）が存在する．このグリシン残基は三本鎖へリックス構造の形成に必須である．へリックス構造ではなく一般のタンパク質と同様な球状の構造を呈する領域は，**非コラーゲン性（NC）領域** non-triple helical domainとよぶ．

コラーゲン分子[*1]
α鎖３本が形成するコラーゲン線維の基本単位をコラーゲン分子，分子が会合したものを微小原線維，微小原線維が会合したものを原線維，原線維がさらに数多く会合したものをコラーゲン線維とよび，種々の会合体を広く意味するコラーゲンというあいまいな表現から区別している（図4-3，4参照）．

表 4-1　結合組織の構成成分

結合組織（細胞成分＋細胞外マトリックス）				
細胞成分		細胞外マトリックス		
固定細胞	線維芽細胞 骨（芽）細胞 軟骨（芽）細胞 破骨細胞 脂肪細胞	線維成分	コラーゲン（Ⅰ～XXVIII型） エラスチン（弾性線維） フィブリリン	
		基質成分	細胞接着タンパク質	フィブロネクチン ラミニン オステオポンチン 骨シアロタンパク質など
遊走細胞	マクロファージ マスト（肥満）細胞 形質細胞 リンパ球		プロテオグリカン（PG）	アグリカン パールカン ビグリカン，デコリン シンデカンなど
			グリコサミノグリカン	ヒアルロン酸
			無機質と水	ヒドロキシアパタイト，水分

結合組織を構成する細胞と細胞外マトリックス（ECM）成分はインテグリンなどのECM受容体を介して相互作用をしている（☞116ページ参照）．また，結合組織のおよそ70％は水で構成されているが，骨，象牙質など硬組織では一部が水の代わりにヒドロキシアパタイト〔$Ca_{10}(PO_4)_6(OH)_2$〕に置き換わっている．

コラーゲンは1種類のタンパク質ではなく，これまでに28の分子種（型）のコラーゲン分子が知られ，ローマ数字が付けられている（表4-2）．Ⅱ型，Ⅲ型のように1種類のα鎖のみから構成されているもの（ホモトリマー）と，Ⅰ型，Ⅳ型のように複数のα鎖からなるもの（ヘテロトリマー）がある．α鎖には，アミノ酸配列（遺伝子）が違う46以上の種類の存在が知られている．COL領域およびNC領域の数や分子の機能などにより，コラーゲンは数種類のサブファミリー（図4-1）に分類される．

2　線維形成コラーゲン

1）線維形成コラーゲンの特徴

Ⅰ型，Ⅱ型，Ⅲ型，Ⅴ型コラーゲンなどは，いずれも分子がおよそ1/4ずつずれたquarter-staggered arrayとよばれる特有な周期をもった**微小原線維**を形成するので，線維形成コラーゲンとして分類される．この線維形成コラーゲンは，海綿からヒトに至る多細胞生物全般に存在し，組織の機械的支持のほか，細胞の移動，接着および分化に最適な環境を与える足場としての役割を果たしている．また，プロテオグリカンや細胞接着タンパク質と相互作用して複合体を形成し，細胞の増殖や分化を制御する情報高分子としての役割も有している．

線維形成コラーゲンに共通な特徴の1つは，アミノ酸組成でグリシン含量が高く，全アミノ酸の約1/3に達することである．またプロリンも，通常のタンパク質に比べるとはるかに多い．また，ほ

残基[*2]
タンパク質中のアミノ酸はペプチド結合により1分子の水を失っている．ペプチド中のアミノ酸と遊離のアミノ酸とを区別する場合に前者をアミノ酸残基とよぶ．コラーゲン分子は一般に芳香族アミノ酸残基（チロシン，フェニルアラニン）の含量が少ない．Ⅰ型，Ⅱ型コラーゲンはシステイン残基をまったく含まないが，Ⅲ型，Ⅳ型コラーゲンはシステイン残基を含んでいる．

表4-2　各型コラーゲンの分子構造，組織分布およびおもな関連疾患

型	構成α鎖	分子構造	組織分布	おもな関連疾患
1. 線維形成コラーゲン				
Ⅰ	α1(Ⅰ), α2(Ⅰ)	[α1(Ⅰ)]$_2$α2(Ⅰ)	皮膚，骨，象牙質，セメント質，腱など広範	骨形成不全症** Ehlers-Danlos 症候群（多発関節弛緩型**，皮膚脆弱型***）
Ⅱ	α1(Ⅱ)*	[α1(Ⅱ)]$_3$	軟骨，硝子体液	軟骨無発生症2型，脊椎骨端骨幹端異形成症，Stickler 症候群**
Ⅲ	α1(Ⅲ)	[α1(Ⅲ)]$_3$	血管壁，微量成分としてⅠ型と共存	Ehlers-Danlos 症候群（血管型）**
Ⅴ	α1(Ⅴ)～α3(Ⅴ)	[α1(Ⅴ)]$_3$, [α1(Ⅴ)]$_2$α2(Ⅴ), α1(Ⅴ)α2(Ⅴ)α3(Ⅴ)	血管壁，微量成分としてⅠ型と共存	Ehlers-Danlos 症候群（古典型）**
Ⅺ	α1(Ⅺ)～α3(Ⅺ)*	α1(Ⅺ)α2(Ⅺ)α3(Ⅺ)	軟骨，椎間板	Stickler 症候群**
XXIV	α1(XXIV)		骨，角膜	
XXVII	α1(XXVII)		軟骨	
2. 基底膜形成コラーゲン				
Ⅳ	α1(Ⅳ)～α6(Ⅳ)	[α1(Ⅳ)]$_2$α2(Ⅳ) α3(Ⅳ)α4(Ⅳ)α5(Ⅳ) [α5(Ⅳ)]$_2$α6(Ⅳ)	基底膜	Alport 症候群** Goodpasture 症候群****
3. ファシット（FACIT）コラーゲン				
Ⅸ	α1(Ⅸ)～α3(Ⅸ)	α1(Ⅸ)α2(Ⅸ)α3(Ⅸ)	Ⅱ型コラーゲン線維の表面	多発性骨端異形成症**
Ⅻ	α1(Ⅻ)	[α1(Ⅻ)]$_3$	Ⅰ型コラーゲン線維の表面	
XIV	α1(XIV)	[α1(XIV)]$_3$	Ⅰ型コラーゲン線維の表面	
XVI	α1(XVI)		真皮，腎	
XIX, XX, XXI, XXII, XXVI				
4. 短鎖コラーゲン				
Ⅷ	α1(Ⅷ), α2(Ⅷ)	[α1(Ⅷ)]$_3$, [α2(Ⅷ)]$_3$ [α1(Ⅷ)]$_2$ [α2(Ⅷ)]	真皮，脳，腎，心臓	
Ⅹ	α1(Ⅹ)	[α1(Ⅹ)]$_3$	肥大軟骨層	Schmid 骨幹端軟骨異形成症**
5. マルチプレキシン				
XV	α1(XV)	[α1(XV)]$_3$	基底膜，精巣，腎，心臓	
XVIII	α1(XVIII)	[α1(XVIII)]$_3$	基底膜，肝	Knobloch 症候群**
6. マシット（MACIT）コラーゲン				
XIII	α1(XIII)			
XVII	α1(XVII)	[α1(XVII)]$_3$		接合部型表皮水疱症**, 水疱性類天疱瘡****
XXIII	α1(XXIII)			
XXV	α1(XXV)			
7. その他				
Ⅵ	α1(Ⅵ)～α3(Ⅵ)	α1(Ⅵ)α2(Ⅵ)α3(Ⅵ) [α1(Ⅵ)]$_2$[α2(Ⅵ)]	骨，軟骨，角膜，真皮	Bethlem myopathy** Ullrich 病**
Ⅶ	α1(Ⅶ), α2(Ⅶ)	[α1(Ⅶ)]$_2$[α2(Ⅶ)]	真皮，膀胱	栄養障害型表皮水疱症**
XXVIII	α1(XXVIII)		末梢神経	

1種類のα鎖から構成されている場合はα1(Ⅱ), α1(Ⅲ)などと表記し，複数の場合にはα1(Ⅰ)α2(Ⅰ)のように表記する．
* α1(Ⅱ)とα3(Ⅺ)は同一の遺伝子から生じる．
** コラーゲン遺伝子異常
*** プロセシング酵素遺伝子異常
**** 自己抗体産生

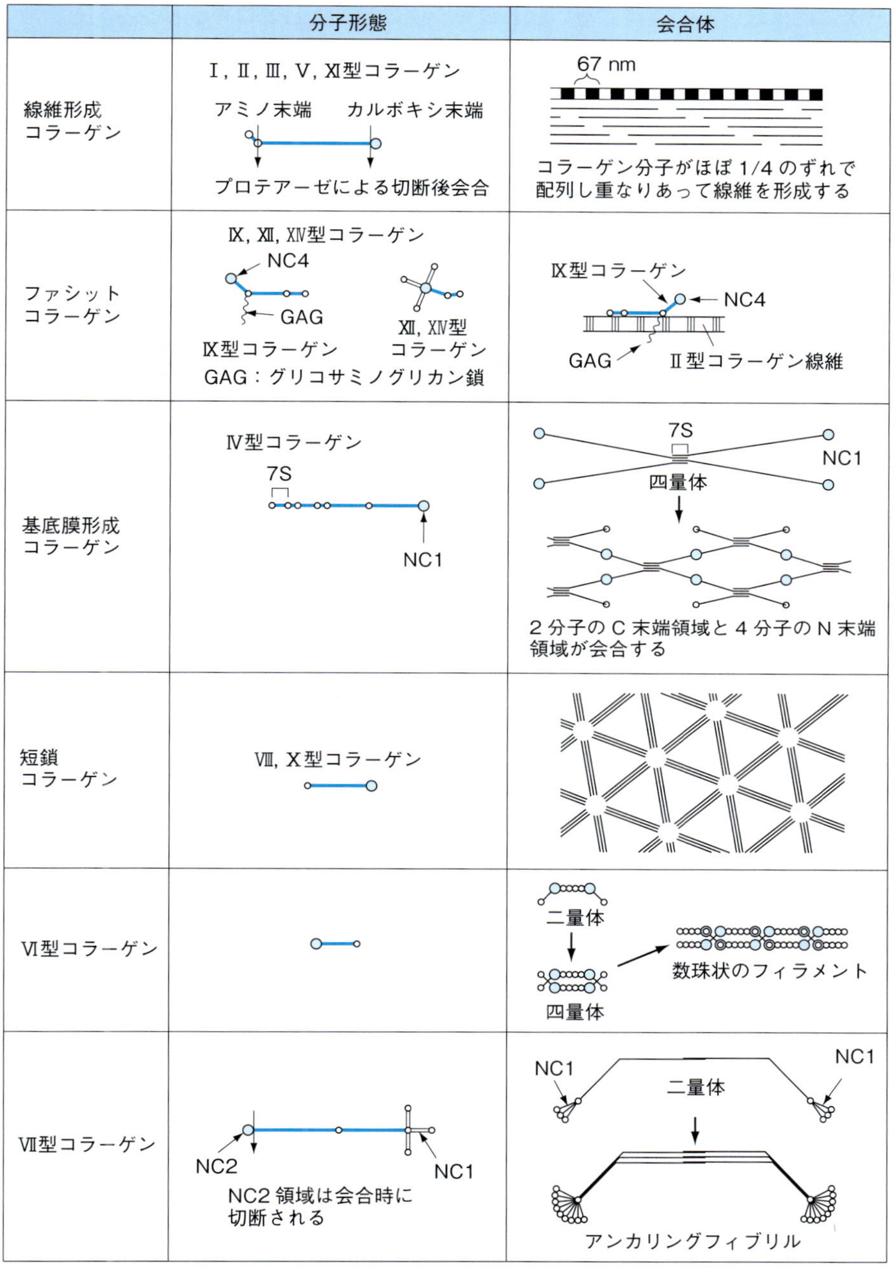

図 4-1　コラーゲンファミリーの分子形態と組織における会合体

コラーゲン性領域は▬線で，非コラーゲン性領域（NC）は○で示した．○の大きさは NC 領域の相対的大きさを，数字はアミノ末端からの順番を示す．S は超遠心における沈降係数を示す．7S は 7S 画分に回収される領域．

〔畑　隆一郎：細胞外マトリックスおよびマトリックス分解酵素．生体機能分子データブック（上出利光・小林邦彦編）．中外医学社，東京，2001，783）より〕

かのタンパク質にはほとんど存在しない**ヒドロキシプロリン**と**ヒドロキシリシン**[*3]を含む（図4-2）．アミノ酸配列も特徴的で，Ⅰ型コラーゲンのCOL領域のアミノ酸配列は1つの例外もなくきわめて規則的で，3残基ごとに必ずグリシン残基（Gly）がある．すなわち，Gly-X-Yの繰り返しからなる．そして大部分のプロリン残基はXの位置に，ほとんどのヒドロキシプロリン残基はYの位置に存在する（図4-2）．α鎖のポリペプチド鎖は，1巻き3アミノ酸残基の左巻きらせんをつくっている（図4-3）．

この線維形成コラーゲンのα鎖の遺伝子は11種類存在する．α1（Ⅱ）鎖とα3（XI）鎖は同一遺伝子の産物であるが，翻訳後の修飾の違いにより異なった分子となる．このことから，α鎖としては12種類である．Ⅰ型コラーゲンを形成するヒトα1（Ⅰ）鎖の遺伝子は第17番染色体上，α2（Ⅰ）鎖の遺伝子は第7番染色体上と，異なる染色体上に遺伝子が存在している．以下，Ⅰ型コラーゲンを中心に，これら線維形成コラーゲンの化学と一般的性状ならびに生合成について紹介する．

2）Ⅰ型コラーゲン分子の構造

Ⅰ型コラーゲン分子は直径1.5 nm，長さ300 nmの棒状あるいは針金状（図4-3C）を呈している．この分子は2本のα1（Ⅰ）鎖と1本のα2（Ⅰ）鎖の3本のポリペプチド鎖が右巻きの三本鎖ヘリックス構造[*4]を形成している（図4-3D）．このヘリックス構造の形成には，3つ目ごとの残基が最大限に接近することが要求されるが，側鎖の小さいグリシン残基のみがこの位置をとりうる．遺伝子変異によりこのグリシンの代わりにほかのアミノ酸が挿入されたり，終止コドンが入り長さの短い鎖が合成されると，この三本鎖ヘリックス構造が不安定になり，組織内で容易に分解されてしまう．このようなⅠ型コラーゲン遺伝子の異常により，**骨形成不全症**を発症する．

3）コラーゲン分子の翻訳後修飾

コラーゲン分子を構成するα鎖は，一般的な分泌タンパク質の生合成と基本的に同じしくみによって小胞体上のリボソームで生合成される．その後，細胞外に分泌されてコラーゲン線維となるまでに，細胞内・外でいくつかの酵素の関与のもとでさまざまな修飾反応を受けるのが特徴である（図4-4）．

ポリソーム[*5]で合成されたα鎖は150 kDa[*6]ほどで，プレプロα鎖とよばれる．このプレプロα鎖は小胞体内に取り込まれたのち，N末端に存在する**シグナルペプチド**[*7]が切断・除去されプロα

ヒドロキシリシン[*3]
コラーゲン以外でヒドロキシプロリンを含むタンパク質にはエラスチンがある．ヒドロキシプロリンとヒドロキシリシンの両方を含むタンパク質には，ヒト補体第1成分のClqとアセチルコリンエステラーゼがある．

三本鎖ヘリックス構造[*4]
各α鎖は最初0.9 nmの周期で左巻きの小さなヘリックス構造をとり，この小ヘリックス構造のまま，さらに3本のα鎖が右巻きで10.4 nmのゆっくりした周期をもつ主ヘリックス構造をとる．スーパーヘリックスsuper helixまたはコイルドコイルcoiled coil構造ともよばれる（図4-3D，E）．

ポリソーム[*5]
ポリリボソームともいう．1本のmRNAに複数のリボソームが同時に結合してタンパク質合成が行われている状態．コラーゲンなどの分泌性タンパク質の合成は小胞体に結合したリボソーム上で行われる（図4-4）．この状態の小胞体を電子顕微鏡観察における形態から粗面小胞体という．

pGlu-Leu -Ser -Tyr-Gly -Tyr -Asp-Glu -Lys -Ser-Thr -Gly -Ile -Ser -Val -Pro -

1 Gly-Pro -Met -Gly-Pro -Ser -Gly-Pro -Arg -Gly-Leu -Hyp-Gly-Pro -Hyp-Gly-Ala -Hyp-
19 Gly-Pro -Gln -Gly-Phe -Gln -Gly-Pro -Hyp-Gly-Glu -Hyp-Gly-Glu -Hyp-Gly-Ala -Ser -
37 Gly-Pro -Met -Gly-Pro -Arg -Gly-Pro -Hyp-Gly-Pro -Hyp-Gly-Lys -Asn -Gly-Asp -Asp -
55 Gly-Glu -Ala -Gly-Lys -Pro -Gly-Arg -Hyp-Gly-Glu -Arg -Gly-Pro -Hyp-Gly-Pro -Gln -
73 Gly-Ala -Arg -Gly-Leu -Hyp-Gly-Thr -Ala -Gly-Leu -Hyp-Gly-Met -Hyl -Gly-His -Arg -
91 Gly-Phe -Ser -Gly-Leu -Asp -Gly-Ala -Lys -Gly-Asp -Ala -Gly-Pro -Ala -Gly-Pro -Lys -
109 Gly-Glu -Hyp-Gly-Ser -Hyp-Gly-Glu -Asn -Gly-Ala -Hyp-Gly-Gln -Met -Gly-Pro -Arg -
127 Gly-Leu -Hyp-Gly-Glu -Arg -Gly-Arg -Hyp-Gly-Ala -Hyp-Gly-Pro -Ala -Gly-Ala -Arg -
145 Gly-Asn -Asp -Gly-Ala -Thr -Gly-Ala -Ala -Gly-Pro -Hyp-Gly-Pro -Thr -Gly-Pro -Ala -
163 Gly-Pro -Hyp-Gly-Phe -Hyp-Gly-Ala -Val -Gly-Ala -Hyl -Gly-Glu -Gly -Gly-Pro -Gln -
181 Gly-Pro -Arg -Gly-Ser -Glu -Gly-Pro -Gln -Gly-Val -Arg -Gly-Glu -Hyp-Gly-Pro -Hyp-
198 Gly-Pro -Ala -Gly-Ala -Ala -Gly-Pro -Ala -Gly-Asn -Hyp-Gly-Ala -Asp -Gly-Glu -Hyp-
217 Gly-Ala -Hyp-Gly-Ala -Asn -Gly-Ala -Hyp-Gly-Ile -Ala -Gly-Ala -Hyp-Gly-Phe -Hyp-
235 Gly-Ala -Arg -Gly-Pro -Ser -Gly-Pro -Gln -Gly-Pro -Ser -Gly-Pro -Hyp-Gly-Pro -Lys -
253 Gly-Asn -Ser -Gly-Glu -Hyp-Gly-Ala -Hyp-Gly-Asn -Lys -Gly-Asp -Thr -Gly-Ala -Lys -
271 Gly-Glu -Hyp-Gly-Pro -Thr -Gly-Ile -Gln -Gly-Pro -Hyp-Gly-Pro -Ala -Gly-Glu -Glu -
289 Gly-Lys -Arg -Gly-Ala -Arg -Gly-Glu -Hyp-Gly-Pro -Ala -Gly-Leu -Hyp-Gly-Pro -Hyp-
307 Gly-Glu -Arg -Gly-Gly -Hyp-Gly-Ser -Arg -Gly-Phe -Hyp-Gly-Ala -Asp -Gly-Val -Ala -
325 Gly-Pro -Lys -Gly-Pro -Ala -Gly-Glu -Arg -Gly-Ala -Hyp-Gly-Pro -Ala -Gly-Pro -Hyp-
343 Gly-Ser -Hyp-Gly-Glu -Ala -Gly-Arg -Hyp-Gly-Glu -Ala -Gly-Leu -Hyp-Gly-Ala -Lys -
361 Gly-Leu -Thr -Gly-Ser -Hyp-Gly-Ser -Hyp-Gly-Pro -Asp -Gly-Lys -Thr -Gly-Pro -Hyp-
379 Gly-Pro -Ala -Gly-Gln -Asn -Gly-Arg -Hyp-Gly-Pro -Hyp-Gly-Pro -Hyp-Gly-Ala -Arg -
397 Gly-Gln -Ala -Gly-Val -Met -Gly-Phe -Hyp-Gly-Pro -Lys -Gly-Ala -Ala -Gly-Glu -Hyp-
415 Gly-Lys -Ala -Gly-Glu -Arg -Gly-Val -Hyp-Gly-Pro -Hyp-Gly-Ala -Val -Gly-Pro -Ala -
433 Gly-Lys -Asp -Gly-Glu -Ala -Gly-Ala -Gln -Gly-Pro -Hyp-Gly-Pro -Ala -Gly-Pro -Ala -
451 Gly-Glu -Arg -Gly-Glu -Gln -Gly-Pro -Ala -Gly-Ser -Hyp-Gly-Phe -Gln -Gly-Leu -Hyp-
469 Gly-Pro -Ala -Gly-Pro -Hyp-Gly-Glu -Ala -Gly-Lys -Hyp-Gly-Glu -Gln -Gly-Val -Hyp-
487 Gly-Asp -Leu -Gly-Ala -Hyp-Gly-Pro -Ser -Gly-Ala -Arg -Gly-Glu -Arg -Gly-Phe -Hyp-
505 Gly-Glu -Arg -Gly-Val -Glu -Gly-Pro -Hyp-Gly-Pro -Ala -Gly-Pro -Arg -Gly-Ala -Asn -
523 Gly-Ala -Hyp-Gly-Asn -Asp -Gly-Ala -Lys -Gly-Asp -Ala -Gly-Ala -Hyp-Gly-Ala -Hyp-
541 Gly-Ser -Gln -Gly-Ala -Hyp-Gly-Leu -Gln -Gly-Met -Hyp-Gly-Glu -Arg -Gly-Ala -Ala -
559 Gly-Leu -Hyp-Gly-Pro -Lys -Gly-Asp -Arg -Gly-Asp -Ala -Gly-Pro -Lys -Gly-Ala -Asp -
577 Gly-Ala -Pro -Gly-Lys -Asp -Gly-Val -Arg -Gly-Leu -Thr -Gly-Pro -Ile -Gly-Pro -Hyp-
595 Gly-Pro -Ala -Gly-Ala -Hyp-Gly-Asp -Lys -Gly-Glu -Ala -Gly-Pro -Ser -Gly-Pro -Ala -
613 Gly-Thr -Arg -Gly-Ala -Hyp-Gly-Asp -Arg -Gly-Glu -Hyp-Gly-Pro -Hyp-Gly-Pro -Ala -
631 Gly-Phe -Ala -Gly-Pro -Hyp-Gly-Ala -Asp -Gly-Gln -Hyp-Gly-Ala -Lys -Gly-Glu -Hyp-
649 Gly-Asp -Ala -Gly-Ala -Lys -Gly-Asp -Ala -Gly-Pro -Hyp-Gly-Pro -Ala -Gly-Pro -Ala -
667 Gly-Pro -Hyp-Gly-Pro -Ile -Gly-Asn -Val -Gly-Ala -Hyp-Gly-Pro -Hyl -Gly-Ala -Arg -
685 Gly-Ser -Ala -Gly-Pro -Hyp-Gly-Ala -Thr -Gly-Phe -Hyp-Gly-Ala -Ala -Gly-Arg -Val -
703 Gly-Pro -Hyp-Gly-Pro -Ser -Gly-Asn -Ala -Gly-Pro -Hyp-Gly-Pro -Hyp-Gly-Pro -Ala -
721 Gly-Lys -Glu -Gly-Ser -Lys -Gly-Pro -Arg -Gly-Glu -Thr -Gly-Pro -Ala -Gly-Arg -Hyp-
739 Gly-Glu -Val -Gly-Pro -Hyp-Gly-Pro -Hyp-Gly-Pro -Ala -Gly-Glu -Lys -Gly-Ala -Hyp-
757 Gly-Ala -Asp -Gly-Pro -Ala -Gly-Ala -Hyp-Gly-Thr -Pro -Gly-Pro -Gln -Gly ↓ Ile -Ala -
775 Gly-Gln -Arg -Gly-Val -Val -Gly-Leu -Hyp-Gly-Gln -Arg -Gly-Glu -Arg -Gly-Phe -Hyp-
793 Gly-Leu -Hyp-Gly-Pro -Ser -Gly-Glu -Hyp-Gly-Lys -Gln -Gly-Pro -Ser -Gly-Ala -Ser -
811 Gly-Glu -Arg -Gly-Pro -Hyp-Gly-Pro -Met -Gly-Pro -Hyp-Gly-Leu -Ala -Gly-Pro -Hyp-
829 Gly-Glu -Ser -Gly-Arg -Glu -Gly-Ala -Hyp-Gly-Ala -Glu -Gly-Ser -Hyp-Gly-Arg -Asp -
847 Gly-Ser -Hyp-Gly-Ala -Lys -Gly-Asp -Arg -Gly-Glu -Thr -Gly-Pro -Ala -Gly-Pro -Hyp-
865 Gly-Ala -Hyp-Gly-Ala -Hyp-Gly-Ala -Hyp-Gly-Pro -Val -Gly-Pro -Ala -Gly-Lys -Ser -
883 Gly-Asp -Arg -Gly-Glu -Thr -Gly-Pro -Ala -Gly-Pro -Ile -Gly-Pro -Val -Gly-Pro -Ala -
901 Gly-Ala -Arg -Gly-Pro -Ala -Gly-Pro -Gln -Gly-Pro -Arg -Gly-Asx -Hyl -Gly-Glx -Thr -
919 Gly-Glx -Glx -Gly-Asx -Arg -Gly-Ile -Hyl -Gly-His -Arg -Gly-Phe -Ser -Gly-Leu -Gln -
937 Gly-Pro -Hyp-Gly-Pro -Hyp-Gly-Ser -Hyp-Gly-Glu -Gln -Gly-Pro -Ser -Gly-Ala -Ser -
955 Gly-Pro -Ala -Gly-Pro -Arg -Gly-Pro -Hyp-Gly-Ser -Ala -Gly-Ser -Hyp-Gly-Lys -Asp -
973 Gly-Leu -Asn -Gly-Leu -Hyp-Gly-Pro -Ile -Gly-Hyp-Hyp-Gly-Pro -Arg -Gly-Arg -Thr -
991 Gly-Asp -Ala -Gly-Pro -Ala -Gly-Pro -Hyp-Gly-Pro -Hyp-Gly-Pro -Hyp-Gly-Pro -Hyp-
1009 Gly-Pro -Pro -

Ser-Gly -Gly -Tyr-Asp -Leu -Ser-Phe -Leu -Pro-Gln -Pro -Pro-Gln -Gln -Glx-Lys -Ala -
His-Asp -Gly -Gly-Arg -Tyr -Tyr

図 4-2　仔ウシ皮膚コラーゲンα１（Ⅰ）鎖のアミノ酸配列
三本鎖ヘリックス構造部分のアミノ酸配列はまったく例外なくアミノ酸３残基ごとにグリシン（Gly）残基の規則的な繰り返しからなっている．上，下に離して示してあるアミノ酸配列はN，C両末端の非ヘリックス構造部分を形成するペプチド鎖である．983番目のHypはα１（Ⅰ）鎖中唯一の3-ヒドロキシプロリン残基である．また，772番目のGlyと次のIleの間の矢印は間質コラゲナーゼによって切断される部位を示している．数字はアミノ酸残基数を示す．
pGlu：ピログルタミン酸（グルタミン酸のカルボキシ基とアミノ基が分子内縮合反応を起こしたアミノ酸）残基．

Da（ダルトン） *6
原子や分子の質量を表す単位で，^{12}C１原子の質量を12ダルトン（またはドルトン）daltonと定義する．したがって，１ダルトン（Da）は1.661×10^{-24} gとなる．数値としては分子量と同じであるが，分子量は１モルあたりの相対質量で無名数である．ダルトンを分子量として使用するのは正しくない．染色体，リボソーム，ミトコンドリアのような分子量の概念が不適当であるものの大きさを説明するのに有用である．

シグナルペプチド *7
分泌タンパク質，細胞膜タンパク質などはそのN末端に15～30のおもに疎水性のアミノ酸残基からなる特徴的な配列をもつ．この配列はタンパク質の小胞体膜内移行のシグナルとなるため，これをシグナルペプチドとよぶ．

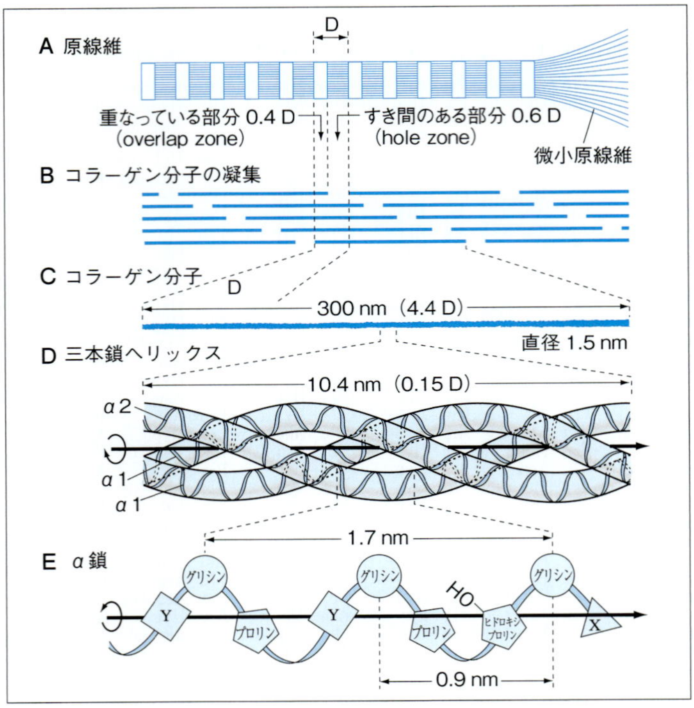

図 4-3　コラーゲンの原線維から α鎖まで
(Prockop, D.J. & Guzman, N.A., 1977[16] より改変)

鎖となる．引き続き，プロα鎖は小胞体内で，プロリン残基とリシン残基の水酸化を受ける．この水酸化反応には，**プロリル-4-ヒドロキシラーゼ** prolyl-4-hydroxylase，**プロリル-3-ヒドロキシラーゼ** prolyl-3-hydroxylaseおよび**リシルヒドロキシラーゼ** lysyl hydroxylaseという3つの水酸化酵素が関与する（図4-5）．プロリル-4-ヒドロキシラーゼは，グリシン残基の直前のプロリン残基のみを特異的に水酸化して，ヒドロキシプロリンの主体を占める4-ヒドロキシプロリン残基にする．これに対して，プロリル-3-ヒドロキシラーゼはきわめて限られた数の，しかも，グリシン残基の直後にくるプロリン残基を水酸化して，3-ヒドロキシプロリン残基を生成する．3-ヒドロキシプロリンは，Ⅳ型コラーゲンではα鎖あたり8個と最も多いが，α1（Ⅰ）鎖では1個だけである（図4-2）．

これらの水酸化反応には，補因子（コファクター）として**ビタミンC**（アスコルビン酸）と2価鉄（Fe^{2+}）が必要で，また，水酸化と共役して，α-ケトグルタル酸は脱炭酸されてコハク酸になる（図4-5）．ビタミンCの欠乏により，これらの水酸化酵素の活性が欠如すると安定な三本鎖へリックス構造を形成できず，コラーゲン線維の構造が弱くなり結合組織の成熟が阻害される．これが**壊血病** scurvyであり，その主症状は歯肉出血，皮下出血，創傷治癒不全である．

水酸化反応によって生じたヒドロキシリシン残基には，ガラクトースとグルコースが結合する．この反応にはガラクトシルトランスフェラーゼgalactosyltransferaseとグルコシルトランスフェラーゼglucosyltransferaseとよばれる2つの酵素が関与する．それぞれ，UDP-ガラクトースおよびUDP-グルコースが糖の供与体であり，いずれも補因子としてMn^{2+}を必要とする．さらにC末端プロペプチド中にあるアスパラギン残基にはマンノースとN-アセチルグルコサミンに富む糖鎖が結合する（図4-4）．

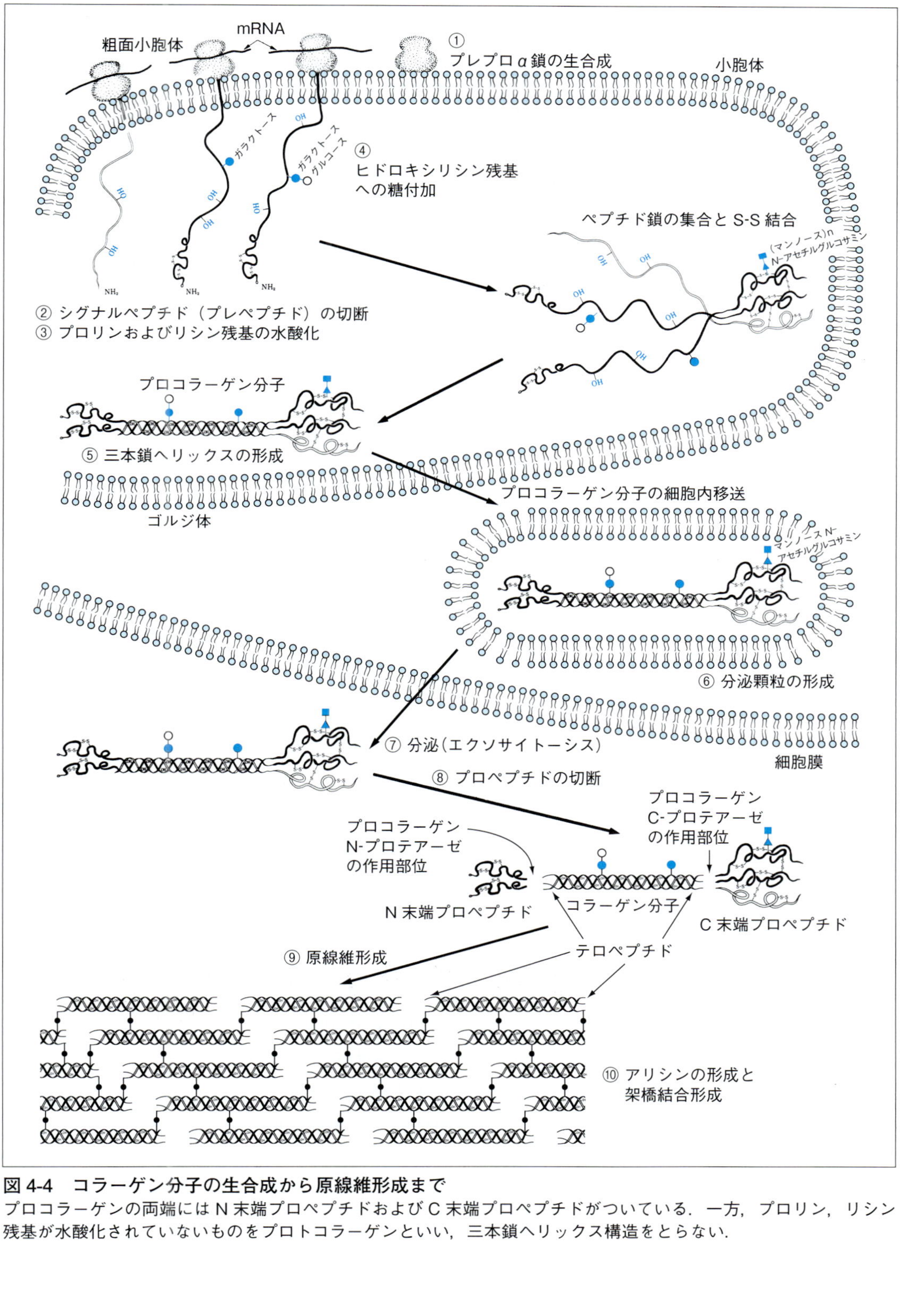

図 4-4　コラーゲン分子の生合成から原線維形成まで

プロコラーゲンの両端には N 末端プロペプチドおよび C 末端プロペプチドがついている．一方，プロリン，リシン残基が水酸化されていないものをプロトコラーゲンといい，三本鎖ヘリックス構造をとらない．

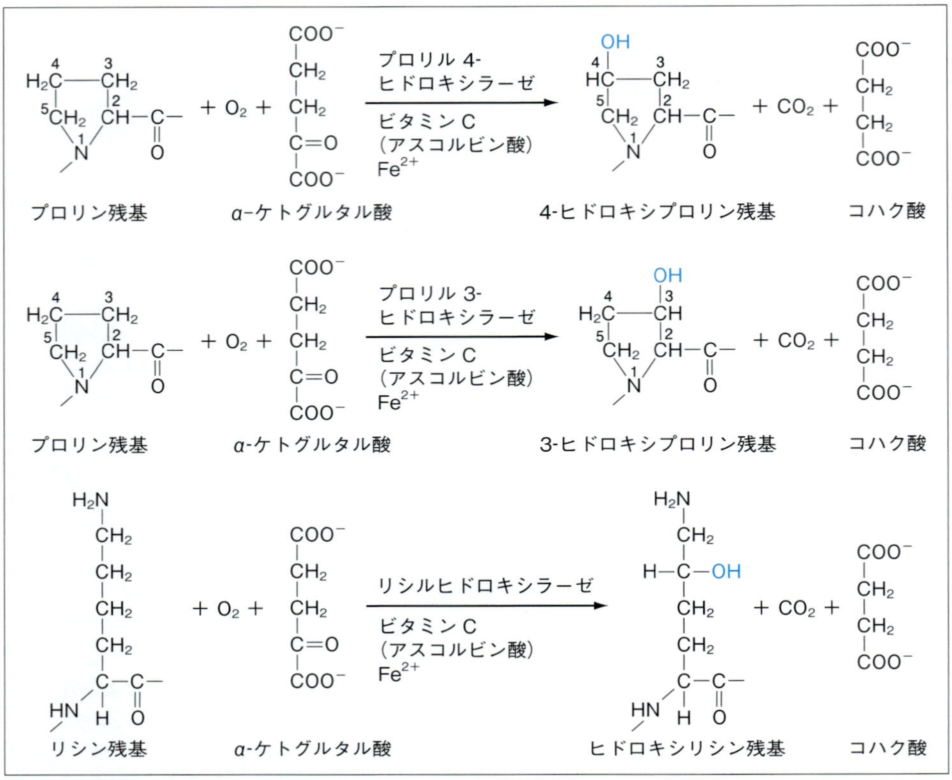

図 4-5　ペプチド鎖中のプロリン，リシン残基はビタミンC存在下でそれぞれヒドロキシプロリン残基とヒドロキシリシン残基になる

続いて，プロα鎖がコラーゲン特有の三本鎖ヘリックス構造を形成する．これをプロコラーゲンとよぶ．このとき，C末端にあるC末端プロペプチド鎖の間に生じるジスルフィド（S-S）結合が，3本のα鎖の相互位置関係を決定し，三本鎖ヘリックス構造を形成するきっかけになる．三本鎖ヘリックスはC末端から形成されるので，グリシン残基のほかのアミノ酸残基への変異がC末端に近いほど重症の骨形成不全症となる．三本鎖ヘリックス構造を形成したプロコラーゲン分子は，小胞体からゴルジ体由来の膜構造に囲まれた分泌顆粒に取り込まれ，細胞辺縁まで運ばれ，**エクソサイトーシス**[*8]によって細胞外に放出される（図4-4）．

プロα鎖にはNおよびC末端に10 nmおよび15 nmのプロペプチドがついており，N末端プロペプチドは**プロコラーゲンN-プロテアーゼ** procollagen N-protease，またC末端プロペプチドは**プロコラーゲンC-プロテアーゼ**procollagen C-protease，それぞれのプロテアーゼによって切断される（図4-4）．それゆえ，これらの酵素に異常があると未熟なコラーゲンが生じ，皮膚の脆弱性を主要症状とする**エーラス・ダンロスEhlers-Danlos症候群**（皮膚脆弱型）を発症する．プロコラーゲンN-プロテアーゼ活性はADAMTS-2, 3, 14（☞119ページ参照），プロコラーゲンC-プロテアーゼ

エクソサイトーシス[*8]
開口分泌．分泌顆粒の膜と細胞膜が融合して分泌顆粒の中身が細胞外に放出されること．

活性はBMP-1, mTLD, TLL-1*9が有し，これらの酵素は**フーリン** furin*10とよばれるプロテアーゼによるN末端の除去によって活性化される．N末端プロペプチドおよびC末端プロペプチドを除去されたコラーゲンを**トロポコラーゲン***11とよんでいる．

4）細胞外における線維形成

コラーゲン分子は細胞外でみずから会合し，コラーゲン線維となる．この線維形成に際し，コラーゲン分子は，隣同士約1/4ずつずれて並んでいる．スミスSmith J.W. は1つのコラーゲン分子を4.4 Dの長さの円柱とすると，各円柱がDずつずれ，5個の円柱で1周するような会合体を考え，これを微小原線維と名付けた．各列のなかでコラーゲン分子が頭と尾を接して並んでいるわけではなく，間に約40 nmの隙間がある（図4-3）．この隙間を**ホールゾーン**といい，とくに骨や歯の石灰化で重要な働きをしていると考えられている（☞第6章168ページ参照）．

5）コラーゲンの架橋結合

コラーゲン線維は，三本鎖ヘリックス内および三本鎖ヘリックス間に共有結合による架橋を形成し，さらに安定な構造となる．これにはまず，コラーゲン分子のリシン（またはヒドロキシリシン残基）のある特定のものが，**リシルオキシダーゼ** lysyl oxidaseの働きで酸化的脱アミノ反応を受け，アリシンallysine（またはヒドロキシアリシン hydroxy-allysine）とよばれるアルデヒドを生じる（図4-6）．このアリシンが，ほかのアリシンとの間で生じるアルドール縮合や，また，ほかのリシン残基との間で生じるシッフSchiff塩基形成を介して，コラーゲン分子内および分子間での共有結合による架橋を生じる（図4-6）．

これら生理的な架橋は，数種類知られコラーゲン線維の力学的性質に大きく寄与している．架橋の種類と含量は結合組織の生理状態や年齢によって異なっている．架橋の1つである**ピリジノリン**（図4-6）は，軟骨，骨，腱，象牙質に多い．また，ピリジノリンを構成する3つのヒドロキシリシン残基の1つがリシン残基に置換された**デオキシピリジノリン**（図4-6）は，存在量は少ないが，骨に特異的な架橋で，尿中のデオキシピリジノリン量は骨吸収のマーカーとして骨粗鬆症の診断に用いられている．

また，加齢などに伴う酸化反応や糖化により形成される非生理的架橋（**AGEs架橋**）*12が知られている．この架橋が増えると，骨ではコラーゲンの弾性が失われ硬く脆い骨となる．

BMP-1, mTLD, TLL-1*9
それぞれ bone morphogenetic protein 1（BMP-1），mammalian Tolloid（mTLD），Tolloid-like 1（TLL-1）の略で，いずれもメタロプロテアーゼの1つである．プロコラーゲンC-プロテアーゼ活性を有している．

フーリン*10
不活性型の酵素前駆体を切断し活性型の酵素に変換させるタンパク質分解酵素の1つ．ゴルジ体のトランス領域に存在する．プロコラーゲンN-プロテアーゼ活性とプロコラーゲンC-プロテアーゼ活性は，ゴルジネットワーク内で活性化されていると考えられる[8)]．

トロポコラーゲン*11
コラーゲン分子の両端部分は抗原性が高い．人工的にタンパク質分解酵素であるペプシン処理によってトロポコラーゲンの両端部分（テロペプチド）を分解・除去したコラーゲンをアテロコラーゲンとよんでいる．アテロコラーゲンは抗原性が低く医療用に用いられている（☞第13章335ページ参照）．

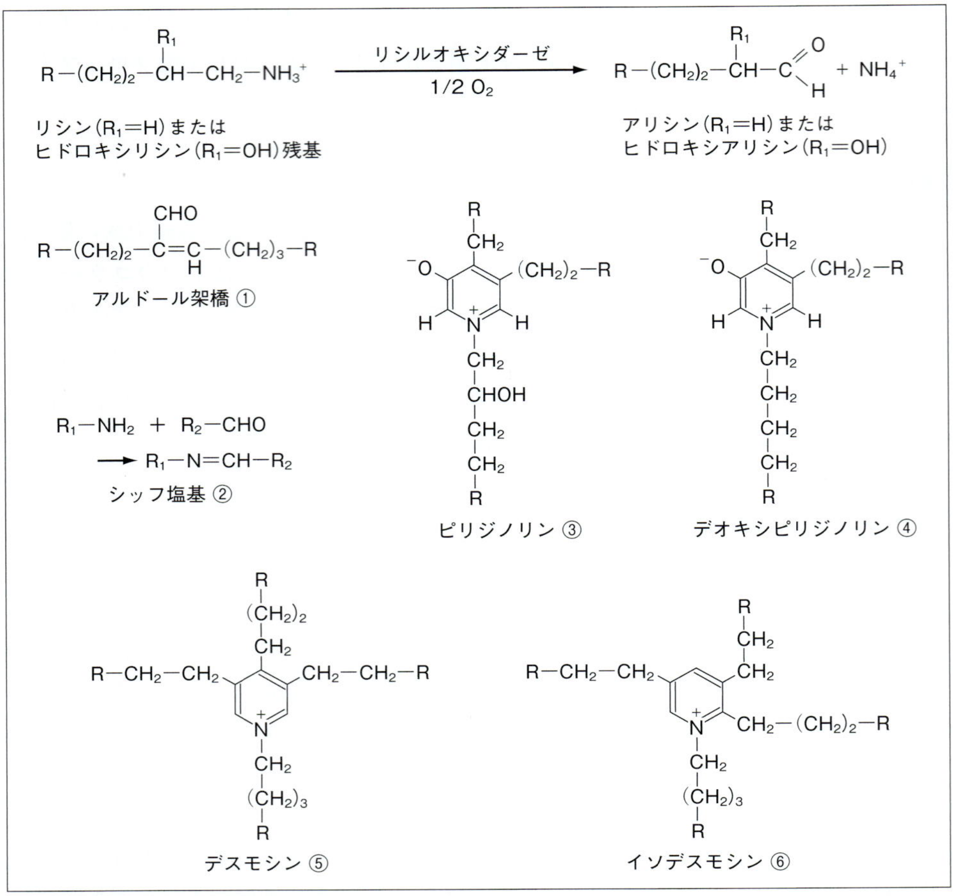

図 4-6 リシルオキシダーゼによるアリシン（またはヒドロキシアリシン）の生成とそれらをもととして形成されるコラーゲンおよびエラスチン架橋
コラーゲン架橋結合のうち，③と④は水素化ホウ素ナトリウム（$NaBH_4$）で還元されないので，非還元性架橋とよばれている．

6）コラーゲンの変性

コラーゲン溶液を加熱すると，ある温度でコラーゲン分子のヘリックス構造が壊れて，**ゼラチン** gelatin[*13]とよばれる不規則なランダムコイル状の構造に変化する（図4-7）．コラーゲンのこの構造変化は，特定の温度で突然起こるので，結晶の融解温度と同じように，ヘリックス構造がちょうど半分壊れる温度を**変性温度** melting temperature（Tm）とよんでいる．恒温動物のコラーゲン分子のTmは中性pHで40℃前後である．これに対し，コラーゲン分子が線維を形成すると，このTmが

AGEs架橋[*12]
ペントシジンなどの最終糖化産物AGEs (advanced glycation end products)が形成する架橋で，老化架橋ともよばれる．
ゼラチン[*13]
化粧品に使用されているコラーゲン，あるいは「飲むコラーゲン」などとよばれているものは，溶解度を増すために実際にはゼラチン状になっている．

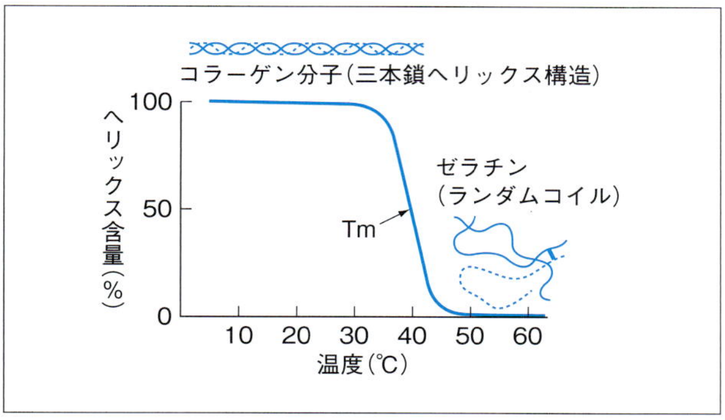

図 4-7　コラーゲンの熱変性による構造変化（ゼラチン化）
ゼラチン化すると種々のプロテアーゼで分解されやすくなる．

高くなり，55〜60℃以上となる．われわれの身体にあるコラーゲンの大部分は線維を形成しているので，40℃近い高熱や40℃以上の風呂に入っても熱変性してゼラチンになってしまうことはない．

3 基底膜を形成するコラーゲン

Ⅳ型コラーゲンは基底膜の主要構成成分で，ラミニン（☞112ページ参照），**エンタクチン（ニドゲン）**，パールカン（プロテオグリカンの一種，☞110ページ参照）と相互作用して基底膜の網目構造を形成している（**図4-8**）．Ⅳ型コラーゲンは6つのα鎖からなる．α1（Ⅳ）鎖とα2（Ⅳ）鎖の遺伝子は第12染色体上に，α3（Ⅳ）鎖とα4（Ⅳ）鎖の遺伝子は第2染色体上に，そしてα5（Ⅳ）鎖とα6（Ⅳ）鎖の遺伝子はX染色体上に存在する．対をなす遺伝子は二本鎖DNA上に反対向きに並んでおり，その発現は二方向性のプロモーターによって調節されている．Ⅳ型コラーゲン分子の分子形態としては［α1(Ⅳ)］$_2$α2（Ⅳ）が主体で，どこの基底膜にも存在するが，その他の分子形態は発生段階のある時期の基底膜に一過性に発現する．Ⅳ型コラーゲンは3つの領域，すなわち，N末端にある高システイン含有（7S[*14]）領域，中央部にあるCOL領域およびC末端にあるNC領域（NC1）からなっている（**図4-1参照**）．基底膜のⅣ型コラーゲンが形成する網目構造は，腎糸球体の濾過作用で重要な役割を果たしている．また，がん細胞は，原発巣から遠隔臓器へ転移する場合，脈管への浸入および脈管からの浸出に際し，Ⅳ型コラーゲンをマトリックスメタロプロテアーゼ（MMP）[*15]（☞119ページ参照）で分解する．

4 ファシットコラーゲン

線維を形成しないコラーゲンも存在する．**ファシット（FACIT）コラーゲン**[*16]は，比較的短いコラーゲンで，線維性コラーゲンの表面に会合して，原線維の成長を制御したり，ほかのECM分子と

S[*14]
スベドベリ Svedberg単位，すなわち，沈降係数のこと．高分子は遠心力場の中で沈降する．単位の遠心力場における沈降速度を沈降係数という．生体高分子の大きさを表すために用いられる．タンパク質の沈降係数は1〜200Sの範囲に入る．
マトリックスメタロプロテアーゼ（MMP）[*15]
細胞外マトリックスを分解する酵素の総称．活性中心に亜鉛イオン（Zn^{2+}）が含まれるのでメタロ（金属）プロテアーゼに分類される．

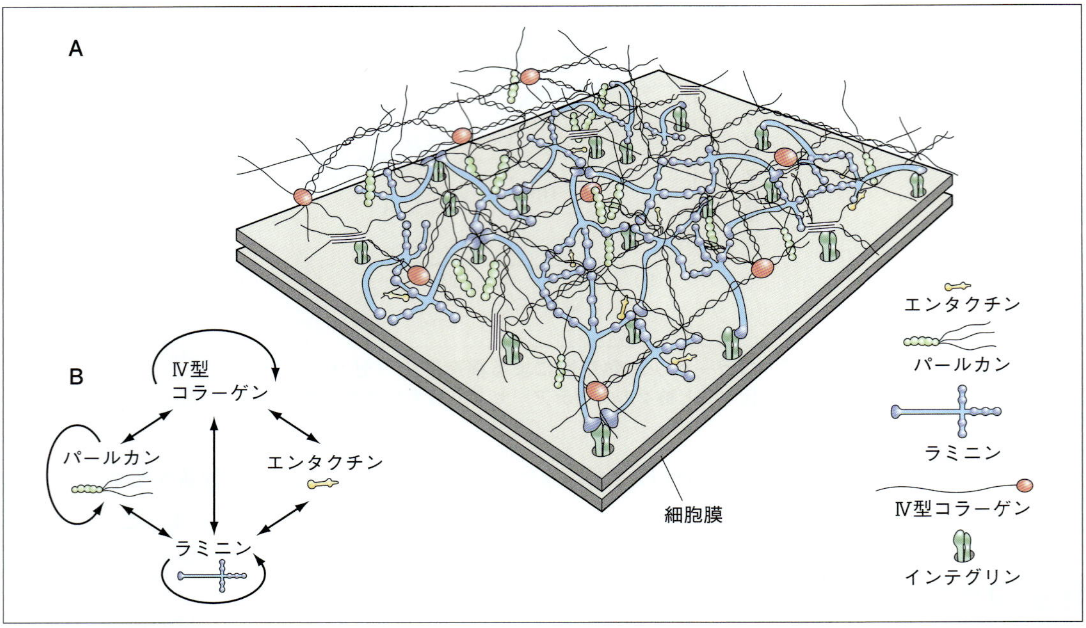

図 4-8　基底膜の分子構造モデル
A：基底膜ではⅣ型コラーゲンの網目構造と細胞接着タンパク質のラミニンの網目構造が結合しており，さらに，パールカン（ヘパラン硫酸プロテオグリカン），およびエンタクチン（ニドゲン）によって補強されている．ラミニンはインテグリンを介して上皮細胞（下側）と結合している．
B：基底膜構成分子の相互作用．矢印は直接結合できる分子間の関係を示す．
（Colognato, H. & Yurchenco, P.D., 2000[17]，213～234 をもとに作図）

相互作用している（**表4-2，図4-1参照**）．このグループには９つ（Ⅸ，Ⅻ，ⅩⅣ，ⅩⅥ，ⅩⅨ，ⅩⅩ，ⅩⅩⅠ，ⅩⅩⅡおよびⅩⅩⅥ）の型のコラーゲンが属する．ファシットコラーゲンは，NC領域の介在によってCOL領域が２つから３つ，あるいはそれ以上の比較的短い領域に分断されている．Ⅸ型コラーゲンではC末端から３つ目にあるNC3領域のセリン残基にグリコサミノグリカン鎖が結合しており，プロテオグリカンの一種でもある．軟骨において，Ⅸ型コラーゲンはⅡ型コラーゲンの表面に結合している．

5　その他のコラーゲン

短鎖コラーゲン，**マルチプレキシン**（MULTIPLEXIN）*17，**マシット**（MACIT）**コラーゲン***18の各グループおよびどのグループにも属さないⅥ型，Ⅶ型およびⅩⅩⅥ型コラーゲンがある（**表4-2，図4-1参照**）．

ファシット（FACIT）*16
Fibril Associated Collagens with Interrupted Triple helicesの略で，多くの短いCOL領域をもち，ほかの型のコラーゲン線維に付随しているコラーゲンの意味．

マルチプレキシン（MULTIPLEXIN）*17
protein with MULTIPLE triple-heliX domains and INterruptionsの略で，多くのCOL領域がNC領域によって分断された構造のタンパク質という意味である．

マシット（MACIT）*18
Membrane-Associated Collagens with Interrupted Triple helicesの略で，NC領域で分断されたCOL領域をもち，膜貫通領域を有し細胞膜を貫通しているコラーゲンの意味である．

短鎖コラーゲンに属するX型コラーゲンは，軟骨内骨化の際に出現する肥大軟骨細胞においてのみ発現し，軟骨細胞の肥大化と相関し急激に発現が開始する．その調節は転写レベルで行われる．マルチプレキシンに属するXV型，XVIII型コラーゲンには，それぞれコンドロイチン硫酸，ヘパラン硫酸といったグリコサミノグリカン鎖（☞103ページ参照）が結合している．また，XV型およびXVIII型コラーゲンのC末端部分は切断され，**エンドスタチン**として組織，血流中に存在する．このエンドスタチンには血管新生の制御作用があり，がん抑制分子としても知られている（☞第2章55ページ参照）．マシットコラーゲンのXVII型コラーゲンは，上皮組織と基質の接着装置であるヘミデスモソーム（半接着斑）の主要構成成分の1つである．マシットコラーゲンは，膜貫通型でC末端側が細胞外に向かっており，細胞接着などに関与している．VI型コラーゲンは四量体を形成し，短いコラーゲン鎖が数珠つなぎになったビーズ状ミクロフィブリルを形成し，細胞，神経，血管やコラーゲン細線維の近傍に存在する．VII型コラーゲンは，重層扁平上皮が産生するアンカリングフィブリルの主成分で，コラーゲンファミリー中で一番長い分子である．

6 コラーゲン遺伝子の異常による疾患

I型コラーゲンは皮膚などの主要成分であり，III型コラーゲンは血管壁の主要成分である．これらのコラーゲンの合成過程の異常，またはこれらの成分とともに細胞外マトリックスを構成する成分の異常も種々の型のエーラス・ダンロス症候群を発症する．I型コラーゲン遺伝子の異常により骨形成不全症を発症する．象牙質の主要な有機成分もI型コラーゲンであるので，骨形成不全症においてしばしば象牙質形成不全を伴う．

アルポートAlport症候群は，慢性腎炎，難聴，眼合併症を呈する症候群で，IV型コラーゲンα3（IV）鎖，α4（IV）鎖もしくはα5（IV）鎖の遺伝子変異によって発症する．

VI型コラーゲン遺伝子の異常により，筋障害を示す**ベスレムミオパチー** Bethlem myopathyや重症の**ウルリッヒUllrich病**を発症する．

VII型コラーゲン遺伝子の異常により表皮と真皮の結合が弱くなり，**栄養障害型表皮水疱症**[*19]を発症する．XVII型コラーゲンの遺伝子異常は**接合部型表皮水疱症**を発症する〔常染色体潜性（劣性）[*20]遺伝〕．一方，XVII型コラーゲンに対する自己抗体の生成により，このコラーゲンの機能が阻害され自己免疫疾患の1つである**水疱性類天疱瘡**を発症する．

表皮水疱症[*19]
表皮（皮膚の上皮）と基底膜，真皮の結合は皮膚の維持に重要である．これらの結合に関与するVII型，XVII型コラーゲンなどの異常はこの結合を弱め表皮水疱症を発症する．図4-13および（http://www.derm-hokudai.jp/textbook03/index.html）参照．

潜性（劣性），顕性（優性）[*20]
2017年9月に日本遺伝学会により示された遺伝学用語改訂の案を受け，本書では劣性→潜性ならびに優性→顕性への変更を採用することとした．

Ⅱ エラスチン

1 エラスチンの構造と機能

エラスチン elastin は無脊椎動物には存在しないが，円口類を除いたすべての脊椎動物に存在する．エラスチンはほとんどすべての結合組織において，多くの細胞種によって合成・分泌され，コラーゲンおよびプロテオグリカンとともに存在する線維性タンパク質である．弾性線維とよばれ，伸び縮みする組織の弾性を担っている．物質の弾性を示す指標の１つであるヤング率[*21]の測定値では，エラスチン線維は800 kPa とコラーゲン線維の約1/1,000で，エラスチンは伸びやすい線維であることがわかる．エラスチンとコラーゲンの存在量の比によって，組織の力学的性質が変わる．エラスチンは，血管壁，とくに大動脈の中膜や靱帯における含有量は多く，皮膚や腱にはそれほど含まれていない．

エラスチンはアミノ酸組成が特徴的である．コラーゲンと同じようにグリシンが30％を占め，プロリンも多い．しかし，コラーゲンと異なり，ヒドロキシプロリンは少なく，ヒドロキシリシンはない．非極性（疎水性）のアミノ酸のアラニン，バリン，ロイシン，イソロイシンを多く含み，極性（親水性）のアミノ酸はきわめて少なく，メチオニン，システインは含まれていない．

2 トロポエラスチン

トロポエラスチン tropoelastin は，細胞によって合成された可溶性の単量体であり，架橋によって不溶性のエラスチン線維となる．ヒトのトロポエラスチンは757アミノ酸残基からなるが，かなり高頻度に**選択的スプライシング**（☞第１章４ページ参照）が起こるため，少しずつ大きさの異なるトロポエラスチンが産生され，65～70 kDa となる．トロポエラスチンの分子中には，バリン，グリシン，プロリンに富むβ-スパイラルまたはランダムコイルの疎水性領域と，アラニンに富み２～３個のリシン残基を含む架橋領域が14～16回反復している．このランダムコイル構造が，このタンパク質の伸展性と弾力性に寄与している．

3 エラスチン線維

エラスチン線維は，コラーゲンと同じように架橋結合を多く含む．**デスモシン** desmosine や**イソデスモシン** isodesmosine は，４つのリシン残基の側鎖から形成され，トロポエラスチンが複数個連結された形となり，特徴的な網目状構造の形成に重要である．この架橋の前駆体であるアリシンは，エラスチン中のリシン側鎖が，コラーゲンの場合と同じ機序により銅イオンを必要とするリシルオキシターゼによる酸化的脱アミノを受け形成される（図4-6参照）．架橋されると不溶性となり，きわめて安定なエラスチン線維となる．

ヤング率[*21]
弾性率の一種，伸び弾性率ともよばれ，$Y = l_0/\Delta l \cdot F/A$（Pa,パスカル）で表される．$\Delta l$：力が加わっていないときの長さ$l_0$から伸長した長さ．F：加えられた力（N）．A：断面積（m^2）．

4 エラスチン結合性ミクロフィブリル

エラスチン結合性ミクロフィブリル elastin-associated microfibrilは，エラスチンと結合する径10～14 nmの微小原線維であり，弾性線維を形成する成分の1つである．電子顕微鏡では無構造なエラスチン線維を取り囲むように観察される．エラスチン線維の形成において，このミクロフィブリルを足場にしてトロポエラスチンが沈着し，不溶性エラスチンへと成熟していく．ミクロフィブリルの主要成分は糖タンパク質である**フィブリリン** fibrilin（FBN）で，ヒトではFBN1～3が知られ，FBN1とFBN2はおよそ350 kDaでアミノ酸配列の相同性は約80%である．FBN1は間葉系細胞で広範に産生され，FBN2は骨芽細胞や軟骨細胞での発現が高い．FBNの構造は多数のシステインに富む配列とEGF[*22]様配列の反復からなる．両FBNともN結合糖鎖の結合部位を有し糖鎖が付加されている．また，RGD配列（☞116ページ参照）を有し，細胞のインテグリン$\alpha_V\beta_3$（☞116ページ参照）とも結合しうる．

*FBN1*遺伝子はヒト染色体15q21に存在し，その遺伝子変異により常染色体顕性（優性）[*20]遺伝で**マルファン** Marfan **症候群**[*23]を発症する．この疾患は骨格異常，眼症状，心血管系異常を3主徴とする．*FBN2*遺伝子はヒト染色体5q23-24に存在し，その遺伝子変異によりマルファン症候群と似た**先天性拘縮性クモ状指** congenital contractural arachnodactylyを発症する．LTBP[*24]はFBNと似た分子構造を有する糖タンパク質である．弾性線維と共局在するLTBPはFBNと結合してTGF-β[*25]の局所における活性調節にも関与している．

Ⅲ プロテオグリカンとグリコサミノグリカン

1 プロテオグリカンとグリコサミノグリカンの構造

プロテオグリカン proteoglycanは，コアタンパク質 core proteinとよばれる骨格の役割を果たす1本のポリペプチド鎖に，1本から100本以上に至る**グリコサミノグリカン** glycosaminoglycan（**GAG**）鎖が共有結合している高分子である．一般に，タンパク質に少量の糖が結合しているものを糖タンパク質[*26]とよび，多量のGAG鎖が付加されるものをプロテオグリカンとよぶ．

グリコサミノグリカン（GAG）は，二糖の単位が40～100回繰り返される直鎖状の多糖である．

EGF[*22]
上皮増殖因子 epidermal growth factorの略．EGFに似た構造がしばしばECM構成分子に存在する．分子間相互作用に重要と考えられている．

マルファン症候群[*23]
手足の指趾が長くなるほか，背が高く，四肢が長くて細いなど，骨，関節の異常および解離性大動脈瘤などの血管障害を伴う．原因は常染色体顕性（優性）遺伝で，かなり高頻度（1/10,000）に発症する．口腔内では，高口蓋が高頻度にみられ，口蓋裂を伴うこともある．歯根長が長く，下顎前突がみられる．

LTBP[*24]
latent TFG-β binding proteinの略．TGF-β[*25]と結合する．

TGF-β[*25]
トランスフォーミング増殖因子transforming growth factor-βの略．細胞増殖因子の1つ．

二糖のうちの1つはつねにアミノ糖であるヘキソサミン（グルコサミンもしくはガラクトサミン）で，ほとんどN-アセチル化されている．もう1つは窒素を含まないウロン酸で，グルクロン酸（GlcUA）あるいはイズロン酸（IdUA）のいずれかである．ただし，ケラタン硫酸のみは，ウロン酸の代わりに硫酸化されたガラクトースを含む．GAGはカルボキシ基や硫酸基をもつために，強い負電荷を帯びており，大量の水分子や陽イオンを結合する．各種GAGの基本的な繰り返し構造を表4-3に示した．ヒアルロン酸以外のGAGはコアタンパク質と結合してプロテオグリカンとして存在する．

2 グリコサミノグリカンの種類

コンドロイチン硫酸は，体内で最も豊富なGAGで，プロテオグリカンとして広く硬・軟両結合組織に存在している．グルクロン酸と N-アセチルガラクトサミン（GalNAc）の2つの糖が反復する糖鎖で，GalNAc の4位に硫酸がついたコンドロイチン4硫酸（コンドロイチン硫酸A），6位に硫酸がついたコンドロイチン6硫酸（コンドロイチン硫酸C）が主体である．

ケラタン硫酸は，硫酸化されたガラクトースとN-アセチルグルコサミン（GlcNAc）が交互に結合し，シアル酸やフコースを構成成分として含み，プロテオグリカンの糖鎖として存在する．角膜のケラタン硫酸はケラタン硫酸Ⅰ（KSⅠ）とよばれ，コアタンパク質のアスパラギン残基に結合しているものが主であるのに対し，成熟した軟骨や椎間板のそれはケラタン硫酸Ⅱ（KSⅡ）と区別され，コアタンパク質のセリンまたはトレオニン残基に結合しているものが主である（図4-9）．

ケラタン硫酸以外のGAG鎖はコアタンパク質のセリン残基の側鎖にキシロースとガラクトースからなる連結部多糖（Gal-Gal-Xyl）が付加したのち結合する（図4-9）．これらGAG鎖はゴルジにおいてグリコシル基転移酵素によって付加され，細胞内でプロテオグリカンが合成される．ケラタン硫酸の場合は，糖タンパク質*26と同様にN-グリコシド結合もしくはO-グリコシド結合によってコアタンパク質に結合する．

ヒアルロン酸（ヒアルロナン）は，グルクロン酸とN-アセチルグルコサミン（GlcNAc）が交互に結合した分子量数百万の高分子多糖である．ほとんどの結合組織や関節液（滑液）中に存在する．ほかのGAGと異なりプロテオグリカンのコアタンパク質とは結合しない．ほかのGAGは細胞内で合成され細胞外へ分泌されるが，ヒアルロン酸は細胞膜上の複合酵素系によって細胞表面で合成され，細胞外のプロテオグリカンと巨大な複合体をつくり存在する．巨大分子として多量の水分子を結合する作用と，関節などにおける潤滑作用がある．ヒアルロン酸の関節内注射は膝関節などの関節炎の治療に用いられている．

コンドロイチンはウシの眼の角膜，スルメイカの皮など存在部位は限られている．コンドロイチン硫酸との代謝的関係は知られていない．

糖タンパク質*26
糖タンパク質におけるタンパク質への糖鎖の結合は，タンパク質のセリンもしくはスレオニン残基の水酸基と結合するO-グリコシド結合型糖鎖とタンパク質のアスパラギン残基の側鎖の窒素原子(N)に結合するN-グリコシド結合型糖鎖があり，いずれも最初の2つの糖鎖はGalNAcが多い．N-グリコシド結合型糖鎖が結合するタンパク質のアミノ酸配列はAsn-X-Ser/Thr（Xは任意のアミノ酸残基）である．図4-9参照．

表 4-3　ヒト組織中のグリコサミノグリカンの構造と分布

種　類	組　成	化学構造式（繰り返し単位）
ヒアルロン酸	グルクロン酸，N-アセチルグルコサミン	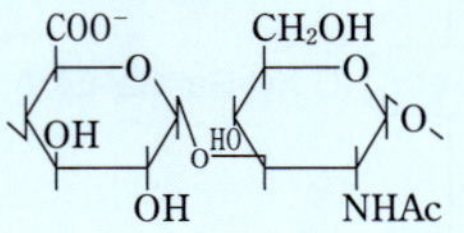
コンドロイチン	グルクロン酸，N-アセチルガラクトサミン	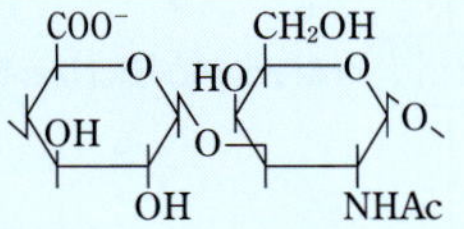
コンドロイチン 4-硫酸（コンドロイチン硫酸 A）	グルクロン酸，N-アセチルガラクトサミン（4-硫酸）	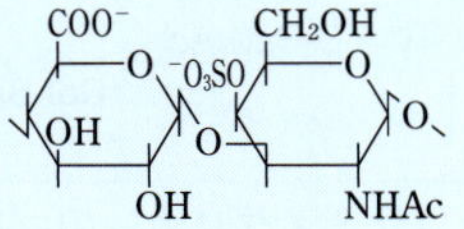
コンドロイチン 6-硫酸（コンドロイチン硫酸 C）	グルクロン酸，N-アセチルガラクトサミン（6-硫酸）	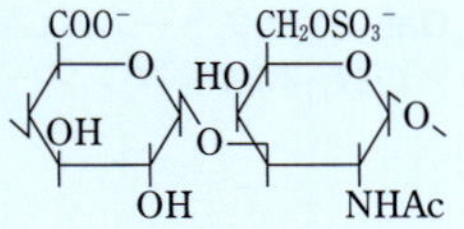
ケラタン硫酸	ガラクトース（6-硫酸），N-アセチルグルコサミン（6-硫酸）	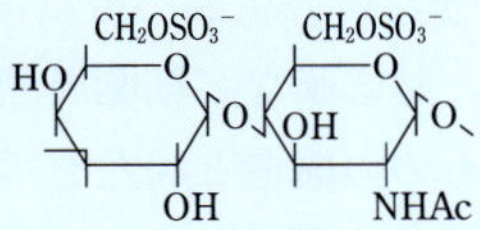
デルマタン硫酸（コンドロイチン硫酸 B）	グルクロン酸，イズロン酸，N-アセチルガラクトサミン（4-硫酸）	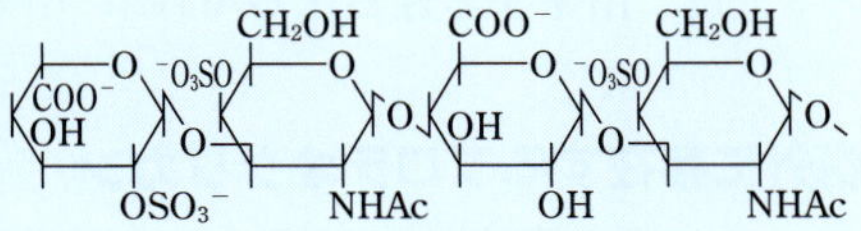
ヘパラン硫酸	グルクロン酸，イズロン酸（2-硫酸），グルコサミン（N-硫酸），N-アセチルグルコサミン〔6（または 3）-硫酸〕	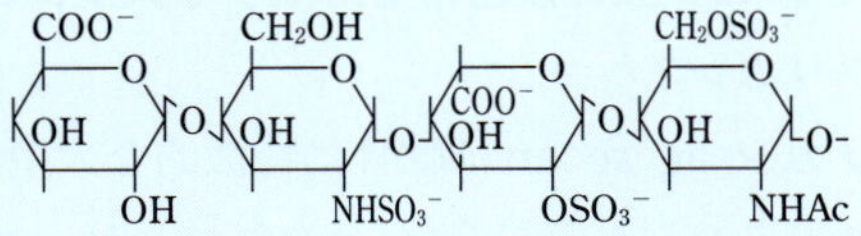
ヘパリン	イズロン酸（2-硫酸），グルクロン酸，グルコサミン〔6（または 3）-硫酸，N-硫酸〕	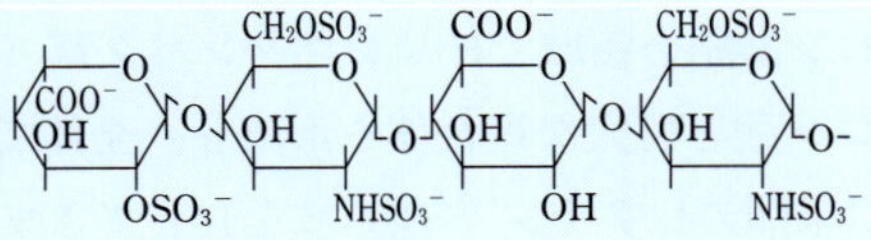

組成の項の括弧内は硫酸基の位置を示す．ただし，これらの位置がすべて硫酸エステルになっているわけではない．
Ac ＝ $-CH_3CO$（アセチル基）

ヘパリンは，マスト細胞（肥満細胞）が産生し，肝臓などに存在するやや特殊なGAGである．ヘパリンはアンチトロンビンⅢと結合して種々の血液凝固因子活性の阻害作用を促進し，抗血液凝固作用を示す．一方，**ヘパラン硫酸**はすべての細胞で産生され，コアタンパク質と結合しプロテオグリカンとして存在する．

3　プロテオグリカンの局在と種類

現在まで，コアタンパク質の違いによって40種以上のプロテオグリカンが同定され命名されてい

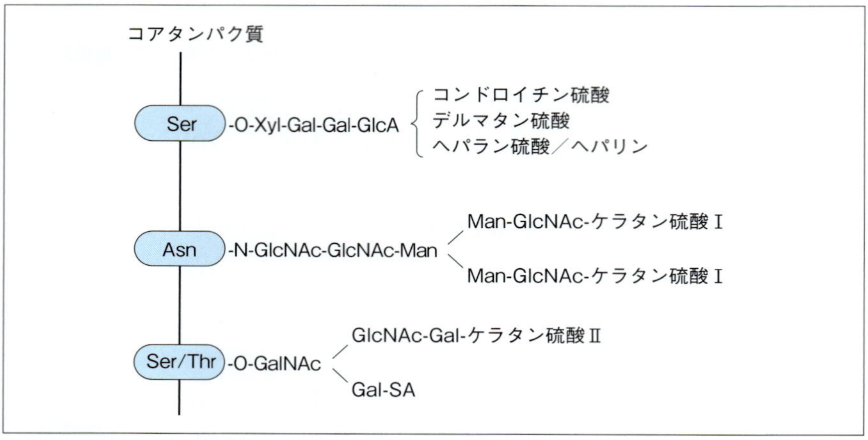

図 4-9　各種グリコサミノグリカンのプロテオグリカンコアタンパク質との結合様式
Xyl：キシロース，Gal：ガラクトース，GlcA：グルクロン酸，GalNAc：N- アセチルガラクトサミン，SA：シアル酸，Man：マンノース

る．皮膚，骨，靱帯のような結合組織に豊富に分布する．局在によって，細胞外に存在するもの，細胞表面に存在するもの，基底膜など細胞周囲に存在するもの，細胞内に存在するものの4つに大別される．以下，おもなものの構造と局在を示す（図4-10）．プロテオグリカンそれぞれの性質は，コアタンパク質に由来する性質とGAG鎖に由来する性質とに分けることができる．

1）細胞外に存在するプロテオグリカン

（1）ヒアルロン酸と複合体を形成する大型プロテオグリカン

a．アグリカン

アグリカン aggrecanは軟骨に特徴的な大型のプロテオグリカンで，軟骨乾燥重量の約50%を占める．コアタンパク質のGAG結合領域には，コンドロイチン硫酸が100本以上結合する．N末端のヒアルロン酸結合領域ではリンクタンパク質（**リンクプロテイン**）との非共有結合を介して1本のヒアルロン酸と巨大な複合体を形成し，全体では200 MDa（M：メガ，10^6）を超える（図4-10）．また，C末端のレクチン[*27]様領域を介してさまざまな分子の糖鎖と結合する．アグリカンは，軟骨において水和したゲルとして力学的な性質にも大きく寄与している．

b．バーシカン

バーシカン versicanは，アグリカンと同じ大型のプロテオグリカンで，コンドロイチン硫酸が結合している．間葉組織 mesenchymeから最初に分離されたプロテオグリカンでPG-Mともよばれる．コアタンパク質は選択的スプライシングにより4種類（V_0，V_1，V_2，V_3）存在し，そのN末端ではヒアルロン酸と複合体を形成している．バーシカンは結合組織の細胞が産生する．さまざまな組織の形態形成や分化に際し，その前後で一過性に発現する．しかし，成熟した血管平滑筋層では

レクチン[*27]
糖鎖と結合するタンパク質もしくは糖タンパク質をレクチンとよんでいる．

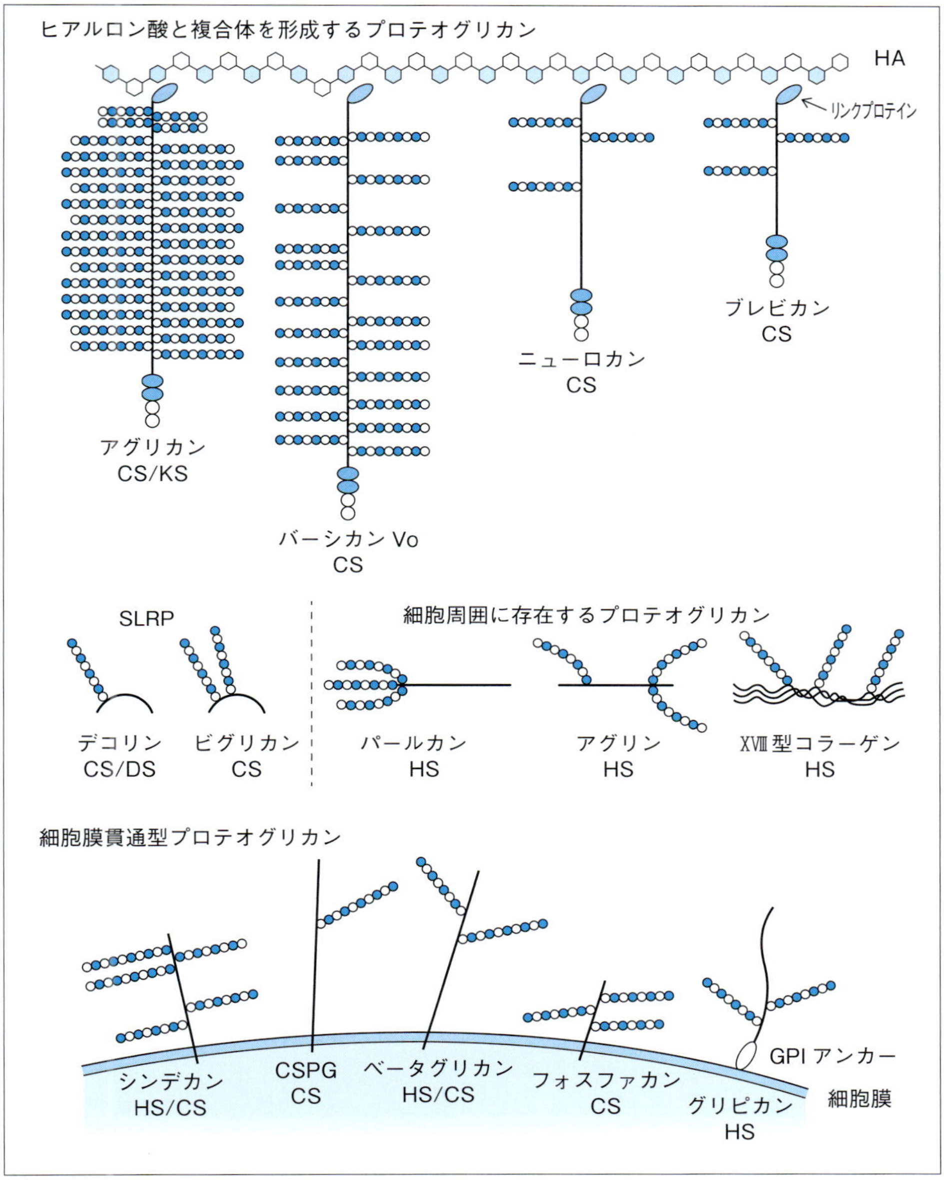

図 4-10　各種プロテオグリカンの構造

主要なグリコサミノグリカン鎖を示した．○●はグリコサミノグリカン鎖の2つの糖の繰り返しを表す．

CS：コンドロイチン硫酸，KS：ケラタン硫酸，HS：ヘパラン硫酸，DS：デルマタン硫酸，HA：ヒアルロン酸．SLRP：スモールロイシンリッチプロテオグリカン

（Theocharis, A.D. et al., 2016[7] より改変）

恒常的に発現している．バーシカンは，フィブロネクチン，Ⅰ型，Ⅱ型，Ⅲ型およびⅤ型コラーゲン，テネイシンと強く結合する．また，フィブロネクチンをはじめ種々の細胞接着タンパク質の細胞への接着を抑制する．コンドロイチン硫酸鎖のみでは，この作用はなく，糖鎖がコアタンパク質

に結合していることが不可欠である．

c．ニューロカンとブレビカン

ニューロカンneurocanとブレビカンbrevicanは，いずれもヒアルロン酸と複合体を形成しコアタンパク質にコンドロイチン硫酸鎖が結合したプロテオグリカンである．ブレビカンは中枢神経系に存在し，神経系の損傷と修復などに関与している．

(2) スモールロイシンリッチプロテオグリカン

スモールロイシンリッチプロテオグリカン small leucine-rich proteoglycan (**SLRP**) は，36～42 kDaと比較的小型のコアタンパク質を有し，そのコアタンパク質は，いずれもN末端およびC末端にシステイン残基をもち，中央部はロイシンに富んだ繰り返し配列（ロイシンリッチリピート）を有する．これまで18種知られており，おもなものは以下のとおりである．

a．デコリン

デコリン decorinは，36 kDaのコアタンパク質に1本のコンドロイチン硫酸鎖もしくはデルマタン硫酸鎖をもち，コアタンパク質が直接Ⅰ型，Ⅱ型およびⅥ型のコラーゲンと結合する．これらのGAG鎖が，隣のGAG鎖と結び合って，隣接するコラーゲン線維を互いに結びつけるとともに，一定の隔たりを保つように作用している．実際に，コラーゲン線維が密な組織では，GAG鎖は短く，逆に疎な組織では鎖が長い．デコリンはTGF-βなどと結合し，細胞増殖を制御する．骨，軟骨，腱，皮膚，角膜などに多く存在している．皮膚や角膜のコラーゲン線維には，そのD周期に一致してデコリンなどのプロテオグリカンが線維の周囲を取り巻くように存在している（☞第6章169ページ参照）．デコリン欠失マウスでは，コラーゲン線維が異常となり脆弱な皮膚となる．また，デコリン遺伝子の異常により，角膜のコラーゲン線維が異常となり角膜ジストロフィーを発症する．

b．ビグリカン（バイグリカン）

ビグリカン biglycanはデコリンとよく似た38 kDaのコアタンパク質に2本のGAG鎖をもつ．内皮，軟骨，骨芽，平滑筋細胞などの細胞が産生する．デコリンと同様にTGF-βと結合する．骨形成に重要な機能を果たしている． また，ビグリカンはデコリンと異なりVEGFと結合し血管新生を促進する．

c．ルミカン

ルミカン lumicanはケラタン硫酸を結合したプロテオグリカンで，さまざまな組織に分布するが，間葉組織およびがんの間質に多く存在する．ルミカンは角膜においてコラーゲン線維の線維間に存在し，角膜の透明性の維持にかかわることが知られる．乳がんや前立腺がんなどの間質においてルミカンは著しく増加しており，がん細胞の増殖や浸潤に関与している．また，ケモカインを介した好中球遊走を促進し，炎症にもかかわる．ルミカンはビグリカンと同様にTLR 4やTGF-βと結合し，自然免疫や細胞増殖を調節する役割も担っている．

d．アスポリン

アスポリンasporinはperiodontal ligament-associated protein 1（PLAP1）としても知られる．組織分布はデコリンと同様である．

e．ケラトカン

ケラトカンkeratocanはケラタン硫酸Ⅰ（KSⅠ）を結合したプロテオグリカンで，角膜に豊富に存在する．

2）細胞表面に存在するプロテオグリカン

a．細胞膜貫通型プロテオグリカン

細胞膜貫通型プロテオグリカンは，コアタンパク質が疎水性アミノ酸残基からなる細胞膜貫通領域を有し，細胞膜を貫通して存在する．このグループではシンデカン syndecan, CSPG4/NG2, ベータグリカンbetaglycan（TGF-βR3），フォスファカン phosphacanが知られている（図4-10）．

シンデカンは-1, -2, -3および-4の４種が知られ，-1, -2, -3は組織特異的に存在する．コアタンパク質の基本構造はN末端の大きな部分を占め，３～５本のヘパラン硫酸が結合する細胞外領域，膜貫通領域および約30アミノ酸残基の細胞質領域からなる．細胞質領域にはキナーゼ領域は有さないが**PDZドメイン**（領域）[*28]を有し，アクチン線維と会合する．さまざまな細胞増殖因子と結合し，その作用を調節する機能が知られている．細胞外領域ではヘパラン硫酸鎖を介しⅠ型，Ⅲ型およびⅤ型コラーゲン，フィブロネクチン，トロンボスポンジン，テネイシン（☞114ページ参照）などと結合する．また，**FGF-2**[*29]と細胞表面で結合してFGF-2受容体への高親和性結合を助けている．膜貫通領域の付近にプロテアーゼ感受性部位を有し，細胞表面でMMPやADAMs（☞119ページ参照）などにより切断されて細胞外に遊離（shedding）し，細胞の増殖，接着，遊走などを調節する．歯の発生をはじめ種々の器官，形態形成にかかわっている．

CSPG4（chondroitin sulfate proteoglycan 4）は，NG2（nerve/glial antigen 2）やMCSP（myeloma-associated chondroitin sulfate proteoglycan）ともよばれ，Ⅴ型やⅥ型コラーゲン，FGF[*29]やPDGF[*30]との結合が知られる．血管周囲に存在しており，腫瘍の動物モデルではこのCSPG4の抑制により腫瘍の血管形成が抑制されたとの報告がなされている．

ベータグリカンはTGF-β Ⅲ型受容体ともよばれ，広範な組織に存在する．TGF-βスーパーファミリーの細胞増殖因子と結合し，補助受容体として働く．細胞質領域にはシンデカンと同様にPDZ結合領域を有し，PDZドメインを有するタンパク質と結合する．発生過程に必須であり，この遺伝子のノックアウトマウスは胎生期に致死である．腫瘍細胞の増殖や浸潤にも関与する．

フォスファカンは receptor type protein tyrosine phosphatase β（RPTPβ）としても知られる．コンドロイチン硫酸が結合する細胞外領域，チロシンフォスファターゼ活性をもつ細胞内領域を有する．神経細胞に存在し，神経系における細胞接着などに関与している．

PDZドメイン（領域）[*28]
グリシン，ロイシン，グリシン，フェニルアラニンという特徴的な４つのアミノ酸の繰り返し配列をもち80～90アミノ酸残基からなるタンパク質のドメイン構造の１つ．PSD-95, Dlg1, ZO-1に含まれることからからPDZドメインと名付けられた．シンデカンはPDZドメインを有するタンパク質と結合する．

FGF[*29]
線維芽細胞増殖因子fibroblast growth factorの略．細胞増殖因子の１つ．

PDGF[*30]
血小板由来増殖因子platelet-derived growth factorの略．細胞増殖因子の１つ．

b．グリピカン

グリピカン glypican は，コアタンパク質のC末端には一般的なGPIアンカータンパク質（☞第6章171ページ参照）と同じアミノ酸配列をもち，GPIアンカーにより細胞膜に結合しているプロテオグリカンである．現在まで6種類（glypican 1〜6）知られ，細胞特異的に発現している．糖鎖は3〜5本のヘパラン硫酸鎖であり，Hedgehog (Hh)[*31]，Wnt[*32]やFGFなど種々の細胞増殖因子との結合を介して，これら因子の活性を調節している．また，腫瘍の増殖にも関与している．

3）細胞周囲に存在するプロテオグリカン

a．パールカン

パールカン parlecan は，基底膜を構成する大型のヘパラン硫酸プロテオグリカンである．約400 kDaのコアタンパク質をもち，N末端のHS領域に30〜40 kDaのヘパラン硫酸が3本結合している．電子顕微鏡で球状領域の形態が真珠（パール）が連なったような像を呈することから名づけられた．パールカンは自己会合するとともに，そのヘパラン硫酸鎖は，ラミニンやⅣ型コラーゲンとも結合するので，基底膜の形成に重要な分子間の会合にかかわっている（図4-8参照）．

b．アグリン

アグリン agrin は神経系や尿細管の基底膜などに存在するヘパラン硫酸プロテオグリカンである．神経筋接合部におけるアセチルコリン受容体のクラスタリングに関与することが知られている．

c．XV型，XVIII型コラーゲン

マルチプレキシンに属するXV型およびXVIII型コラーゲン（表4-2参照）は，それぞれコンドロイチン硫酸鎖，ヘパラン硫酸鎖が結合しておりプロテオグリカンとしての特徴も有している．血管や上皮の基底膜に広範に存在し，C末端の非コラーゲン性（NC）部分は切断されエンドスタチンとして組織，血流中に存在する．このエンドスタチンはVEGF[*33]の血管新生作用を抑制する分子としても知られている．

4）細胞内に存在するプロテオグリカン

セルグリシン serglycin は，内皮細胞，分泌系細胞や造血系細胞の細胞質に存在する分泌顆粒中に含まれる．

4 プロテオグリカンの生理的機能

プロテオグリカンはきわめて複雑な分子であり．ECMに広範に存在し，多くの機能を有してい

Hedgehog (Hh)[*31]
分泌性糖タンパク質．細胞間のシグナルを伝える．ショウジョウバエの体節決定を決める遺伝子として同定された．発生，組織形成などに関与する．

Wnt[*32]
分泌性糖タンパク質．細胞間のシグナルを伝える．哺乳類で19種類知られる．発生や細胞の増殖，分化，がんなど広範な生理活性を調節する．

VEGF[*33]
血管内皮細胞増殖因子vascular endothelial growth factorの略．細胞増殖因子の1つ．

る．以下，物理化学的な機能と生物学的な機能に分けて記述する．

1）物理化学的な機能

分子内に水酸基（-OH）が多いので，大量の水分子と結合して粘稠なゲルを形成する．水和したプロテオグリカンは，クッションのような働きをするので，組織の線維成分および細胞を保護し，組織表面への圧迫などのような負荷に耐える弾力性を組織に与える．とくに関節に加わる圧迫性の負荷を吸収する役割をしている関節軟骨では，個々のプロテオグリカンはそれらが占めうる最大容積の20%にあたる容積に圧縮されている．その結果，分子内および分子間反発力が増大し，あたかも圧縮されたスプリングのように，分子全体に大きな変形をもたらすことなく，対応する大きな負荷に抵抗しうるような分子形態をとっている．また，プロテオグリカンは大量の水和水を介して，局所における水分調節に関与している．プロテオグリカンは粘性が大きいので，とくに関節や腱鞘内で潤滑液としての役割を果たしている．多くのカルボキシ基（$-COO^-$）や硫酸基（$-SO_3^-$）は陽イオンを引きつけるので，陽イオンの交換反応に関係し，それによって塩分調節を行う．

2）生物学的な機能

プロテオグリカンのコアタンパク質およびGAG鎖は，細胞増殖因子，サイトカイン，酵素やECM成分などさまざまな生体内分子と相互作用し，生物学的な機能を発揮する．たとえば，シンデカンはヘパラン硫酸鎖を介してFGF-2と結合し，FGF-2は細胞表面に濃縮され，プロテアーゼから保護される．また，FGF-2が細胞膜上の受容体に結合する際に，ヘパラン硫酸との結合は必須である．膜貫通型プロテオグリカンのGAG鎖は，MMP（☞119ページ参照）とその基質であるECM成分の両者と結合して，相互の活性を調節しECM成分の集合にかかわっている．一方，デコリンなどのコアタンパク質はTGF-βファミリーの増殖因子と結合し，その活性を抑制することが知られている．また，軟骨にプロテオグリカンの含量が多いことは，そのカルボキシ基や硫酸基にCa^{2+}を結合することによって，石灰化を抑制しているとも考えられる（☞第6章169ページ参照）．

Ⅳ　細胞接着タンパク質

ECMの成分として，ほかのECM成分や細胞と接着する糖タンパク質がある．これらは**細胞接着タンパク質**[*34]cell adhesive proteinと総称され，ラミニンやフィブロネクチンなどがある（表4-4）．これらに共通する基本構造としては，多糖であるヘパリン／ヘパラン硫酸などのGAG結合領域，コラーゲンなど，ほかのECM分子と結合するコラーゲン結合領域，細胞（その表面のインテグリン）と結合する細胞結合領域，そして接着タンパク質自体が会合（S-S結合や非共有結合）して二量体，三量体および六量体を形成する自己会合領域がある（図4-11）．

細胞接着タンパク質[*34]
接着性糖タンパク質ともよぶ．コラーゲンも細胞と接着するタンパク質であるが，すでに述べたのでここでは触れない．また，カドヘリンやNCAMなど細胞表面に存在し，細胞同士を結合する分子も細胞接着タンパク質に含まれるが，ここでは細胞とECMの結合に関与する分子について述べる．

表 4-4　細胞接着タンパク質

分子名	構成	単量体分子量（×1,000）	細胞接着ペプチド	結合する分子（インテグリンを除く）	おもな分布
フィブロネクチン	二量体	235 230	RGD	コラーゲン，プロテオグリカン（ヘパラン硫酸），ヘパリン，フィブリン	血漿／血清，細胞表面，結合組織，体液
ラミニン	α_1	400	RGD, IKVAV	プロテオグリカン（ヘパラン硫酸），ヘパリン	基底膜
	β_1	230	YIGSR, PDSGR, PYVVLPR	Ⅳ型コラーゲン	
	γ_1	220	RNIAEIIKDI	エンタクチン（ニドゲン）	
テネイシン	六量体	130～400	RGD	プロテオグリカン（コンドロイチン硫酸）	胎生期の神経，結合組織，生後の神経，筋，結合組織，肉芽や腫瘍組織の間質
ビトロネクチン		75 65	RGD	ヘパリン，コラーゲン，プラスミノーゲンアクチベーターインヒビター（PAI-1）	血漿／血清，結合組織，血小板
トロンボスポンジン	三量体	140	RGD		血小板 α 顆粒，基底膜，筋，骨，脳，末梢神経
エンタクチン（ニドゲン）		150, 200	RGD	ラミニン，Ⅳ型コラーゲン	基底膜
オステオポンチン		66	RGD	Ca^{2+}，フィブロネクチン	骨，象牙質，腎臓，乳腺上皮
骨シアロタンパク質（BSP）		75	RGD	ヒドロキシアパタイト	骨
象牙質リンタンパク質（ホスホホリン）		48*	RGD	Ca^{2+}	象牙質
象牙質マトリックスタンパク質1（DMP1）		81*	RGD	Ca^{2+}	象牙質，骨，セメント質
フォンビルブランド因子（vWF）	多量体	230	RGD	コラーゲン，ヘパリン，血液凝固Ⅷ因子	血漿，血管内皮，血小板
フィブリノーゲン	六量体 A α_2 B β_2 γ_2	 65 55 47	RGD	フィブロネクチン	血漿
フィブリリン		350	RGD	エラスチン	結合組織

*コアタンパク質の分子量

1 ラミニン

ラミニンlaminin は基底膜の主要な構成成分で，無脊椎動物および脊椎動物の両者に存在する糖タンパク質である．最初に胎児性腫瘍細胞によって産生される基底膜様物質から，ラミニン111[*35]が単離・同定された．ラミニンは α 鎖，β 鎖，γ 鎖の 3 本のペプチド鎖からなり，システインを多

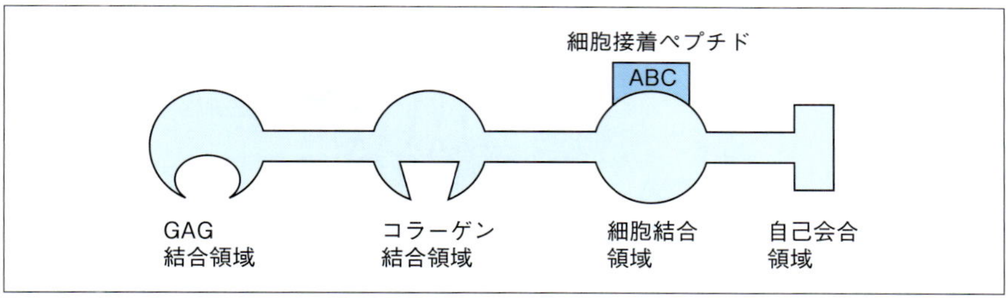

図 4-11　細胞接着タンパク質の基本構造
細胞接着ペプチドの ABC はアミノ酸配列を示し，RGD に代表される．
(木幡　陽ほか編，1993[18]，112)

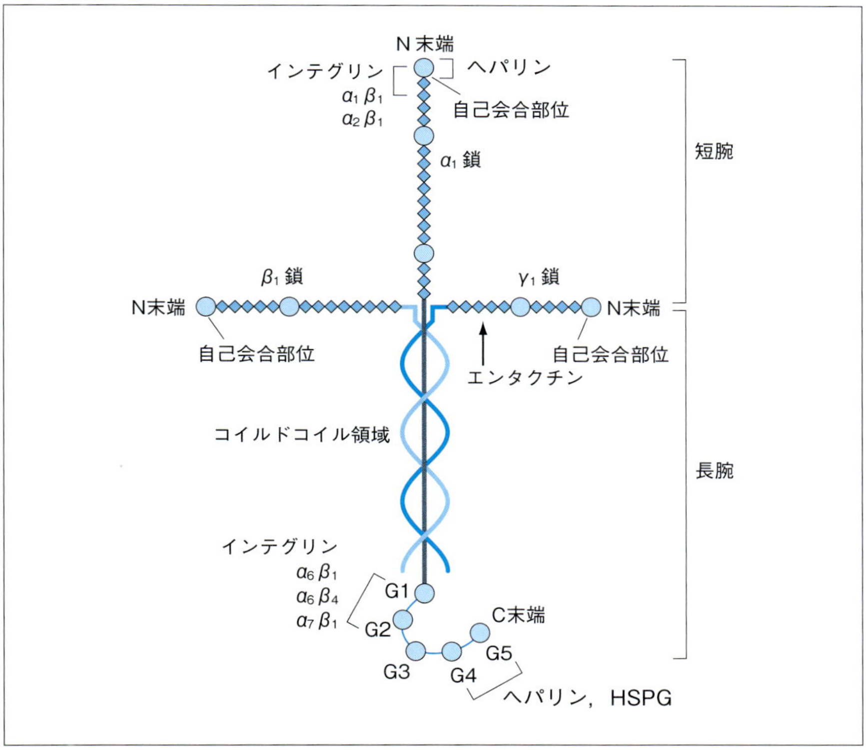

図 4-12　ラミニン 111 の領域構造と各種分子との結合
HSPG：ヘパラン硫酸プロテオグリカン．

く含み，それらがいくつかのS-S結合を形成しヘテロ三量体（400～900 kDa）となる．現在までに α 鎖は５種類，β 鎖は４種類，γ 鎖は３種類知られ，16種類のラミニンが知られる．ラミニン111は α_1 鎖（400 kDa），β_1 鎖（230 kDa），γ_1 鎖（220 kDa）の３本のペプチド鎖からなる．電子顕微鏡による観察や生化学的研究から，ラミニンは大小２つの腕からなる十字架構造をしている（図

ラミニン[*35]
ラミニンの新しい命名法は構成するサブユニットの番号をつける方法である．たとえば，ラミニン332は α_3鎖，β_3鎖，γ_2鎖の3本のペプチド鎖からなる．新しい命名法のラミニン111は，古い命名のラミニン1である．

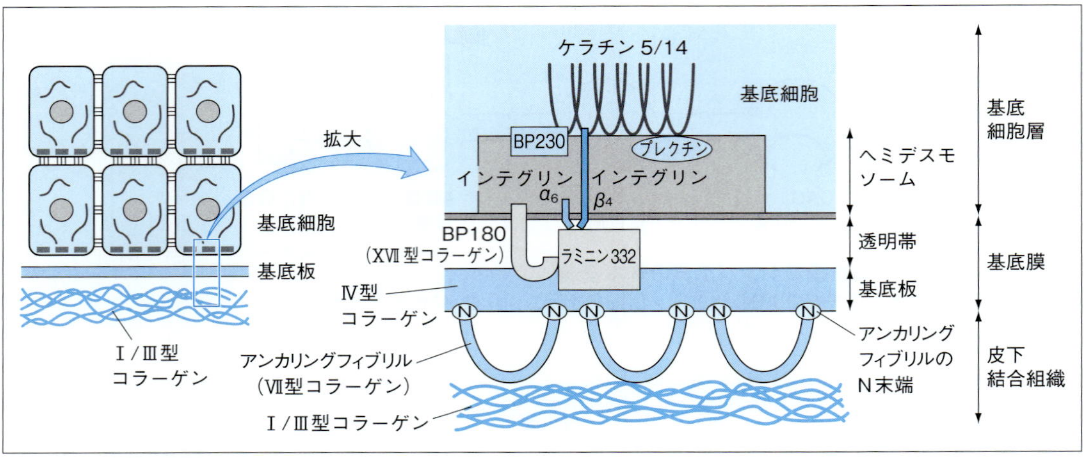

図 4-13　表皮基底膜付近の分子構造

表皮基底層はインテグリンなどの分子を用いて基底膜と結合し，基底膜はさらにアンカリングフィブリル anchoring fibril などにより真皮のコラーゲン線維と結合して表皮と真皮間の強い結合が形成される．結合に関与する分子の遺伝子異常により表皮と真皮の結合が弱くなり，種々の型の表皮水疱症が発症する．たとえば，ケラチン 5/14 遺伝子の異常により単純型表皮水疱症，ラミニン 332 およびその受容体である $\alpha_6\beta_4$ インテグリン遺伝子の異常，あるいは XVII型コラーゲンの遺伝子異常により接合部型表皮水疱症，VII型コラーゲン遺伝子の異常により栄養障害型表皮水疱症が発症する．

（清水　宏，2007[15] より改変）

4-12）．ラミニン分子は，いくつかのドメイン構造を有し，細胞表面のインテグリンに認識されるRGDなどの細胞接着ペプチド配列（☞116ページ参照）を有する領域が複数存在する．また，IV型コラーゲン，ヘパリン，ヘパラン硫酸プロテオグリカンとの結合部位や神経突起成長活性部位が認められ，ECM分子と相互作用している（図4-12）．基底膜はIV型コラーゲンが主であるが，ラミニンはエンタクチン（ニドゲン）など基底膜の種々のECM分子と結合し，基底膜の構造を支えている（図4-13）．また，ラミニンは比較的多くの糖（12〜15%）が付加されており，4〜6％はシアル酸である．線維芽細胞はラミニンを産生せず，上皮細胞や内皮細胞が産生する．また，ラミニンはフィブロネクチンとは異なり，血液中には存在しない．

2　フィブロネクチン

フィブロネクチン fibronectin は，細胞表面の主要な糖タンパク質である．最初は血漿中に見出され，がん化により激減することから，がん化との関連性が注目された．

血漿フィブロネクチンは可溶性であり，肝臓で合成・分泌され，ヒト血漿中では0.3 mg/mL，血清中では0.2 mg/mL程度存在する．この濃度差は，血液凝固において血餅中のフィブリンにこのフィブロネクチンが結合することによる．血漿フィブロネクチンは235 kDaのA鎖と230 kDaのB鎖がC末端付近でS-S結合したヘテロ二量体である．一方，細胞性フィブロネクチンは，血漿フィブロネクチンより分子量は1万ほど大きく，多量体を形成し，ほぼすべての結合組織や基底膜の細胞表面に存在する．線維芽細胞などが合成し分泌された後，細胞表面に付着して不溶性となる．細胞によりその合成量は異なるが，培養したニワトリ線維芽細胞では総タンパク質の３％と多くを占めている．

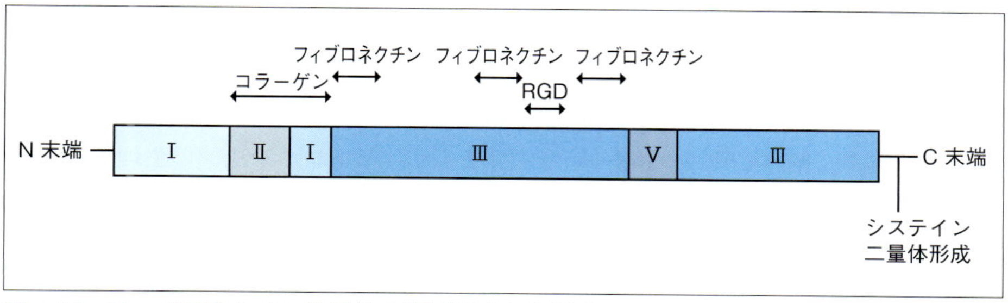

図4-14　フィブロネクチン単量体の領域構造と各種分子との結合
I～III：I～III型モジュール（配列）の繰り返し領域，V：可変領域．

フィブロネクチンは，いくつかのドメイン（領域）からなり，これらの各領域はコラーゲン，プロテオグリカンなど種々のECM分子と結合する（図4-14）．RGDなどの細胞接着ペプチド配列（☞116ページ参照）を有し，細胞表面のインテグリンと結合する．このため，フィブロネクチンは細胞をECMに結合させ支持する役割を有している．フィブロネクチンの遺伝子は1つであり，選択的スプライシングによってA鎖やB鎖など多様なポリペプチド鎖が合成される．

フィブロネクチンの生理活性は，広範で，ほとんどの動物細胞の接着，伸長，形態の調節，走化性に関与している．また，初期発生，創傷治癒での細胞の移動，細胞分化や増殖，血液凝固の促進，ECMの分解にかかわるMMPの発現制御など広範な現象に関与している．また，フィブロネクチン遺伝子をノックアウトしたマウスは胎仔期に死亡する．

3 テネイシン

テネイシン tenascin（TN）は，選択的スプライシングによって生じた130～400 kDaのサブユニット6つが，N末端の3つのシステイン残基によるS-S結合によって六量体を形成する糖タンパク質である．4つのTN遺伝子が知られ，それぞれよりTN-C，TN-R，TN-XおよびTN-Wと4種のTNが合成される．発生初期の神経，歯などの結合組織，生後の結合組織，神経，平滑筋，がんや肉腫などの腫瘍組織，炎症や創傷治癒中の組織などに発現しているが，血液中には存在しない．4種のTNが発現する組織はそれぞれ異なっている．TNはバーシカンと結合するが，フィブロネクチンとはほとんど結合しない．細胞接着活性は弱く，フィブロネクチンの細胞接着を抑制する．TNは発生過程の細胞の移動に関与し器官形成や組織修復において役割を果たしている．TNはI型コラーゲンと相互作用しており，TN-X遺伝子のノックアウトマウスではコラーゲンの線維形成の異常が報告されている．また，TN-X遺伝子はエーラス・ダンロス症候群（関節型）の原因遺伝子の1つである．

4 ビトロネクチン

ビトロネクチン vitronectinは血漿中に大量に存在する糖タンパク質であり，その濃度は200～300 μg/mLである．血液中のビトロネクチンのほとんどは肝臓において肝細胞で合成される．細胞伸展を促進する分子として同定され，結合組織のECMにも存在する．ビトロネクチンモノマーは合成後，N-グリコシル化，リン酸化および硫酸化されてから分泌される．ビトロネクチンは血流中を75 kDaのモノマーおよび65 kDaと10 kDaの２本のポリペプチドからなるダイマーとして循環している．後者は細胞内プロテアーゼによるプロセシングの結果生じる．ビトロネクチンは，N末端側にRGD配列をもつ細胞結合領域，中央部，N末端寄りにコラーゲン結合領域およびC末端側にヘパリン/ヘパラン硫酸，補体C5b-7，PAI-1結合領域をもつ．ビトロネクチンの生理的機能としては，細胞接着，伸展，移動，発生における形態形成に関与するほか，補体C5b-7と結合してC9の重合を阻害し補体依存性の細胞融解を阻害する，PAI-1と結合しマトリックス分解酵素の活性を抑制する，トロンビン–抗トロンビンⅢ複合体との相互作用を介し血液凝固を調節するなど多彩である．ビトロネクチンの異常によるヒトの疾患はみつかっていない．

5 トロンボスポンジン

トロンボスポンジンthrombospondin（Tsp）は，140 kDaの同じサブユニット３つがS-S結合した420 kDaの糖タンパク質である．Tspは，胎児の心臓，筋肉，骨および脳で強く発現するが，生後は限られた組織のみで発現し，炎症や組織障害に伴い発現する．Tsp1～５が知られている．Tspは，RGD配列を有し，細胞表面のインテグリンと接着する．また，コラーゲンやラミニンなどのほかのECM分子と相互作用する．トロンビンの作用によって血小板で産生されα顆粒中に存在する．Tsp-5は軟骨オリゴマーマトリックスタンパク質cartilage oligomeric matrix protein（COMP）ともよばれ，軟骨細胞が産生し軟骨組織に存在する．低身長と早期発症骨関節炎が特徴の骨疾患である多発性骨端異形成症multiple epiphyseal dysplasiaは*Tsp-5*遺伝子の異常による疾患である．

V 細胞外マトリックス成分の受容体

細胞表面には，種々の細胞外マトリックス（ECM）成分が結合する受容体が存在する．細胞表面に存在するプロテオグリカンであるシンデカンやグリピカンはすでに述べたが，その他の受容体としてインテグリン，ジスコイジンドメイン受容体とCD44について記述する．

1 インテグリン

1984年，ピーシュバッカー Pierschbacker M.D. とルースラーティ Ruoslahti E. は，フィブロネクチンの細胞接着領域には，Arg-Gly-Asp（RGD）というアミノ酸配列があり，この**RGD配列**とよばれる３つのアミノ酸残基よりなる配列が直接細胞との接着に関与していることを明らかにした．その後の多くの研究から，このRGD配列はECMに存在するその他の細胞に接着するタンパク質にも見出され，細胞接着に共通する構造であることが明らかになった．また，ラミニンβ_1鎖の上皮細胞との接着には，Tyr-Ile-Gly-Ser-Arg（YIGSR）という別の配列が関与することが示された．現在まで，いくつかの**細胞接着ペプチド配列**が同定されている（表4-4参照）．

一方，細胞接着タンパク質と相互作用する細胞膜上には，特異的な糖タンパク質である受容体が存在する．この受容体が**インテグリン**integrinであり，ECM分子と細胞との接着に働いている．インテグリンは，130～160 kDaのαサブユニットと90～140 kDaのβサブユニットのヘテロ二量体で，細胞膜を貫通している（章頭図）．αサブユニットは18種類，βサブユニットは８種類のサブ

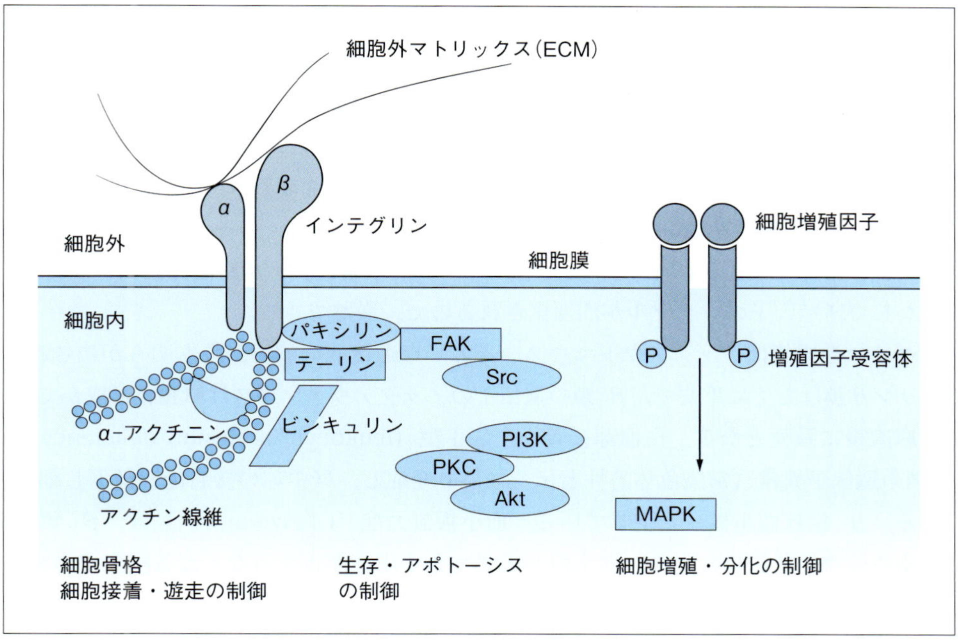

図 4-15　細胞外マトリックスの接着シグナルによる細胞形態，増殖，分化，生存の制御
α，βはそれぞれインテグリンのα，βサブユニットを示す．
FAK：フォーカルアドヒージョンキナーゼ，Src：Src キナーゼ，PI3K：フォスファチジルイノシトール-3-キナーゼ，PKC：プロテインキナーゼ C，Akt：プロテインキナーゼ B，MAPK：MAP キナーゼ．

タイプが知られている．αとβサブユニットのすべての組み合わせが存在するわけではなく，現在まで24種のヘテロ二量体のインテグリンが知られ，$\alpha_1\beta_1$のように表記する．各分子間にはアミノ酸配列の相同性があり，これらの受容体をインテグリン・スーパーファミリーと総称している．インテグリンとECM成分の結合には，Ca^{2+}を主とする2価陽イオンが必要である．αサブユニットの**EFハンドカルシウム結合領域**[*36]に結合する2価陽イオンの種類および濃度によってインテグリンの立体構造が変化し，ECM分子との結合特異性や結合力を制御していると考えられている．コラーゲンと結合するインテグリンとしては$\alpha_1\beta_1$，$\alpha_2\beta_1$，$\alpha_{10}\beta_1$，$\alpha_{11}\beta_1$が知られる．

細胞は，刺激によって活性化されるとインテグリンの立体構造の変化を引き起こし，インテグリンはリガンドであるECM分子と結合する（**章頭図**）．これが引き金となって，インテグリンの細胞内領域はテーリン，ビンキュリンなど細胞内アンカータンパク質を介して細胞骨格のタンパク質と結合する（**図4-15**）．細胞がインテグリンを介してECM成分に接着，伸展した際，アクチン線維の末端にインテグリンが集合し，ECM-インテグリン-細胞骨格の接触点（**フォーカルコンタクト** focal contact, 接着板 adhesion plaque）が形成される．このようにして形成された接触点は，細胞の接着にかかわるだけでなく，接触点に局在しているフォーカルアドヒージョンキナーゼ（Fak），Srcな

EFハンドカルシウム結合領域[*36]
カルシウム結合タンパク質には，2つのαヘリックスが右手の人差し指と親指を伸ばした形に直交し，指のつけ根の部分のループ構造にCa^{2+}を結合するものが多くある．この構造をEFハンドとよぶ．

どのチロシンキナーゼやAkt, PI3K, MAPKなどのプロテインキナーゼによるタンパク質のリン酸化を介して，細胞の生存，増殖，分化，形態，運動などを調節している（図4-15）．また，細胞は細胞内シグナル伝達機構によって，インテグリンとECM分子の接着活性を調節している．一般に正常細胞ではECMに接着していないと細胞はアノイキス（アポトーシス）を起こし生存できない．これは，増殖因子が細胞の受容体と結合しても，同時にECM分子とインテグリンの接着シグナルも活性化されていないと細胞内MAPKなどの増殖シグナルが活性化されないからである．一方，腫瘍細胞では変異により常に活性化されたv-Srcなどによりすでに接着シグナルが活性化されており，ECMへの接着なしで増殖因子のシグナルが活性化されるので，増殖できる．

インテグリンの機能はノックアウトマウス，あるいは遺伝病の解析からも明らかにされている．インテグリンβ鎖はとくに重要で，β_1鎖の遺伝子のノックアウトマウスは原腸胚形成ができず，受精卵の着床直後に致死となる．白血球接着不全症Ⅰ型（leukocyte adhesion deficiency type Ⅰ）は，β_2鎖の遺伝子異常（常染色体潜性遺伝）により発症し，好中球の接着能が低下し細菌感染しやすくなる．β_3鎖は血小板に発現している．**血小板無力症**（Glanzmann病）は，β_3鎖の遺伝子異常（常染色体潜性遺伝）により，血小板が凝集できず出血が止まらなくなる疾患である．β_4鎖の遺伝子異常は接合部型表皮水疱症を引き起こす．

2 ジスコイジンドメイン受容体

タマホコリカビのタンパク質ジスコイジン1 discoidin 1と相同の領域をもつ**ジスコイジンドメイン受容体** discoidin domain receptor（DDR）は，細胞膜貫通型で細胞内にチロシンキナーゼ活性部位をもつ．細胞外のジスコイジンドメインにはコラーゲン線維のヘリックス領域を認識して結合し，細胞内のチロシンキナーゼが活性化されMAPK経路にシグナルを伝える．DDR1とDDR2の2つが知られる．DDRの活性化はMMPの発現を亢進することから，ECMの分解を介して細胞の発生・分化，臓器線維化，がん細胞の浸潤や転移にかかわっている．

3 CD44

CD44は，細胞膜貫通型の糖タンパク質で，細胞内領域には酵素活性を有さない．広範な種類の細胞で発現し，細胞外領域がECM中の糖鎖であるヒアルロン酸と結合し，ヒアルロン酸受容体ともよばれる．また，オステオポンチン，フィブロネクチン，コラーゲンなどのECM分子と結合する．CD44は，ヘパラン硫酸やコンドロイチン硫酸が結合し，プロテオグリカンとなることもある．CD44のヒアルロン酸との結合は，炎症における白血球のホーミングにかかわる．また，糖鎖を介してVEGF，HGF[*37]などの細胞増殖因子やMMPと結合し，細胞増殖などを制御している．

HGF[*37]
肝細胞増殖因子hepatocyte growth factorの略．細胞増殖因子の1つ．

VI 細胞外マトリックス成分の分解

細胞外マトリックス（ECM）の有機成分の組織における分解について述べる．タンパク質の分解は，中性のpHで作用するメタロプロテアーゼとセリンプロテアーゼが関与し，ECM中で進行する．**マトリックスメタロプロテアーゼ** matrix metalloprotease（**MMP**）は，活性中心にZn^{2+}などの金属イオンが配座するタンパク質分解酵素（プロテアーゼ）である．MMPには現在，ヒトで23種の存在が知られ，分泌型と膜型がある．また，MMPと近縁の**ADAM**（A disintegrin and metalloproteinase）や**ADAMTS**（ADAM with thrombospondin motif）もECMの分解を行う．ADAMは膜型，ADAMTSは分泌型で，これまでヒトでそれぞれ19種知られる．メタロプロテアーゼの主たるものを表4-5にまとめ，それらの機能領域構造を図4-16に示した．これらの多くの種類のプロテアーゼの共同作用によって，ほとんどすべてのECM成分が分解される．

急激な組織吸収が進行している場では，貪食機能を伴う細胞内のリソソーム酵素による分解が生じる．また，特殊な例として，閉鎖された破骨細胞による骨吸収環境下では，酸性条件下でカテプシンKによる骨基質タンパク質の分解が生じる．

1　メタロプロテアーゼによるECMタンパク質の分解

1）間質コラゲナーゼ

間質コラゲナーゼ　interstitial collagenase（MMP-1）は，未変性のコラーゲン分子を三本鎖ヘリックス構造のままでN末端からおよそ3/4の部位で切断する唯一の酵素である．線維芽細胞，内皮細胞やマクロファージなど種々の細胞が産生する．これに対して，ガス壊疽菌など細菌が産生する細菌性コラゲナーゼ bacterial collagenaseは，コラーゲン分子のヘリックス構造部分をグリシン残基のN側で200カ所以上切断し，Gly-X-Yからなるペプチドを生じる．

2）ゼラチナーゼ

ゼラチナーゼ　gelatinaseには，分子量の異なるA（72,000，MMP-2）およびB（92,000，MMP-9）の２種類存在し，間質コラゲナーゼで分解され体温で変性したコラーゲン断片（ゼラチン）をさらに低分子化する．また，基底膜を構成するIV型コラーゲンを分解することから，IV型コラゲナーゼともよばれ，がん細胞の転移に関与している．

3）ストロムライシン

ストロムライシン stromelysin（MMP-3，10）は，基質特異性が低く，ECM成分のプロテオグリカンのコアタンパク質を分解するほか，種々のECM分子を分解する．

4）メタロエラスターゼ

メタロエラスターゼ metalloelastase（MMP-12）は，おもにマクロファージが産生し，エラスチンを分解する．セリンプロテアーゼである好中球エラスターゼと違い，MMPの一員である．

5）エナメライシン

エナメライシン enamelysin（MMP-20）は，エナメル質形成期の幼若エナメル質において，アメロゲニン，エナメリンおよびアメロブラスチンを分解しエナメル質の形成に働く（☞第５章141ページ，第６章175ページ参照）．

表 4-5　おもなマトリックスメタロプロテアーゼ

		酵素名	MMP 番号	基質となる ECM 成分
分泌型 MMP	コラゲナーゼ	間質コラゲナーゼ	MMP-1	Ⅰ, Ⅱ, Ⅲ, Ⅶ, Ⅹ型コラーゲン，ゼラチン，アグリカン，エンタクチン
		好中球コラゲナーゼ	MMP-8	Ⅰ, Ⅱ, Ⅲ型コラーゲン，ゼラチン，アグリカン，フィブロネクチン
		コラゲナーゼ3	MMP-13	Ⅰ, Ⅱ, Ⅲ, Ⅳ, Ⅵ, Ⅸ, Ⅹ型コラーゲン，アグリカン，フィブロネクチン，オステオネクチン，パールカン
	ゼラチナーゼ	ゼラチナーゼA	MMP-2	ゼラチン，Ⅳ, Ⅴ, Ⅶ, Ⅹ型コラーゲン エラスチン，フィブロネクチン
		ゼラチナーゼB	MMP-9	ゼラチン，Ⅳ, Ⅴ型コラーゲン エラスチン，エンタクチン，アグリカン
	ストロムライシン	ストロムライシン1	MMP-3	アグリカン，デコリン，ゼラチン，フィブロネクチン，ラミニン，Ⅲ, Ⅳ, Ⅸ型コラーゲン，パールカン
		ストロムライシン2	MMP-10	アグリカン，フィブロネクチン，ラミニン，Ⅲ, Ⅳ, Ⅴ型コラーゲン
	マトリライシン	マトリライシン1	MMP-7	アグリカン，ゼラチン，フィブロネクチン，ラミニン，エラスチン，Ⅳ型コラーゲン
		マトリライシン2	MMP-26	ゼラチン，Ⅳ型コラーゲン，フィブロネクチン，フィブリノーゲン
	その他	ストロムライシン3	MMP-11	フィブロネクチン，ラミニン
		メタロエラスターゼ	MMP-12	エラスチン，フィブロネクチン，Ⅳ型コラーゲン，ラミニン，エンタクチン
		エナメライシン	MMP-20	アメロゲニン，エナメリン，アメロブラスチン，アグリカン，ゼラチン，トロンボスポンジン5（COMP）
膜型 MMP		MT1-MMP	MMP-14	Ⅰ, Ⅱ, Ⅲ型コラーゲン，ゼラチン フィブロネクチン，ラミニン
		MT2-MMP	MMP-15	フィブロネクチン，エンタクチン，アグリカン，パールカン，ラミニン
		MT3-MMP	MMP-16	Ⅲ型コラーゲン，フィブロネクチン，ゼラチン
		MT4-MMP	MMP-17	ゼラチン，フィブリノーゲン
		MT5-MMP	MMP-24	フィブロネクチン
		MT6-MMP	MMP-25	ゼラチン，Ⅳ型コラーゲン，フィブロネクチン
		MMP-23	MMP-23	ゼラチン

6）ADAMTS-4, -5

アグリカンなどヒアルロン酸と複合体を形成する大型プロテオグリカンのコアタンパク質を分解する．

2　メタロプロテアーゼによる ECM タンパク質分解の調節

ECMの分解はどのような機構で調節されているのだろうか．とくに，正常な結合組織中でのECM成分の代謝は実に巧妙に合成と分解のバランスが保たれ，調節されている．この制御が破綻すると組織障害を引き起こし疾患に至ることがある．また，がんの浸潤と転移においても，ECMの分解は深くかかわっている．この調節は，1．細胞レベルでの調節，2．不活性型前駆体MMP（proMMP）の活性化，3．内因性インヒビター（TIMP）による活性酵素の阻害，という3段階で行われている．

1）細胞レベルでの調節

通常，細胞は種々の因子により，MMPやTIMPの産生を調節している．とくに，炎症やそれに伴

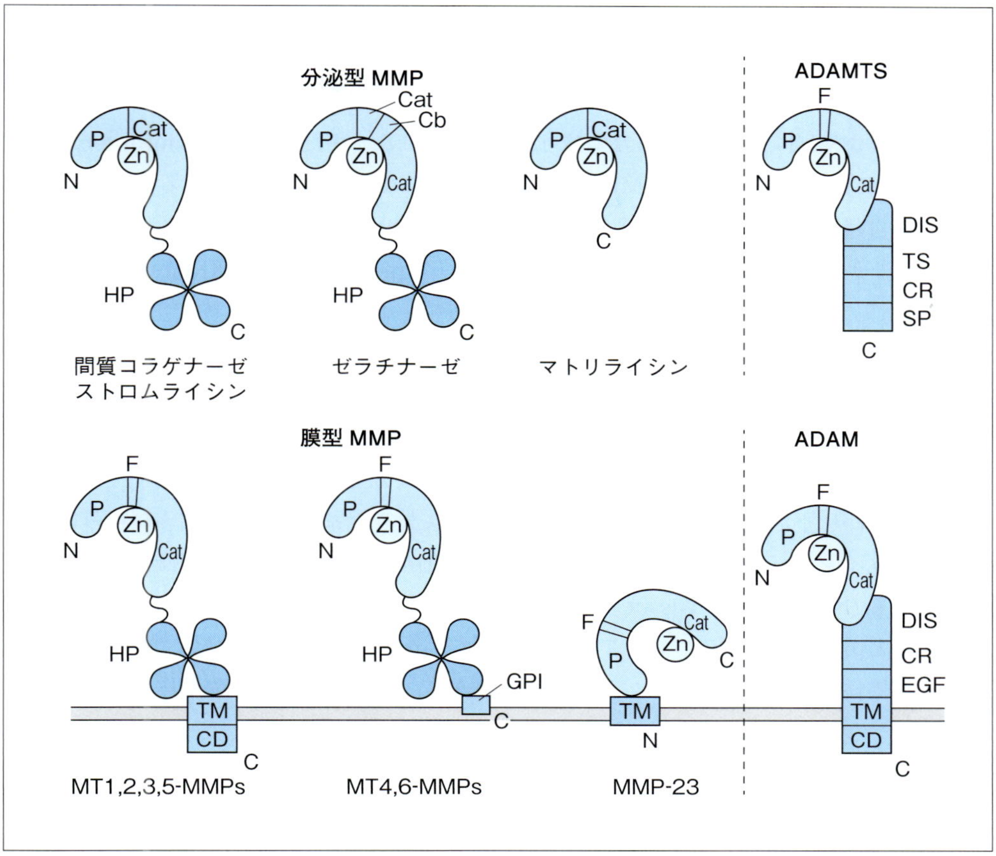

図 4-16　MMP，ADAMTS と ADAM の領域構造模式図

P：プロペプチド領域，Cat：触媒領域，HP：ヘモペキシリン領域，F：フーリン認識部位（RKKR モチーフ），Cb：フィブロネクチン様領域，TM：膜貫通領域，CD：細胞内領域，DIS：ディスインテグリン領域，TS：トロンボスポンジン領域，CR：システインリッチ領域，SP：スペーサー領域，N：N 末端，C：C 末端．（Shiomi, T. et al., 2010[14] より改変）

う組織修復に関係するIL-1＊38，TNF-α＊39，TGF-βなどの作用が重要である．たとえば，組織の炎症時，炎症性サイトカインであるIL-1などによって間質コラゲナーゼの産生が顕著に亢進し，組織の破壊に関与する．

2）不活性型前駆体 MMP（proMMP）の活性化

なんらかの刺激で細胞が産生するMMPは，分子量１万程度のプロペプチド部分をN末端に有するプロMMP，すなわち前駆体として合成・分泌される．これらプロMMPは不活性型で，アクチベータと総称されるプロテアーゼによって酵素的切断を受け活性化され活性型MMPとなる．この

IL-1＊38
インターロイキンinterleukin-1の略．炎症性サイトカインの１つ．

TNF-α＊39
tumor necrosis factor-αの略．炎症性サイトカインの１つ．

アクチベータとしては，プラスミン，血漿カリクレイン，カテプシンBなど細胞外のセリンプロテアーゼが知られている．

また，活性化されたMMPがほかのプロMMPを活性化する．たとえば，ストロムライシン1（MMP-3）はプロMMP-1，-7，-8，-9および-13を活性化する．また，膜型membrane-type1 MMP（MT1-MMP, MMP-14）は，プロMMP-2（ゼラチナーゼA）や-13を活性化する．このMT1-MMPはC末端に膜貫通領域を有し細胞表面に存在し，Ⅰ，Ⅱ，Ⅲ型コラーゲン，ラミニン，フィブロネクチンやプロテオグリカンなどのECM成分を分解する．Arg-X-Lys-Arg（RXKR）もしくはArg-Arg-Lys-Arg（RRKR）というアミノ酸配列をもつ膜型MMPは，細胞のゴルジ体内で，セリンプロテアーゼであるフーリンによってペプチド鎖が切断を受け活性化される．

3）内因性インヒビター（TIMP）による活性酵素の阻害

活性化されたメタロプロテアーゼは，必要なだけECM成分を分解すると，内在性インヒビターによって，すみやかに不活性化される．すなわち，必要以上の分解が進まないように巧みに調節されている．内在性インヒビターには組織由来のものと血漿由来のものがある．組織の細胞で産生される組織由来のものとして**TIMP**（tissue inhibitor of metalloprotease）がある．血漿由来のものとしては，ほとんどあらゆる種類のプロテアーゼを阻害するα2-マクログロブリン，好中球エラスターゼに比較的特異性の高いα1-プロテアーゼインヒビター，カテプシンGに強く作用するα1-アンチキモトリプシンなどが知られている．

TIMPには，TIMP-1，-2，-3および-4の4種がある．いずれも約20 kDaのポリペプチドで，12個のシステイン残基をもち，これらが6つのS-S結合を形成している．TIMP-1と-3は糖鎖をもつが，TIMP-2はもたない．いずれも活性型MMPと1:1の複合体を形成して，MMPの酵素活性を阻害する．TIMPはMMPだけではなくADAMおよびADAMTSも阻害する．たとえば，ADAM-17はTIMP-3により阻害される．TIMPは血漿中にも存在する．

3 セリンプロテアーゼによるECMタンパク質の分解

ECM成分の分解にかかわる主たるセリンプロテアーゼ*40 serine proteaseとしては，プラスミン，好中球エラスターゼとカテプシンなどがある．

1）プラスミン

前駆体であるプラスミノーゲン plasminogenが，プラスミノーゲンアクチベーター（urokinase plasmin activator; uPA, tissue-type plasminogen activator; tPA）によって活性化されたものが，**プラスミン** plasminである．この活性化はプラスミノーゲンのArg-Val間のペプチド結合の切断によって起こる．プラスミンはECMのラミニン，フィブロネクチン，トロンボスポンジンなどを分解する．また，ECM中のTGF-βやVEGFなどの細胞増殖因子を遊離させる．プラスミンはプロMMP-1，-3，-9，-10および-13を活性化する．プラスミンはプラスミンインヒビターによって非可逆的に活

セリンプロテアーゼ*40
活性中心にセリン残基を含む酵素のこと．

性は阻害される．

2）好中球エラスターゼ

好中球エラスターゼ neutrophil elastaseは，好中球のリソソーム（アズール顆粒）中に蓄えられており，その含量は細胞あたり3 pgと多い．成熟型は26 kDaで，2つの糖鎖をもち，4つのS-S結合を形成している．等電点が10.5という強塩基性タンパク質で，至適pHは8.0～8.5である．好中球内では，貪食した細菌や異物を分解する．本酵素はエラスターゼとよばれているが，細胞外に放出されるとⅢ型およびⅣ型コラーゲンの三本鎖ヘリックス部分を切断する．さらに，エラスチン，フィブロネクチン，プロテオグリカンのコアタンパク質，Ⅰ，Ⅱ型およびⅤ型コラーゲンの架橋領域などのさまざまなECM成分を分解し，基質特異性が低い．さらに，プロMMP-2，-3および-9を活性化する．血漿中に存在するα2-マクログロブリンやα1-プロテアーゼインヒビターで阻害される．

3）カテプシンG

カテプシンG cathepsin Gは，好中球や単球のリソソームに活性型として貯蔵されている．成熟型は27 kDaで，糖鎖結合可能部位をもち，3つのS-S結合を形成している．Ⅰ，Ⅱ型コラーゲン，フィブロネクチン，アグリカン，エラスチンなどECM成分を分解する．また，プロMMP-2，-3と-9を活性化する．

4）カテプシンK

カテプシンK cathepsin Kは，破骨細胞が産生するシステインプロテアーゼで，至適pHは5.5である．破骨細胞のリソソームに局在し骨表面に面した波状縁から分泌され，酸性環境下で骨基質成分であるⅠ型コラーゲンを強力に分解することにより，骨吸収に働く．このカテプシンKの働きを抑えると骨吸収が抑制される．骨格異常を呈する濃化異骨症は，カテプシンK遺伝子の変異によって発症するまれな遺伝性疾患である．

4 グリコサミノグリカンの分解

グリコサミノグリカンおよび糖タンパク質の糖鎖の分解経路に関する研究の進展は，**ムコ多糖症**（ムコ多糖代謝異常症 mucopolysaccharidosis, MPS）にみられる特異な酵素欠損の発見によるところが大きい．ムコ多糖症とは種々のグリコサミノグリカンの組織への蓄積，尿中への多量な排泄を特徴とする遺伝性疾患の総称で，骨や歯の異常，奇形および知能障害など多岐にわたる症状を伴う．

GAGの糖鎖の分解にかかわる酵素は，**エンドグリコシダーゼ** endoglycosidase，**エクソグリコシダーゼ** exoglycosidaseおよびスルファターゼ sulfataseに大別され，リソソームに存在する．エンドグリコシダーゼは，糖鎖の内部にあるグリコシド結合を切断する酵素で，種々の組織に広く分布するヒアルロニダーゼhyaluronidaseが代表的で，ヒアルロン酸，コンドロイチン硫酸に作用して，グルクロン酸とN-アセチルヘキソサミンの間のグルクロン酸結合を加水分解する．

これに対し，糖鎖の非還元末端に作用するエクソグリコシダーゼとしては，β-グルクロニダーゼβ-glucuronidaseがあり，デルマタン硫酸，ヘパラン硫酸，コンドロイチン硫酸，ヒアルロン酸に作用し加水分解してグルクロン酸やイズロン酸を遊離する．この酵素の先天的欠損症がMPS Ⅶ型（スライ症候群 Sly syndrome）である．β-N-アセチルヘキソサミニダーゼ　β-N-acetylhexosaminidaseもエクソグリコシダーゼの1つで，コンドロイチン硫酸，ヒアルロン酸，デルマタン硫酸，ケラタン硫酸に作用し，β-結合している非還元末端のN-アセチルヘキソサミンを遊離する，欠損症としてテイ・サックス Tay-Sacks病およびザンドホッフSandhoff病が知られている．

また，糖の硫酸基に作用するスルファターゼの例としては，N-アセチルガラクトサミン-6-スルファターゼ N-acetylgalactosamine-6-sulfataseがあり，コンドロイチン硫酸，ケラタン硫酸の6位の硫酸を遊離する．この酵素の欠損症はMPS Ⅳ型（モルキオ症候群Morquio syndrome）である．イズロン酸-2-スルファターゼ　iduronate-2-sulfataseは，ヘパラン硫酸とデルマタン硫酸の2位の硫酸を遊離させる．この酵素の欠損症がMPS Ⅱ型（ハンター症候群Hunter syndrome）である．

Ⅶ　上皮とケラチン

上皮組織は外胚葉性の表在組織である．機能によって保護，分泌および吸収上皮の3つに分類される．爪，毛髪，羽毛などの付属器官を伴った皮膚の表皮，口腔粘膜や歯肉上皮は保護上皮である．保護上皮は角化 keratinizationしケラチン層で覆われるものと角化しないものがある．歯肉上皮は角化するが，歯肉溝上皮や歯槽粘膜上皮は角化しない．

上皮は基底膜によって分けられた結合組織を覆う．上皮はそれ固有の血管をもたず，その栄養物の供給や老廃物の排出は，隣接した結合組織に存在する血管を介して行われる．基底膜に隣接する上皮細胞は基底細胞とよばれ角化細胞の幹細胞を含んでいる．この幹細胞は，たえず脱落している最外層の角化細胞を補充するために分裂している．これらの細胞は基底膜から遠ざかる方向に移動し，この移動方向と直角の方向に扁平化する．基底細胞の分裂の速度は，最外層の角化細胞が表面から脱落していく速度と均衡がとれている．

1　ケラチン

ケラチンkeratinは，上皮細胞内に存在する細胞骨格，**中間径フィラメント**[*41]の一種である．ケラチンは450～500アミノ酸残基からなり，等電点によりⅠ型（酸性）ケラチン（40～63 kDa）とⅡ型（中性/塩基性）ケラチン（44～67 kDa）に分類される．αヘリックス構造をとる1A，1B，2A，2Bのロッド rod領域と，これをつなぐ非ヘリックス構造のリンカー領域（L：プロリンとグリシンに富む）からなり，分子の長さは46 nmである．1Aと2Bの両端の20アミノ酸残基からなる部分のアミノ酸配列は，ほとんどすべてのケラチン分子間で90%以上の相同性を示す．この領域はヘリックス開始モチーフ　helix initiation motif（HIM）とヘリックス終止モチーフ　helix termination motif（HTM）とよばれ，ケラチンの構造形成のために最も重要な領域である（図4-17）．

中間径フィラメント[*41]
細胞骨格を構成するタンパク質の1つ．アクチンフィラメント（直径6 nm）と微小管（直径23 nm）の中間の10 nmの直径をもつことがその名称の由来である．ケラチン，ニューロフィラメント，デスミン，ビメンチンなど細胞の種類によって異なる．細胞や組織を機械的に安定化する細胞内構造タンパク質と考えられている．

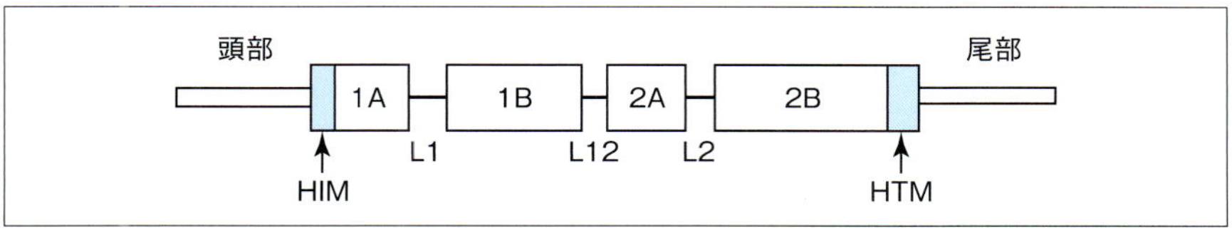

図 4-17　ケラチン分子の構造模式図

Ⅰ型とⅡ型ケラチン分子が平行に並び，αヘリックス部分が互いに巻きあってヘテロ二量体となる．次に，２つのヘテロ二量体が逆並行に並びヘテロ四量体を形成する．これが最も安定した最小単位となってケラチンフィラメント keratin filamentを構築する．ホモ二量体はフィラメントをつくれない．

2 ケラチンファミリー

ヒト上皮には30種類以上のケラチンが知られ，K5, K14のように番号がつけられている．Ⅰ型はK9～K28，Ⅱ型はK1～K8，K71～80である．皮膚の基底細胞層では，K5, K14，有棘細胞層ではK1, K10のmRNAが発現している．しかし，タンパク質レベルでは，有棘細胞層では基底細胞層で合成されたK5, K14とその後に合成したK1, K10の４つの分子種が存在する．すべての重層扁平上皮の基底細胞層はK5とK14を発現するが，有棘細胞層のケラチンの発現は組織によって異なる．口腔粘膜ではK4, K13, K15, K6およびK16が発現している．炎症が起こると，K6とK16が発現する．毛や爪には，10種類以上の硬ケラチンとよばれる特殊なケラチンが存在する．

3 角化とケラチン

角化する上皮には，顆粒層の細胞質中にケラトヒアリン顆粒が現れる．この顆粒には，プロフィラグリンとよばれる不溶性のタンパク質が存在し，フィラグリンドメインがリンカーでつながった構造をしている．角化する際にホスファターゼとプロテアーゼの作用によりフィラグリンに分解され，角質層の細胞質でケラチン線維を凝集させる．ケラチンは物理化学的侵襲に強く，緻密で比較的非浸透性の層を形成して，微生物や種々の溶液に対して表皮を保護する．水和され細胞内に存在するこのタンパク質が，角化において強靱で高度に不溶化したタンパク質に変換される．この角化は，加水分解酵素が多く存在する領域で認められ，細胞内のケラチン以外のタンパク質がすみやかに除去され，ケラチンのみが残るのである．

細胞膜は，ケラチンと比べると機械的強度も低く，ケラチンが強い抵抗性をもつタンパク質分解酵素にも感受性が高い．ところが，細胞膜に存在するタンパク質は，ケラチンが通常強い感受性を示すSH還元剤にはかなり強い抵抗性を示す．このような細胞膜の中に，大きな機械的強度をもつケラチンが包み込まれていることによって，両者が相まって機械的外傷のみでなく細菌の侵襲に対しても強い抵抗性を示すことになる．

ケラチン遺伝子のHIMやHTM部分の点突然変異により，**単純型表皮水疱症**（常染色体顕性遺伝），水疱型先天性魚鱗癬様紅皮症や白色海綿状母斑などのケラチン病を発症する．

参考文献

◆全体にわたるもの

1) Mecham, R. (ed) : The Extracellular Matrix: an Overview. Springer, London, 2011.
2) Hynes, R.O., Yamada, K.M. (eds) : Extracellular Matrix Biology (Cold Spring Harbor Perspectives in Biology). Cold Spring Harbor Laboratory Pr, New York, 2011.
3) 上出利光，小林邦彦編：生体機能分子データブック．中外医学社，東京，2001，69〜93.
4) Plopper, G.（中山和久監訳）：プロッパー細胞生物学—細胞の基本原理を学ぶ．化学同人，京都，2013.
5) Victor, W., et al.（清水孝雄監訳）：イラストレイテッド　ハーパー・生化学　原書30版．丸善，東京，2016，729〜751.
6) Alberts, B., et al.（中村桂子，松原謙一監訳）：細胞の分子生物学．第５版，Newton Press，東京，2010.
7) Theocharis, A.D., Skandalis, S.S., Gialeli, C., Karamanos, N.K. : Extracellular matrix structure. *Adv Drug Deliv Rev*, **97**:4〜27, 2016.

◆コラーゲン，エラスチンに関するもの

8) Canty, E.G., Kadler, K.E. : Procollagen trafficking, processing and fibrillogenesis. *J Cell Sci*, **118**:1341〜1353, 2005.
9) Davis, M.R., Summers, K.M. : Structure and function of the mammalian fibrillin gene family: implications for human connective tissue diseases. *Mol Genet Metab*, **107**:635〜647, 2012.

◆プロテオグリカンに関するもの

10) Varki, A., et al (eds)（鈴木康夫ほか監訳）：コールドスプリングハーバー糖鎖生物学．第２版，丸善，東京，2010，185〜208.
11) Iozzo, R.V., Schaefer, L. : Proteoglycan form and function: a comprehensive nomenclature of proteoglycans. *Matrix Biol*, **42**:11〜55, 2015.

◆細胞接着タンパク質，細胞接着シグナルに関するもの

12) Fujisawa, R. and Tamura, M. : Acidic bone matrix proteins and their roles in calcification. *Front Biosci,* **17**:1891〜1903, 2012.
13) Ruoslahti, E. : The RGD story : a personal account. *Matrix Biol*, **22** : 459〜465, 2003.

◆マトリックスメタロプロテアーゼに関するもの

14) Shiomi, T., Lemaître, V., D'Armiento, J., Okada, Y. : Matrix metalloproteinases, a disintegrin and metalloproteinases, and a disintegrin and metalloproteinases with thrombospondin motifs in non-neoplastic diseases. *Pathol Int*, **60**:477〜496, 2010.

◆ケラチンおよび疾患に関するもの

15) 清水　宏：あたらしい皮膚科学．第３版．中山書店，東京，2018．http://www.derm-hokudai.jp/textbook03/index.html

引用文献

16) Prockop, D.J. and Guzman, N.A. : Collagen diseases and biosynthesis of collagen. *Hosp Pract*, **12** : 62, 1977.
17) Colognato, H. and Yurchenco, P.D. : Form and function: the laminin family of heterotrimers. *Dev Dynamics*, **218** : 213〜234, 200.
18) 木幡　陽ほか編：糖質の多様な世界．講談社サイエンティフィク，東京，1993，112.

第5章 骨，歯と歯周組織の有機成分とその代謝

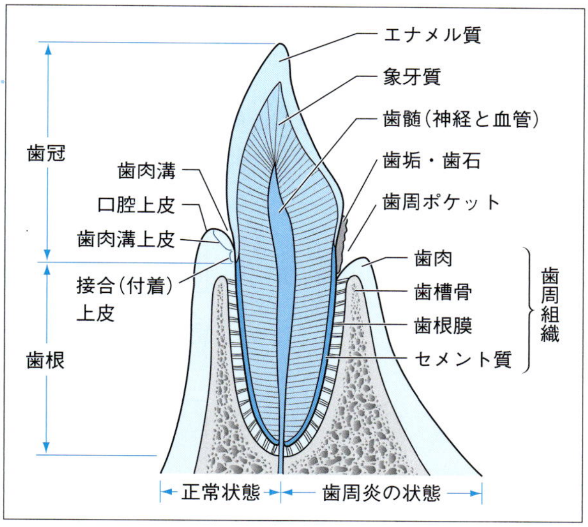

歯と歯周組織の模式図
左：正常状態，右：歯周炎の状態．

本章のねらい

骨，象牙質，歯周組織に含まれる非コラーゲン性タンパク質およびエナメル質に特有なタンパク質の構造の特徴および機能について学ぶ．

チェックポイント

1. Glaタンパク質はγ-カルボキシグルタミン酸（Gla）を含む酸性タンパク質で，オステオカルシン（骨Glaタンパク質）とマトリックスGlaタンパク質の2種類が存在する．
2. 象牙質マトリックスタンパク質1（DMP1）は骨細胞で合成され，N末端側ドメインはプロテオグリカンであり，C末端側ドメインは高度にリン酸化した酸性タンパク質である．*DMP1*遺伝子は常染色体潜性（劣性）低リン血症性くる病の原因遺伝子である．
3. 象牙質シアロリンタンパク質（DSPP）は，象牙質中の非コラーゲン性タンパク質で最も多く含まれる．DSPPを構成する象牙質シアロタンパク質（DSP）は，象牙質の主要プロテオグリカンであり，象牙質リンタンパク質（DPP）（ホスホホリン）は強酸性タンパク質である．*DSPP*遺伝子は象牙質形成不全症および象牙質異形成症の原因遺伝子である．
4. 幼若エナメル質には，アメロゲニン，エナメリンおよびアメロブラスチン（シースリン）というエナメル質に固有なタンパク質が存在する．これらはエナメル質形成過程でエナメライシン（MMP-20）およびカリクレイン4（KLK4）によって低分子化され，消失する．アメロゲニン，エナメリン，MMP-20，KLK4各遺伝子の異常はどれもエナメル質形成不全症を発症する．
5. 骨，象牙質，エナメル質を形成するほとんどの細胞外マトリックスタンパク質遺伝子は*secretory calcium-binding phosphoprotein*（*SCPP*）familyとよばれ，ヒト第4染色体長腕上に遺伝子座が存在しているが，アメロゲニン遺伝子だけは性染色体に遺伝子座が存在する．
6. 歯根膜のコラーゲン分子の生物学的半減期は1日で，歯肉（5日），歯槽骨（6日），皮膚（15日）に比べるとコラーゲン代謝が活発である．

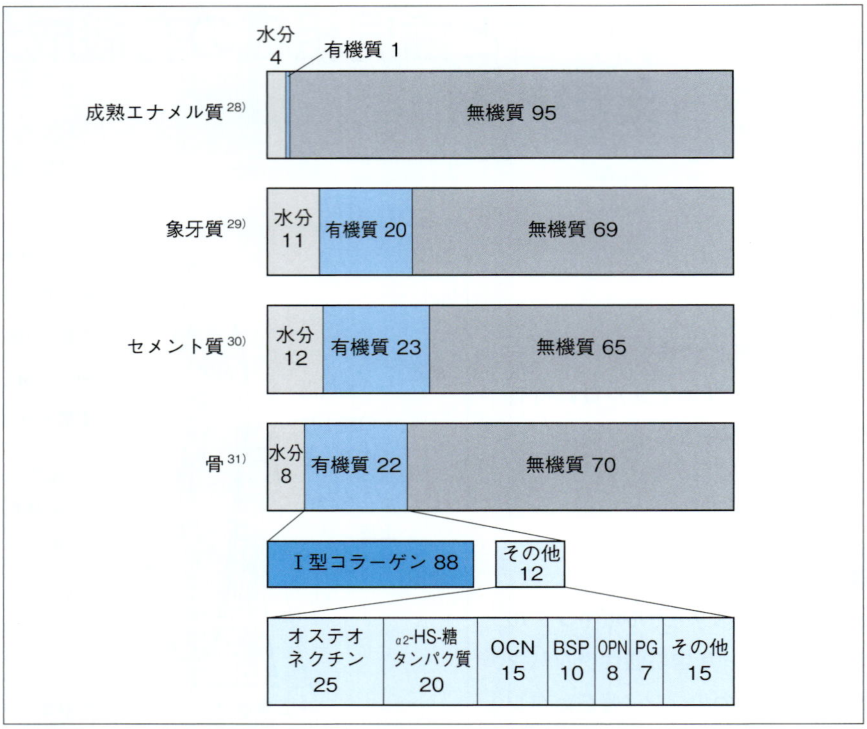

図 5-1　骨と歯の無機質，有機質および水分含量（重量%）
OCN：オステオカルシン，BSP：骨シアロタンパク質，OPN：オステオポンチン，PG：プロテオグリカン
骨の非コラーゲン性タンパク質含量は胎児骨のものである．

骨の組成の70％は無機質であるカルシウムとリン酸の化合物の**ヒドロキシアパタイト**（無機質）（☞第 6 章156ページ参照）であり，22％が有機質，残りが水分である（図5-1）．有機質の88％はI**型コラーゲン**であり，残りの12％は**非コラーゲン性タンパク質** non-collagenous protein（NCP）や**プロテオグリカン**である．NCPは**オステオネクチン**，**オステオカルシン**（骨Glaタンパク質）や**マトリックスGlaタンパク質**のような**カルシウム結合タンパク質**と**骨シアロタンパク質**，**オステオポンチン**などの**細胞接着タンパク質**とに大別できる（図5-1，表5-1）．NCPは酸性タンパク質が多く，アパタイトと相互作用をして石灰化に関与すると考えられる．

骨の細胞外マトリックス extracellular matrix（ECM）成分の基本的機能は，①骨の力学的支持と，②局所における細胞機能の調節である．I型コラーゲンによって構築されるコラーゲン線維は，建造物にたとえれば，鉄筋/鉄骨に相当し，そこにNCPなどの作用により，コンクリートに相当するヒドロキシアパタイトが沈着すること（石灰化）で，骨の力学的強度が獲得される．また，とくに**リモデリング** remodeling（改造現象）のある骨では，そのECM成分は，骨芽細胞，破骨細胞および骨細胞の足場や接着部位として，それらの増殖，生存，分化，形態変化を調節する．さらにトランスフォーミング増殖因子β transforming growth factor-β（TGF-β）などの増殖因子と結合してそれらの因子を貯蔵し，ECMが分解されると**増殖因子**を遊離し，細胞の生理活性の迅速な発現を助けている．

表 5-1 歯と種々の結合組織のおもな構成成分の比較

組織名	無機質（%）	コラーゲン（型）	おもな非コラーゲン性タンパク質	プロテオグリカン	おもな合成細胞
真 皮	—	Ⅰ＞Ⅲ	フィブロネクチン エラスチン	デコリン	線維芽細胞
腱	—	Ⅰ	フィブロネクチン	デコリン	線維芽細胞
血管壁	—	Ⅲ Ⅰ	エラスチン フィブロネクチン MGP	デコリン	平滑筋細胞
基底膜	—	Ⅳ	ラミニン エンタクチン	パールカン	上皮細胞 （内皮細胞）
軟骨	—	Ⅱ	MGP リンクタンパク質	アグリカン	軟骨細胞
骨	～70	Ⅰ	オステオカルシン 骨シアロタンパク質 オステオネクチン オステオポンチン	デコリン ビグリカン 象牙質マトリックスタンパク質1*	骨芽細胞
形成期エナメル質	～30	なし	アメロゲニン エナメリン アメロブラスチン	—	エナメル芽細胞
成熟エナメル質	95	なし	エナメリン（少量）	—	細胞はない
象牙質	～70	Ⅰ	象牙質リンタンパク質** 象牙質糖タンパク質***	象牙質シアロタンパク質 デコリン ビグリカン	象牙芽細胞
セメント質	～70	Ⅰ	オステオポンチン	ルミカン	セメント芽細胞
歯根膜	—	Ⅰ＞Ⅲ	ペリオスチン フィブリリン1	デコリン	歯根膜線維芽細胞
歯肉	—	Ⅰ＞Ⅲ	フィブロネクチン ラミニン テネイシン オステオネクチン	デコリン バーシカン	歯肉線維芽細胞

*骨細胞で合成され，骨芽細胞では合成されない，**ホスホホリンともいう，***ヒトとブタで同定されている．

骨と比較して，歯はきわめて小さな臓器でありながら，硬組織だけに限っても**エナメル質**，**象牙質**，**セメント質**[*1]と3つの異なった組織からなっている．象牙質とセメント質は，いずれも**外胚葉性間葉** ectomesenchymeの組織であり，そのECM成分も外胚葉性のそれに近いが，エナメル質は外胚葉性の組織で，その形成過程も有機成分も骨，象牙質，セメント質とはかなり異質な組織である（図5-1）．

セメント質[*1]
セメント質は厳密な意味では歯の組織ではなく，歯周組織の1つに分類される．

本章では，まず骨，象牙質およびセメント質に共通な有機成分について述べ，ついで，骨，象牙質およびエナメル質に特徴的な有機成分と結合組織にも含まれる硬組織の非コラーゲン性タンパク質について述べ，そして最後に歯周組織について述べる．

I　骨，象牙質およびセメント質に共通な有機成分

骨，象牙質およびセメント質などの硬組織の有機成分の約90％はⅠ型コラーゲンであるが，Ⅲ型コラーゲン[*2]，Ⅴ型コラーゲンも存在する．残りの約10％がNCPである（図5-1）．これらのコラーゲンは一般的なコラーゲンと本質的に同じであるので第４章を参照してほしい．

II　骨，象牙質に特徴的な非コラーゲン性タンパク質

1　オステオカルシン（骨 Gla タンパク質）

骨，象牙質およびセメント質中に，Ca^{2+}やアパタイトとの相互作用を介して，石灰化組織における石灰化と吸収という無機質代謝に重要な役割を果たしているNCPがいくつかある．骨のEDTA[*3]による脱灰液中に，**γ-カルボキシグルタミン酸** gamma-carboxyglutamate（Gla）残基を含む酸性タンパク質が存在し，**オステオカルシン** osteocalcin または**骨 Gla タンパク質** bone Gla protein（BGP）とよばれている（図5-2）．オステオカルシンはヒトをはじめほとんどの脊椎動物の骨にかなり大量に存在し，骨のNCPの10〜20％を占める．象牙質のオステオカルシン含量は骨に比べると低く，エナメル質には見出されていない．

1）Gla 残基合成とビタミン K

オステオカルシンに含まれているGla残基は，血液凝固系因子の１つとして重要なプロトロンビンの場合と同様に，ペプチド中に組み込まれたグルタミン酸残基に**ビタミンK依存性カルボキシラーゼ**の作用でCO_2が１分子固定されて生じる（図5-3）．オステオカルシンのＮ末端プロペプチド領域には，上述のビタミンK依存性カルボキシラーゼの認識部位があり，Gla残基が生成した後，このプロペプチドは，分泌前にプロテアーゼによって切断される．また，ラットとヒトオステオカルシンとのアミノ酸配列には，76％の相同性がある．

オステオカルシンは酸性タンパク質で，その等電点は4.0である．Gla残基のもつ２個のカルボキシ基を介してアパタイト結晶のCa^{2+}と結合する．アパタイト17 mgにオステオカルシン１mgが結合しうる（Kd＝0.1 μM程度）．オステオカルシンはアパタイト結晶のほかに遊離のCa^{2+}とも結合するが，その結合能はあまり強くない．骨芽細胞で合成されたオステオカルシンはアパタイト結晶

Ⅲ型コラーゲン[*2]
骨の形成，再生時にはとくにⅢ型コラーゲンの合成が高まる．

EDTA[*3]
エチレンジアミン四酢酸 ethylenediamine tetraacetic acidの略で，代表的なキレート剤である．Ca^{2+}などの金属イオンと配位結合によって安定かつ可溶性のキレート化合物を生じるので，骨や歯の脱灰（リン酸カルシウムの除去）に好んで用いられる．

A　オステオカルシン(骨 Gla タンパク質)

プレ(シグナル)ペプチド　　プロ(前駆体)ペプチド

MRALTLLALLALAALCIAGQAGAKPSGAESSKGAAFVSKQEGSEVVKRPRR

成熟タンパク質　1　49

YLYQWLGAPVPYPDPLGlaPRRGlaVCELNPDCDELADHIGFQEAYRRFYGPV

B　マトリックス Gla タンパク質

プレ(シグナル)ペプチド　1

MKSLILLAILAALAVVTLCYGlaPsHEPsMEPsYELNPFINRRNANTFISPQQRW

成熟タンパク質　77

RAKVQGlaRIRGlaRSKPVHGlaLNRGlaACDDYRLCERYAMVYGYNAAYNRYF

プロペプチド

RKRRGAK

図 5-2　ヒト Gla タンパク質の一次構造

Gla は γ-カルボキシグルタミン酸残基，Ps はホスホセリン残基．下線部分は成熟タンパク質を示す．

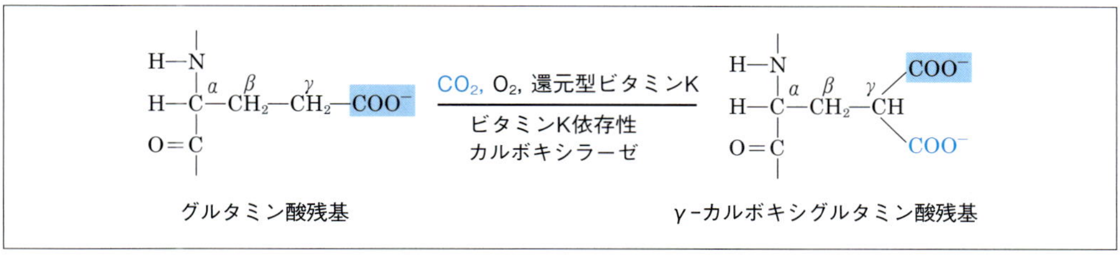

図 5-3　γ-カルボキシグルタミン酸（Gla）残基の合成にビタミン K は必須である

この反応系では ATP とビオチンは要求されないので，従来のビオチン依存性炭酸固定反応とは異なる．

とともに局所に沈着するが，一方，血中にもその存在が知られており，正常値は6～7 ng/mL血漿といわれている．男性は女性より高く，また骨形成のさかんな若年者で高い．血中のオステオカルシンはⅠ型コラーゲンプロペプチド，骨型アルカリホスファターゼとともに骨形成速度のマーカーとして使用されている．

2）オステオカルシン遺伝子の発現制御と機能

ヒトおよびラットのオステオカルシン遺伝子にはビタミンD応答配列 vitamin D response element (VDRE) があり，オステオカルシンの合成は活性型ビタミンD（1α,25(OH)$_2$D$_3$），で著明に促進されることが観察されている．ラットに活性型ビタミンDを投与すると，血中のオステオカルシンは3～4倍に上昇する．一方，ビタミンD欠乏による実験的くる病ラットでは骨中のオステオカルシンが正常の約60%に低下している．

3）骨芽細胞マーカーとしてのオステオカルシン

オステオカルシンは分化後期の骨芽細胞だけが発現するタンパク質であるので，骨芽細胞のよい分化マーカーである．骨での石灰化が開始した後，はじめて発現することから，過剰な石灰化を抑制していると考えられている．事実，オステオカルシン遺伝子の**ノックアウトマウス**（☞第1章23

ページ参照）で骨形成の促進が観察され，*in vivo*におけるオステオカルシンの骨形成抑制作用が示されている．

2 骨シアロタンパク質

骨シアロタンパク質 bone sialoprotein (BSP[*4]) は，インテグリン結合シアロタンパク質 integrin-binding sialoprotein（IBSP）としても知られており，糖鎖の末端にシアル酸[*5]を含むほか，リン酸，硫酸を含む糖タンパク質である．ヒトBSPの成熟型の分子サイズは約70 kDaで，コアタンパク質のサイズは35 kDaであるので，重量の約50%を糖質が占めていると考えられる．事実，4つのN結合型糖鎖[*6]と多くのO結合型糖鎖[*7]が存在する．これまで，cDNAクローニングにより，ヒト以外に，ラット，マウス，ウシなどの一次構造が明らかにされている．BSPは3つのポリグルタミン酸領域（8つのグルタミン酸残基が連続する配列が76～83と151～158に，グリシン残基を挟んで5つのグルタミン酸残基が199～204に存在する）と3つのチロシン高含有領域をもち，チロシン高含有領域の一部は硫酸化されている．BSPは**RGD配列**を介して細胞のビトロネクチン受容体（$\alpha_v\beta_3$）に結合するが，それ以外にRGD非依存性細胞接着領域をもっている．BSPはS-S結合をもたない．

BSPは，シアル酸，リン酸，硫酸およびカルボキシ基の存在によって強い負の電荷をもち，骨のアパタイトと強い親和性で結合している．また，I型コラーゲンのα2鎖とも結合する．骨芽細胞のみでなく，骨細胞や破骨細胞もBSPを産生する．さらに，骨以外では，象牙質，セメント質および成長板の石灰化軟骨中に存在する．BSPは，通常，上述した石灰化組織に限定して発現するが，微小石灰化巣を形成する潜在能をもつトロホブラスト[*8]や乳がん，肺がんなどのがん細胞でも強い発現がみられる．*in vitro*で，BSPがアパタイト結晶形成の核になることから，その石灰化への直接的な関与が考えられている．

3 象牙質マトリックスタンパク質1

1）象牙質マトリックスタンパク質1の構造

象牙質マトリックスタンパク質1 dentin matrix protein 1（DMP1）は，蕾状期後期から象牙質形成期にわたって象牙芽細胞に特異的にその遺伝子発現が認められたことより命名されたが，その後，骨細胞やセメント芽細胞においても遺伝子発現が確認されている．ラットDMP1は，16アミノ

BSP[*4]
以前はオステオポンチンをBSP-1とよび，骨シアロタンパク質をBSP-2とよんで区別していたが，現在ではBSPは骨シアロタンパク質のみに用いられている．

シアル酸[*5]
動物界に広く存在する酸性糖で，糖タンパク質，糖脂質の糖鎖の非還元末端に存在する．

N結合型糖鎖[*6]
アスパラギン側鎖中のアミド窒素原子に結合する糖鎖．

O結合型糖鎖[*7]
セリンあるいはトレオニン側鎖の酸素原子に結合する糖鎖．

トロホブラスト[*8]
栄養膜細胞，胎盤形成に機能する細胞を含む．

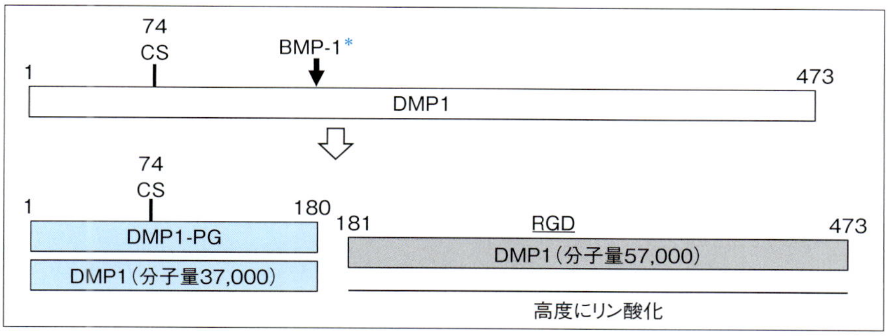

図 5-4 象牙質マトリックスタンパク質 1（DMP1）のプロセシング機構と構造
CS：コンドロイチン 4 硫酸鎖結合部位，数字は結合位置を示す．↓：BMP-1（骨形成タンパク質 1）の切断部位．図の下段の数字はアミノ酸残基数を示す．DMP1-PG：プロテオグリカン型の DMP1.
*プロコラーゲン C- プロテアーゼと同じ（☞第 4 章 96 ページ参照）.

酸残基からなるシグナルペプチドに続く，473アミノ酸残基からなるコアタンパク質として合成・分泌された後，骨形成タンパク質 1 bone morphogenetic protein-1（BMP-1）（プロコラーゲンC-プロテアーゼ）によってプロセシングを受けて，分子量約37,000のN末端側ドメインと分子量約57,000のC末端側ドメインに分離する（図5-4）．分子量37,000のDMP1には，コンドロイチン4硫酸鎖が結合したタイプ（プロテオグリカン型）と結合していないタイプ（非プロテオグリカン型）があるが，両者の機能の違いについてはまだよくわかっていない．一方，分子量57,000の DMP1は，高度にリン酸化された酸性タンパク質であり，負に荷電する特性によりCa^{2+}と高い結合能を有する．また構造内には**RGD配列**を含んでいる．ヒトの成熟型DMP1には497アミノ酸残基からなるアイソマー1と481アミノ酸残基からなるアイソマー2が存在し，ともに16アミノ酸残基からなるシグナルペプチドをもつ.

2）象牙質マトリックスタンパク質 1 の分布と機能

合成されたDMP1は骨基質中，とくに骨細管を含む骨細胞周囲の基質に分布し，類骨には分布しない．また，象牙質では象牙芽細胞突起周囲の基質に，セメント質では無細胞セメント質層に分布しており，DMP1は細胞周囲の石灰化基質にのみ局在する．以上より，DMP1は石灰化に関与する基質タンパク質の 1 つとして考えられている．また，DMP1は骨細胞における**線維芽細胞増殖因子23** fibroblast growth factor-23（FGF-23）産生を抑制してリン酸代謝に関与する．事実，*DMP1*遺伝子の突然変異は**常染色体潜性（劣性）**[*9]**低リン血症性くる病**を引き起こすことが判明している.

4 Matrix extracellular phosphoglycoprotein (MEPE)

DMP1とともに骨細胞周囲の石灰化基質に局在するタンパク質として**MEPE**の存在が確認されている．MEPEは腫瘍性低リン血症骨軟化症の患者から見出されたタンパク質で，齧歯類の培養骨芽

潜性（劣性），顕性（優性）[*9]
2017年9月に日本遺伝学会により示された遺伝学用語改訂の案を受け，本書では劣性→潜性ならびに優性→顕性への変更を採用することとした.

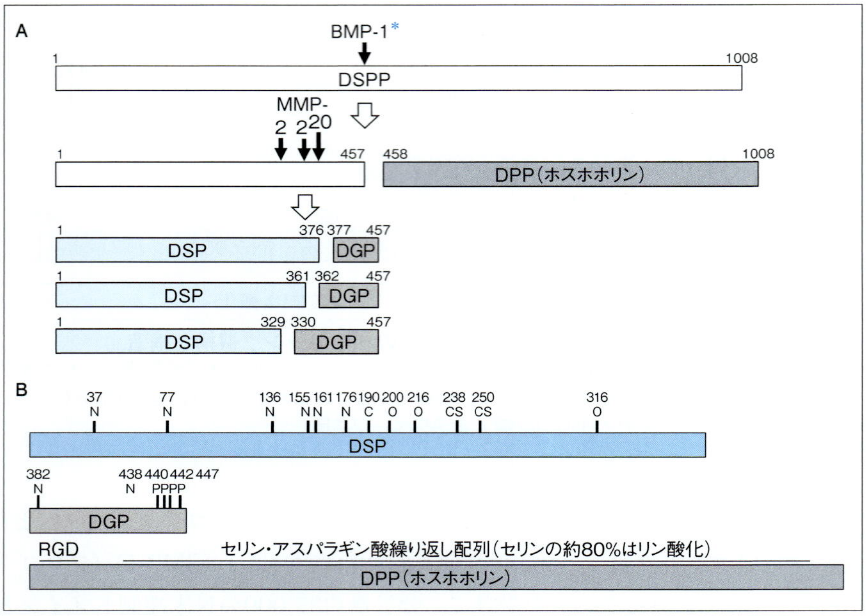

図 5-5　象牙質シアロリンタンパク質（DSPP）のプロセシング機構とドメインタンパク質
A：DSPP（ブタ）のプロセシング機構．DSP：象牙質シアロタンパク質，DGP：象牙質糖タンパク質，DPP：象牙質リンタンパク質．↓：BMP-1（骨形成タンパク質 1），MMP-2 および MMP-20 の切断部位．図の上段の数字はアミノ酸残基数を示す．B：DSPP 由来ドメインタンパク質（DSP, DGP, DPP）（ブタ）の構造．N：アスパラギン結合型（N 結合型）糖鎖結合部位，O：O 結合型糖鎖結合部位，CS：コンドロイチン 4 硫酸および 6 硫酸鎖結合部位，P：リン酸基結合部位，C：システイン残基，数字はそれぞれの結合位置を示す．RGD：アルギニン - グリシン - アスパラギン酸配列（☞第 4 章 116 ページ参照）．
*プロコラーゲン C- プロテアーゼと同じ（☞第 4 章 96 ページ参照）．

細胞を用いた実験では，このタンパク質の遺伝子発現が骨芽細胞の分化最終段階で上昇することから，骨基質の石灰化に関与することが示唆されている．

5　象牙質シアロリンタンパク質

1）象牙質シアロリンタンパク質を構成する3つのドメインタンパク質の生成機構

象牙質シアロリンタンパク質 dentin sialophosphoprotein（DSPP）は象牙質中の非コラーゲン性タンパク質で最も多く存在する．ブタDSPPは象牙芽細胞で合成・分泌された後，象牙質中のBMP-1によってプロセシングを受けて，**象牙質リンタンパク質** dentin phosphoprotein（DPP）（**ホスホリン**）が生じる．ついで，残った領域は，MMP-2およびMMP-20によってプロセシングを受けて，**象牙質シアロタンパク質** dentin sialoprotein（DSP）と**象牙質糖タンパク質** dentin glycoprotein（DGP）が生じる（図5-5A）．DGPはヒトとブタでは同定されているが，マウスやラットではまだ確認されていない．その理由として，DGPを生じさせるMMP-2やMMP-20のプロセシング部位が哺乳類と齧歯類で異なることによる．

2）象牙質シアロタンパク質（DSP）

DSPはDSPPのN末端側領域を占め，ブタでは329，361および376アミノ酸残基からなるタイプが同定され，いずれも**プロテオグリカン**である．DSPの構造はとても複雑であり，6カ所のアスパラギンにはN結合型糖鎖が，3カ所のトレオニンにはO結合型糖鎖が，そして2カ所のセリンにはコンドロイチン4硫酸鎖とコンドロイチン6硫酸鎖が多様性を示しながら結合している．また，DSPは構造内に1カ所存在するシステインを介して分子間で二量体を形成している（図5-5B）．DPPの**コンディショナルノックアウトマウス**[*10]を用いた実験より，DSPは象牙質の初期石灰化に関与すると考えられている．また，DSPは管周象牙質に局在することから，この部位の構造にも関与していることが示唆されている．さらにDSPは象牙質に含まれるTGF-βと結合することで，その活性を保持する機能を有していることが判明した．

3）象牙質糖タンパク質（DGP）

DGPはDSPとDPPの間を占める81アミノ酸残基からなるリン酸化糖タンパク質である．DGPの構造内には，1カ所のアスパラギンにN結合型糖鎖が，4カ所のセリンにリン酸基が結合している（図5-5B）．DGPの機能としてはヒドロキシアパタイトに強い親和性があることからDSPとは異なる機能を有していると思われる．

4）象牙質リンタンパク質（DPP）（ホスホホリン）

DPPはDSPPのC末端領域を占めるタンパク質で**RGD配列**を含んでいる．DPPは，構造の約70〜80％がアスパラギン酸とセリンで構成される特徴的なアミノ酸組成を有している．その偏ったアミノ酸組成のために構造内にはアスパラギン酸（D）とセリン（S）の繰り返し構造（SDD，DSS，DDSなど）が多くみられる．さらにセリンの約80％はリン酸化しているため（ブタDPPは1分子あたり平均155個のリン酸基を有する），DPPは等電点が1.1付近にある強酸性タンパク質である（図5-5B）．また，ブタDPPのコーディング領域[*11]には4種類のアレル（対立遺伝子）変異が認められているが，これは対立遺伝子間の**遺伝子多型**から生じる塩基配列のバリエーションの違いからである．上述のようにDPPは構造内にアスパラギン酸とセリンの繰り返し構造を有するため，それ自身では生理的条件下において形状が不安定で相互作用や自己凝集など形状変化を起こしやすい状態にある，いわゆる**不定形タンパク質**である．事実，ブタDPPはpHや温度の変化によって水溶液中で容易に分解をきたすが，コラーゲンの存在下では，分解があまり起こらないことが観察されている．

DPPの合成・分泌は象牙芽細胞によって行われる．オートラジオグラフィを用いた形態学的研究によって，象牙芽細胞で合成されたDPPは象牙前質を通過して象牙前質-象牙質境の象牙質側へ集積することが示されている．したがって，DPPはオステオカルシンと同じように，石灰化した象牙質のみに存在し，石灰化していない象牙前質には存在しない．このことより，DPPの機能としては，コラーゲンとイオン結合し，アパタイトの結晶形成の開始に関与することが示唆されている．さらに遺伝子研究によって，歯髄にはDSPのみをコードする遺伝子が存在し，象牙芽細胞ではDPPを含むDSPP全長体をコードする遺伝子が存在することが明らかになった．このことより，**DPPは象牙質特有のタンパク質である**といえる．

コンディショナルノックアウトマウス[*10]
標的遺伝子の働きを，任意の時期と場所（臓器など）で機能しなくするように工夫したマウス．全身性遺伝子ノックアウトマウスが胎生致死を示す場合でもノックアウト個体を作製しうるため，コンディショナルノックアウト法は目的遺伝子産物の臓器特異的な生理機能解明に欠かせない手法となっている．

コーディング領域[*11]
タンパク質に翻訳される遺伝子領域．

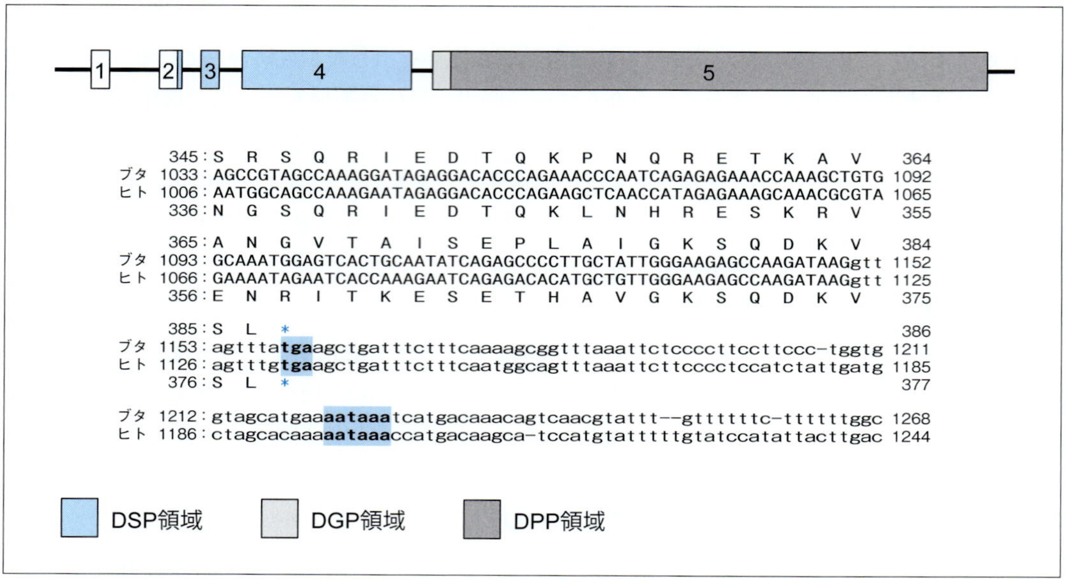

図 5-6 象牙質シアロリンタンパク質（DSPP）の遺伝子スプライスバリアントの起源

ヒトおよびブタ *DSPP* 遺伝子を構成する５つのエキソンのうち DSP 領域をコードするエキソン２，３，４を青色で，DGP および DPP 領域をコードするエキソン５を薄グレーおよびグレーで示す．エキソン４終末部の塩基配列を大文字（A，G，C，T）で，イントロン４開始部の塩基配列を小文字（a，g，c，t）で示す．塩基配列上段および下段のアルファベットは翻訳されるアミノ酸の一文字記号を示す．数字は塩基配列およびアミノ酸配列のその領域での位置番号を示す．

tga：終止コドン（＊），aataaa：ポリアデニル化シグナル．DSPP 全長体はエキソン２，３，４，５で構成され，DSP のみはエキソン２，３，４にイントロン４の３つのアミノ酸，バリン - セリン - ロイシン（VSL）が付加したものである．

5）象牙質シアロリンタンパク質の遺伝子スプライスバリアント

*DSPP*遺伝子は５つのエキソンから構成されるが（図5-6），ブタではエキソン４と５の間のイントロン４にアミノ酸３個を翻訳するコドンと終止コドン，そしてその下流に**ポリアデニル化シグナル**[＊12]が挿入されたDSPのみをコードする**遺伝子バリアント**が見出されている（図5-6）．ブタ歯髄には，このDSPのみをコードする遺伝子だけが存在し，象牙芽細胞ではDPPを含むDSPP全長体をコードする遺伝子が存在することが明らかになった．このことからも，DPPは象牙質特有のタンパク質であるということがいえる．

6）象牙質シアロリンタンパク質の遺伝子疾患

象牙質におけるこれまでの遺伝子研究では，Ⅰ型コラーゲンおよび*DSPP*遺伝子の突然変異がヒトの象牙質形成に大きく影響を及ぼすことが示されており，今日では象牙質の遺伝子疾患は**象牙質異形成症**および**象牙質形成不全症**に分類されている．とくに*DSPP*遺伝子の突然変異は象牙質異形成症と象牙質形成不全症の両方を引き起こすことが多く報告されている．

ポリアデニル化シグナル[＊12]
一次転写産物を切断する酵素（ポリAポリメラーゼ）が作用する際に認識する配列（AATAAA）．

Ⅲ 結合組織にも共通に存在する骨および象牙質非コラーゲン性タンパク質

1 マトリックス Gla タンパク質

骨脱灰後の有機マトリックス中にGla残基およびリン酸化されたセリン残基を含むもう1つのタンパク質，**マトリックスGlaタンパク質** matrix Gla protein（MGP）が存在する．MGPは前述したオステオカルシンと異なり，水に溶けにくい．ヒトMGPはアミノ酸77残基からなり，5個のGla残基を含む（図5-2B参照）．ウシでは骨1g中に約0.4 mg含まれている．MGPは象牙質でもかなり高濃度に含まれている．オステオカルシンとは免疫学的に交叉反応を示さず，両者間のアミノ酸配列にはほとんど相同性が認められない．MGPは19アミノ酸残基よりなるシグナルペプチドをもち，また，MGPのC末端はプロテアーゼで切断され，成熟型では，ラットは79残基，ヒトは77残基となる（図5-2B参照）．MGPはオステオカルシンと異なり，骨，象牙質以外の石灰化しない軟骨，動脈，肺，腎臓および心臓でも合成される．また，MGPはオステオカルシンとは対照的に，幼若な段階で発現することから，骨形成の初期の段階で作用しているとも考えられてきたが，近年のノックアウトマウスを用いた研究で，MGPは動脈や軟骨で石灰化抑制因子として作用している可能性が示唆されている（☞第6章168～169ページ参照）．ヒトにおいては，*MGP*遺伝子の変異により異常な石灰化を示す**コイテル Keutel症候群**[＊13]を発症する．

2 オステオネクチン

オステオネクチン osteonectinは骨と象牙質に存在する32 Kのタンパク質で，とくに骨における含量は高く，NCPの20～25%を占める．ウシ象牙質では，NCPの4～6%を占める．アミノ酸組成ではアスパラギン酸とグルタミン酸が多く，リン酸基とN結合型糖鎖を2つずつもっている．オステオネクチンは4つの領域からなり，その4番目にあたる**EFハンドカルシウム結合領域**[＊14]を介してCa^{2+}と結合し，アパタイトに強く付着し，I型コラーゲン線維とも結合する．さらに，オステオネクチンは，secreted protein acidic and rich in cysteine（SPARC）とよばれる内皮細胞由来のタンパク質やBM40とよばれる基底膜タンパク質と同一である．したがって，オステオネクチンは骨または象牙質に特有なタンパク質ではなく，おそらく細胞周期や細胞と細胞外マトリックスとの相互作用，細胞形態にかかわっていると考えられている．オステオネクチンは細胞と細胞外マトリックスをつなぐ性質から，**マトリセルラー分子**[＊15] matricellular moleculeとよぶことが提唱されている．また，この遺伝子のノックアウトマウスでは白内障を発症することが報告されている．

Keutel症候群[＊13]
軟骨の異常な石灰化，肺動脈の狭窄を示す遺伝性疾患．

EFハンドカルシウム結合領域[＊14]
カルシウム結合タンパク質には，2つのαヘリックスが右手の人差し指と親指を伸ばした形に直交し，指のつけ根の部分のループ構造にCa^{2+}を結合するものが多くある．この構造をEFハンドとよぶ．

マトリセルラー分子[＊15]
細胞外マトリックス成分のなかで，細胞表面に存在し，細胞とほかの細胞外マトリックス分子を結合する役割をもつ分子をいう．トロンボスポンジン（☞第4章116ページ参照）もマトリセルラー分子に分類される．

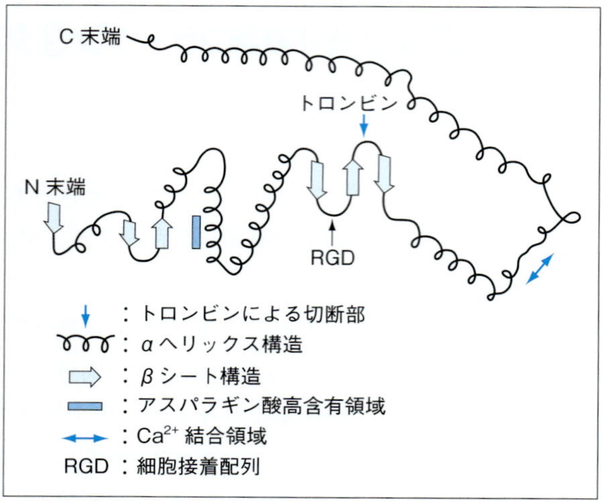

図 5-7　ヒトオステオポンチンの構造
（上出利光・小林邦彦編，2001[33]）

3 オステオポンチン

1）オステオポンチンの構造

オステオポンチン osteopontin（OPN）は，secreted phosphoprotein 1（SPP1）としても知られており，骨のほか，歯のセメント質，腎臓，胎盤，卵巣，脳，皮膚や腫瘍細胞，マクロファージ，T細胞など種々の細胞が産生する遍在性タンパク質であるので，これまで発見されるたびに異なった名称*16が与えられてきた．cDNAクローニングにより，その一次構造が解明され，ラットでは317，ヒトでは314のアミノ酸残基（成熟型では298残基）からなり，**RGD配列**をもつことが明らかになった（図5-7）．ラットOPNでは，糖鎖が17％を占め，N結合型糖鎖を1本，O結合型糖鎖を5～6本，ホスホセリン（付表4参照）を約12残基，およびホスホトレオニン（付表4参照）を1残基含んでいるが，これらの割合は組織によって異なる．ラットOPNでの$(Asp)_9$やヒトOPNでの$(Asp)_2$-Glu-$(Asp)_4$のような酸性領域の存在が知られている．これら酸性領域はCa^{2+}やアパタイト結晶と相互作用する可能性が考えられる．

2）オステオポンチンの機能と発現制御機構

ヒトOPNは300アミノ酸残基からなり，分子のほぼ中央に存在するRGD配列を介して骨芽細胞のインテグリンと結合し，骨芽細胞の初期の分化を促進する．すなわち，初期分化のトリガーとしての役割を果たしていることが近年明らかにされている．他方，OPNはやはりRGD配列を介して破骨細胞のインテグリン$\alpha_v\beta_3$と結合し，破骨細胞の骨表面への接着や波状縁，明帯の形成，さらにカテプシンKの分泌を通して骨吸収を促進することが報告されている（☞第7章195ページ参照）．OPNは，腎臓や乳腺上皮などCa^{2+}の輸送にかかわる非石灰化組織中にも存在する．これらの組織

オステオポンチン*16
44 kDa骨タンパク質，secreted phosphoprotein 1（SPP1），66 kDaタンパク質，69 kDaタンパク質（pp 69），ウロポンチン uro-pontin，Eta-1（early T lymphocyte activation-1）ともよばれていた．

では，OPNの酸性領域がリン酸カルシウムの結晶成長を阻害するという重要な役割を果たしていると考えられている．しかし，象牙質や発育中の歯におけるOPNの機能は，アパタイト結晶の成長の調節ではなく，むしろ象牙芽細胞の成熟に関連したものであると考えられている．オステオポンチン遺伝子のノックアウトマウスでは重力の変化に対する応答性が減弱することから，重力感知分子としての役割が提唱されている．

また，細胞外のリン酸イオンが骨芽細胞の*OPN*遺伝子の発現を促進することが報告されている．骨の形成，再生時にアルカリホスファターゼ活性が上昇し，骨芽細胞周囲のリン酸イオン濃度が上昇すると考えられることから，リン酸イオンによる新しい遺伝子発現制御機構として興味深い．

4 その他のRGD含有タンパク質

骨中には前述したBSPやOPNのほかに，RGD配列をもつタンパク質として**トロンボスポンジン** thrombospondin，**フィブロネクチン** fibronectinおよび**ビトロネクチン** vitronectinの存在が知られている（☞第４章表4-4参照）．これら接着タンパク質については，すでに第４章で紹介したので，ここでは骨組織中での発現についてのみ述べる．

トロンボスポンジンは，骨形成の初期に出現し，類骨に強く発現している．これに対し，フィブロネクチンは骨芽細胞で高度に発現し，石灰化した骨マトリックス中に保持されている．ビトロネクチンは，石灰化した骨マトリックス中に局在するが，その局所で合成されるのかどうかはよくわかっていない．血清中に大量（300 μg/mL）に存在するので，血清タンパク質の１つとして取り込まれた可能性もある．

5 硬組織プロテオグリカンの機能

プロテオグリカンの一般的な性状と機能についてはすでに述べた（☞第４章103ページ参照）．ここでは骨と象牙質にみられるプロテオグリカンについて述べる．

骨の主要なプロテオグリカンは小型プロテオグリカンに属する**ビグリカン** biglycan（PG-Ⅰ，PG-s1）と**デコリン** decorin（PG-Ⅱ，PG-s2，PG-40）である．

象牙質の主要なプロテオグリカンは上述したように象牙質シアロタンパク質（DSP）であるが，骨と同じようにビグリカンとデコリンの小型プロテオグリカンも見出されている．デコリンおよびビグリカンの骨や象牙質における機能は明確ではないが，デコリンはコラーゲン線維の表面に結合していることから，コラーゲンの線維形成の調節に関与していると考えられている．実際にデコリン遺伝子のノックアウトマウスでは皮膚の脆弱性が観察される．一方，ビグリカン遺伝子のノックアウトマウスでは骨格形成の遅延と骨量の減少が観察される．両方のプロテオグリカン遺伝子をノックアウトしたマウスでは皮膚と骨の異常が顕著になるので，２つのプロテオグリカンは組織内で相補って機能していると考えられる．ヒトデコリン遺伝子は染色体12q21-22に，ビグリカン遺伝子は染色体Xq27-terに局在している．

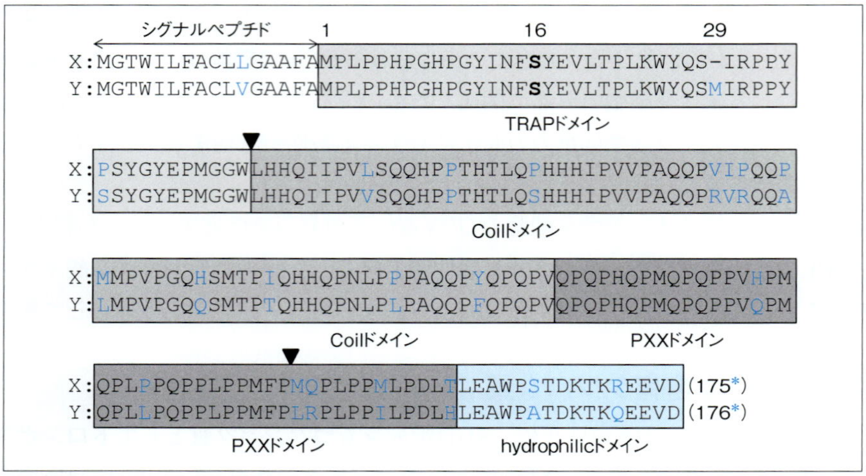

図 5-8　ヒトの X および Y 染色体のアメロゲニンのアミノ酸配列

X は X 染色体由来のアメロゲニンのアミノ酸配列を，Y は Y 染色体由来のアミノ酸配列を示す．青字は両者で異なる配列を示す．枠で囲まれた部分はアメロゲニン構造内のドメイン（TRAP, Coil, PXX, hydrophilic）を示す．X 染色体由来のものは 29 番目のメチオニン残基を欠失している．▼は MMP-20 で切断されやすい部位．

*成熟タンパク質のアミノ酸残基数を示す．

Ⅳ　エナメル質の有機成分

1）幼若エナメル質のタンパク質

エナメル質は骨や象牙質とともに硬組織に分類されているが，組織発生学的には，骨や象牙質が中胚葉性間葉由来であるのに対し，エナメル質は外胚葉性である．また，骨や象牙質，セメント質の主要な有機成分がコラーゲンであるのに対し，エナメル質，とくに形成期の幼若エナメル質は，**エナメルタンパク質**と総称される，**アメロゲニン**，**エナメリン**および**アメロブラスチン**（シースリン）から構成され，コラーゲンを含まない．

エナメル質のタンパク質はエナメル芽細胞によって合成され，幼若エナメル質では乾燥重量で約20%を占めるが，石灰化が進むにつれて減少し，完全に成熟したエナメル質では0.2～0.3%しか含まれない．

1　アメロゲニン

1）アメロゲニンの遺伝子座

アメロゲニン amelogeninは，幼若エナメルタンパク質の約85%を占める主要エナメルタンパク質で，ヒトアメロゲニンの遺伝子は，X染色体，Y染色体のそれぞれに1つずつ遺伝子座*17が存在する．両アメロゲニンはともに16アミノ酸残基からなるシグナルペプチドについで，X染色体由来

遺伝子座*17
染色体やゲノムにおける遺伝子の位置のこと．

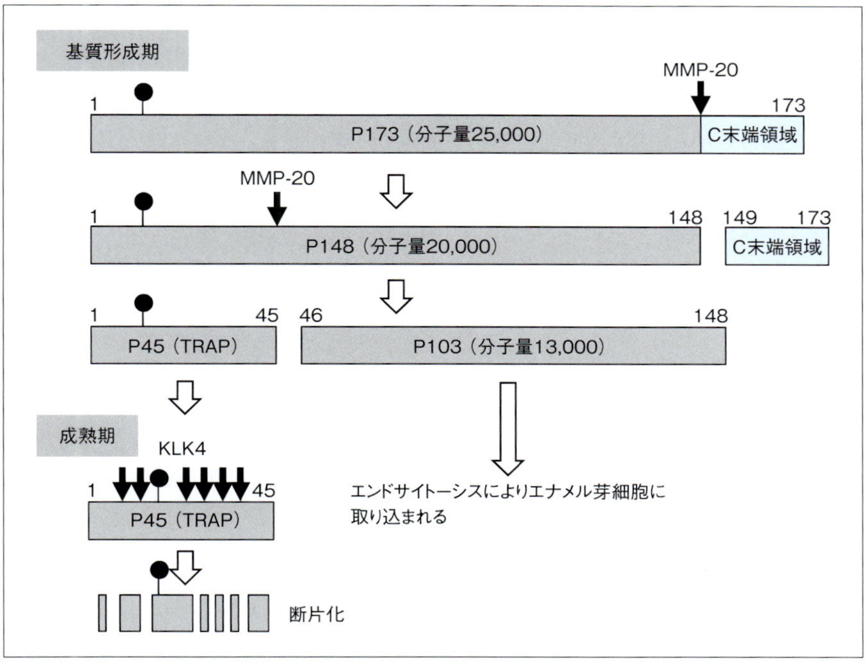

図 5-9　アメロゲニンのプロセシングおよび分解機構
アメロゲニン（ブタ）のアイソフォームのうち幼若エナメル質で最も多く合成されるP173アメロゲニン（173アミノ酸残基）を示す．●：リン酸化部位，↓：MMP-20またはKLK4の切断部位．図の上段の数字はアミノ酸残基数を示す．（Yamakoshi, Y., 2011[34] より改変）

のアメロゲニンは175アミノ酸残基からなるのに対し，Y染色体由来のそれは176アミノ酸残基からなる．両者間のアミノ酸数の相違は，Y染色体由来アメロゲニンの29番目のメチオニンがX染色体由来のそれでは欠失していることに基づいている（図5-8）．両者のタンパク質の割合は，X染色体由来のものが主（約90％）で，Y染色体由来のものは約10％を占めている．アメロゲニン遺伝子の異常は，**X連鎖性エナメル質形成不全症** amelogenesis imperfectaを発症する．

2）アメロゲニンの構造多様性

アメロゲニンは，幼若エナメル質から4Mグアニジン塩酸（pH 7.4）によって抽出され，分子量が5,000～30,000に及ぶさまざまな大きさのタンパク質の複合体である．アメロゲニン遺伝子からは選択的スプライシング（☞第1章4ページ参照）によって4つのアイソフォームが産生されることが確認されており，これがアメロゲニンの多様性の1つめの理由である．アメロゲニン分子の構造は4つのドメイン（TRAP, Coil, PXX, hydrophilic）から構成され（図5-8），分子間で会合体を形成して直径約20 nmの球状体構造を形成している．

アメロゲニンは，基質形成期エナメル芽細胞から合成・分泌されるとすぐに**エナメライシン** enamelysin（MMP-20）によってプロセシングを受けて親水性 hydrophilicドメインが切断され，ゲル状の疎水性タンパク質となる．そして成熟期になると**カリクレイン4** kallikrein 4（KLK4）によって分解され（図5-9），低分子化していく．これらの分解産物が混合していることが多様性の2つめの理由である．

3）エナメル質形成におけるアメロゲニンの役割

アパタイト結晶はアメロゲニン会合体の間で成長していくが，基質形成期の幼若エナメル質では，アメロゲニンがMMP-20によってプロセシングを受けて徐々に低分子化されると，そこにできたスペースを利用して結晶はゆっくりと成長していく．そして成熟期においては，アメロゲニンはKLK4によって急激に分解され，生じたスペースで結晶は著しく成長していく．このように，アメロゲニンはアパタイト結晶形成の鋳型としての働きではなく，アパタイト結晶の発育・成長の媒体として，また，エナメル質の成熟に伴った石灰化のためのスペースの確保の役割を有している（☞第６章176ページ図6-14参照）．

2 エナメリン

1）エナメリンの構造

エナメリン enamelinは，幼若エナメルタンパク質の約５％を占めるタンパク質で，ヒトエナメリン遺伝子は染色体4q21に存在する．この遺伝子の突然変異が**常染色体顕性（優性）**[*9]**エナメル質形成不全症**の原因の１つであることが報告されている．

エナメリンはアメロゲニンが幼若エナメル質から４Ｍグアニジン塩酸（pH 7.4）によって抽出された後に，0.5 M EDTAを含む４Ｍグアニジン塩酸（pH 7.4）によって抽出される．ブタのエナメリンは，1,104アミノ酸残基からなる分子量186,000のタンパク質として合成・分泌された後，MMP-20によってプロセシングを受けて低分子化される．幼若エナメル質では分子量32,000のエナメリンが最も多く見出されており，このエナメリンは３カ所のアスパラギンにＮ結合型糖鎖が，２カ所のセリンにリン酸基が結合している（図5-10A）．

2）エナメル質形成におけるエナメリンの役割

エナメリンは酸性タンパク質で，アパタイト結晶に強い親和性をもつことから，エナメル質の石灰化により深くかかわっていることが示唆されている．事実，成熟したエナメル質アパタイト結晶の表面に残存したエナメリンが結合している電子顕微鏡像が得られている（☞第６章177ページ図6-15参照）．

3 アメロブラスチン

1）アメロブラスチンを構成するドメインタンパク質

アメロブラスチン ameloblastinは，幼若エナメルタンパク質の約10％を占めるタンパク質で，シースリン sheathlinあるいはアメリン-1 amelin-1ともよばれており，アメリン-2はシースリンの短鎖型である．ヒトアメロブラスチン遺伝子は染色体4q21に存在する．この遺伝子の変異による**エナメル上皮腫** ameloblastomaの発症報告はあるが，エナメル質形成不全症は報告されていない．

ブタのアメロブラスチンは，395アミノ酸残基からなる分子量65,000のタンパク質として合成・分泌された後，MMP-20によってプロセシングを受けてＮ末端領域，中央領域，Ｃ末端領域の３つのドメインタンパク質が生じる．Ｎ末端ドメインタンパク質は**エナメル小柱鞘**に局在することから，シースプロテインともよばれており，86番目のセリンにＯ結合型糖鎖が結合している．また，11番目のプロリンは水酸化されたヒドロキシプロリンとなっている．中央領域ドメインタンパク質の251番目のトレオニンにはリン酸基が結合している．Ｃ末端ドメインタンパク質は，361番目のトレオニンに結合している硫酸化Ｏ結合型糖鎖がCa^{2+}との結合親和性を有していることから，**アメロブラ**

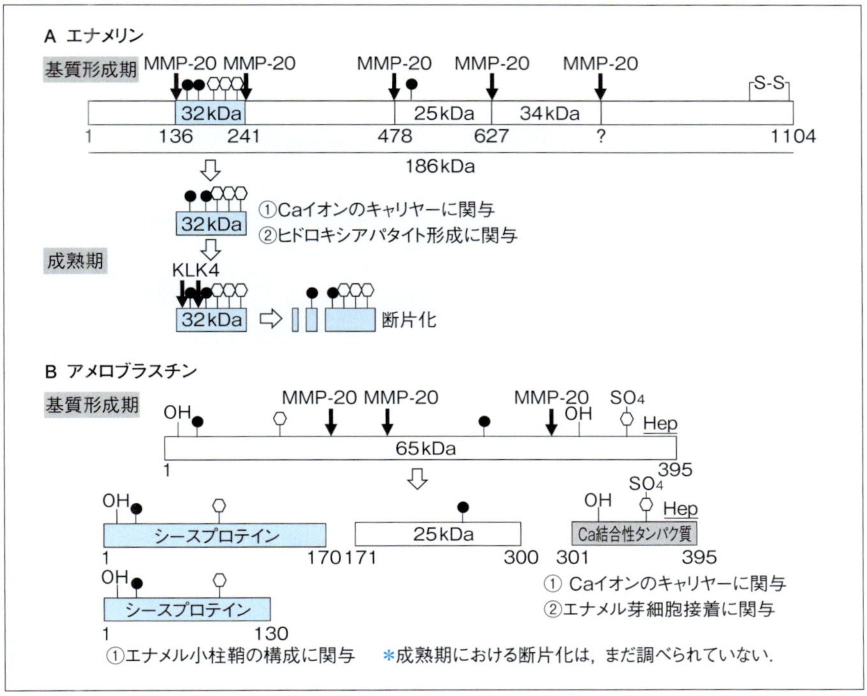

図 5-10　エナメリンとアメロブラスチン（シースリン）のプロセシングおよび分解機構
A：エナメリン（ブタ），B：アメロブラスチン（ブタ）
●：リン酸化部位，⬡：糖鎖結合部位，SO_4：硫酸化部位，OH：水酸化部位，S-S：ジスルフィド結合，Hep：ヘパラン硫酸結合領域，↓：MMP-20 および KLK4 の切断部位．図の下段の数字はアミノ酸残基数を示す．（深江　允，1999[35] より改変）

スチン・カルシウム結合タンパク質（AMBN-CaBP）とよばれている．また，324番目にヒドロキシプロリンが存在する（図5-10B）．

2）エナメル質形成におけるアメロブラスチンの役割

前述したように，アメロブラスチンを構成するシースプロテインはエナメル小柱鞘に局在することが免疫組織化学研究にて判明していることから，このタンパク質が小柱鞘の構造になんらかの役割を有していると考えられている．一方，AMBN-CaBP は Ca^{2+} のキャリアと考えられているが，それに加えて構造内に存在するヘパラン硫酸プロテオグリカン結合可能領域（図5-10B）を利用してエナメル芽細胞との細胞接着活性も有している．このようにアメロブラスチンはアメロゲニンやエナメリンと比べ，エナメル質形成期において，より多彩な役割を果たしているといえる．

4　成熟エナメル質のタンパク質

成熟エナメル質の有機質含量そのものが重量で約 1 %ときわめて少ない．エナメル質は前述したようにきわめて薄い組織であるうえに，表層にはペリクルやプラーク，内部には象牙質が接しているという解剖学的構造をもっているため，ほかの成分の混在しない純粋なエナメル質を得ることが困難である．また，きわめて硬いので切り取るのが難しいこと，成熟エナメル質のタンパク質試料の調製がきわめて困難であるため，成熟エナメル質中に含まれるタンパク質の研究は進んでいない．

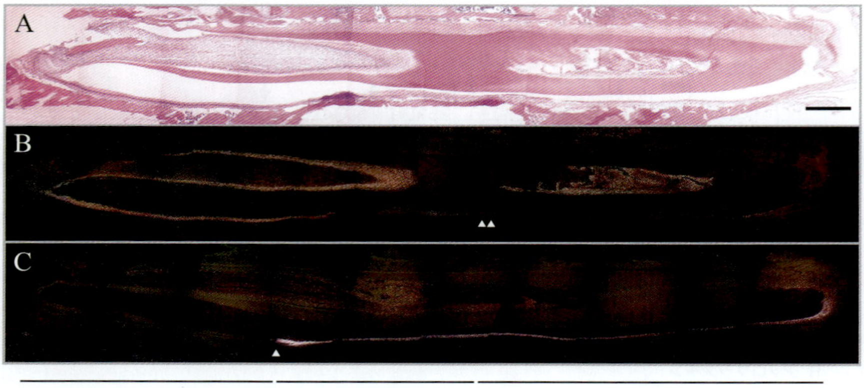

図 5-11　MMP-20 と KLK4 の遺伝子発現
A：生後 28 日齢のマウス下顎切歯の HE 染色*18 標本（スケールバー：4 μm），B および C：*in situ* ハイブリダイゼーション*19 による MMP-20 および KLK4 mRNA の検出．B：MMP-20 のシグナルは，基質形成期から成熟期初期のエナメル芽細胞（△△）で検出される．一方，C：KLK4 のシグナルは，移行期（△）から成熟期エナメル芽細胞にかけて検出される．（Simmer, J.P., et al, 2003[36] より改変）

しかしながら遺伝子工学技法を用いた研究では，成熟期エナメル芽細胞において**アメロチン** amelotin や **odontogenic ameloblast-associated protein（ODAM）**といったタンパク質の遺伝子発現が認められている．

5 エナメルプロテアーゼ

エナメル質の形成過程において上記エナメルタンパク質がさまざまな役割を担うためには，エナメル質中のプロテアーゼであるMMP-20とKLK4の作用が必要であることはすでに述べた．MMP-20は基質形成期エナメル芽細胞が合成・分泌する**マトリックスメタロプロテアーゼ**（☞第４章119ページ参照）であり，アメロゲニン，エナメリン，アメロブラスチンのプロセシングに関与する．一方，KLK4は移行期から成熟期エナメル芽細胞が合成・分泌する**セリンプロテアーゼ***20であり，エナメルタンパク質を分解する（図5-11）．ヒト*MMP20*遺伝子は染色体 11q22に，*KLK4*遺伝子は染色体 19q13に遺伝子座が存在し，それら遺伝子の突然変異はともに**常染色体潜性エナメル質形成不全症**の原因の１つであることが判明している．

6 硬組織タンパク質の遺伝子座

ここまで述べてきた骨，象牙質，エナメル質を形成するほとんどの細胞外マトリックスタンパク

HE染色*18
ヘマトキシリン・エオジン染色をいう．細胞核を青藍色，核以外の組織成分を赤色に染色し，細胞および組織構造の全体像を把握するために用いられる．
in situ*ハイブリダイゼーション19
組織や細胞において，特定のDNAやmRNAの分布および量を検出する方法．
セリンプロテアーゼ*20
触媒残基としてセリン残基を有するタンパク質分解酵素．

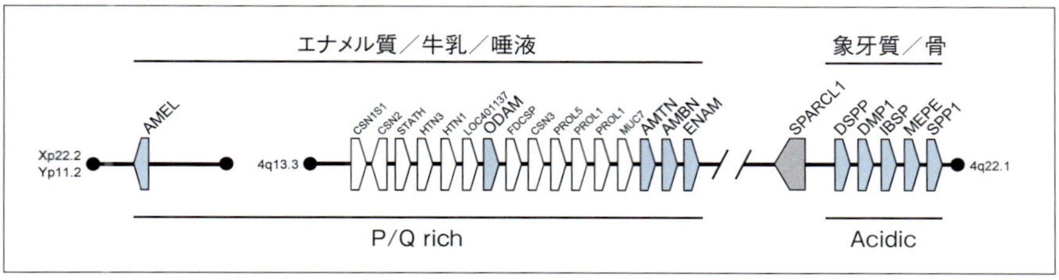

図 5-12　ヒトゲノム中の SCPP family の遺伝子座
青色はエナメル質，象牙質，骨に含まれるタンパク質の遺伝子座を示す．AMEL：アメロゲニン，ODAM：odontogenic ameloblast-associated protein，AMTN：アメロチン，AMBN：アメロブラスチン，ENAM：エナメリン，DSPP：象牙質シアロリンタンパク質，DMP1：象牙質マトリックスタンパク質 1，IBSP：骨シアロタンパク質，MEPE：matrix extracellular phosphoglycoprotein，SPP1：オステオポンチン．灰色は SCPP family の祖先遺伝子である *SPARC-like 1*（*secreted protein acidic and rich in cysteine-like 1, SPARCL1*）を示す．Xp22.2, Yp11.2, 4q13.3, 4q22.1 は，それぞれ染色体上の位置を示す．（Kawasaki, K., et al, 2011[37]）

質遺伝子は ***secretory calcium-binding phosphoprotein*（*SCPP*）family** とよばれ，*secreted protein acidic and rich in cysteine*（*SPARC*）（別名：オステオネクチン）の**遺伝子重複**[*21]により派生した *SPARC-like1*（*SPARCL1*）を祖先遺伝子として，ヒト第４染色体長腕上の *SPARCL1* 遺伝子の前後に遺伝子座が存在している．ただし幼若エナメル質の主要タンパク質であるアメロゲニン遺伝子だけは性染色体に遺伝子座が存在する（図5-12）．

上記SCPP familyはプロリン・グルタミンに富んだSCPP群（P/Q rich）と酸性SCPP群（Acidic）に分かれ，このうち酸性SCPP群に属す *DSPP*，*DMP1*，*IBSP*，*MEPE*，*OPN* 遺伝子は共通のエキソン構造を有すること，RGD配列を有すること，共通の保存されたリン酸化部位およびN結合型糖鎖部位を有することから **small integrin-binding ligand N-linked glycoprotein（SIBLING）family** としてもよばれている．

7　硬組織中の増殖因子

骨や象牙質中には，石灰化に伴って増殖因子が取り込まれている．たとえば，骨には，インスリン様増殖因子 1，2 insulin-like growth factor 1，2（IGF-1，IGF-2）およびTGF-βという**ペプチド性増殖因子**が大量に含まれている．しかし，象牙質中のこれら増殖因子の含量は骨に比べると低い．その理由としては，象牙質には骨のようにリモデリングがみられないこと，そして，形成期における増殖因子などの生成速度が遅いことが考えられる．骨におけるそれらの因子の主たる役割としては，骨吸収時，破骨細胞に作用してリモデリングの速度を調節することが考えられる（☞第７章202ページ参照）．一方，象牙質中のTGF-βはDSPやDPPと結合することで，その活性が維持されることが明らかになった．これら増殖因子は，骨や象牙質で組織障害に伴って放出され，局所の組織修復を刺激すると考えられる．また，骨形成タンパク質bone morphogenetic protein（BMP）（☞第７章189ページ参照）も骨や象牙質中に見出されている．これらBMPは，未分化間葉系細胞に作用して骨形成を誘導すると考えられる．

遺伝子重複[*21]
遺伝子を含むDNAのある領域が重複する現象のこと．

さらに幼若エナメル質中にもTGF-βやBMPの存在が確認されており，とくにTGF-βは不活性型としてエナメル芽細胞から合成・分泌された後MMP-20によって活性型となり，アメロゲニンの分解産物と結合することでその活性が維持される．そして，基質形成期において約50％存在する水相を移動して，エナメル芽細胞表面に存在するTGF-β受容体と結合してシグナル伝達を起こすというオートクライン[*22]機構が解明された．

V 歯周組織の構造と組成

歯周組織の化学組成を学ぶ前に歯周組織の構造の基本的な概略について述べる．

組織学的に咀嚼粘膜（歯肉，硬口蓋），被覆粘膜（頬），特殊粘膜（舌）に分けられる**口腔粘膜**oral mucosaは上皮層と結合組織の固有層からなり，その主たる機能は口腔表面の被覆と保護，すなわち外界からの微生物の侵入や種々の刺激に対する物理的な防御機構と**β-ディフェンシン**[*23]の合成分泌によって化学的な防御機構の第一線を担っている．また，口唇や頬の筋肉運動がスムーズにできるように可動性の組織ともなっている．加えて，舌表面のような部位では味覚器としての役割も果たしている．

口腔粘膜の最も顕著な特徴は，粘膜が歯で穿孔されていることである．歯は身体全体の中でも上皮を穿孔している唯一の器官である．ちなみに，爪や毛髪のような上皮付属器官は，上皮の陥入であり，上皮の連続性はつねに維持されている．この萌出歯を直接取り囲んでいる粘膜をとくに**歯肉**gingivaとよんでいる（章頭図参照）．

1 セメント質

セメント質 cementumは歯根部を覆っている骨様組織であり，エナメル質，象牙質とともに歯の硬組織を形成している．セメント質は，以下の３つの理由によって歯周組織の１つとされている．

①組織発生学的に歯根膜や歯槽骨の細胞と同様に，歯小嚢の中胚葉性間葉細胞から分化したセメント芽細胞によって形成される．

②歯根膜のコラーゲン線維の一端がセメント質内に埋没されている．

③歯肉，歯根膜および歯槽骨と共同して歯根を歯槽内に保持・固定する．

セメント芽細胞は歯根表面と歯根膜線維束（非固有線維 extrinsic fiber）の周りに固有のコラーゲン線維と線維間マトリックス物質からなるセメント質のマトリックスを分泌，沈着する．このマトリックス，すなわち，セメントイド cementoidは規則的に，連続して層状に形成され石灰化する．セメント芽細胞が歯根膜内に後退すると無細胞セメント質 acellular cementumが形成される．この無細胞セメント質にはシャーピー線維 Sharpey's fiberが多数含まれており，この線維を保持する役目をもつ．

オートクライン[*22]
細胞による自己分泌を意味し，分泌された物質がその細胞自身に作用することをいう．

β-ディフェンシン[*23]
Human β-defensin（HBD）ファミリーの塩基性抗菌ペプチドで口腔粘膜だけでなく，皮膚，消化管粘膜，気道粘膜からも産生される．

セメント質は細胞成分が少ないうえに脈管がなく，生理的なリモデリングがみられない点で骨と異なるが，連続的，かつ，周期的に形成され，年齢とともに厚さを増す．また，吸収に対して骨よりも強い抵抗性を示すという特徴は臨床的には重要で，このことが矯正学的治療を可能にしている．

2 歯根膜

歯根膜 periodontal ligament（歯周靱帯）は歯根完成に引き続いてその形成が始まる．歯小嚢 dental follicle 由来の線維芽細胞が歯根膜形成部位で活発に細胞分裂し，細胞の容積と数が増加する．これらの細胞は急速に線維形成能を獲得し，歯根膜のコラーゲン線維を形成する．歯根膜のおもな機能は，歯の萌出運動への関与，萌出した歯の歯槽内への固定および咬合によって生じる強大な圧力を緩衝することであると考えられている．また，歯根膜はその神経分布によって，上・下顎の正しい位置を決定する一種の感覚受容器として重要な機能を果たしている．

歯根膜を構成するおもな成分は，ほかの結合組織と同じように（☞129ページ表5-1参照），線維芽細胞を主とする細胞成分と細胞外マトリックス，すなわち，線維成分と線維外マトリックス物質からなっている．線維成分としては，コラーゲン線維と**フィブリリン1**からなる**オキシタラン線維** oxytalan fiber（☞148ページ参照）が，咬合に伴う圧力あるいは牽引力に対応して一定の規則正しい配列をとり，その機能を維持している．主線維束の両端はいずれも骨とセメント質中に埋入し，**シャーピー線維**を形成している．

1）多様な細胞を含む歯根膜

歯根膜の組織学的特徴の1つは細胞が顕著に多いことであるが，その細胞成分には上述した歯根膜固有の線維芽細胞とその幹細胞である未分化間葉系細胞，**マラッセ** Malassez**の上皮遺残**，マクロファージなどがある．また，機能的には歯槽骨の代謝に関与する骨芽細胞と破骨細胞，およびセメント質の形成に関与するセメント芽細胞はいずれも位置的には歯根膜内に存在している．これらの細胞により線維外マトリックスが生成される．また，歯根膜のもう1つの組織学的特徴は豊富な血管系の存在であり，マトリックスを介して歯根膜自体の活発な代謝のみでなく，セメント質および，おそらく浅層の歯槽骨への栄養供給と老廃物の除去をも担っている．

2）歯根膜の有機成分

歯根膜の有機成分はほかの歯周組織と同じようにコラーゲンと非コラーゲン性タンパク質から構成されている（表5-1）．

(1) 歯根膜コラーゲンの代謝速度

歯根膜のコラーゲン含量（乾燥重量）は，ラットで52%，若いウシ（1.5～3歳）で43%，老いたウシ（9歳以上）で47%と報告されている．

コラーゲン分子種については，Ⅰ，Ⅲ，Ⅳ，Ⅴ，Ⅵ，Ⅻ型コラーゲンが同定されている．ウシ歯根膜では，その大部分がⅠ型で歯根膜コラーゲンのほぼ80%を占め，ついでⅢ型の含量は約20%と高く，そのほかのコラーゲンはきわめて少ない．単離されたアカゲザルの歯根膜線維芽細胞が放射性アミノ酸をⅠ型とⅢ型両コラーゲンへ取り込むことが示され，その比率は全コラーゲンの20%がⅢ型であった．ラット切歯，大臼歯それぞれの歯根膜を用いて *in vitro* で合成されたⅢ型コラーゲンはやはり20%で，上の結果とよく一致していた．免疫組織学的研究により歯根膜の主体を占める線維はⅠ型コラーゲンから構成されており，Ⅲ型コラーゲンはこの太い線維の周辺や血管の周囲に分布して，コラーゲンの代謝回転，歯の移動，コラーゲン細線維の形成にかかわっていることが明らかにされている．

コラーゲンの架橋では，ヒスチジノヒドロキシメロデスモシンとヒドロキシリシノノルロイシンが主体で，少量のジヒドロキシリシノノルロイシンが検出されている．架橋形成に関与するリシルオキシダーゼの阻害剤であるラシローゲンを投与すると歯の可動性が増大することから，架橋が歯槽内での歯の固定に重要な役割を果たしていることがわかる．ほかの結合組織と異なり，歯根膜では全コラーゲン量に対する還元性架橋の割合が加齢とともに減少しない．このことは還元性架橋が非還元性架橋へ移行しないうちにコラーゲンが活発に代謝されていることを示している．架橋と同じように，中性塩および酸可溶性コラーゲン各画分の割合も加齢とともにほとんど変化しない．

歯根膜のコラーゲンは，生体のなかでも代謝活性の高い組織の1つである．歯根膜における成熟コラーゲンの**生物学的半減期**は1日であることが明らかにされ，歯肉（5日），歯槽骨（6日），皮膚（15日）に比べると，歯根膜におけるコラーゲン代謝がいかに活発であるかがわかる．同じように，歯根膜におけるコラーゲンの合成・分解両活性がいかに高いかを示す事実として，歯根膜の線維芽細胞はコラーゲンを活発に合成すると同時に食作用 phagocytosis によってコラーゲン線維を貪食し，リソソームの関与で分解することがテン・ケート Ten Cate, A.R. らによって明らかにされている．これは正常な結合組織中で線維芽細胞がコラーゲン線維を貪食することが観察された最初の例であり，歯根膜の再構成に重要な役割を担っている．

(2) オキシタラン線維

1958年，フルマー Fullmer, H.M. とリリー Lillie, R.D. によって発見されたもので，組織切片を酸化したのちにエラスチン染色することにより，光学顕微鏡下でみられる線維成分である．電顕上では，幼若な弾性線維に類似した線維として認められるこれらの線維は**オキシタラン線維** oxytalan fiber とよばれている．近年，この線維の本態が350 Kのフィブリリン1という糖タンパク質を主成分とし，そのほかにも多くの糖タンパク質を含んだエラスチン結合ミクロフィブリルであることが明らかにされた（☞第4章103ページ参照）．

歯根膜中でのオキシタラン線維の走向は，コラーゲン線維のそれとははっきりと異なっていて，歯根部セメント質から歯槽骨に向かうのではなく，歯軸の方向に走る．その機能は明確ではないが，エラスチン線維と同じような作用をしていることが示唆されている．

(3) 組織の再生に重要なペリオスチン

ペリオスチンは骨膜や歯根膜に存在し，骨や歯の再生に必要と考えられている．実際にペリオスチン遺伝子をノックアウトしたマウスでは，歯根膜がうまく形成されず歯の再生もできない．また，ペリオスチンは心筋の再生にも重要であることが明らかにされている．

(4) プロテオグリカン

プロテオグリカンは分子内に水酸基（-OH）が多いので，大量の水分子と結合して粘稠なゲルをつくり，組織に弾性を与えることはすでに第4章（☞111ページ参照）で述べたが，この機能は歯根膜が発声，嚥下，咀嚼時に加わる力を代償するためにきわめて重要である．

歯根膜タンパク質は生理食塩水で抽出される糖タンパク質を多量に含む．この糖タンパク質の大部分は血清由来である．残りは全タンパク質の約10%を占めるプロテオグリカン（3.6%）と結合組織の糖タンパク質（6.4%）からなっている．結合組織の糖タンパク質は種々の抽出操作に抵抗性を示すことから，おもな細胞外マトリックス成分であるコラーゲン，エラスチンまたはプロテオグリカンと強く結合していると考えられている．これらには，フィブロネクチン，ミクロフィブリルタンパク質，プロテオグリカンのリンクプロテインなどの結合組織性の糖タンパク質が見出されている．そのほかの成分としてセメント質にも歯根膜にもその再生に重要なサイトカインが発見されている．

3 歯槽骨

上下顎骨の歯を植立させている部分を**歯槽骨** alveolar boneといい，外面は皮質骨と海綿骨からなり，歯槽を支持している．内面は固有歯槽骨といい，歯根膜線維束の付着部となっていることから束状骨とか，神経，脈管の通る小孔が多数貫通していることから篩板ともよばれる歯小嚢由来の特殊な骨質からなっている．

歯は発声，嚥下，咀嚼時などに加わる力によって，つねに小さく動いており，歯槽壁の骨もつねにこのようなさまざまな外的条件に対応しなければならない．すなわち，歯槽壁の同じ切片上のしかも同一視野でも骨組織のあらゆる代謝の段階が観察できるのである．このように形態上も変異に富むことは，歯槽骨が機能的に適応性が大きいことを反映している．すなわち，成長，発育，加齢の間にみられる歯の移動や矯正力による歯の移動は，歯槽骨内面壁のリモデリング（☞第7章201ページ参照）によって進行する．

下顎から摘出した鐘状期歯胚を前眼房のような非結合組織性の組織中へ移植し，正常な歯の発生を持続させると，歯小嚢からセメント質，歯根膜とともに歯槽骨が発生してくることが明らかにされている．このように歯小嚢という特定の組織から歯の支持組織が一元的に形成されるということは，臨床的には重要な意味があり，たとえば，歯の歯槽内への移植の場合には，なるべく歯根表面に付着しているすべての軟組織を保持させることによって，歯小嚢由来の幼若型細胞を復活させ，歯の支持組織の再生を起こしやすくすることができる．

4 歯　肉

歯肉は種々の割合の上皮と結合組織からなっており，歯肉のどの部分を試料として採取するかによって，得られる生化学データは大きく左右される．歯肉の組織学的所見を比較するだけで，付着歯肉は遊離歯肉や被覆粘膜とその化学組成が異なることを容易に予想できる．また，動物種が異なると，形態学的所見のみでなく組成もかなり異なることが知られている．

歯肉の水分含量は高く，ヒト歯肉では74%と報告されている．また，ヒト未萌出第三大臼歯を覆っている正常歯肉組織では81～82%とも報告されている．

歯肉の構造を維持する結合組織はコラーゲンと非コラーゲンタンパク質であるプロテオグリカンや糖タンパク質と脂質からなり，上皮は非コラーゲン性タンパク質，脂質，核酸および基底膜成分が主体である．

ヒトでは歯肉の総タンパク質量の約60%をコラーゲンが占めると報告されている．

歯肉のコラーゲンはいままでよく研究され，その分子種の多様性がかなり解明されている．正常および炎症両歯肉組織にⅠ型，**Ⅰ型トリマー**[*24]，Ⅲ型，Ⅳ型（α1），Ⅴ型（α1とα2），Ⅵ型，Ⅶ型が見出されている．歯肉コラーゲンの大部分はⅠ型で，コラーゲン全体の80％以上を占める．Ⅲ型は好中球コラゲナーゼにより分解されやすいため，細菌が容易に侵入する炎症歯肉では，通常，Ⅰ型の減少は少なく，Ⅲ型コラーゲン含量が低下する．また，炎症歯肉の線維芽細胞が培養液中へ放出するⅢ型コラーゲン量は，正常線維芽細胞に比べると低下していることが認められる．

ヒト炎症歯肉の線維芽細胞は培養液中へⅠ型トリマーを合成・分泌することが明らかにされた．その後，*in vivo*の炎症歯肉組織中にもトリマーが見出されている．正常な象牙芽細胞がⅠ型トリマーを合成することも知られているが，歯肉の場合，Ⅰ型トリマーの存在が歯肉組織の歯肉炎に対する抵抗力を減弱させるのではないかという考えがある．

炎症やインプラントなど，臨床的にも今後コラーゲンの代謝変動の解析は重要になるであろう．

1）歯肉コラーゲンの架橋結合

歯肉の不溶性コラーゲンでは，歯根膜，歯髄のそれと同じように，ヒスチジノヒドロキシメロデスモシン（His-HMD）が還元性架橋の主体を占め，非還元性架橋はきわめて少ない．しかも，いずれの還元性架橋も，骨や象牙質などの硬組織とは明らかに質的に異なり，皮膚のそれとの間に共通点をもっている．口腔組織のコラーゲンは一般的に溶解性が低いといわれ，その塩可溶性は歯根膜2.8％，歯肉3.0％で，いずれも皮膚の6.3％に比べるとかなり低い．この不溶性はコラーゲンの代謝回転に伴う架橋の量と質の相違によると考えられている．

2）歯肉の非コラーゲン性タンパク質

歯肉の非コラーゲン性タンパク質 non-collagenous protein（NCP）は主として不溶性のマトリックス構造糖タンパク質と可溶性の血清タンパク質からなる．線維性タンパク質のエラスチンは歯肉全タンパク質量の約６％を占める．そのほかに細胞接着などにかかわるフィブロネクチン，ラミニン，オステオネクチン，テネイシンの存在が報告されている．フィブロネクチンは結合組織内に，ラミニンは基底膜に，テネイシンは歯と密接に関連して上皮下に存在している．オステオネクチンの歯肉結合組織内での意義は明らかではない．

3）歯肉のプロテオグリカン

プロテオグリカンにはデルマタン硫酸を主とする低分子量のものと，コンドロイチン4-硫酸に富む中間型および高分子量プロテオグリカンと，コンドロイチン4-硫酸とヘパラン硫酸の両方を含む高分子量のプロテオグリカンがある．そのほかにもデコリンやバーシカンが存在することが免疫組織学的に明らかにされている．

4）歯の萌出機構

歯の萌出運動の機能については多くの学説が提唱されており，①歯根の成長，②血管の圧力，③歯槽骨の成長，④歯根膜の牽引などが考えられている．いくつかの研究結果は，歯根膜が歯の萌出

Ⅰ型トリマー[*24]

［α1（Ⅰ）$]_3$からなりⅠ型コラーゲンα1（Ⅰ）$_2$α2（Ⅰ）に比べてヒドロキシプロリン，ヒドロキシリシンが多く，中性で溶解度が高い．増殖の速い細胞で合成されることが多い．

運動に最も重要な役割を果たしていることを示唆している．しかし，この萌出に働く力が，いかにして歯根膜中で生じるかについては，いまだ明らかにされていない．これに関して２つの可能性，すなわち，①なんらかの方法によってコラーゲンの合成そのものが収縮を引き起こす，②歯根膜線維芽細胞が収縮力を提供する，が考えられている．第二の可能性に関連して，歯根膜線維芽細胞が収縮能をもち，移動することを示した多くの組織学的研究がある．さらに，単離・培養された歯根膜線維芽細胞が，*in vivo*で観察されているのと同じように，*in vitro*でもコラーゲン線維の走向に一致し，しかも，ほかの結合組織細胞に比べはるかに大きい収縮力を示すことが報告されている．しかし，どうしてこのような収縮力が一方向性の萌出力にまで集約されるかについては，今後の課題である．

5）歯の歯槽内への固定

歯の歯槽内への固定には，コラーゲン線維束とその間を埋めるゲル状のマトリックス物質が関与している．各コラーゲン線維束はコラーゲン原線維という撚り糸からなるロープとまったく同じで，線維全体にわたる構造と機能を失うことなく，つねに線維束を構成するコラーゲン原線維は改造される．では，この改造はどのような機構で起こるのであろうか．これには主として２つの機構が考えられている．１つは，歯根膜の中央部に中間叢intermediate plexusとよばれる部位があって，コラーゲン線維束の改造はこの部位で集中的に行われるとする説である．この説によると，線維束の末端で，歯槽骨とセメント質に埋入されているシャーピー線維部分は，そのままで改造が進むことになり，とくに改造現象がなく，しかも部位によっては形成速度が比較的遅いことが知られているセメント質側での再埋入を考慮しなくてもよいという点では受け入れやすい．しかし，このような中間叢の存在を支持するデータはまだ得られていない．

もう１つの説は，近年の研究によって示唆されたものであり，歯根膜の線維芽細胞は分極していて歯槽骨側からセメント質側へと歯根膜を横断して移動し，その間これらの細胞は前述したように古いコラーゲン原線維を貪食・分解しながら，新しく合成したコラーゲン線維束からなるケーブルを敷設していくとする説である．しかし，新しくつくられた線維束の硬組織表面への埋入は改造現象のさかんな骨側では問題ないが，セメント質には骨のような改造現象はみられないので，セメント質中への新しい線維束の再埋入は新しいセメント質の形成の有無に依存することになる．しかも，この過程は歯根の冠部側ではきわめて遅いことが知られており，この矛盾点の解明が待たれる．

参考文献

◆象牙質マトリックスタンパク質1に関するもの

1) George, A. et al. : Characterization of a novel dentin matrix acidic phosphoprotein. Implications for induction of biomineralization. *J Biol Chem*, **268** (17) : 12624〜12630, 1993.
2) MacDougall, M. et al. : Identification of a novel isoform of mouse dentin matrix protein 1: spatial expression in mineralized tissues. *J Bone Miner Res*, **13** (3) : 422〜431, 1998.
3) Toyosawa, S. et al. : Dentin matrix protein 1 is predominantly expressed in chicken and rat osteocytes but not in osteoblasts. *J Bone Miner Res*, **16** (11) : 2017〜2026, 2001.

◆象牙質シアロリンタンパク質に関するもの

4) Yamakoshi, Y. et al. : Porcine dentin sialoprotein is a proteoglycan with glycosaminoglycan chains containing chondroitin 6-sulfate. *J Biol Chem*, **280** (2) : 1552〜1560, 2005.
5) Yamakoshi, Y. et al. : Dentin glycoprotein. The protein in the middle of the dentin sialophosphoprotein chimera. *J Biol Chem*, **280** (17) : 17472〜17479, 2005.
6) Suzuki, S. et al. : Dentin sialoprotein and dentin phosphoprotein have distinct roles in dentin minralization. *Matrix Biol.*, **28** (4) : 221〜229, 2009.
7) Yamakoshi, Y. et al. : Porcine dentin sialophosphoprotein. Length polymorphisms, glycosylation, phosphorylation, and stability. *J Biol Chem*, **283** (21) : 14835〜14844, 2008.
8) Yamakoshi, Y. et al. : Porcine dentin sialoprotein glycosylation and glycosaminoglycan attachments. *BMC Biochemistry*, **12** : 6 , 2011.
9) Yamamoto, R. et al. : Dentin sialophosphoprotein-derived proteins in the dental pulp. *J Dent Res*, **94**(8): 1120〜1127, 2015.
10) Yamakoshi, Y. et al. : Characterization of porcine dentin sialoprotein (DSP) and dentin sialophosphoprotein (DSPP) cDNA clones. *Eur J Oral Sci*, **111** : 60〜67, 2003.

◆Glaタンパク質に関するもの

11) Munroe, P.B. et al.:Mutations in the gene encoding the human matrix Gla protein cause Keutel syndrome. *Nat Genet*, **21** (1) : 142〜144, 1999.

◆オステオポンチンに関するもの

12) 植松寿公，根本淳子，Deng, H.Y.：骨系細胞と骨マトリックスタンパク質との相互作用による分化誘導と機能発現—骨リモデリングにおけるオステオポンチンの役割．タンパク質核酸酵素，**44** (2)：143〜148, 1999.
13) Ishijima, M. et al. : Enhancement of osteoclastic bone resorption and suppression of osteoblastic bone formation in response to reduced mechanical stress do not occur in the absence of osteopontin. *J Exp Med*, **193** (3) : 399〜404, 2001.
14) Beck, G.R. Jr, Zerler, B. and Moran, E. : Phosphate is a specific signal for induction of osteopontin gene expression. *Proc Natl Acad Sci USA*, **97** (15) : 8352〜8357, 2000.

◆プロテオグリカンに関するもの

15) Corsi, A. et al. : Phenotypic effects of biglycan deficiency are linked to collagen fibril abnormalities, are synergized by decorin deficiency, and mimic Ehlers-Danlos-like changes in bone and other connective tissues. *J Bone Miner Res*, **17** (7) : 1180〜1189, 2002.
16) Royce, P.M. and Steinmann, B. (eds) : Connective Tissue and its Heritable Disorders. 2nd ed., Wiley-Liss, New York, 2003.

◆エナメルタンパク質に関するもの

17) Yamakoshi, Y. et al. : Porcine amelogenins. Calcif Tissue Int, **54** (1) : 69〜75, 1994.
18) Yamakoshi, Y. : Carbohydrate moieties of porcine 32 kDa enamelin. *Calcif Tissue Int*, **56** (4) : 323〜330, 1995.
19) Hu, C.C. et al. : Cloning and characterization of porcine enamelin mRNAs. *J Dent Res*, **76** (11) : 1720〜1729, 1997.
20) Krebsbach, P.H. et al. : Full-length sequence, localization, and chromosomal mapping of ameloblastin. A novel tooth-specific gene. *J Biol Chem*, **271** (8) : 4431〜4435, 1996.
21) 深江　允ほか編：歯周組織再生とエナメルタンパク質．永末書店，京都，2002.

◆硬組織中の増殖因子に関するもの

22) Yamakoshi, Y. et al. : DPP and DSP are necessary for maintaining TGF-β1 activity in dentin. *J Dent Res*, **93** (7) : 671〜677, 2014.

23）Kobayashi-Kinoshita, et al. : TGF-β1 autocrine signaling and enamel matrix components. *Sci Rep*, **6** : 33644, 2016.

◆歯根膜に関するもの

24）Horiuchi, K. et al. : Identification and characterization of a novel protein, periostin, with restricted expression to periosteum and periodontal ligament and increased expression by transforming growth factor beta. *J Bone Miner Res*, **14**（7）: 1239〜1249, 1999.

25）Sawada, T. : Ultrastructural localization of fibrillin-1 and fibrillin-2 in oxytalan fibers in periodontal ligament of Japanese Macaca fuscata monkey. *J Mol Histol*, **41**（4〜5）: 225〜231, 2010.

◆歯肉に関するもの

26）Avery, J.K.（寺木良己ほか訳）: Avery 口腔組織・発生学．第2版．医歯薬出版，東京，1999.

27）Berkovitz, B.K.B. et al. : The Periodontal Ligament in Health and Disease. Mosby, London, 1995.

引用文献

28）Jenkins, G.N.（河村洋二郎監訳）: ジェンキンス口腔の生理・生化学．医歯薬出版，東京，1981.

29）押鐘　篤監修：歯学生化学．医歯薬出版，東京，1966.

30）Mior, I.A. and Fejeskov, O.（内海順夫ほか訳）: 人の歯の組織学．書林，東京，1980.

31）佐々木　哲：骨の基質をめぐって．日歯会誌，**42**（5）: 513〜519，1989.

32）Yamakoshi, Y. : Dentinogenesis and dentin sialophosphoprotein（DSPP）. *J Oral Biosci*, **51**（3）: 134〜142, 2009.

33）上出利光，小林邦彦編：生体機能分子データブック．中外医学社，東京，2001，94.

34）Yamakoshi, Y. : Porcine Amelogenin : Alternative splicing, proteolytic processing, protein-protein interactions, and possible functions. *J Oral Biosci*, **53**（3）: 275〜283, 2011.

35）深江　允：期待されるエムドゲイン．エナメル質タンパクの研究のもとに作用機序と問題点を探る．歯界展望，**94**（1）: 186，189，1999.

36）Simmer, J.P. et al. : Enamelysin and kallikrein-4 expression in the mouse incisor. Biomineralization（BIOM2001）: formation, diversity, evolution and application. Proceedings of the 8th International Symposium on Biomineralization.（Eds.）Kobayashi, I. and Ozawa, H., Tokai Univ Press, 2003, 348〜352.

37）Kawasaki, K. et al. : The evolution of milk casein genes from tooth genes before the origin of mammals. *Mol Biol Evol*, **28**（7）: 2053〜2061, 2011.

第6章 骨と歯の無機成分と石灰化機構

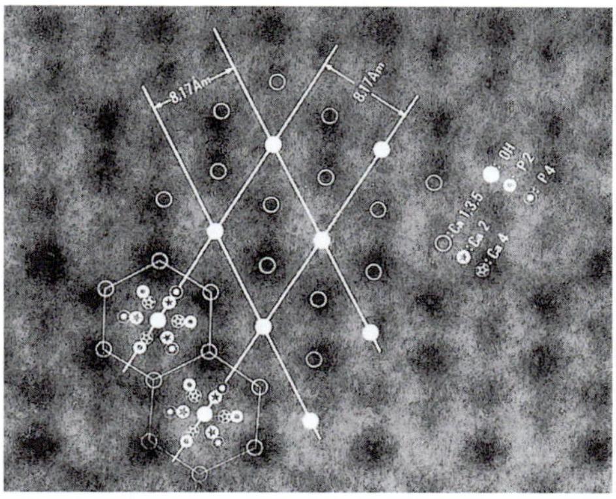

電子顕微鏡が捉えたヒト臼歯エナメル質アパタイトの結晶（東京医科歯科大学 故 一条　尚名誉教授のご厚意による）
c 軸方向から眺めたもの．

本章のねらい

骨や歯の無機成分はヒドロキシアパタイト結晶を構成すること，ヒドロキシアパタイト結晶を形成するための石灰化機構について学ぶ．

チェックポイント

1. 骨や歯の無機成分の主体はリン酸カルシウムで，ヒドロキシアパタイト（$Ca_{10}(PO_4)_6(OH)_2$）とよばれる結晶を基本構造としている．
2. エナメル質に含まれる炭酸やマグネシウムは齲蝕感受性を増すのに対し，フッ素は齲蝕抵抗性を増す．
3. 石灰化機構を調べるにあたって，まず問題となるのは，血液のカルシウムとリン酸のイオン積（$ACa^{2+} \times AHPO4^{2-}$）と骨ミネラルの溶解度の関係である．
4. ロビソン Robison, R. は，骨ミネラルに対して血清のカルシウムとリン酸のイオン積は不飽和だと考え，アルカリホスファターゼ説を基軸にしたリン酸イオンの押し上げ機構 booster theory を提唱した．
5. ニューマン夫妻 Neuman, W.F. and Neuman, M.W. は，骨ミネラルに対して血清のカルシウムとリン酸のイオン積は過飽和であると考え，エピタキシー epitaxy または核形成 nucleation によって，アパタイトが直接析出する機構を提唱した．
6. エナメル質を除くすべての石灰化組織のマトリックス中に存在する基質小胞 matrix vesicle は，石灰化開始の核として作用する．
7. アルカリホスファターゼは，骨組織においては石灰化阻害物質であるピロリン酸を分解する酵素として機能し，石灰化に関与する（新アルカリホスファターゼ説＝ピロホスファターゼの重要性）．
8. 現在では，押し上げ説（アルカリホスファターゼ説），エピタキシー説（核形成説），基質小胞説および新アルカリホスファターゼ説（ピロホスファターゼの重要性）の４つの学説が融合した形で石灰化機構を説明できると考えられている．
9. 象牙質の石灰化は，骨やセメント質と同様に基質小胞を中心に開始される．
10. エナメル質の高度な石灰化は，象牙質の石灰化が引き金となる．２段階の石灰化の進行に伴って，エナメルタンパク質と水分が脱却されるため，高度な石灰化（95%）が可能となる．

歯は骨とともに硬組織に分類されているが，口腔という外的環境へ露出している点で骨と異なり，きわめてユニークな組織であるということができる．しかも，歯の表面には摂食時の咀嚼運動によって，たえず大きな咬合力（第一大臼歯では通常約65 kg，小臼歯や切歯ではその約1/3）が加わる．このような圧力に対して歯，とくにその表面にある薄いエナメル質が何十年間と耐えられることは実に驚異である．もし，エナメル質の石灰化度が表層から深層にかけてまったく同じであるとすると，エナメル質はさまざまな物理的作用によって象牙質の表面から容易に剝げ落ちてしまうといわれている．

齲蝕がエナメル質の脱灰に始まることは，現在ではほぼ間違いのない事実と認められている．このことを考えると，歯の無機質，とくにエナメル質のそれをよく理解することは，第11章で扱う齲蝕の発生機序を考えるうえでも重要である．脊椎動物の骨や歯の無機質の主体がリン酸カルシウムであることは第3章で述べたが，このリン酸カルシウムは結晶学的には**ヒドロキシアパタイト** hydroxyapatite〔$Ca_{10}(PO_4)_6(OH)_2$〕を基本とする構造であることが知られている．アパタイト[*1]とは，$M_{10}{}^{2+}(R^{5+}O_4)_6X^{2-}$の組成をもつ結晶鉱物の総称名で，自然界に広く分布しており，ほとんどの岩石にみられる．このようにアパタイトが地球上に遍在することを考えると，生物の進化の過程でアパタイトが選びだされ，石灰化で重要な役割を果たすようになってきたことはよく理解できる．しかも，このように生物界で重要なアパタイトがカルシウムとリンから構成されており，カルシウムもリンも地球表層に比較的大量に存在する元素であり，とくにカルシウムは6番目に多い元素（☞第3章68ページ表3-1参照）であることは興味深い事実である．

I　リン酸カルシウムとアパタイト前駆体

生体中に存在するリン酸化合物は**オルトリン酸**（H_3PO_4），または**ピロリン酸**（$H_4P_2O_7$）の誘導体であり，ヒト骨中には600 gのリン酸が存在している．血清中（pH7.4）では全無機リン酸の約80％が$HPO_4{}^{2-}$，19％が$H_2PO_4{}^{-}$，0.008％が$PO_4{}^{3-}$として存在している．この主体をなす$H_2PO_4{}^{-}$とCa^{2+}が会合してヒドロキシアパタイトの結晶を形成する．

II　ヒドロキシアパタイトの結晶学

1　単位胞

ヒドロキシアパタイトの結晶はアパタイトの単位胞が多数集まることによって形成され，結晶学的には**六方晶系** hexagonal system（図6-1A）に属し，格子定数は$a=0.942$ nm，$c=0.688$ nmである．その際，単位胞がa軸よりもc軸方向に非常に多く組み合わされることによって，c軸が結晶

アパタイト[*1]
鉱物中のアパタイトに対して，骨や歯などの生物中に存在するものは生体アパタイト biological apatiteといわれている．また，ヒドロキシアパタイトはハイドロキシアパタイトとよばれることがある．

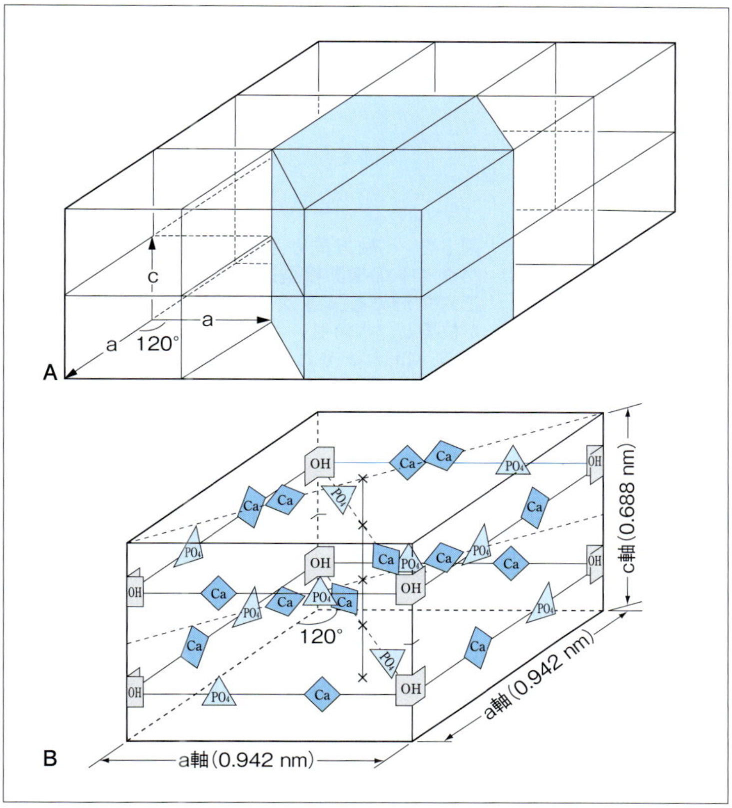

図6-1　ヒドロキシアパタイトの構造

A：単位胞と六方晶の関係を示す模式図

色がついている部分は6個の単位胞（完全な単位胞4個と半分のもの4個）から六方晶が形成されていることを示している．通常，結晶はきわめて多数の単位胞からなる．

B：ヒドロキシアパタイトの単位胞の模型

（押鐘　篤監修，1966[2] より改変）

の長軸に一致した方向となる．とくにエナメル質では結晶の幅や厚さに比べてその長さが非常に長い形態となっている．このアパタイト結晶の大きさについては多くの報告があり，骨や象牙質では幅2.5〜7.5 nm，長さ10〜30 nmと比較的一定しているが，エナメル質では幅30〜120 nm，長さ30〜1,000 nmと，とくに長さについては研究者間での値がまちまちで，10 μm以上という値も報告されている．いずれにしてもエナメル質の場合，その結晶の一辺は骨や象牙質に比べ10〜20倍大きい（体積にすると1,000倍以上大きい）ということができる．

アパタイトを構成する最小単位は平行六面体をした**単位胞** unit cellから組み立てられている（図6-1）．そして単位胞がそれぞれ3つの軸の方向へ繰り返し連なったものが結晶全体を表す．ヒドロキシアパタイト単位胞の組成は$Ca_{10}(PO_4)_6(OH)_2$である．

ヒドロキシアパタイトの単位胞が$Ca_{10}(PO_4)_6(OH)_2$という組成をもつことは次のように説明される．図6-2に示した1個の単位胞（ABCD）に含まれる各イオンの数を求めてみると，四辺形ABCDの内部にあるイオン，すなわち2個の**柱軸** columnar Ca^{2+}および1個ずつのCa^{2+}とPO_4^{3-}はこの単位胞にのみ属するが，四辺形の各頂点にあるOH^-は4つの単位胞によって，また4つの辺上にあるCa^{2+}とPO_4^{3-}は2つの単位胞によってそれぞれ共有されているので，1個の単位胞あたりではOH^- 1個（4×1/4），PO_4とCa^{2+}はともに2個（4×1/2）ずつが属することになる．さらに，1個の単位胞にはこれらイオンの層が上下2層存在するので，全体ではCa^{2+} 10個（columnar Ca^{2+} 4個とらせん軸 screw axis Ca^{2+} 6個），PO_4^{3-} 6個およびOH^- 2個，すなわち$Ca_{10}(PO_4)_6(OH)_2$となる．ヒト

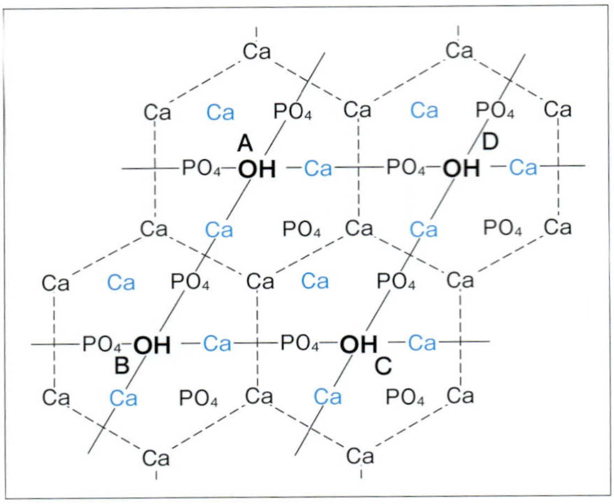

図 6-2　c 軸方向から眺めたヒドロキシアパタイトの横断模型図
正六角形の各頂点は Ca^{2+}（columnar Ca^{2+}）が位置し，六角形の中央には OH^- が位置している．OH^- はそれぞれ 3 個の Ca^{2+}（screw axis Ca^{2+}）と $PO_4{}^{3-}$ によって取り巻かれている．隣接する 4 つの OH^- を結んでできる菱形が単位胞で，各辺が a 軸（図 6-1 参照）を示す．

の歯のエナメル質結晶を透過型電子顕微鏡下で拡大していくと，ついには単位胞の原子配列までみえてくる（章頭図）．

2　Ca と P の比

上述したように，純粋なアパタイトの組成は Ca が10モルと PO_4 が 6 モルよりなるので，Ca/P モル比は10/6，すなわち1.67となる．また，Ca/P 重量比は10×40.08（Ca の原子量）/6×30.975（P の原子量），すなわち2.15となる．しかし，実際の骨や歯の Ca/P 重量比はアパタイト表面への種々イオンの吸着や次に述べるイオン交換反応によって，2.03〜2.33といった値を示す．

Ⅲ　アパタイトの特異な性質

1　水和層

歯の水分量を直接測定することは難しい．とくにエナメル質の場合には，完全に信頼できる値は得られていないが，エナメル質は重量の約 4 %が水分である（☞128ページ図5-1参照）と推定されている．そのうちごく概算的な値として，0.8%はゆるい結合によって有機質，主としてタンパク質と結合しており，残り約3.2%はエナメル質を110 ℃以上に加熱しても容易に脱水できない強固に結合した水分（**結合水**）である．この水分は，①おそらく結晶間に閉じ込められている，② H_2O のまま OH^- と置換している，③ヒドロニウムイオン（H_3O^+）として Ca^{2+} と置換している，などと考えられている．結合水の主体は，従来，概念的に提唱されている**水和層**（または水和殻）（図6-3）に相当するものと考えられる．そしてこの水和層を介して環境よりもたらされた各種イオンを結晶表面に吸着している（**吸着イオン層**）．このような特性をもつエナメル質は水分を含んだ有機質相をもつ多孔性結晶マトリックスであるということができる．事実，エナメル質には0.9 nm と2.5 nm の 2 種類の細孔があり，この細孔内に水分を保持しようとする性質があることが証明されている．

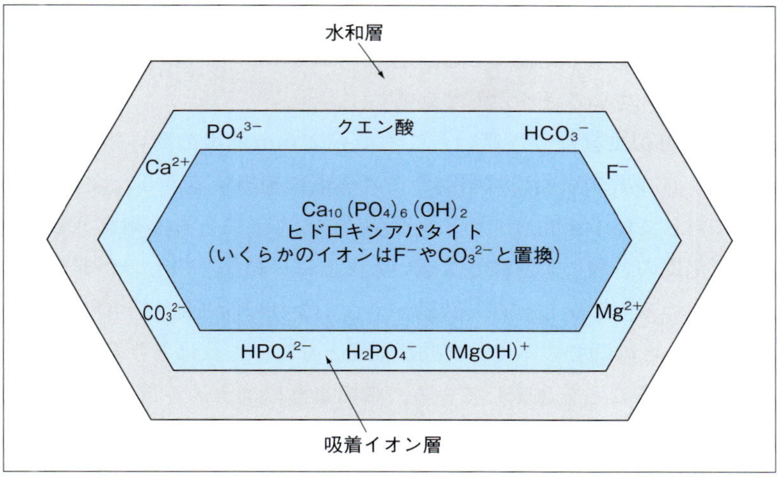

図 6-3　アパタイト結晶を取り囲む吸着イオン層および水和層を示す模式図
(Jenkins, G.N., 1981[4])

2 イオン交換

アパタイトの結晶格子を形成しているイオンは表面に吸着しているイオンと活発なイオン交換を行っている．このイオン交換には，**同種イオン交換**と**異種イオン交換**がある．同種イオン交換は，たとえば格子中のCa^{2+}と環境のCa^{2+}が交換するような場合で，$^{45}Ca^{2+}$のような放射性イオンを用いないとその交換を確認することができない．これに対し，異種イオン交換は異なったイオン種間にみられる交換で，たとえば，格子中のCa^{2+}がNa^+，Mg^{2+}，K^+，Sr^{2+}，H_3O^+などと，またOH^-がF^-，Cl^-およびその他の陰イオンと，さらにPO_4^{3-}がHPO_4^{2-}，CO_3^{2-}などとそれぞれ置換する場合である．このようにして格子中のイオンの約1/3は環境のイオンと交換されうるといわれている．

前述したようにアパタイトの結晶は非常に小さく，そのために莫大な表面積（骨や象牙質のアパタイトは約200 m^2/g，エナメル質のそれは1～3 m^2/g）をもっており，それが組織液や唾液との間でのきわめて活発なイオン交換を可能にしている．また，結晶格子中にみられる**格子欠陥**はこれらのイオン交換をより容易にしている．このような理由でアパタイトの組成は一定せず，環境の影響を強く受けて複雑なものとなっている．

Ⅳ エナメル質アパタイトの特徴

1 エナメル質結晶の成長

成熟エナメル質は97％以上がアパタイトで，人体で最も硬い組織である．しかし，幼若エナメル質は第3章で述べたように，アメロゲニン，エナメリンおよびアメロブラスチン（シースリン）といったエナメルタンパク質からなり，均一なチーズ様マトリックスを形成している．幼若エナメル質にはコラーゲンのような線維性タンパク質はまったく存在しないので，エナメル質結晶は何ものにも障害されることなく，長さで象牙質や骨の約10倍，容積では1,000倍も大きく成長する．このことは単位重量あたりの表面積で比較すると，逆に1/100であり，環境との接触面積が小さくなることになり，酸抵抗性が大きいことを示している．

エナメル質の厚さは部位で異なり，厚いところでも2 mm前後の薄い組織で，象牙質の表面を覆っている．このエナメル質の表面には咀嚼時には体重に相当するような大きな咬合力が加わる．この大きな咬合力に対して何十年間もエナメル質が剝げ落ちることなく耐えうるためには，前述したエナメル質の石灰化度の各層による微妙な違いとともに，結晶そのものが非常に小さいことが不可欠であるといわれている．しかし一方，結晶が小さくなればなるほど，前述したように表面積は莫大となり，環境イオンとの間でのイオン交換が活発となる．これはとりもなおさず，酸（H^+）に対しても感受性が高くなることを意味している．このようにエナメル質のアパタイト結晶は2つの相矛盾する性質をあわせもつことになり，両性質を最大限に満足させるように結晶の大きさが規制されていると考えられる．

2 エナメル質アパタイトの結晶

エナメル質アパタイトは骨や象牙質のそれに比べ，結晶化度が高く，また，結晶が高度に配向（一定の方向に配列）しているという特徴がある．とくに配向の違いに関しては，それぞれの石灰化にかかわる細胞の違いと，それらの細胞が分泌する有機マトリックス成分の違いが考えられる．**エナメル質の石灰化は上述したエナメルタンパク質の脱却と並行して進行する**ことから，結晶の成長，とくに高度の石灰化にエナメルタンパク質が関与していることは疑う余地がない．しかし，現在においては結晶を形成し，配向させ，成長させる本体が何であるかは特定できていない．結晶の配向に関する説の1つとして，アパタイト結晶の長軸がエナメル芽細胞の細胞膜面にほぼ直交していることから，細胞膜がイオンの拡散に方向性を与えるとともに，イオン濃度の制御にかかわっているという考えが提唱されている．実際に，イオン選択性透過膜を生体膜モデルとして利用し，この膜を介してイオンを一方向にゆっくり拡散させて膜面上にリン酸オクタカルシウムのリボン状結晶を析出させ，つづいてこれを加水分解して配向性，結晶性ともにエナメル質に類似したアパタイトを得たという報告がある．

V エナメル質の無機成分の特徴

すでに述べたようにエナメル質は部位・深さによって，その組成が異なるというきわめて不均一性の高い組織であるが，比較的少量含まれるエナメル質の無機成分や微量元素についても一様でなく，成分によって異なった分布を示す．これらは分布様式によって以下の3つのグループに分けられる（図6-4）．

①表層の濃度が深層より高いもの：フッ素，鉛，亜鉛，鉄，スズ，塩素

②表層の濃度が深層より低いもの：ナトリウム，マグネシウム，炭酸

③その濃度がほぼ一様に分布しているもの：ストロンチウム，銅，アルミニウム，カリウム

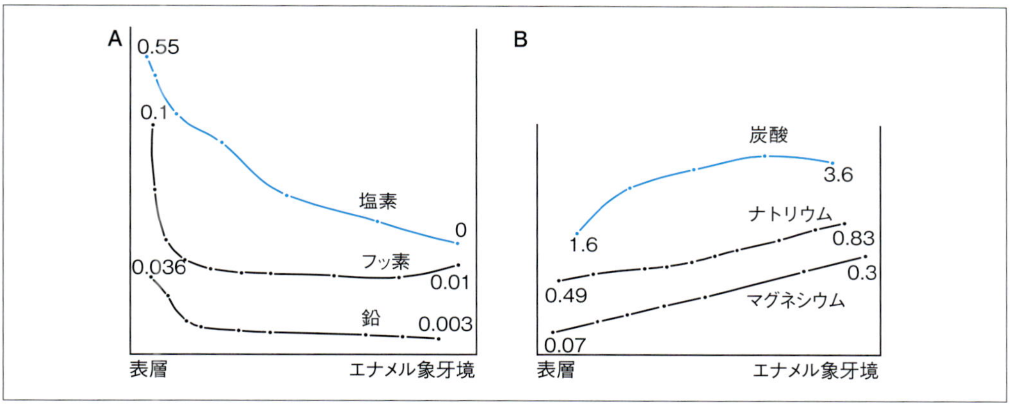

図 6-4　ヒトエナメル質内での種々の無機成分の分布様式
A：表層の存在量が深層より高いもの，B：表層の存在量が深層より低いもの
数値はそれぞれ表層とエナメル象牙境付近での濃度を重量％で示したが，フッ素と鉛の場合はエナメル質形成期での環境の影響を強く受けるので，それらの数値は必ずしも代表的なものではない．
（Zipkin, I. 編，1973[10]）

1 ナトリウム

試料によって大きな変動を示すが，エナメル質では平均0.7％という値が報告されており，表層からエナメル象牙境にかけてわずかに増加する傾向を示す（図6-4B）．ナトリウムの存在様式は，アパタイトに吸着しているか，カルシウムと置換されていると考えられている．

2 マグネシウム

ヒト永久歯エナメル質のマグネシウムの分布が調べられ，その含量は表層から深層へと増加することが明らかにされている（図6-4B）．しかし，その勾配はスムーズではなく，比較的マグネシウム濃度の高いポケットが象牙質角の周りや裂溝領域にしばしばみられる．この傾向は象牙質中でもみられ，象牙質内側では約２％に達する．

3 塩　素

エナメル質表層で高く，深層で低い（図6-4A）．平均0.3％と報告されている．象牙質では痕跡程度存在する．塩素は水に容易に溶け出すので試料の調製中に失われやすく，生体内での値はこれらの報告値より高いと考えられている．

4 炭　酸

表層（1～2％）で低く，エナメル象牙境（3～4％）にゆるい凸状のカーブで増加する（図6-4B）．このような炭酸分布はエナメル質の形成が終わりに近づくに従ってエナメル芽細胞の活動が低下し，環境のCO_2分圧が低下したために，形成中のアパタイト結晶中に取り込まれる炭酸量が減少したのであろうと考えられている．エナメル質表層での炭酸濃度のばらつきは大きく，その濃度の増加はエナメル質の酸溶解性を増大させるので，齲蝕感受性との関係が注目されている（第11章283ページ参照）．

現在では炭酸はエナメル質アパタイト構造に固有の成分であることが明らかにされており，結晶中ではCO_3^{2-}として存在している．CO_3^{2-}のほとんど（約95％）がPO_4^{3-}と，そしてほんのわずかがOH^-と置換している．アパタイト中にCO_3^{2-}が４％存在するということは，それぞれのモル数を換算すると，７つのPO_4^{3-}のうち１つがCO_3^{2-}で置換されていることになる．エナメル質表層の炭酸量は年齢とともに低下する傾向を示すが，これはプラークで産生された酸によって溶出されたか，フッ素と置換された結果と考えられている．

5 フッ素

歯，とくにエナメル質中のフッ素が注目されるようになったのは，風土病としての**斑状歯**の原因が飲料水中のフッ素にあることが明らかにされ，その研究を通して飲料水中のフッ素量と齲蝕罹患率との間にはっきりとした負の相関が認められて以後のことである．ここでは微量元素の１つとしてエナメル質中に存在するフッ素の特徴についてのみ述べる．

エナメル質はフッ素摂取量の変化に対し生体中で最も敏感に反応する組織であるため，そのフッ素含量はフッ素摂取量の影響を大きく受ける．その分布様式は図6-4Aからもわかるように，表層の濃度が深層に比べ急激に高くなる．また，エナメル表層（100～200 μm）中のフッ素は30～40歳ぐらいまでは増加し続ける．

アパタイトとの反応はフッ素の濃度によって異なり，高濃度（たとえば5～10％）の場合は最初**フッ化カルシウム**（CaF_2）の沈殿が生じ，その後，徐々に**フルオロアパタイト** fluorapatite, $Ca_{10}(PO_4)_6F_2$に移行するのに対し，低濃度（たとえば1 ppm）の場合は最初からフルオロアパタイトが形成されると考えられている．

また，結晶形成期にフッ素が共存すると，より大きな，より格子欠陥の少ない結晶が形成され，溶解性が低下する．これは炭酸やマグネシウムとは逆の作用であり，フッ素の齲蝕抵抗性と関連して重要な性質である．その存在様式に関しては，フッ素はアパタイト結晶格子中の水酸基と置換することが知られている．

Ⅵ 血清中のカルシウムとリン酸の活動度積（溶解度積）

1 血清中におけるカルシウムやリン酸イオンの実効濃度

骨や歯の有機マトリックスにリン酸カルシウムが沈着することを一般に石灰化calcification（またはmineralization）とよんでいる．石灰化の機構を調べるにあたってまず問題となるのは，カルシウムとリン酸イオンについての血液（組織液）のイオン積と骨ミネラルの溶解度（積）の関係である．この両者の関係をめぐって，1958年までの30年間はロビソン Robison, R. のアルカリホスファターゼ説を基軸にした押し上げ説 booster theoryが，続く10年間はニューマン夫妻 Neuman, W.F. and Neuman, M.W. のエピタキシー説 epitaxy theory（あるいは核形成説 nucleation theory）とよばれる考え方が主流であった．1960年代の終わりになって，石灰化組織のマトリックスに基質小胞 matrix vesicleとよばれる小胞が発見された．この小胞は押し上げ機構とエピタキシー説の両者に関係する酵素や物質を含有していたことから，現在では両機構がともに起こりうることが示唆

表 6-1　生理的イオン強度（$\mu = 0.16$）における各種イオンの活動度係数

0.81 ……	H^+	0.33 ……	Sr^{2+}, Ba^{2+}, Ra^{2+}
0.74 ……	Na^+, HCO_3^-	0.32 ……	CO_3^{2-}
0.72 ……	OH^-, F^-, $Citrate^{-*}$, K^+, Cl^-, NO_3^-	0.30 ……	$Citrate^{2-*}$
0.71 ……	Rb^+, Cs^+, NH_4^+	0.36*……	Ca^{2+}
0.62*……	$H_2PO_4^-$	0.23*……	HPO_4^{2-}
0.40 ……	Mg^{2+}, Be^{2+}	0.08 ……	$Citrate^{3-*}$
		0.06 ……	PO_4^{3-}

*レビンスカス Levinskas, G.J. より引用．ほかのものはすべてキーランド Kielland, J.J. の値から内挿して得たものである．
（Neuman, W.F. & Neuman, M.W., 1960[1)]）

されている．

血清や水溶液中におけるカルシウムやリン酸イオンの実効濃度は，それらのイオンのモル濃度では表現できない．それは，溶液中のイオン濃度が高まるにつれて，イオン間の距離が小さくなり，反対荷電をもったイオンの間の引力が効いてきて，個々のイオンの物理化学的な活動度を低下させるためである．つまり，どのイオンも自分と反対の荷電をもった**イオン雰囲気** ionic atmosphere によって取り囲まれているから，このイオン雰囲気の存在が，逆にイオンの活動度を低下させる静電場となる．したがって，溶液のイオン強度（☞第３章73ページ，表3-3参照）が決まると，イオンの活動度も決定される．この値を**イオン活動度係数**とよぶ．この値（表6-1）は非常に重要な値で，これなしでは実験室で得られたデータを普遍化することができない．つまり，**イオンの実効濃度**（実際の活動度）は，そのイオンのモル濃度に活動度係数を乗じることによって得られる．

2　血清中のカルシウムとリン酸の活動度の計算

表6-1の活動度係数を用いて，**血清のカルシウム**と**リン酸の活動度**を計算してみよう．健常人の血清中のイオン化したカルシウム濃度は，図6-5に示すように，全カルシウム濃度2.5 mM（10 mg/dL）の約53%，つまり1.33 mMである．したがって，**血清中のCa^{2+}の活動度**（ACa^{2+}）は，$1.33 \times 10^{-3} \times 0.36 = 0.48 \times 10^{-3}$となる．

一方，**血清中の無機リン酸の存在状態**は，カルシウムほどには複雑でない．タンパク質との結合も無視することができ，無機リン酸はほとんど100%イオン化しているといって差し支えない．しかしながら，ヒトの血清の無機リン酸の基準値を算出することは難しい．リン酸の血中濃度は，カルシウムとは異なり，年齢や代謝状態によって著しく変動するためである．

Ⅶ　骨の石灰化

1　Robison のアルカリホスファターゼ説

昔から，「骨でも歯でも石灰化するときには，まず局所のカルシウムあるいはリン酸の濃度が高まることが第一の条件で，これが一定の溶解度積を超えれば無機塩の析出が起こるのであろう」と考

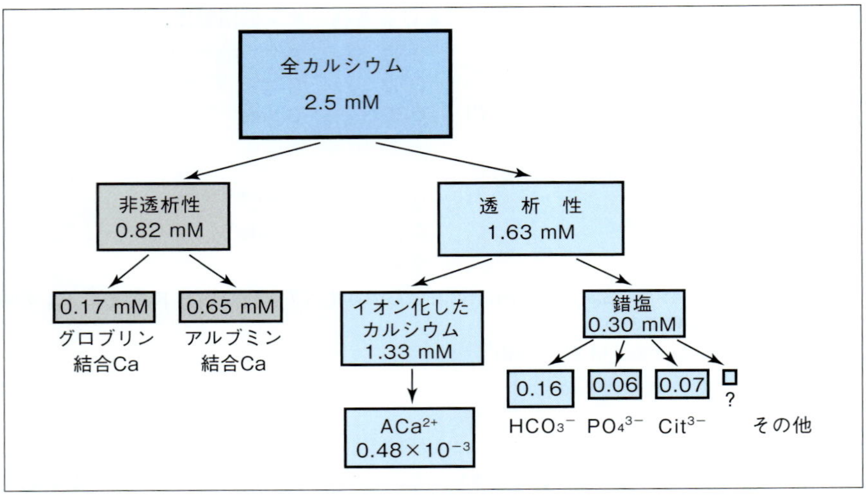

図 6-5　限外濾過のデータと生成定数から算出された健常人の血清中のカルシウムの存在状態
Mg^{2+}などとの拮抗を無視したため，結合カルシウム量にはかなりの誤差があるかもしれない．しかし，その誤差は遊離のカルシウムイオン量の決定には2〜3%以上の影響は与えていないであろう．
(Neuman, W.F. & Neuman, M.W., 1960[1])

えられていた．このような考えを一般に，**押し上げ説** booster theory とよんでいる．この考えに沿って石灰化の機構を巧みに説明したのがRobisonとその一派である．彼らのアルカリホスファターゼ説 alkaline phosphatase theory は，実に1920年代から1958年までの40年近くの間，石灰化の研究を支配してきたのである．

　Robisonの最初の説を簡単に紹介すると，次のようになる．

$$R-O-\overset{\overset{O}{\|}}{\underset{\underset{OH}{|}}{P}}-OH + H_2O \xrightarrow{\text{アルカリホスファターゼ}} R-OH + HO-\overset{\overset{O}{\|}}{\underset{\underset{OH}{|}}{P}}-OH$$

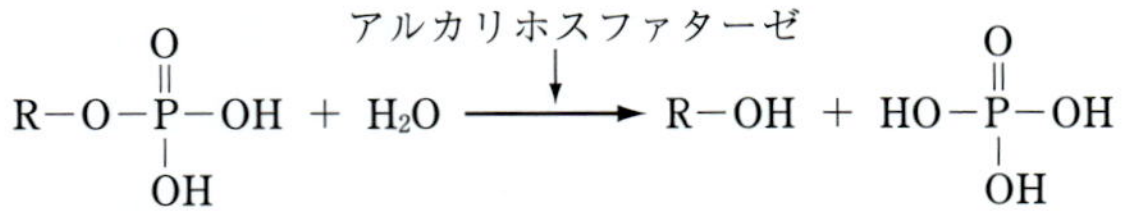

　　　リン酸エステル　　　　　　　　　　　　　　　　　　正リン酸
　　　　　　　　　　　　　　　　　　　　　　　　　　　　（オルトリン酸）

　すなわち，ある有機リン酸エステルがアルカリホスファターゼによって弱アルカリの条件下で加水分解されると，リン酸イオンの濃度が局所的に高まり，それが骨ミネラルの溶解度積を超えさせることになる，というのである．

　このRobisonの学説には，次のような意味が含まれている．
①アルカリホスファターゼは，石灰化を起こす場所にはどこにでもあり，また，そこに不可欠なものである．
②ホスファターゼの基質となるリン酸エステルは，細胞外液にある．
③細胞外液は，リン酸水素カルシウム（第二リン酸カルシウム）に対して不飽和である．
④石灰化局所でリン酸濃度の上昇が起これば，その場所に無機塩の沈殿を生じるであろう．
　Robisonはまず，①の点を証明することから実験を開始し，それは輝かしい成功をおさめた．彼

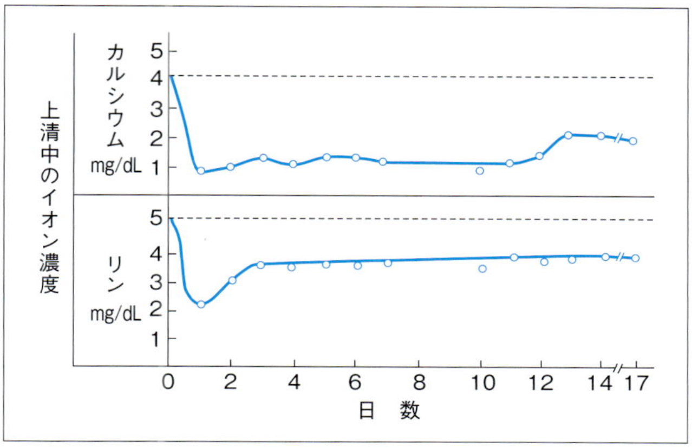

図6-6　Neuman夫妻の実験(1958)
細かく砕いた骨粉を血液の限外濾過液と同じイオン組成の溶液中に加え，24時間培養後，遠心分離し，上清のカルシウムとリンの濃度を測定した．沈殿には新しい溶液を加え，同様の処理を行い，これを17日間繰り返した．点線は溶液の最初の濃度を示している．
(Neuman, W.F. & Neuman, M.W., 1960[1])

は石灰化しつつあるすべての部位に，アルカリホスファターゼが存在することを見出した．しかしまた，石灰化の起こらない場所（たとえば，小腸や腎臓）にもこの酵素の存在を認めた．これはいささか意外であったが，たぶん無関係な問題であろう，とRobisonは考えた．

2 体液と骨ミネラルの溶解度積

石灰化を起こすために，体液のカルシウムあるいはリン酸の濃度を高める必要があるとすれば，体液は骨や歯の骨ミネラルに対して不飽和であるということになる．果たして，体液（血清）は骨や歯の骨ミネラルに対して不飽和であるのか．この点に関して，1958年，Neuman夫妻の報告した図6-6に示す実験は，血清が骨ミネラルに対して不飽和ではなく過飽和であることを証明し，Robisonの説にとって代わってエピタキシー説を登場させる契機となったのである．

いま，**血清の限外濾過液**（血清からタンパク質などの高分子物質を除いた液）と等しいイオン組成をもつ溶液を人工的に調製し，これに有機質を除いた骨粉を加えて攪拌する．24時間後に遠心分離して，その上清のカルシウムとリン酸の濃度を測定する．沈殿には翌日再び新しい溶液を加えて同様な処理を行い，これを17日間繰り返した．その結果が図6-6である．ここにみられるように，上記の操作を何日繰り返しても，血清のカルシウムとリン酸の濃度はつねに減少し，最初の数日以降は溶液中のカルシウムとリン酸の濃度はほぼ一定（カルシウムは1.8 mg/dL，リンは4.1 mg/dL）となった．

この実験条件の**骨ミネラルの溶解度**を $ACa^{2+} \times AHPO_4^{2-}$ で表すと，

$$18/40 \times 0.36 \times 10^{-3} \times 41/31 \times 0.81 \times 0.23 \times 10^{-3} = 0.40 \times 10^{-7}$$

(40はカルシウムの原子量，31はリンの原子量)

(Ca^{2+} と HPO_4^{2-} のイオン活動度係数は，それぞれ0.36と0.23である；表6-1)

(血清中では，オルトリン酸の81％が HPO_4^{2-} として解離しているので0.81を乗じる)

となるが，この値は**空腹時の成人血清の活動度積** $ACa^{2+} \times AHPO_4^{2-}$ の値（0.89×10^{-7}）の約半分である．一方，**リン酸水素カルシウムの溶解度積**は 2.3×10^{-7} であるから，「**血清はリン酸水素カルシウムに対してはたしかに不飽和であるが，骨ミネラルに対しては過飽和である**」と結論することができる．

それでは，血清のカルシウムとリン酸イオンの活動度積が骨ミネラルの溶解度積より高いのに，なぜ生体内では身体中のいたるところで骨ミネラルが析出してこないのだろうか．この疑問を解く鍵は，「実は骨ミネラルがリン酸水素カルシウムではなく，ヒドロキシアパタイトである」というところにある．カルシウムとリン酸イオンを含む水溶液でそれらの濃度を高めていくと，pHが6.2以上ならば，最初に析出する結晶はリン酸水素カルシウム$CaHPO_4 \cdot 2H_2O$であり，それは次のように自然に水解してヒドロキシアパタイトに変化する．

$$10\,[CaHPO_4 \cdot 2H_2O] \rightarrow Ca_{10}(PO_4)_6(OH)_2 + 4HPO_4 + 18H_2O$$

これは，リン酸水素カルシウムよりもヒドロキシアパタイトのほうが熱力学的に安定であることを意味している．この反応で酸（リン酸）が生じていることに注目してほしい．つまり，ヒドロキシアパタイトはリン酸水素カルシウムよりアルカリ性の塩類である．

3 Neumanのエピタキシー説

それでは，溶解度の小さい安定なヒドロキシアパタイトがどうして溶液中から直接析出してこないのだろうか．この問題を理解するためには，図6-7をみてほしい．図6-7Aのaからbへの反応は，エネルギーの高い状態から低い状態への反応であるから，自然に起こりうる反応である．しかし，だからといって現実にそういう反応がすぐ起こるかどうかはわからない．たとえば，高い山の湖の水は海に流れ落ちる可能性はあるが，実際にはその水を峠までもちあげるか，峠にトンネルを掘るかしないと海へ流れ落ちない．それは化学反応の場合でもまったく同様であって，どんなものにもそれぞれに応じた安定な状態があるから，なんらかの形でその安定性を超えるだけのエネルギー（図6-7Aで活性化エネルギーと記されているのがそれに相当する）を外から与えてやるか，あるいは，その安定性を減少させる方策をとらないと，自然に起こりうる反応でも実際にはなかなか起こらない．多くの化学反応で加熱するのは前者の方法であり，酵素や触媒を用いるのは後者の手段である．

ところで，ヒドロキシアパタイトが溶液中から析出する場合を考えてみると，おそらくは単位胞を構成するヒドロキシアパタイトの18個のイオンが衝突して，それぞれ正しい立体配置をとって結晶が析出するというようなことが要求されるのだろうと思われる．しかし，そのようなことの起こる確率はほとんどゼロであろう．つまり，それはこの反応の活性化エネルギーがはなはだ大きいことを意味するわけで，したがってそのままではこの反応は実際には起こりえないのである．しかし，もしこの反応（図6-7B）を触媒や酵素を用いる場合のように，適当な反応の場のなかで起こさせれば，この高い活性化エネルギーを引き下げて，溶液中から直接ヒドロキシアパタイトを析出させることができるかもしれない．このような触媒反応は，通常，**エピタキシー**[*2] epitaxy，あるいは**結晶形成の種子入れ** crystal seeding，または**核形成** nucleationとよばれている．

1）エピタキシー説における結晶形成の母体

これまでの説明で明らかなように，Robisonのホスファターゼ説で代表される押し上げ説では，

エピタキシー[*2]
ギリシア語の「上に配列して on arrangement」という意味の言葉からとられたもので，実際に鉱物の結晶生成にはエピタキシーが関与する数千の実例が知られている．ロイヤー Royer, L. によれば，エピタキシーが起こるための最も重要な条件は，相接している２つの結晶面の格子間隔（または２つのイオン間の距離）がほとんど等しいか，またはその単純な整数比であることだという．

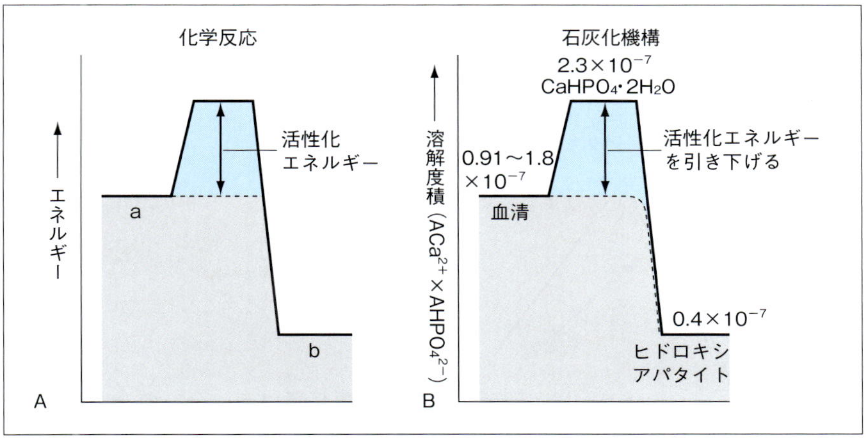

図 6-7　ヒドロキシアパタイト結晶の生成と化学反応の比較（荒谷真平・須田立雄，1966[11)]）
化学反応において触媒や酵素を用いて活性化エネルギーを低下させること（a）と同様に，種子（核）が存在することにより石灰化が促進する（b）．

最初に析出する結晶はリン酸水素カルシウムであると考えた．リン酸水素カルシウムはやがて水解して，安定なヒドロキシアパタイトへと変化していく．これに対して，エピタキシー説では，最初に析出する結晶がリン酸水素カルシウムではなく，ヒドロキシアパタイトまたはそれに類似した結晶であると考える．

骨や歯の石灰化がこのエピタキシーによるとして，ヒドロキシアパタイト結晶の形成の母体となっているものは何であろうか．それは，骨や歯の構造に必須である有機性のマトリックスであろう．もし，これらの有機質の構造のある部分が結晶のseedingを起こしうるものとすれば，押し上げ機構に比べてエネルギー的にも経済的であり，押し上げ機構の場合には期待できないような結晶の規則正しい成長と配列を獲得することができるであろう．

2）Ⅰ型コラーゲン

骨に最も多量に含まれる有機質は，いうまでもなくⅠ型コラーゲンである．コラーゲンは，果たしてエピタキシーによってヒドロキシアパタイトを誘起することができるであろうか．実際にそれが可能であることを示すいくつかの証拠がある．Solomons C.C と Neuman 夫妻らは，カルシウムとリン酸の濃度をいくつかに変えた溶液を用いた *in vitro* の石灰化実験を行った．その結果，自発的な結晶の沈着 spontaneous precipitation は，溶液のイオン積がリン酸水素カルシウムの溶解度積〔$ACa^{2+} \times AHPO_4^{2-} = 2.3 \times 10^{-7}$，Ca×Pi で示すと 30 (mg/dL)^2〕を超えないと起こらないが，その溶液の中に象牙質由来のⅠ型コラーゲンを入れたところ，小児の血清のイオン積に近い濃度〔21 (mg/dL)^2，$ACa^{2+} \times AHPO_4^{2-} = 1.6 \times 10^{-7}$〕で結晶が誘起された（図6-8）．この実験により，コラーゲンが実際にヒドロキシアパタイトの核形成の母体になりうることが示された．

それでは，**コラーゲン線維へのヒドロキシアパタイトの核形成**は，コラーゲンのいかなる構造と関係するのであろうか．このことに関して，グリムヒァー Glimcher, M.J. は，組織から酢酸で抽出した可溶性コラーゲン分子からさまざまな条件下でコラーゲン線維を再生させ，これらの各種線維を血清の限外濾過液と同じイオン組成をもつ溶液中に浸したところ，64 nm の正常な周期構造をも

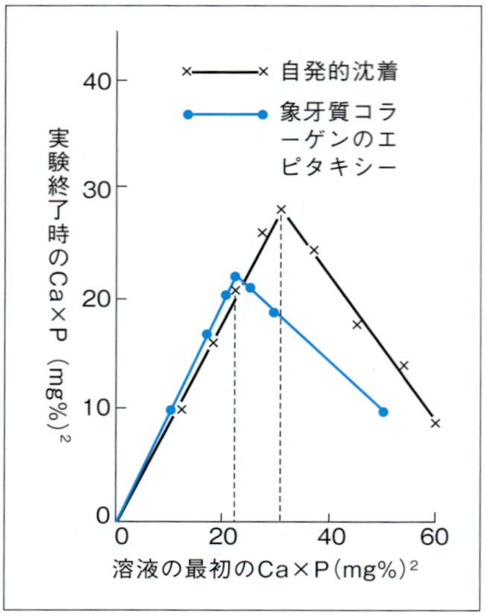

図 6-8　象牙質コラーゲンの *in vitro* での石灰化実験
横軸は溶液のはじめの濃度，縦軸は実験終了時の溶液の濃度.
(Solomons, C.C.& Neuman W.F., 1960[12])

つコラーゲン線維のみにヒドロキシアパタイトの沈着がみられ，fibrous long spacing (**FLS**) **線維**[*3]やsegment long spacing (**SLS**)[*4]，あるいは軟骨でよくみられるような22 nmの周期をもつII型コラーゲンの細線維には，石灰沈着を認めないということを明らかにした（図6-9）．64 nmの周期構造をもつコラーゲンも，FLS線維やSLSも，同じコラーゲン分子からできており，ただその配列が異なる（図6-9）ことから，ヒドロキシアパタイトの核形成を起こさせるのはコラーゲン分子そのものではなく，64 nmの周期構造を有する特徴的なコラーゲン分子の配列にあると考えられるようになった．

その後，ホッジ Hodge, A.J.らは，64 nmの周期構造をもつ線維では，コラーゲン分子が隙間なく詰まった形にはならず，頭と尾の間に約40 nmの**隙間** hole zoneができることを明らかにした（☞第4章97ページ参照）．Hodgeらの電子顕微鏡観察によれば，最初にヒドロキシアパタイトが析出する場所は，このhole zoneと一致するという．コラーゲン線維のなかでhole zoneをもつのは64 nmの周期構造のあるものだけだから，図6-9に示したGlimcherの *in vitro* におけるコラーゲンの石灰化実験の結果も，このhole zoneの存在と関係があるのかもしれない．

3）非コラーゲン性タンパク質

コラーゲンをエピタキシーの母体と考えている人たちにとって，最大の弱点は，骨のコラーゲンと非石灰化組織（皮膚や腱）のコラーゲンがまったく同一のI型コラーゲンであることである．骨のI型コラーゲンは骨の有機質の90％以上を占めるが，近年，一部の人たちによってコラーゲン以外の硬組織のタンパク質の役割に興味が寄せられている．それらのなかでも，石灰化の機序を考え

FLS線維[*3]
約300 nmの周期構造をもつことから，長さ300 nmのコラーゲン分子が正常線維のように1/4ずつずれて同方向に並ぶのではなく，ただコラーゲン分子の頭と尾部をそろえて逆向きに交互に並んだもの.

SLS[*4]
これは線維ではなく，長さ300 nmのコラーゲン分子が頭をそろえて，一方向に枕木状に並んだもの.

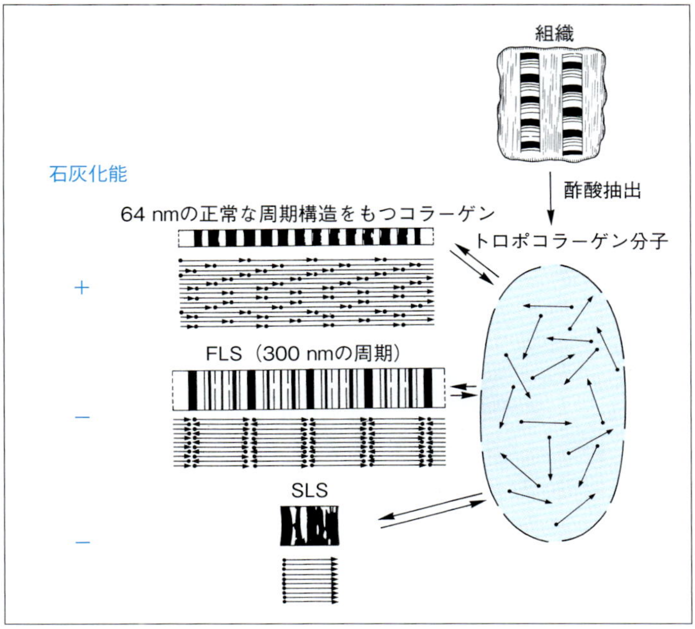

図 6-9　コラーゲンの各種再生線維の *in vitro* での石灰化実験
（Glimcher, M.J. et al., 1957[13]）
FLS および SLS については前ページ参照．

るにあたってとくに注目されるのは，象牙質の象牙質リンタンパク質（ホスホホリン）や，オステオカルシンとマトリックスGlaタンパク質などの骨のGla含有タンパク質である（☞第５章130ページ参照）．骨や軟骨の基質には，γ-カルボキシグルタミン酸（Gla）を含むタンパク質（オステオカルシン，マトリックスGlaタンパク質）が存在する．Glaはヒドロキシアパタイトと高い親和性をもつことから，Glaタンパク質は骨や軟骨の石灰化に関与すると考えられてきたが，その生理的な役割はこれまで不明な点が多かった．これらのGlaタンパク質遺伝子を人為的に欠失させたノックアウトマウスの骨組織や軟骨組織の解析から，Glaタンパク質の生体内における役割が明らかとなりつつある．

4）グリコサミノグリカンによる石灰化阻止作用

前述のように，ヒドロキシアパタイト結晶をseedingさせるエピキタシーの母体としてコラーゲンを考えている人たちにとって，最大の弱点は同じ64 nmの周期構造をもつⅠ型コラーゲンからなる皮膚や腱が，生体内では石灰化しないことである．この点について，Glimcherは，非石灰化組織のコラーゲンのseeding部位には酸性多糖体が結合していて，ヒドロキシアパタイトの核形成を阻止しているのではないかと考えている．いうまでもなく，グリコサミノグリカンのなかにはカルボキシ基や硫酸基を多量に含むグリコサミノグリカンがあるから，それらの基にカルシウムを結合することによって局所にカルシウムを貯留させるのかもしれないし，あるいはそれが石灰化の核形成に関与するかもしれないという考えは，古くから人々の頭のなかにあったものである．しかしながら，コンドロイチン硫酸のようなグリコサミノグリカンが石灰化しない軟骨に多く含まれていることを考えると，グリコサミノグリカンの存在はむしろ核形成に必要なコラーゲンのseeding部位を覆い，あるいはCa^{2+}を自分に引きつけることによって，石灰化を阻止するのではないかという前記のGlimcherの説明が，コラーゲンへのヒドロキシアパタイトのseedingの機序を最も巧みに説明し

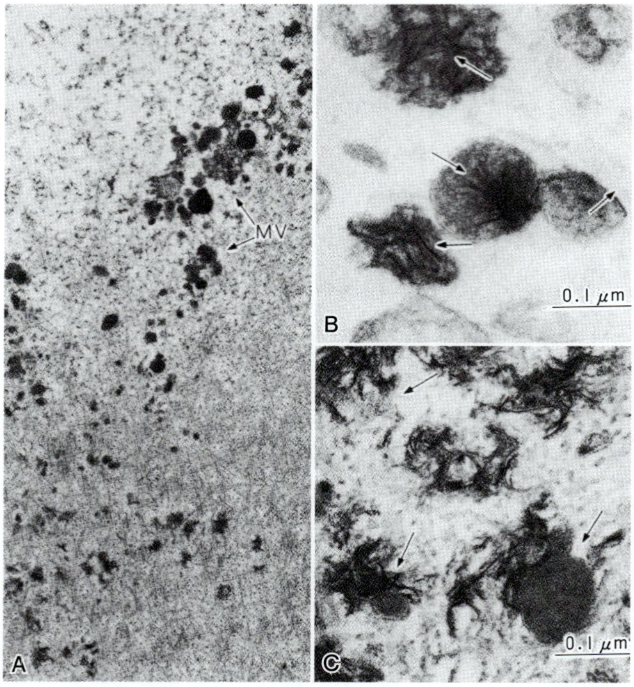

図6-10　骨端板における基質小胞性石灰化過程を示す透過型電子顕微鏡像
A：多様な形態と大きさを示す基質小胞（MV）
B：基質小胞中に出現する結晶構造（矢印）
C：基質小胞中の結晶は小胞周囲へ成長し，小さな石灰化球を形成するようになる．
矢印：基質小胞の膜の断片

ているようである．

4　基質小胞説

1）基質小胞の発見と形態学的特徴

基質小胞 matrix vesicle は，1967年，ボヌッチ Bonucci, E. とアンダーソン Anderson, H.C. によって骨端軟骨の細胞外基質中に見出された直径30〜300 nmの膜性小器官である（図6-10A）．石灰化開始部位では特徴的に結晶様構造物がその内部や膜に沿って出現する（図6-10B）．結晶様構造物はしだいに基質小胞を満たすようになり，ついには小胞外へと突出する（図6-10C）．軟骨内の石灰化は，このようにして基質小胞構造を中心にして開始され，軟骨内骨化を行うが，このような石灰化開始像は膜内骨化部位や象牙質の石灰化開始部位にも認められ，間葉系の硬組織石灰化開始機構に共通して観察される．

動脈硬化における血管壁の石灰化や，そのほかの異所性石灰化部位にも基質小胞は見出され，また，歯石形成に関与するある種の細菌（*Bacterionema matruchotii*）では菌体内で石灰化が起こるが，これも基質小胞性石灰化と同じしくみで起こると考えられている．このように，生体で認められるあらゆる石灰化現象は直接・間接的に基質小胞性石灰化に関係する．

2）基質小胞における酵素

1970年，アリ Ali, S.Y. らが骨端軟骨から基質小胞の単離に成功して以来，単離した基質小胞からアルカリホスファターゼ alkaline phosphatase（ALP），5'-AMPアーゼ（5'-AMPase），ヌクレオシド三リン酸ピロホスホリラーゼ nucleoside triphosphate pyrophosphorylase，無機ピロホスファ

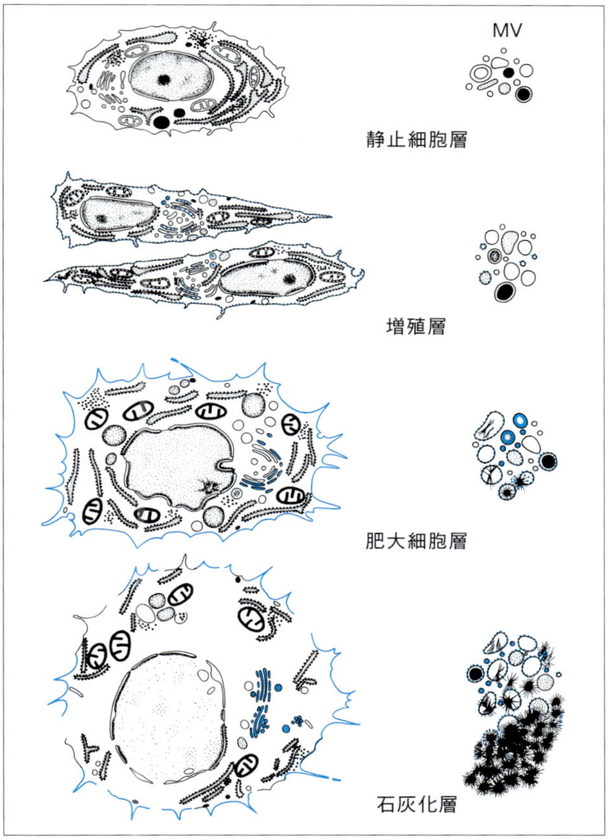

図 6-11　骨端板各層の軟骨細胞と基質小胞（MV）のアルカリホスファターゼ活性（青色）

ターゼ inorganic pyrophosphatase，Ca^{2+}-ATP アーゼ（Ca^{2+}-ATPase），PHOSPHO1（後述）などのホスファターゼや，ホスホリパーゼ A_2 phospholipase A_2，カーボニックアンヒドラーゼII carbonic anhydrase II，マトリックスメタロプロテアーゼ 3 matrix metalloprotease（MMP）-3，ラクテートデヒドロゲナーゼ lactate dehydrogenase など，さまざまな酵素が生化学的に検出されている．アルカリホスファターゼは，基質小胞の外膜に**GPI アンカータンパク質***5（グリコシルホスファチジルイノシトールアンカータンパク質）として局在する膜タンパク質である．アルカリホスファターゼの阻害剤であるレバミゾール levamizole 存在下でくる病ラットの成長軟骨を器官培養すると石灰化が抑制されることから，アルカリホスファターゼは石灰化の促進機構に関与すると考えられている．しかし，詳細な機能に関しては，基質小胞内へのリン酸の押し上げや，ピロリン酸などの阻害物質を除去するいわゆるピロホスファターゼ作用のほか，II型あるいはX型コラーゲンと基質小胞との結合を介してコラーゲン性石灰化を誘導するなどの諸説があり，不明な点も多い（図6-11）．**ホスホリパーゼ A_2** はリン脂質の2位の炭素についている脂肪酸を遊離させる活性を有しており，結晶の析出と成

GPIアンカータンパク質*5
細胞膜へはホスファチジルイノシトールでつなぎとめられ，それにグルコサミン1分子，マンノース3分子，エタノールアミン1分子が順に結合し，さらにタンパク質分子（アルカリホスファターゼ）が結合している．

長に必要な基質小胞の形成あるいは出芽に関与し，また，**カーボニックアンヒドラーゼⅡ**は小胞内のpHを調節し結晶析出のための条件を整えるとされている．

3）基質小胞へのカルシウム流入機構

カルシウム結合タンパク質である**アネキシン** annexin ファミリーのうち，アネキシンⅡ，Ⅴ，Ⅵが基質小胞に存在する．これらのタンパク質は，リン脂質と結合し，**Ca^{2+}チャネル**としての機能も有することから，基質小胞へのCa^{2+}の流入に重要な役割を果たすと考えられている．とくにアネキシンⅤは成長軟骨の石灰化軟骨細胞層に免疫組織化学的局在が認められ，また，ニワトリ胎仔成長軟骨から単離した培養軟骨細胞にビタミンCとリン酸を投与すると石灰化が誘導されるが，このような石灰化誘導条件で培養した軟骨細胞の基質小胞には，非石灰化条件下のものと比較して，アネキシンⅤが豊富に存在していることが実験的に確かめられている．

4）基質小胞と脂質

基質小胞の発見当初から基質小胞がオスミウム好性であることから脂質の存在が指摘されていた．分離された基質小胞の分析結果からも基質小胞膜がリン脂質，とくにホスファチジルセリン phosphatidylserine（PS）とホスファチジルイノシトール phosphatidylinositol（PI）を高濃度に含むことが明らかにされ，これらのリン脂質と石灰化との関係が示唆された．

酸性リン脂質はCa^{2+}と強い親和性をもち，とくにPSはCa^{2+}との親和性が著しく高く，リン酸カルシウム・リン脂質複合体（$Ca-PS-PO_4$）を形成するといわれている．これらの複合体は結晶の核形成に重要な役割を果たすと考えられている．

5 ピロホスファターゼの石灰化における重要性（新アルカリホスファターゼ説）

1960年代になって，ホスファターゼ説は新しい展開をみせた．すなわち，リン酸エステルの加水分解が石灰化にとって都合のよいものだとすると，その逆，つまり水解されていないリン酸エステルは石灰化を阻害するのではないかという考えである．実際，フライシュ Fleisch, H. と Neuman は血清中から水解されていないピロリン酸エステルを単離した．この物質は石灰化を起こす場所でヒドロキシアパタイト表面に吸着されて，ちょうど結晶毒のように働いて，結晶の成長を阻止する．つまり石灰化の起こる場所での組織非特異的アルカリホスファターゼ tisssue-nonspecific alkaline phosphatase（TNAP）の役割は，局所の無機リン酸の濃度を高めるために必要なのではなく，むしろ結晶成長を阻害するピロリン酸を除く**ピロホスファターゼ作用**のほうが重要であるという考え方である．

$$HO-\underset{\underset{OH}{|}}{\overset{\overset{O}{\|}}{P}}-O-\underset{\underset{OH}{|}}{\overset{\overset{O}{\|}}{P}}-OH + H_2O \xrightarrow{\substack{\text{組織非特異的アルカリホスファターゼ}\\(\text{ピロホスファターゼ})}} HO-\underset{\underset{OH}{|}}{\overset{\overset{O}{\|}}{P}}-OH + HO-\underset{\underset{OH}{|}}{\overset{\overset{O}{\|}}{P}}-OH$$

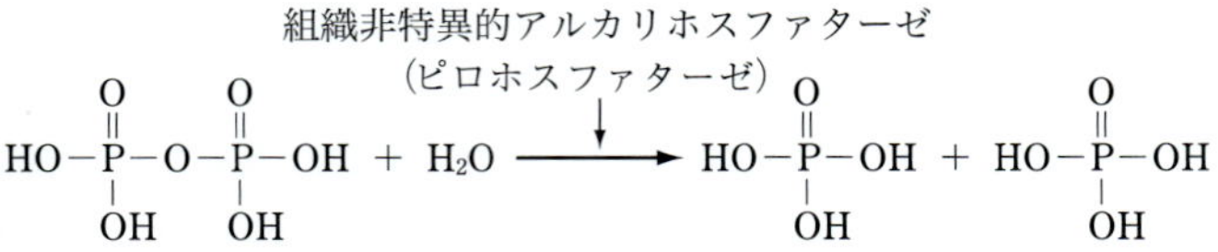

ピロリン酸　　　　　　　　　　　　　　　　正リン酸（オルトリン酸）

1）動物モデルを用いたピロリン酸の石灰化阻害作用の証明

アルカリホスファターゼ遺伝子ノックアウトマウスは，その基質であるピロリン酸（PPi）が蓄積

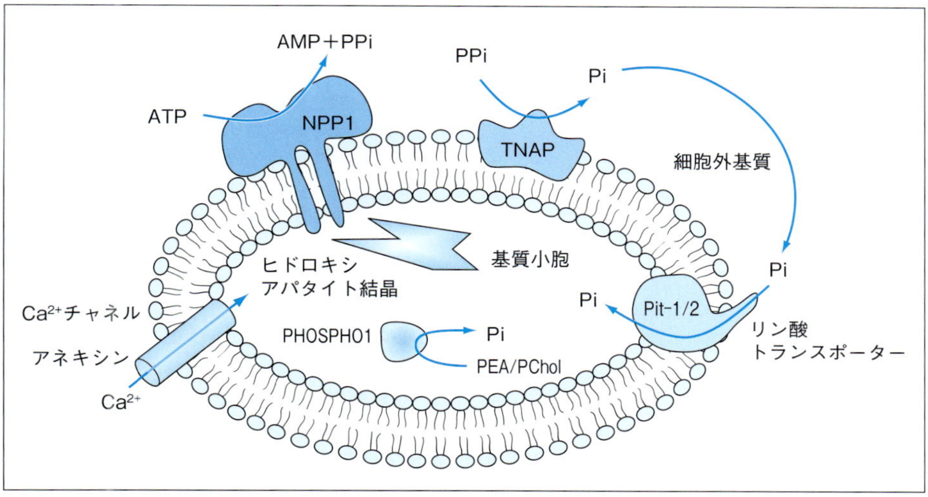

図 6-12　基質小胞における石灰化の分子機構
ヌクレオチドピロホスファターゼ/ホスホジエステラーゼ-1（NPP1）が，石灰化阻害物質であるピロリン酸（PPi）を合成する．このPPiを基質として組織非特異的アルカリホスファターゼ（TNAP）がリン酸（Pi）を生成する．生じたリン酸は，Pit-1/2というトランスポーターにより小胞内に取り込まれ，ヒドロキシアパタイト結晶を構成する．リン酸の生成にはTNAP以外に，基質小胞内の可溶型酵素であるPHOSPHO1が関与している．

し，骨の石灰化障害が認められる．ピロリン酸は，ATPが基質小胞膜上のヌクレオチドピロホスファターゼ/ホスホジエステラーゼ-1 nucleotide pyrophosphatase/phosphodiesterase-1（NPP1）（別名：PC1）によって小胞の外側で加水分解されることで合成される（図6-12）．アルカリホスファターゼ遺伝子とピロリン酸合成酵素である*NPP1* 遺伝子のダブルノックアウトマウスを作製し，基質小胞におけるピロリン酸合成を欠損させた．その結果，アルカリホスファターゼ遺伝子ノックアウトマウスで認められた石灰化障害は正常化した．

以上の実験結果から，アルカリホスファターゼは骨組織においては，石灰化阻害物質であるピロリン酸を分解する作用として機能し，骨形成に関与している可能性が示された．

2）新しい骨の石灰化分子機構

ピロリン酸（PPi）は，ヒドロキシアパタイトの結晶成長を阻害する物質となる．ピロリン酸は，基質小胞膜上の組織非特異的アルカリホスファターゼによって，小胞の外側でリン酸（Pi）2分子に加水分解される．生じたリン酸は，Pit-1/2という**リン酸トランスポーター**により小胞内に取り込まれ，ヒドロキシアパタイト結晶を構成する（図6-12）．

したがってNPP1は，ピロリン酸合成酵素であるため石灰化抑制因子であり，反対にTNAPは石灰化促進因子である．リン酸の生成にはTNAP以外に，基質小胞内の可溶型酵素であるPHOSPHO1が関与している．PHOSPHO1は，至適pHが7.0でホスホコリン（PChol）やホスホエタノールアミン（PEA）を加水分解してリン酸を生成する酵素である（図6-12）．

そのほか，石灰化におけるアルカリホスファターゼの役割として，①コラーゲン細線維と基質小胞の結合，②基質小胞におけるカルシウム結合タンパク質としての働きなどが唱えられている．アルカリホスファターゼは基質小胞のみならず，基質小胞周囲の石灰化球（図6-10）にも局在し，石

表 6-2　硬組織の石灰化を説明する 4 つの学説

石灰化機構	提唱者	提唱した年	内　容
押し上げ説 （アルカリホスファターゼ説）	Robison	1920 年代	石灰化部位にはアルカリホスファターゼが必ず存在する．そのアルカリホスファターゼは，局所のリン酸濃度を高める（押し上げる）ために存在する．
エピタキシー説 （核形成説）	Neuman 夫妻	1958 年	体液はヒドロキシアパタイトに対して過飽和であるが，石灰化を開始するには核が必要である．石灰化が開始すると，その後の石灰化は自然に進行する．
基質小胞説	Bonucci Anderson	1967 年	エナメル質を除くすべての硬組織の石灰化は基質小胞から始まる．そのため，基質小胞には，石灰化開始の核として石灰化を促進する機構が存在する．
新アルカリホスファターゼ説 （ピロホスファターゼの重要性）	Fleisch	1960 年代	石灰化阻害物質である生体内に存在するピロリン酸を分解するピロホスファターゼが，アルカリホスファターゼの役割として石灰化に重要である．

現在では，これら 4 つの学説が融合したうえで石灰化機構を説明できると考えられている．

灰化が進行する部位に広く局在する．この広範囲に局在したアルカリホスファターゼがピロリン酸を除去し，局所のリン酸濃度を高めることで，石灰化球形成が促進されると考えられている（図6-12）．

以上，詳しく述べてきたように，骨の石灰化機構に関しては，さまざまな実験が行われ，多くの仮説が提唱されてきた．現在，基質小胞を主役とした石灰化によりエナメル質を除く硬組織の石灰化が進行することが明らかとなっているが，基質小胞性の石灰化は，押し上げ説（アルカリホスファターゼ説）とエピキタシー説（核形成説）の基礎のうえに成り立っている（表6-2）．また，アルカリホスファターゼは石灰化阻害物質であるピロリン酸を分解することにより，石灰化促進に結びつく可能性が明らかとなった．

Ⅷ　エナメル質と象牙質の石灰化機構

1　エナメル質の石灰化

エナメル質の形成は，必ず象牙質形成が始まったあとに開始される．内エナメル上皮からエナメル芽細胞への分化とエナメル質の石灰化の開始には，象牙質の石灰化が重要な引き金になっている．実際，骨や象牙質の石灰化の開始において重要な役割をもつ基質小胞は，エナメル芽細胞によるエナメル質の石灰化では観察されない．このことは，エナメル質の石灰化は象牙質のアパタイト結晶を核として始まることを示唆している．また，エナメル質は最高95%まで無機物を沈着するが，それは後述のように石灰化の進行に伴ってエナメルタンパク質が脱却されるためである．エナメル質の石灰化の進行は基質形成期と成熟期の２期に大きく分けることができ，これをエナメル質形成の２段階説 two-step theory とよぶ（図6-13，表6-3）．

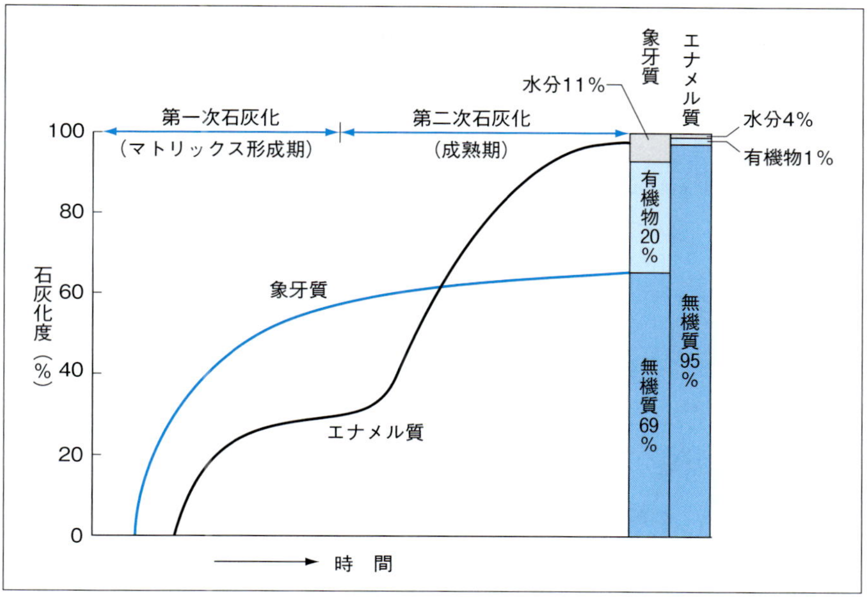

図 6-13　エナメル質と象牙質の石灰化の進行の比較
(Bhaskar, S.N., 1976[14])

表 6-3　エナメル質形成と象牙質形成の比較

	エナメル質	象牙質
形成を司る細胞	エナメル芽細胞	象牙芽細胞
主要な有機成分	アメロゲニン エナメリン，アメロブラスチン（シースリン）*	Ⅰ型コラーゲン ホスホホリン
主要な無機成分	ヒドロキシアパタイト	ヒドロキシアパタイト
石灰化度	95％（最高）	60～70％（最高）
石灰化の進行	2段階 第一次石灰化（30％程度の石灰化まで）：エナメル質形成では，基質小胞性の石灰化はみられない．エナメル芽細胞の分化とエナメル質の石灰化の開始には，1層の象牙質形成を必要とする． 第二次石灰化（アメロゲニンと水分を脱却しながら最高95％まで石灰化を進行させる）：アメロゲニンと水分の脱却は成熟期のエナメル芽細胞が行う．	1段階 象牙質の石灰化は基質小胞性の石灰化で，エナメル質の第一次石灰化に先行して起こる．

*アメロブラスチン（シースリン）は第5章142ページ参照

1）基質形成期

基質形成期エナメル質，すなわち幼若エナメル質には，アメロゲニン，エナメリン，アメロブラスチンなどの多成分のエナメルタンパク質が形成期エナメル芽細胞から合成・分泌されている．それらエナメルタンパク質は，同じく形成期エナメル芽細胞から合成・分泌される**マトリックスメタロプロテアーゼ**の**MMP-20**（エナメライシン）（☞第4章119ページ参照）によってプロセシングされ，低分子化していく（☞第5章140ページ，図5-8および141ページ，図5-9参照）．それゆえに幼若エナメル質中の有機基質は，上記3種類のエナメルタンパク質の分解産物で構成されている．

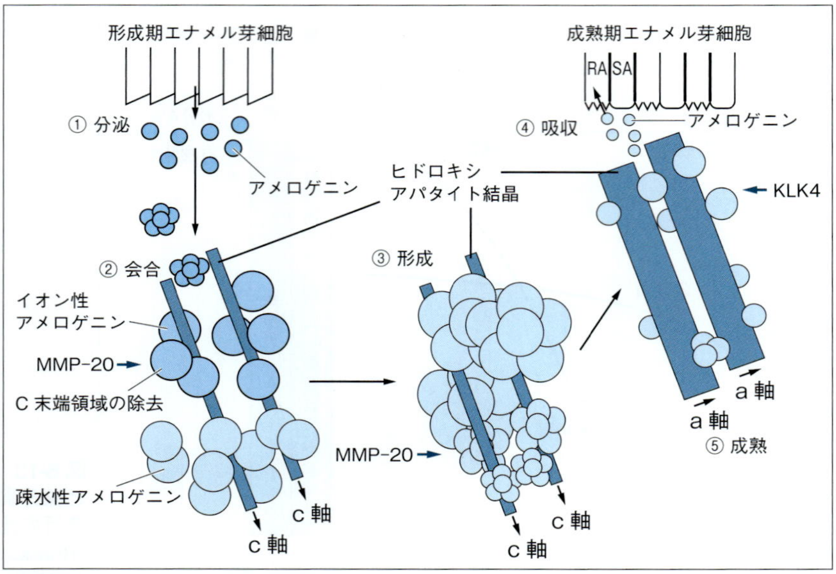

図 6-14　エナメル質石灰化の模式図（Fincham et al., 1999[15] より改変）

この環境の下で，ヒドロキシアパタイト結晶は成長していくことになるが，結晶周囲には上記３種類のエナメルタンパク質，とくに約85％を占めるアメロゲニン（図6-14①分泌）が直径約20 nmのナノスフィアー（nanosphere）とよばれる会合体を形成して存在するため，基質形成期ではおもにc軸方向に結晶は成長する（図6-14②会合）．すなわち，基質形成期エナメル質中では，ヒドロキシアパタイト結晶は将来の長さが決定することとなる．アメロゲニンは，エナメル芽細胞から合成・分泌された後，すぐにイオン性（親水性）のC末端領域がMMP-20によって切断されると（☞第５章140ページ，図5-8参照），中性条件下では難溶性（疎水性）の会合体を形成する．そのためにヒドロキシアパタイト結晶はゆっくりと成長することになる（図6-14③形成）．また，電子顕微鏡を用いた近年の研究によると，エナメリンは個々のアパタイト結晶を薄い皮膜のように取り囲んでおり，アメロゲニンはこのエナメリン皮膜に接触しながら結晶間隙に存在することが認められている（図6-15）．

2）成熟期

成熟期になると，エナメル芽細胞はMMP-20の合成を停止し，代わってセリンプロテアーゼの**カリクレイン４（KLK4）**がエナメル芽細胞から合成・分泌され，エナメルタンパク質を断片化する（☞第５章141ページ，図5-9および143ページ，図5-10参照）．成熟期エナメル芽細胞は２つの形態（RA：ruffle-ended ameloblastとSA：smooth-ended ameloblast）が交互に出現するようになるが，ヒドロキシアパタイト結晶はRA下でおもに形成され，その際に生じるプロトン（H^+）（酸）によりRA下のエナメル質は酸性の状態になる（図6-16）．そしてSA下では，ダイナミックなイオン交換システムが働き，RA下で生じた酸を中和することで中性の状態になる（図6-16）．また，断片化されたエナメルタンパク質はエンドサイトーシスによってRAに取り込まれる（図6-14④）．そのためにそれまでエナメルタンパク質が占有していた場所に空間が生じ，c軸方向に成長していたヒドロキシアパタイト結晶は，a軸方向にも成長できるようになる（図6-14⑤）．すなわち，成熟期エ

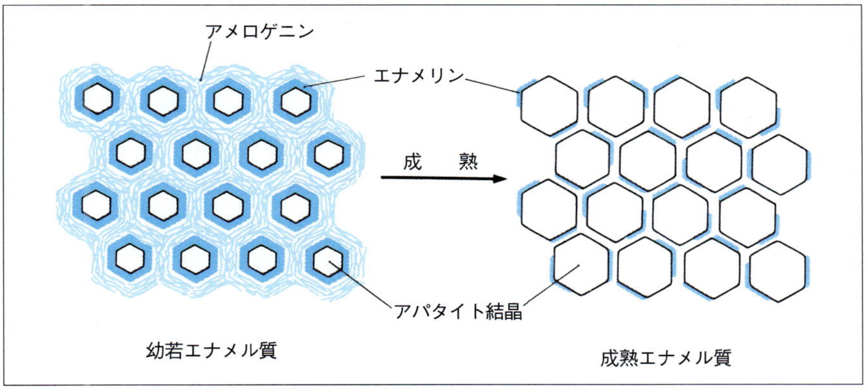

図 6-15　エナメルタンパク質とアパタイト結晶の相互関係についての仮想図
アメロゲニンはエナメル質の成熟(石灰化)に伴って取り除かれるが，エナメリンの一部は残る．

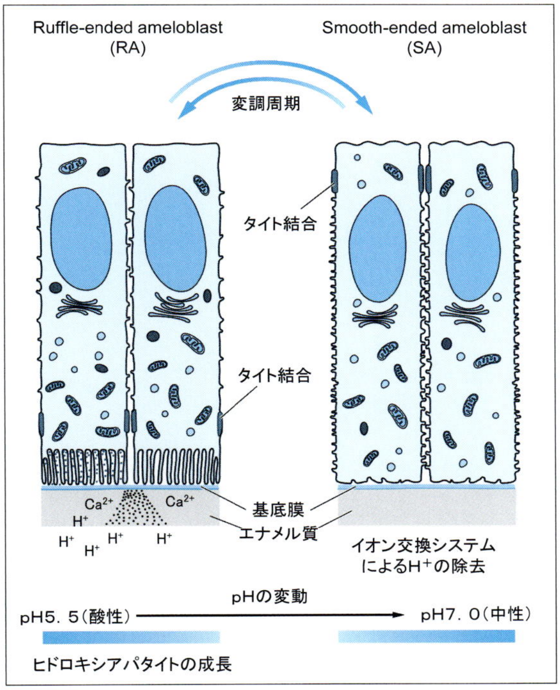

図 6-16　２種類の成熟期エナメル芽細胞（RA と SA）の機能的形態（Nanci A., 2008[16] より改変）

ナメル質中では，ヒドロキシアパタイト結晶は幅と厚みが決定することになる．このようにヒドロキシアパタイトの形成とエナメルタンパク質の脱却が連携して行われることで，エナメル質無機質は最終的に約95％にまで達し，有機質は約１％となる．ただし，有機質のうちエナメリンはアパタイト結晶の表面に強固に結合していることが示唆されており，エナメル質の成熟とともにアメロゲニンやアメロブラスチンが選択的に消失するのに対し，エナメリンは最後まで残る（図6-15）．

2 象牙質の石灰化

象牙質の石灰化は骨やセメント質と同様に基質小胞を中心に開始され（基質小胞性石灰化），ついで周囲のコラーゲン線維へ及ぶようになる（コラーゲン性石灰化）．すなわち，エナメル質の２段階石灰化に対して，象牙質の石灰化は１段階で起こる．いったん，石灰化象牙質が形成されると，象牙芽細胞は突起の遠心端をエナメル象牙境にとどめながら後退し，細長い１本の細胞質突起（トームス線維）を形成するようになる．

完成した象牙質の60〜70％はリン酸カルシウム（ヒドロキシアパタイト）の結晶で，20〜30％が有機質，残りの10％が水分である．有機質の90％はⅠ型コラーゲンである．このコラーゲンは架橋構造にやや特徴があるものの，骨や結合組織に存在するⅠ型コラーゲンとの間に際立った違いは認められない．象牙質に特徴的に見出される**ホスホホリン**（☞第５章135ページ図5-5参照）は，象牙質の非コラーゲン性タンパク質の60％を占め，主として象牙前質と石灰化した象牙質の境界のいわゆる石灰化前線 mineralization front に分布する．

参考文献

1）Neuman, W.F. and Neuman, M.W.（荒谷真平監訳）：骨の生化学（The Chemical Dynamics of Bone Mineral）．医歯薬出版，東京，1960．
2）押鐘　篤監修：歯学生化学．医歯薬出版，東京，1966．
3）Lazzari, E.P. 編（永津俊治ほか訳）：口腔領域の生化学．医歯薬出版，東京，1977．
4）Jenkins, G.N.（河村洋二郎監訳）：ジェンキンス口腔の生理・生化学．医歯薬出版，東京，1981．
5）須賀昭一編：エナメル質，その形成，構造，組織と進化．クインテッセンス出版，東京，1987．
6）岡崎正之：歯と骨をつくるアパタイトの科学．東京大学出版会，東京，1992．
7）青木秀希：驚異の生体物質アパタイト．医歯薬出版，東京，1999．
8）松本歯科大学大学院硬組織研究グループ：硬組織研究ハンドブック．松本歯科大学出版会，長野，2005．
9）Robison, R.：The Significance of Phosphoric Esters in Metabolism. New York University Press, New York, 1932.

引用文献

10）Zipkin, I.（ed.）：Biological Mineralization. John Wiley & Sons, New York, 1973, 61.
11）荒谷真平，須田立雄：骨の生化学．ホルモンと臨床，**14**：693，1966．
12）Solomons, C.C. and Newman, W.F.：On the mechanisms of calcification: the remineralization of dentin. *J Biol Chem*, **235**：2502～2506, 1960.
13）Glimcher, M.J., Hodge, A.J. and Schmitt, F.O.：Macromolecular aggregation states in relation to mineralization: The collagen-hydroxyapatite system as studied in vitro. *Proc Natl Acad Sci USA*, **43**（10）：860～867, 1957.
14）Bhaskar, S.N.：Orban's Oral Histology and Embryology. 8th ed. Mosby, St. Louis, 1976.
15）Fincham A. et al.：The structural biology of the developing dental enamel matrix. *J Struct Biol*. **126**, 270～299, 1999.
16）Nanci A.（ed.）：Ten Cate's Oral Histology; Development, Structure, and Function. 7th ed. Mosby Elsevier, St. Louis, MO, USA, 173.

第7章 硬組織の形成と吸収のしくみ

本章のねらい

骨組織を形成する軟骨細胞，骨芽細胞，骨細胞および骨組織を破壊・吸収する破骨細胞が具備する特異形質とこれらの細胞の分化誘導機構および相互作用について理解する．

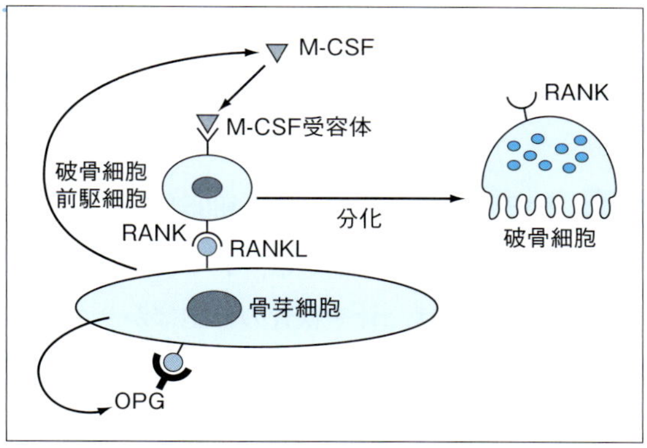

破骨細胞の分化メカニズム

チェックポイント

1. 骨形成には膜内骨化と軟骨内骨化の2つのしくみがある．
2. 硬組織形成細胞は，エナメル芽細胞を除くと，すべて共通の未分化間葉系細胞から分化する．骨芽細胞，軟骨細胞，筋芽細胞，脂肪細胞などの組織特異的な細胞への分化は，それぞれ特定の転写調節因子により促される．
3. 骨組織を破壊・吸収する破骨細胞はマクロファージ系の造血細胞から形成されるが，破骨細胞の形成と機能発現にも骨芽細胞が関与する．
4. 軟骨細胞と骨芽細胞の分化を促す最も重要な因子は骨誘導因子（BMP）である．
5. 骨細胞は，骨芽細胞あるいは骨細胞みずからが形成した骨基質のなかに埋め込まれた細胞であり，スクレロスチンという骨形成抑制因子を産生する．
6. 破骨細胞の形成を促進する因子（RANKL）と抑制する因子（OPG）は，それぞれ骨芽細胞の細胞膜に発現および骨芽細胞から分泌される破骨細胞の分化と骨吸収機能を制御するサイトカインである．
7. 炎症性サイトカイン（TNF-αおよびIL-1）は破骨細胞の分化と骨吸収機能を制御する．
8. 骨吸収と骨形成は局所的に連続して起こることから，骨吸収の際に骨芽細胞を活性化して骨形成を促す因子（カップリングファクター）の存在が提唱されている．

軟骨と骨を形成する細胞（軟骨細胞と骨芽細胞）は，線維芽細胞，筋細胞，脂肪細胞などと共通の前駆細胞である未分化間葉系細胞から分化する．これらの組織特異的な細胞がどのようなメカニズムで分化するのかについては長い間不明であったが，近年の研究の進歩により，その詳細が遺伝子レベルで明らかになりつつある．一方，骨を破壊・吸収する破骨細胞の形成と機能の発現にも骨芽細胞が関与することが明らかになりつつある．本章では，硬組織の形成と吸収に関与する軟骨細胞，骨芽細胞，骨細胞，破骨細胞，エナメル芽細胞，象牙芽細胞の特徴と，それらの細胞の分化を調節するメカニズムについて述べる．

I　軟骨細胞，骨芽細胞および骨細胞の分化と機能発現の調節

1　軟骨と骨を形成する細胞の起源

軟骨と骨を形成する細胞は，いずれも多分化能をもった未分化間葉系細胞から分化する．この**未分化間葉系細胞**は，骨や軟骨の細胞ばかりでなく，脂肪細胞，筋細胞，線維芽細胞などと共通の**前駆細胞**（幹細胞）であると考えられている（図7-1）．しかし，この前駆細胞の性状や，**組織特異的な細胞**への分化の振り分け機構は長い間不明であった．近年の細胞生物学と分子生物学の研究の進歩によって，未分化間葉系細胞から組織特異的な細胞への分化は，それぞれ組織特異的な転写調節因子によって制御されていることが明らかとなりつつある．すなわち，**骨芽細胞**ではRunx2[*1]（Cbfa1）とOsterix，**軟骨細胞**ではSox5，Sox6およびSox9，**筋細胞**ではMyoD，Myf5，Myogenin，MRF4，**脂肪細胞**ではPPARγ2とよばれる転写調節因子がとくに重要な役割を果たしている．たとえば，Runx2をもたない動物では，骨芽細胞の分化が極度に抑制される（☞192ページ参照）．このような結果は，細胞の分化が転写調節因子を介した遺伝子発現によって制御されていることを端的に示している．また，これらの細胞の分化や転写因子の発現調節には，細胞外に分泌されて作用する種々の細胞増殖因子が深く関与していることも明らかになりつつある．

2　膜内骨化と軟骨内骨化

1）膜内骨化

骨組織の発生様式は，間葉系の組織のなかに直接骨組織が形成される**膜内骨化** membranous ossificationと，はじめに軟骨組織が形成され，その軟骨が骨組織に置換される**軟骨内骨化** endochondral ossification の２つに大別される．

膜内骨化により形成される骨組織は，鎖骨，頭蓋の前頭骨，頭頂骨，後頭骨，側頭骨と上下顎骨の一部などである．膜内骨化は血管が発達している間葉組織で起こる．血管に近接した間葉系細胞 mesenchymal cell は多数の突起で互いに網目状に結合するが，徐々に大型化し骨芽細胞へと分化

Runx2[*1]
ショウジョウバエの体節形成遺伝子の１つである*runt*にホモロジーをもつ*runt*領域遺伝子ファミリーに属する転写因子である．骨芽細胞および軟骨細胞における重要性が認識され，骨格形成におけるその役割は重みを増してきている．

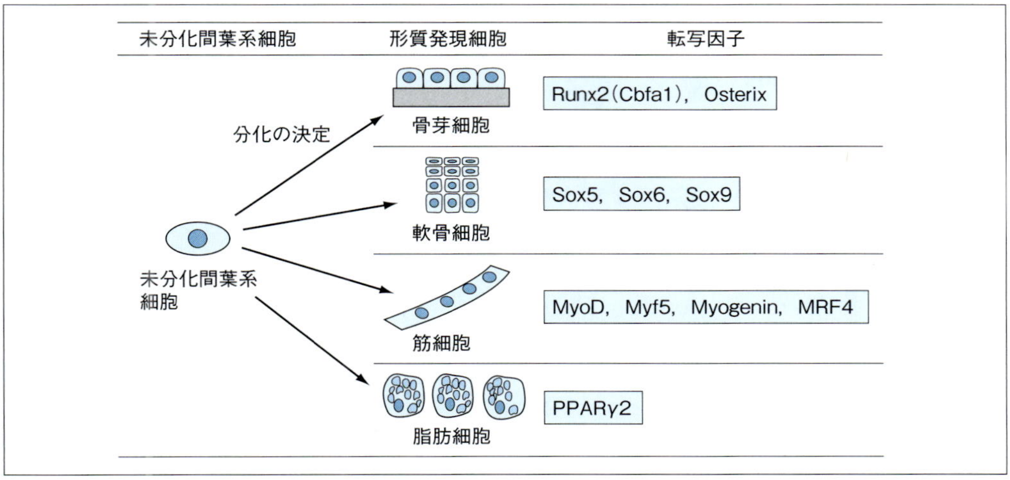

図 7-1　未分化間葉系細胞から組織特異的な細胞への分化，およびそれらの分化の決定に重要な転写調節因子

骨芽細胞，軟骨細胞，筋細胞，脂肪細胞は，発生の過程で共通の未分化間葉系細胞から分化すると考えられている．この未分化間葉系細胞からの分化の振り分けは，それぞれ組織特異的な複数の転写調節因子によって制御されている．軟骨細胞への分化は Sox5，Sox6 および Sox9 が，筋細胞への分化には MyoD，Myf5，Myogenin，MRF4 などが，脂肪細胞への分化には PPARγ2 が，協調的にあるいは連続して作用する．一方，骨芽細胞への分化には Runx2 と Osterix が連続的に作用することが示されている．

する．このように分化した骨芽細胞が類骨[*2] osteoid を形成し，石灰化を起こすことで骨組織を形成する（図7-2）．この様式で形成された骨は，コラーゲン線維の配列や血管の走行が不規則で，複雑な構造を呈している．しかし，その構造はしだいに規則的になり，**線維性骨** woven bone から**層板骨** lamellar bone へと移り変わる．骨組織内に存在する骨細胞は，骨芽細胞がみずからの産生した骨基質によって埋入された細胞である．分化した骨芽細胞は再び分裂することはなく，骨表面で細胞増殖は起こらない．そのため，骨表面の減少した骨芽細胞数は，周囲の結合組織中の未分化間葉系細胞が骨芽細胞に分化することで補われる．骨形成を終えた骨では骨芽細胞は休止細胞 lining cell として，再活性されるまで静止状態になる．

2）軟骨内骨化

軟骨内骨化は，硝子軟骨形成を経て骨組織へと置換するもので，四肢骨，頭蓋底部の骨，椎骨，骨盤などでみられる．硝子軟骨は，成体においては関節軟骨，骨端板，肋軟骨，気管軟骨などを構成する軟骨でもある．基質が乳白色で半透明であることから，この名がついた．軟骨内骨化の場合も膜内骨化の場合と同様に，はじめに骨形成予定域で未分化の間葉系細胞が密集するが，これらの細胞は**軟骨細胞**に分化する（図7-3）．軟骨細胞は，**軟骨基質**（軟骨マトリックス）cartilage matrix である**アグリカン**を代表とする**プロテオグリカン** proteoglycan やⅡ型コラーゲンなどを分泌しながら，**静止軟骨細胞** resting chondroblast から**増殖軟骨細胞** proliferating chondrocyte，**肥大軟骨**

類骨[*2]
骨芽細胞により分泌された骨基質はただちに石灰化するのではなく，しばらくは類骨とよばれる状態で存在する．類骨層の厚さは骨芽細胞の骨形成活性と相関する．

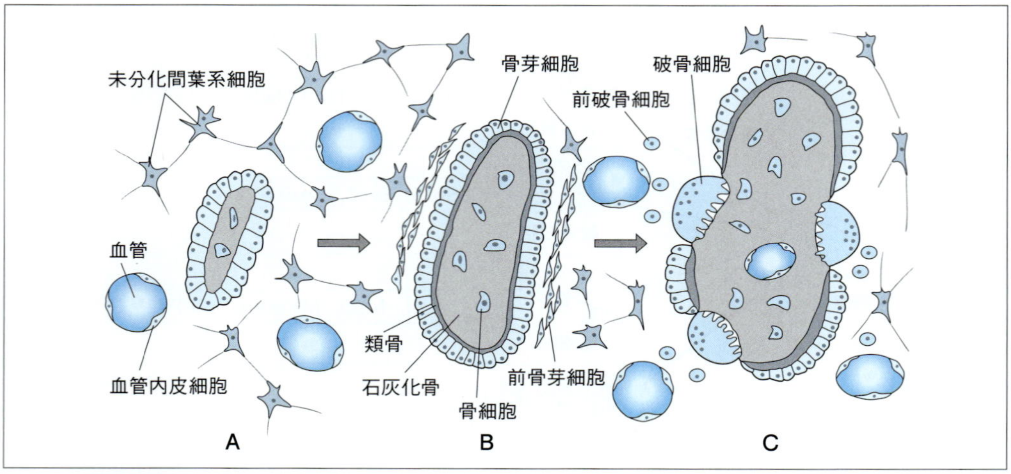

図 7-2　膜内骨化のしくみ

A：結合組織中の未分化間葉系細胞は骨芽細胞に分化し，骨を形成する.
B：形成された骨周囲の骨芽細胞によって，類骨形成と石灰化が進行し，骨基質が増大する．同時に基質中の骨細胞の形成が促される.
C：骨基質の拡大とともに血管が取り込まれ，骨梁が形成される．破骨細胞が出現し，骨基質の吸収を始め，骨形成が開始される.

細胞 hypertrophic chondrocyteへと分化する（図7-4)．肥大軟骨細胞はX型コラーゲンを合成する．プロテオグリカンはトルイジンブルー染色のような塩基性色素により強い異染性（メタクロマジー）*3を示す．骨組織に比べて軟骨組織が軽度にしか石灰化しないのは，軟骨基質に多量に含まれるプロテオグリカンが石灰化を抑制するためと考えられている.

はじめに形成される軟骨組織の形は，最終的に形成される骨組織の形態ときわめて類似しており，軟骨組織が将来の骨組織の原基となっていることがわかる．硝子軟骨は発生が進むにつれて長軸中央部で肥大化し，細胞質は空胞化する．長管骨の軟骨原基を観察すると，長軸方向の両端から中央部に向かって順次分化した軟骨細胞が柱状に配列しており，軟骨組織が細胞増殖によって長軸方向への両端に向かって成長していることがわかる（軟骨の**間質成長** interstitial growth)．軟骨組織の中央部に最も分化した肥大軟骨細胞が出現すると，その外側には，周囲を取り囲むように**鞘状骨** bone collarが形成される（図7-3A)．肥大化した軟骨細胞が退化変性すると同時に，基質中では基質小胞性の石灰化が開始し，そこに**一次骨化中心** primary center of ossificationが形成される（図7-3B)．また，肥大軟骨細胞により産生された血管内皮増殖因子 vascular endotherial growth factor (VEGF) は骨組織への血管新生を誘導することで骨芽細胞の誘導を促す．侵入してくる血管周囲には多くの多能性未分化間葉系細胞が付随しており，その細胞はのちに骨芽細胞へと分化する．このようにして形成された骨芽細胞は，石灰化した軟骨基質の表面に新たな骨基質を分泌し石灰化を起こす．長管骨の骨化に伴い骨髄腔が拡大され，両端に骨幹端が形成される．その後，骨端軟骨の中

異染性（メタクロマジー）*3
硫酸基，リン酸基，カルボキシ基が組織中にあるとき，トルイジンブルーなどの青い塩基性色素で赤紫色に染色されることを示す.

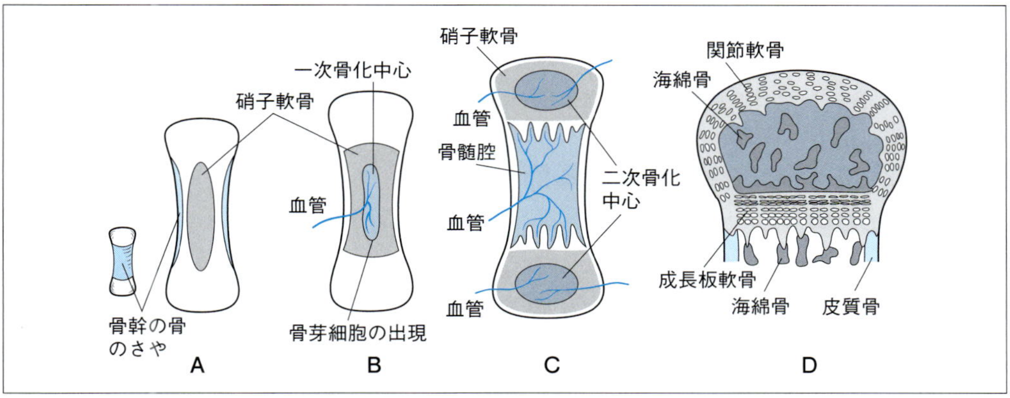

図 7-3　長管骨における軟骨内骨化
A：長管骨の中心部位に硝子軟骨が増大する．
B：一次骨化中心が形成される．軟骨周囲の血管が発達し，軟骨内に侵入する．血管とともに入り込んだ間葉細胞が骨芽細胞に分化し，海綿骨を形成する．
C：骨幹では，骨髄腔が形成される．その後，骨端の軟骨に血管が侵入し，二次骨化中心が形成される．
D：最終的に骨端および骨幹部の骨髄腔は海綿骨で満たされ，それぞれは骨端板によって隔てられる．

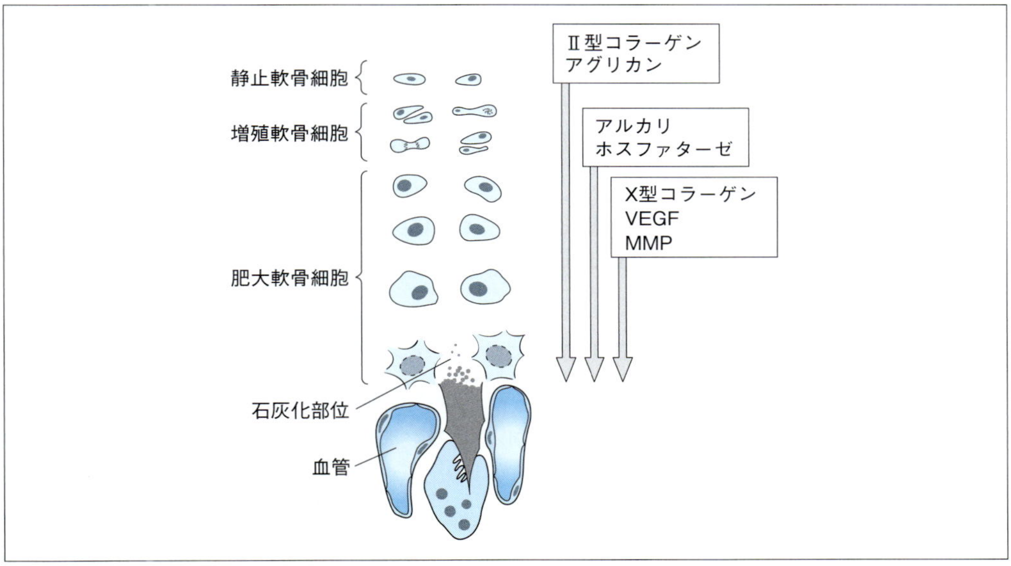

図 7-4　骨端軟骨における軟骨細胞の分化とタンパク質発現
骨端軟骨の軟骨細胞は分化段階により静止軟骨細胞，増殖軟骨細胞，肥大軟骨細胞に分類される．静止軟骨細胞と増殖軟骨細胞ではⅡ型コラーゲンやアグリカンを発現し，肥大軟骨細胞では，さらにアルカリホスファターゼやX型コラーゲン発現が加わる．また，肥大軟骨細胞は血管内皮増殖因子（VEGF）やマトリックスメタロプロテアーゼ（MMP，☞第4章参照）も発現し，軟骨基質の分解や血管の誘導にも関与している．

央にある軟骨細胞は肥大化し，細胞間基質が網目をつくる．その部位に新たな血管侵入 vascular invasionが生じ，石灰化が開始される（図7-3C）．このような新たに形成された石灰化部位を**二次骨化中心** secondary centers of ossificationという．それぞれ骨幹部と骨端部から形成された骨組織は，性成熟期まで**骨端板** epiphyseal plateとよばれる石灰化していない軟骨層によって隔てられており，その存在はエックス線写真でも**骨端線**としてよく判別できる．性成熟が完了すると骨端線が断裂・消失して骨端部と骨幹部の骨は1つになり，骨の長軸方向への成長が終了する．骨の成長が終了したのちも，長管骨の両端には厚さ0.2〜0.6 mmの関節軟骨が残る．

3 軟骨細胞の特徴と機能発現の調節

1）軟骨細胞の特徴

軟骨 cartilageは血管や神経の存在しない特殊な組織で，軟骨細胞と細胞間を埋める軟骨基質から構成されている．軟骨基質は無定型なゲル状構造物と線維成分からなり，Ⅱ型コラーゲンを主体とし，人体においては量的に最も多い**硝子軟骨** hyaline cartilage，Ⅱ型コラーゲンに加えてⅠ型コラーゲンを含む**線維軟骨** fibro cartilage，軟骨基質にエラスチンを主体とする弾性線維を大量に含み，人体では耳介と喉頭蓋にみられる**弾性軟骨** elastic cartilageに分類される．軟骨組織は，軟骨細胞が産生・分泌するⅡ型およびX型コラーゲンやプロテオグリカンなどの細胞外マトリックスのコロイド的性質により，その代謝と弾力性に富んだ固有の硬さが維持されている．軟骨基質には，細胞増殖因子も含まれており，このなかには軟骨細胞の増殖・分化を調節するだけでなく，血管の侵入を阻害するような因子も含まれている．前述のように，軟骨細胞は未分化の間葉系細胞から分化する．軟骨組織の成長は，周囲を軟骨基質で取り囲まれた軟骨細胞が連続的に細胞分裂して数個の娘細胞をつくる，いわゆる間質成長によるものであり，この成長の様式は軟骨に特徴的である．また，軟骨組織の成長過程では，周囲に存在する軟骨膜に含まれる前駆細胞から軟骨細胞への分化も起こり，軟骨端における**付加成長** appositional growthも持続的に起こる．

2）軟骨細胞の増殖と分化

軟骨細胞は，分化に伴って細胞形態が変化する．とくに発生途中の長管骨のように軟骨内骨化の起こっている部位では，容易に一連の軟骨細胞の分化の過程を観察することができる．分化の程度が比較的低い増殖軟骨細胞はその名のとおり増殖能が高く，大型の肥大軟骨細胞へと分化するのに伴い増殖能が低下する．軟骨細胞に特徴的なⅡ型コラーゲンの産生は，分化の程度によらず比較的広範囲の軟骨細胞に認められるが，X型コラーゲンの産生は肥大軟骨細胞に特異的である．このほかに，軟骨細胞はアグリカンを主としたプロテオグリカンを産生する．分化した肥大軟骨細胞は，その後の石灰化の過程で重要な役割を演ずるアルカリホスファターゼ活性を強く発現する（図7-4）．また，肥大軟骨細胞は分子内にGla残基（☞第5章137ページ参照）を有する**マトリックスGlaタンパク質** matrix Gla protein（MGP）も産生する．*Mgp*遺伝子を破壊した遺伝子ノックアウトマウスでは，軟骨や動脈の過剰な石灰化が観察されることから，MGPは生体内で石灰化を抑制するためのタンパク質であることが示唆される．

軟骨細胞は，その増殖と分化を調節する種々のホルモンや細胞増殖因子の受容体を発現しており，これらの発現量も分化に伴って変化することが知られている．たとえば，カルシウム調節ホルモンである副甲状腺ホルモン（上皮小体ホルモン）parathyroid hormone（PTH）・副甲状腺ホルモン関連タンパク質 parathyroid hormone-related protein（PTHrP）に対する受容体（PTH/PTHrP受容体）や，活性型ビタミンD〔1α, 25(OH)$_2$D$_3$〕受容体（VDR）（☞第8章213，226ページ参照）はとくに肥大軟骨細胞に多く認められる．このほか，軟骨細胞は**線維芽細胞増殖因子** fibroblast growth

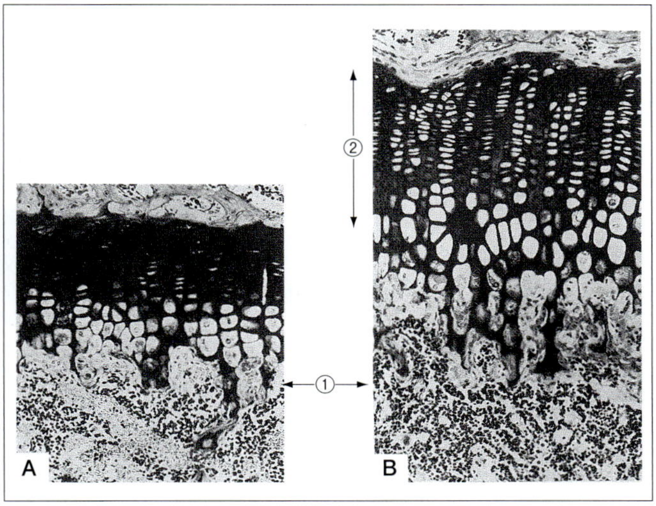

図 7-5　下垂体摘除ラットの脛骨近心端の軟骨の組織像（A）と，このラットに成長ホルモンを4日間連日投与した後の脛骨近心端の同じ部位の軟骨の組織像（B）
①原始骨髄
②縦の矢印部分：成長ホルモン投与後伸びた柱状軟骨細胞層の長さ．HE 染色．
（Bloom, W. & Fawcett, D.W., 1968[11]）

factor（FGF）や，**インスリン様増殖因子** insulin-like growth factor（IGF），後述する骨誘導因子 bone morphogenetic protein（BMP）やトランスフォーミング増殖因子-β transforming growth factor-β（TGF-β）に対する受容体も発現している．

3）軟骨細胞の分化と機能発現を調節する因子

個体の成長は，骨と軟骨組織の成長による．とくに軟骨組織の成長は軟骨内骨化によって形成される長管骨の伸長にきわめて重要な役割を果たしている．この個体の成長過程で軟骨組織の成長を促している主要なホルモンが，下垂体から分泌される**成長ホルモン**である（図7-5）．成長ホルモンは軟骨細胞に直接作用するのではなく，肝臓で**IGF-Ⅰ**（ソマトメジンC）の産生を促し，このIGF-Iが軟骨細胞の増殖やプロテオグリカンなどの合成を促進する．肝臓だけでなく，軟骨細胞自身も成長ホルモン非依存的にIGF-ⅠやIGF-Ⅱを産生・分泌する．

軟骨組織には，軟骨細胞が細胞増殖因子を産生して，それらが軟骨細胞自身の機能や分化を制御するようなしくみが存在することが明らかとなっている．このような局所での細胞機能や分化の制御機構は，軟骨の成長にきわめて重要である．たとえば，PTHrPは，軟骨成長板において，軟骨周囲の細胞 perichondrial cellによって産生され，軟骨細胞の分化を抑制し，増殖を促進する．PTHrPやその受容体（PTH/PTHrP受容体）（☞第8章213ページ参照）の遺伝子ノックアウトマウスでは，軟骨細胞の分化が著しく亢進するため，軟骨内骨化が早まり，結果的に長管骨の長さが短くなる．一方，PTHrPを軟骨細胞において特異的に高発現させたトランスジェニックマウス（PTH/PTHrP受容体からのシグナルが恒常的に細胞内に送られるような状態）は，軟骨細胞の増殖がいつまでも続き，軟骨内骨化が遅延する．これらの現象は，PTHrPと局所で産生されるインディアンヘッジホッグ Indian hedgehog（Ihh）とよばれるサイトカインによる負の制御機構により説明されている（図7-6）．すなわち，肥大軟骨層上層の細胞（前肥大軟骨細胞）はIhhを産生する．Ihhはその受容体であるPatchedを介して軟骨周囲細胞に働きかけPTHrPの発現を促進する．PTHrPが結合するPTH/PTHrP受容体を発現する細胞はIhhを産生する細胞より上層に位置する．PTHrPは肥大軟骨細胞への分化を抑制することで間接的にIhhの分泌量を減少させる．このように，IhhとPTHrP

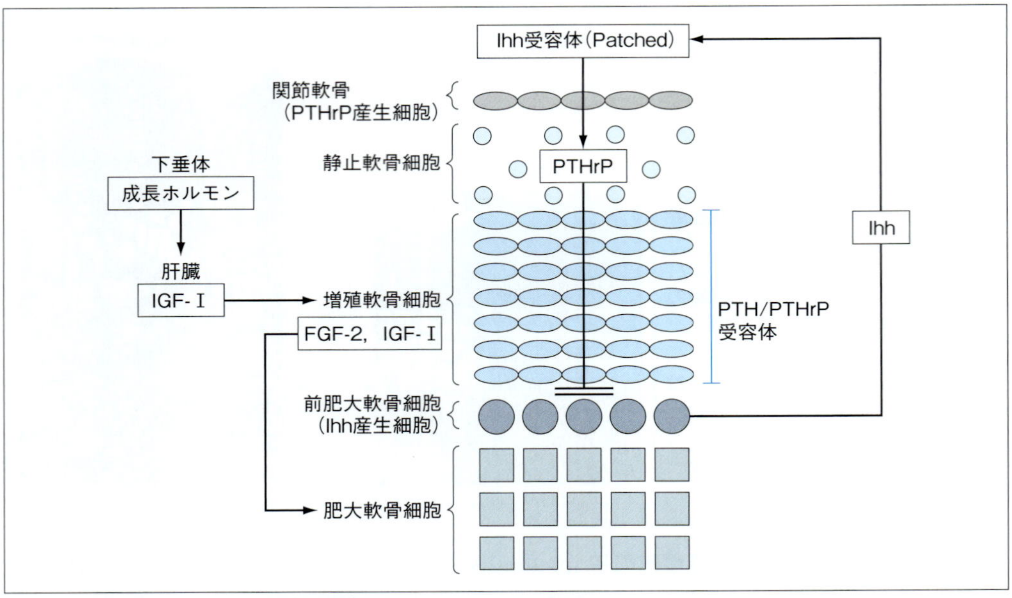

図 7-6　Ihh と PTHrP による軟骨細胞の分化の負の制御機構

前肥大軟骨細胞から分泌される Ihh は，その受容体である Patched を介して，軟骨周囲細胞の PTHrP の発現を促進する．PTHrP は，増殖軟骨細胞に働き肥大軟骨細胞への分化を抑制する．そのため間接的に Ihh の分泌量を減少させる．この Ihh と PTHrP による負の制御機構により，軟骨細胞の成熟速度は調整される．

による負の制御機構を形成して，軟骨細胞の成熟速度を調整している．

軟骨形成の初期の段階に認められる密集した未分化間葉系細胞からの軟骨細胞への分化や，肥大軟骨細胞周囲での骨芽細胞の分化には，後述する骨誘導因子（BMP）が関与する．これらを考え合わせると，軟骨細胞の分化を負に制御する機構は，軟骨内骨化の時期を遅らせることにより増殖軟骨細胞の数を増やし，結果的に長管骨を積極的に長軸方向に伸長させるための重要な制御機構と考えることができる．

4　骨芽細胞の分化と機能発現の調節

1）骨芽細胞の特徴

骨組織をさかんに形成している骨芽細胞は，通常，骨梁表面に単層に配列している立方形または円錐形の細胞で，増殖能が低く好塩基性の細胞質を有する．骨芽細胞の外側（血管側）には，骨芽細胞様の形態を示し好塩基性の細胞質を欠く細胞が数層にわたって認められる．一般にこれらの細胞は増殖がさかんで，骨芽細胞としての表現形質の発現が弱いことから，骨芽細胞に分化する前段階の**前骨芽細胞** preosteoblast と考えられている．骨形成期の成熟した骨芽細胞は高い**アルカリホスファターゼ**活性を有し，Ⅰ型コラーゲン，**オステオカルシン**，**オステオポンチン**，オステオネクチンなどの骨基質成分をさかんに分泌する．これらのなかで，オステオカルシン，オステオポンチンや骨シアロタンパク質の発現は骨表面に局在する骨芽細胞や一部の骨細胞に限られるが，アルカリホスファターゼや，**Ⅰ型コラーゲン**，**Runx2**（☞190ページ参照）などは前骨芽細胞にも広範囲にわたって認められる（図7-7）．これは，骨芽細胞の表現形質が分化に伴って変化することを示唆している．また，骨芽細胞は副甲状腺ホルモン

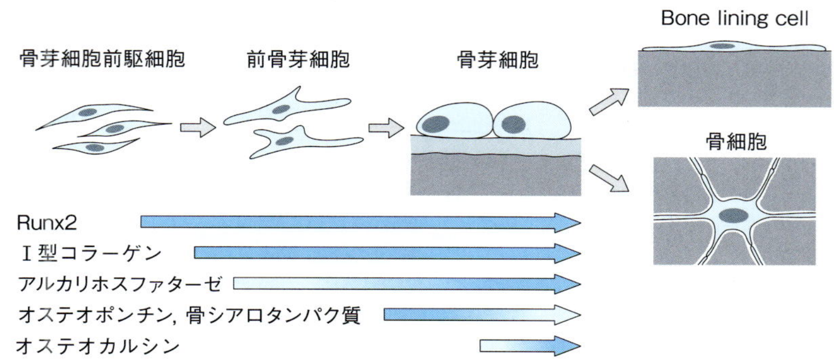

図 7-7　骨芽細胞の分化と骨基質形成
Runx2 を発現した骨芽細胞前駆細胞は，前骨芽細胞，骨芽細胞へと分化し骨形成を行う．前骨芽細胞ではアルカリホスファターゼとⅠ型コラーゲン発現が認められ，初期骨芽細胞はさらにオステオポンチンと骨シアロタンパク質を，そして成熟骨芽細胞はそれらに加え，オステオカルシンも発現する．このように骨芽細胞は分化に伴い段階的に骨基質タンパク質を発現していく．

(PTH) や活性型ビタミンDのようなカルシウム代謝を調節するホルモンや，種々の細胞増殖因子に対する受容体を発現しており，これらによって細胞の機能や分化が調節されている．多くの場合，破骨細胞形成に関与する骨吸収促進因子の受容体も，破骨細胞そのものではなく，骨芽細胞に存在することが明らかとなり，骨芽細胞を介した破骨細胞の分化や機能の制御機構が解明されつつある．

動物にテトラサイクリンのような蛍光物質を投与して，一定期間の間に形成された骨の領域を観察すると，骨表面のところどころが面状に形成されていることがわかる．これは，骨表面を覆っている骨芽細胞が個々に独立して骨を形成するのではなく，隣接した骨芽細胞同士が１つの集団となって同調しながら骨を形成することを示している．

2）骨芽細胞の分化と機能発現を調節する BMP

脱灰骨を皮下や筋肉内に移植すると骨が誘導される．この異所性に骨を誘導する因子として**骨誘導因子**（BMP）が同定された．BMP は TGF-β スーパーファミリー[*4]に属し，哺乳類では30種類以上の分子が報告されている（図7-8）．各種 BMP および Myostatin は，増殖分化因子 growth differentiation factor（GDF）としての表記も存在する（図7-8）．このうち，BMP-2，BMP-4，BMP-6，BMP-7（OP-1）などは強力な骨形成促進作用をもつ．BMP は骨芽細胞の分化を促進し，その骨形成作用を増強する．また，軟骨細胞への分化も促進する．BMP は骨形成のほかに，個体発生の初期にも重要な役割をもつことが明らかにされている．TGF-β 自身も骨基質に含まれており，骨の形

TGF-β スーパーファミリー[*4]
TGF-β スーパーファミリーに属する増殖因子は，動物の種を越えて線虫からヒトまで広範囲に認められる．ショウジョウバエにおける研究から，脊椎動物の BMP ホモログである Dpp（decapentaplegic）の情報伝達因子として Mad（Mothers against dpp）が同定された．また，線虫の small とよばれる変異を起こす原因遺伝子 *sma* が同定され，これが Mad と相同性のあることが判明した．その後，脊椎動物においても同様に，Mad や sma と高い相同性を有する因子が次々と同定された．そこで，脊椎動物における TGF-β スーパーファミリーの細胞内情報伝達因子は，sma と Mad の呼称を合わせた Smad という造語でよばれるようになった．Smad は，Smad1 から８まで８種類が知られており，BMP は Smad1，5，8 のどれかにより，TGF-β とアクチビンは Smad2，3 のどちらかにより情報を伝える．

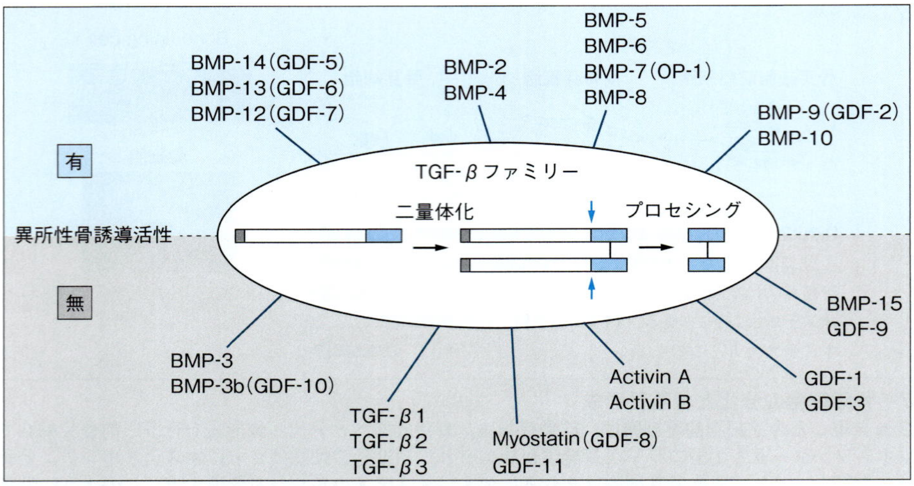

図 7-8 TGF-βファミリーの基本構造と異所性骨誘導活性による分類
TGF-βファミリーは，産生細胞内で二量体分子として合成され，成熟ドメインのC末端が切断・分泌される．TGF-βファミリーは，*in vivo* における異所性骨誘導能の有無で2群（図中の上下）に大別でき，さらに一次構造の相同性からいくつかのサブグループに分類される．
（片桐岳信ほか，2014[9]）

成や吸収の調節に関与すると考えられているが，TGF-βに異所性の骨誘導活性や，未分化間葉系細胞から骨芽細胞や軟骨細胞への分化誘導作用は認められない．

BMPはN末端にシグナルペプチドを含む前駆体として合成されたのちに，ジスルフィド結合を介して細胞内で二量体を形成する．さらに活性のあるC末端側の二量体が切断されて活性型として分泌される（図7-8）．

3）BMPファミリーの構造と分類およびシグナル伝達

BMPはI型とII型のセリン/トレオニンキナーゼ型受容体（BMPR-I，BMPR-II）に結合する．これらの受容体はリガンド依存的にホモ二量体同士の四量体を形成し，細胞内にシグナルを伝達する．II型受容体のキナーゼ活性はリガンド非依存的に活性化されており，リガンドが結合すると不活性型のI型受容体をリン酸化し活性化する（図7-9）．活性化されたI型受容体はSmadとよばれる転写因子群をリン酸化する．また，細胞外でBMPと結合することによりBMP受容体との結合を阻害する**ノギン** noggin や**コーディン** chordin などのアンタゴニストの存在も知られている（図7-9）．また，これらのアンタゴニストの変異が骨格形成に影響を及ぼすことも報告されている．

4）進行性骨化性線維異形成症（FOP）

BMPシグナルによる異所性骨形成は，骨系統疾患の原因となる．進行性骨化性線維異形成症 fibrodysplasia ossificans progressiva（FOP）は，小児期に全身の骨格筋組織に異所性骨形成が生じる遺伝性疾患である．FOPはBMPのI型受容体遺伝子*ALK2*の変異によって起こることが発見され，現在ALK2を阻害する化合物のFOP治療薬としての臨床研究が進行中である[10]．

5）骨芽細胞の分化に必須な転写調節因子 Runx2 と Osterix

骨芽細胞が骨という特殊な組織を形成するために，細胞内にどのような遺伝子の発現調節機構を有しているかが近年になって明らかにされてきた．すなわち，Runx2（cbfa1）とよばれる転写因

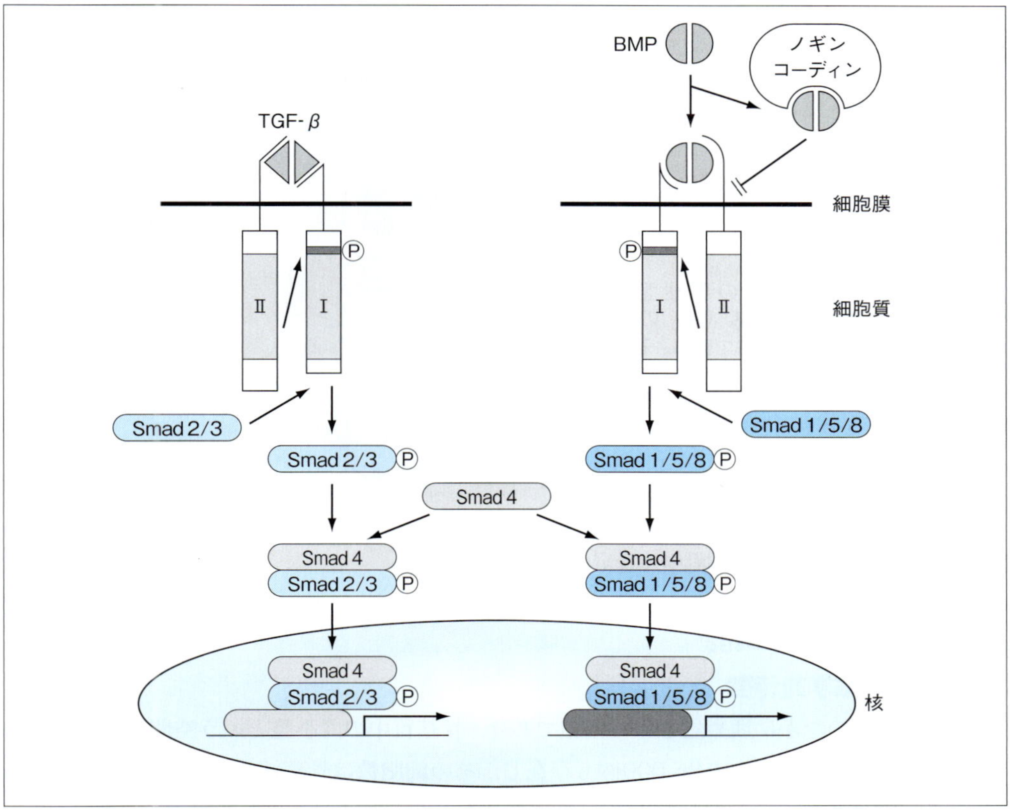

図 7-9　TGF-βスーパーファミリーのシグナル伝達機構

TGF-βスーパーファミリー（リガンド）は二量体として作用し，細胞膜上の２種類の受容体（Ⅰ型とⅡ型）に結合する．リガンドを結合して活性化された受容体は，細胞質に存在するSmadをリン酸化する．リン酸化されたSmadは，細胞質で別のSmad分子（Smad4）と複合体を形成し，核内に移行して標的遺伝子の発現を調節する．BMPのシグナル伝達については，細胞外でBMPと結合することにより受容体への結合を阻止するタンパク質（アンタゴニスト）としてノギンやコーディンの存在が知られている．

子が，骨芽細胞の分化にきわめて重要であるという実験結果である．Runx2は，ショウジョウバエの体節の形成をつかさどる遺伝子*runt*と相同性のある転写因子の一種である．*Runx2*遺伝子ノックアウトマウスには，成熟した骨芽細胞がまったく存在せず，骨組織がまったく形成されていないことが明らかとなった（図7-10）．軟骨細胞に特異的に*Runx2*を高発現させたトランスジェニックマウスでは，軟骨細胞は早期から肥大化することから，Runx2は軟骨細胞の成熟にも必要な因子であることが明らかとなっている．さらに，ヒトの鎖骨頭蓋異骨症（鎖骨頭蓋骨異形成症）cleidocranial dysostosis（CCD）とよばれる遺伝性疾患（☞第３章70ページ参照）の原因遺伝子として，*RUNX2*が明らかとなった．

さらに，骨芽細胞の分化を決定する転写因子としてOsterixが同定された．*Osterix*遺伝子ノックアウトマウスは，*Runx2*遺伝子ノックアウトマウスと同様に，骨芽細胞の分化障害により骨組織が形成されない．しかし，*Osterix*遺伝子ノックアウトマウスは軟骨形成と*Runx2*の発現に異常はない．この知見から，骨芽細胞の分化において，OsterixはRunx2の下流で働く転写因子と考えられ，

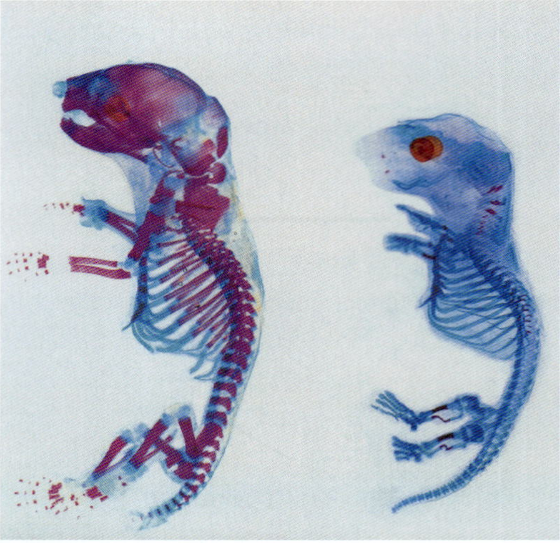

図 7-10　胎生 18.5 日目の野生型（左）と *Runx2* ノックアウトマウス（右）の骨格標本
軟骨組織がアルシアンブルーで青に，石灰化した組織がアリザリンレッドで赤に染色されている．野生型では全身に石灰化した骨組織が認められるのに対して，*Runx2* ノックアウトマウスでは骨組織はまったく認められない．
（Komori, T. et al., 1997[12] より改変）

軟骨細胞への分化にOsterixは関与しないことが示された．

5　骨細胞の特徴と機能

1）骨細胞の形態学的特徴

骨細胞は骨基質のなかに埋め込まれた細胞であり，骨基質中の骨小腔という空間に存在している．骨細胞は，緻密骨 1 mm^3あたり26,000個も存在し，その細胞数は骨芽細胞，破骨細胞よりも圧倒的に多い．骨細胞は多数の細胞突起をもち，これらの突起を入れる骨細管は，隣接する骨小腔同士を連絡するとともに骨表面へ通じており，骨細胞に栄養を供給する経路となっている．また，細胞突起内にはアクチンフィラメントが発達し，骨細胞は，近傍の骨細胞や骨芽細胞と細胞突起を介してギャップ結合*5により連絡されている．骨細胞のギャップ結合はコネキシン43から構成され，この結合はイオンや低分子の物質を互いに透過することにより，骨芽細胞，骨細胞の細胞間情報伝達を可能にしている．骨細胞の運命には骨基質の深層で壊死するもの，破骨細胞によって吸収されるもの，再び骨芽細胞系細胞として骨基質表面に掘り出されるものの３種類がある．

骨細胞は浅層から深層に向かい，骨形成能のある幼若骨細胞から代謝活性の低い骨細胞へと徐々に形態変化していく．このような形態学的特徴から，深層の骨細胞は，骨形成機能の面からは休止期の細胞のようにみえる．しかし，細胞突起を含めた骨細胞の全細胞表面積は非常に広く，突起内部にはメカニカルストレスと密接な関連をもつアクチンフィラメントの発達がみられる．これらのことから，骨細胞は骨基質内でネットワークを形成し，メカニカルストレスなどを受容する細胞として骨代謝調節にかかわっていると考えられている．

ギャップ結合*5
隣接する細胞同士において，シグナル分子やイオンを自由に通過させる細胞間結合のことであり，並んだ２つの細胞の細胞膜にはコネキソンとよばれるタンパク質が並んでいる．

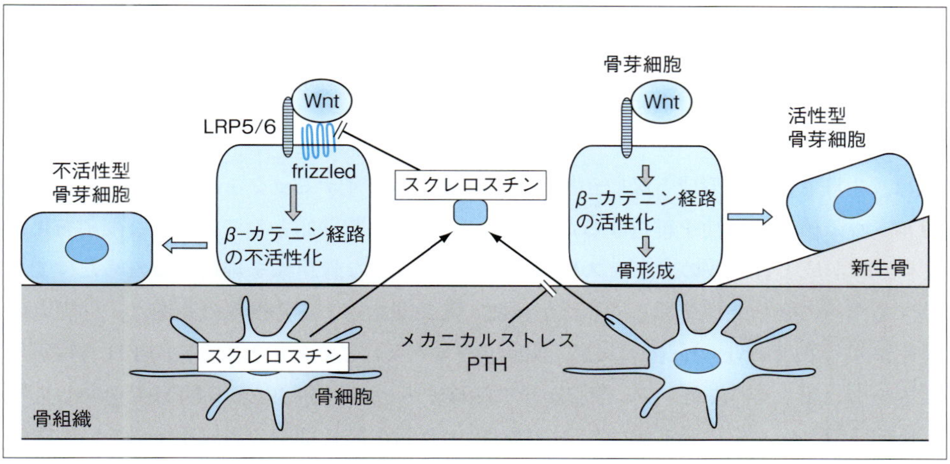

図 7-11　骨細胞が産生する骨形成抑制因子スクレロスチンを介した骨代謝調節機構

2）骨細胞性骨溶解

骨細胞性骨溶解 osteocytic osteolysisは，骨細胞がカルシウムを溶解，流出させる機構である．この機構の存在については異論も多いが，*in vivo*で副甲状腺ホルモンPTHを投与すると，破骨細胞の増加，活性化に先立って血中カルシウムの上昇が認められること，形態学的には骨小腔の拡大化と骨細胞の肥大化が認められることから，カルシウム代謝調節機構の1つと考えられている．

3）骨形成を抑制することにより骨量の維持に関与するスクレロスチンの発見

近年，リン代謝を調節する因子であるFGF-23（☞第8章225ページ参照）が骨細胞において発現していることや，石灰化に重要な役割を果たしていると考えられてきたDMP1（☞第6章132ページ参照）がリン代謝に寄与する知見も報告され，内分泌作用としての骨細胞の役割も注目されてきた．さらに，骨細胞は，骨量の維持に必要な分子として発見されたスクレロスチン sclerostin (SOST)を発現しており，スクレロスチンを介した骨代謝調節機構が明らかとなった．スクレロスチンは，*Sost*遺伝子から合成され，骨芽細胞が分泌するタンパク質であるWntのアンタゴニストとしてLRP5/6に結合し，Wntシグナルを抑制することにより骨形成を抑制する（図7-11）．Wntシグナル研究は，羽のないショウジョウバエ変異体 winglessの遺伝学的解析から始まり，*Wnt*遺伝子は哺乳動物において19種類同定され，さまざまな作用をもつことが明らかにされている．

骨形成促進シグナルであるWntの作用を介する*Lrp5*の遺伝子変異は，骨吸収亢進を呈する骨粗鬆症となる．一方，Wntシグナルを抑制する*Sost*遺伝子変異による機能不全は，骨密度の上昇を呈することが明らかとされた．骨細胞が発現するスクレロスチンは，メカニカルストレスやPTHにより発現抑制されることにより，骨形成を促進する可能性が考えられる（図7-11）．また，スクレロスチンの作用を阻害する中和抗体の骨粗鬆症治療効果が認められ，次世代の骨粗鬆症治療薬として臨床応用される日も近い．

骨細胞の機能についてはまだ不明な点も多く，今後，メカニカルストレスの伝達機構，骨リモデリングにおける骨細胞の役割についての解明が待たれる．

II 破骨細胞の分化と機能発現の調節

1 破骨細胞の特徴

骨組織は，生涯を通じて形成と吸収が繰り返されているダイナミックな器官である．また，骨組織は血清カルシウム値の恒常性を維持するためのカルシウムの貯蔵庫としても重要な役割を果たしている．つまり，骨形成と骨吸収のバランスを保つことは，正常な骨組織を維持するためだけでなく，健康を維持するための必須条件である．したがって，**破骨細胞**による骨吸収の亢進は，骨粗鬆症（オステオポローシス osteoporosis），歯周疾患，関節リウマチをはじめとする多くの代謝性骨疾患にみられる骨の破壊を引き起こす．また，がん細胞が骨に転移するとがん細胞由来のPTHrPを介して骨吸収が起こり，骨が破壊される（☞第８章212ページ参照）．反対に破骨細胞の形成不全あるいは機能不全によって**大理石骨病**（オステオペトローシス osteopetrosis）となり，骨髄腔の狭窄や閉塞が起こる．

2 破骨細胞の起源とその特異形質

破骨細胞は骨組織にのみ存在し，高度に石灰化した骨組織を破壊・吸収する．破骨細胞は，マクロファージ系の造血細胞に由来するが，骨吸収という重要な目的のために，破骨細胞はマクロファージには認められない形態学的ならびに生化学的に特異な形質を有している．破骨細胞の最も大きな特徴は多核巨細胞であることである．これらの多核破骨細胞が骨吸収を行っている部位は，骨基質表面がくぼんだ形状を呈し，**ハウシップ窩** Howship's lacunaeとよばれている．破骨細胞の微細形態学的特徴としては，細胞質内に多数のミトコンドリアが存在すること，粗面小胞体および核周囲を取り囲むように４～５層からなるゴルジ装置が発達していることがあげられ，破骨細胞がエネルギー代謝，タンパク質合成の活発な細胞であることを示している．また，タンパク質分解に関連した細胞内小器官であるリソソーム，管状リソソーム，空胞も多数みられる．

破骨細胞は骨基質に接着すると細胞極性をもつようになり，その細胞膜は**明帯** clear zone，**波状縁** ruffled border，血管側細胞膜 basolateral membraneの３領域に区別される（図7-12）．明帯は骨基質との接着に関与する部位であり，その細胞膜にはインテグリン$\alpha_v\beta_3$が局在し，オステオポンチンなどを介して骨基質に接着すると考えられている．また，明帯にはアクチンフィラメントが網目状に発達しており，破骨細胞をファロイジン染色した際のアクチンリング[*6]はこの部位に相当する．波状縁は細胞膜が細胞質側に陥入してできるヒダ状の構造で，破骨細胞が骨吸収を行う部位である．血管側細胞膜の役割についてはほとんどわかっていないが，リソソーム系細胞膜のトランスサイトーシス，骨芽細胞系細胞との細胞間相互作用に関連することが考えられる．M-CSF, RANKL（☞197ページ参照），IL-1，カルシトニンに対する受容体は破骨細胞に強く発現している．**酒石酸抵抗性酸ホスファターゼ** tartrate-resistant acid phosphatase（TRAP）は破骨細胞において強い活

アクチンリング[*6]
破骨細胞の細胞骨格を構成するF-アクチンをファロイジン染色により観察すると，F-アクチンのドットがリング状に集合していることが認められ，これをアクチンリングとよぶ．

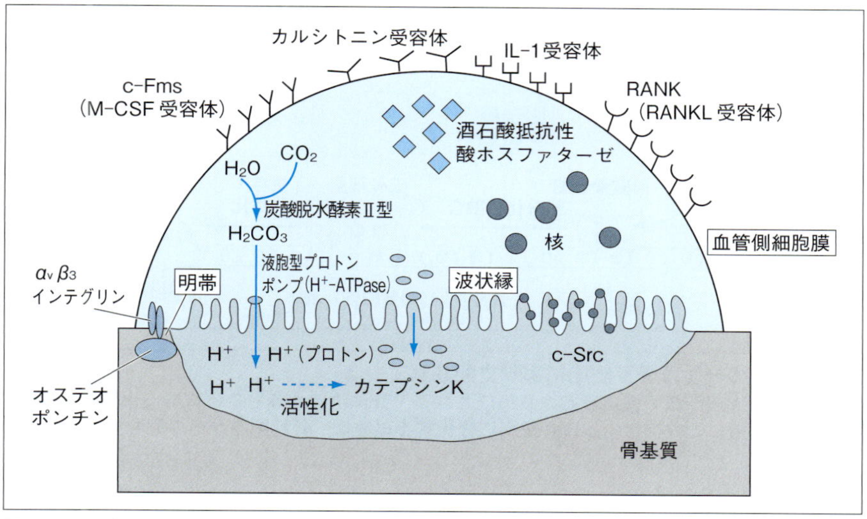

図 7-12　破骨細胞の形態学的ならびに生化学的特徴

性が認められる．

破骨細胞は骨吸収を担い，骨形成にかかわる骨芽細胞とともに骨リモデリングを円滑に行い，骨の強度を維持している（☞201ページ参照）．骨基質面に形成される波状縁には**液胞型プロトンATPase**が局在し，細胞質で**炭酸脱水酵素Ⅱ型**（カーボニックアンヒドラーゼⅡ）により産生されたプロトン（H^+）をミトコンドリアからのATPを利用して，骨基質側に能動輸送している．また，クロライド（Cl^-）も**クロライドチャネル**を介して吸収窩に輸送される．その結果，波状縁下はpH3～4の酸性環境になり，骨の無機質であるヒドロキシアパタイトは溶解される．また，**カテプシンK**（第４章123ページ参照）などのタンパク質分解酵素は，ゴルジ装置，リソソームを経由し波状縁から分泌され，コラーゲンなどの骨の有機成分の分解に関与している．分解産物は酸・酵素の分泌と同様に波状縁から破骨細胞内に吸収され，波状縁近傍に局在する大小の空胞内に取り込まれて消化されると考えられる．こうした破骨細胞の骨吸収機能は骨代謝調節ホルモンである活性型ビタミンD，PTH，カルシトニンにより制御され，血清カルシウムはほぼ10 mg/dLに保たれている．これらのホルモンのうち活性型ビタミンD，PTHは骨芽細胞を介して破骨細胞を活性化すると考えられており，破骨細胞分化と同様に，その活性化にも骨芽細胞との相互作用が密接に関連している．一方，カルシトニンは破骨細胞に直接働き，破骨細胞の収縮，波状縁の消失を引き起こし，骨吸収抑制を行っている．

3　破骨細胞の分化を調節する骨芽細胞の役割

将来，**破骨細胞**となりうる細胞（マクロファージ系の造血細胞）は全身のいたるところに存在するのに，破骨細胞はなぜ骨組織にしか存在しないのであろうか．その疑問に答える鍵は，骨組織にのみ存在する骨芽細胞が握っているのではないかと推察されていた（図7-13）．この仮説はロダン Rodan, G.A. とマーチン Martin, T.J. によって「骨吸収における骨芽細胞の役割に関する仮説」として1981年に提案されたが，その正当性は骨芽細胞（畑）と血液細胞（種）の共存培養実験によっ

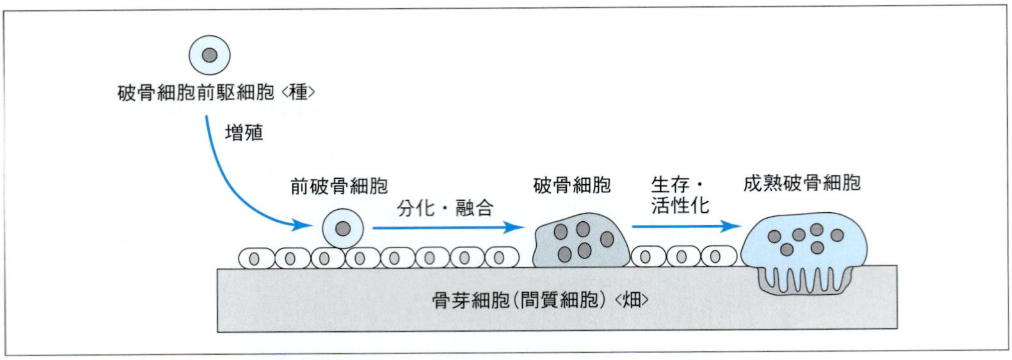

図7-13　破骨細胞の一生は骨芽細胞により支配されている
破骨細胞はマクロファージ系の造血細胞から形成される．身体中いたるところにある単球，マクロファージ系の造血細胞が骨組織にのみ存在する破骨細胞に分化する現象は，骨芽細胞がその鍵を握っている．

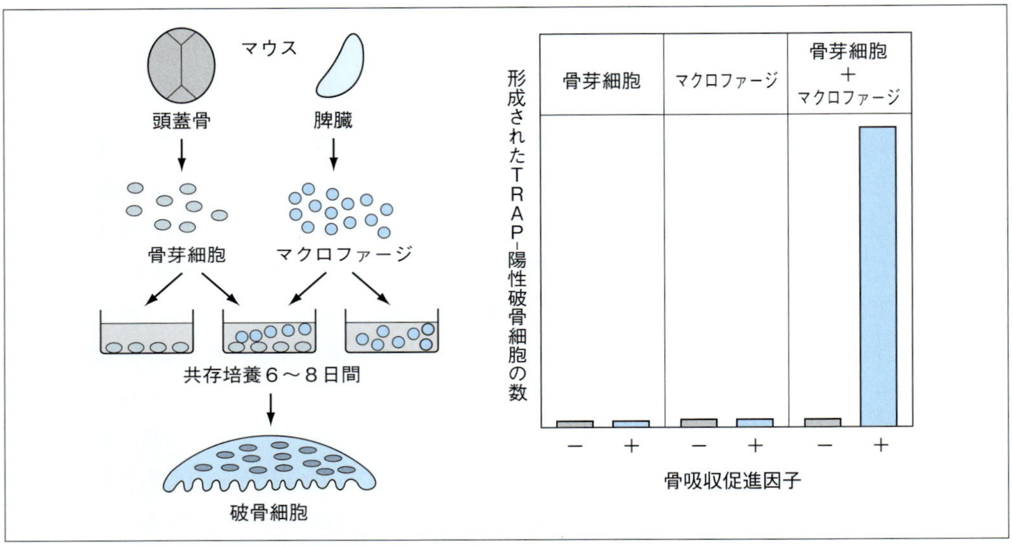

図7-14　マウスの骨芽細胞と血液細胞（マクロファージ）を用いた破骨細胞形成のための共存培養系
両細胞の共存下で骨吸収促進因子を添加した群でのみ破骨細胞の形成が認められる．

て証明された．骨芽細胞と脾臓由来の血液細胞をそれぞれ単独で培養した場合は，骨吸収促進因子の有無にかかわらず破骨細胞は形成されなかったが，両者が共存することによって各種の**骨吸収促進因子**〔活性型ビタミンD，プロスタグランジンE_2（PGE_2），PTH，インターロイキン1，インターロイキン11など〕の存在下で破骨細胞の形質をもった多核細胞が多数形成された（図7-14）．破骨細胞を形成させるためには，骨芽細胞と破骨細胞前駆細胞（マクロファージ）の直接的な**細胞間接触** cell-to-cell contactが必要であった．

破骨細胞の分化には，骨芽細胞と破骨細胞前駆細胞の細胞間接触以外に，M-CSFが必須であることが，破骨細胞形成障害により大理石骨病を発症するop/opマウスの解析により明らかとなった．op/opマウスの場合，*M-csf* 遺伝子の262番目に余分なチミン1塩基の挿入が認められる．そのため，

	85	86	87	88	89	90	91	92	93	94	95
M-csf 遺伝子	Ala	Phe	Phe	Leu	Val	Gln	Asp	Ile	Ile	Asp	Glu
	GCC	TTT	TTT	CTG	GTA	CAA	GAC	ATA	ATA	GAT	GAC

op/opマウス *M-csf* 遺伝子	GCC	TTT	TTT	TCT	GGT	ACA	AGA	CAT	AAT	AGA	TGA
	Ala	Phe	Phe	Ser	Gly	Asn	Arg	His	Asp	Arg	*
	85	86	87	88	89	90	91	92	93	94	95

図 7-15　破骨細胞の形成と機能発現に対する M-CSF の作用
op/op マウスの *M-csf* 遺伝子 262 番目（88 番目のアミノ酸の部位）にチミンの 1 塩基挿入がある．そのため，フレームシフトが起こり，すぐ下流に終止コドン（TGA）が出現し，活性のある M-CSF が産生されない．

遺伝子の暗号が1つずつずれ（フレームシフト），すぐ下流に終止コドン（TGA）が出現し，活性のあるM-CSFを産生できない（図7-15）．op/opマウスにM-CSFを連日投与すると，骨組織に破骨細胞が出現すること，op/opマウスから得られた骨芽細胞には破骨細胞形成支持能がないことが示され，op/opマウスに認められる破骨細胞の形成障害は，骨芽細胞系の細胞が発現するM-CSFの産生障害に起因することが明らかにされた．

以上の実験結果から，破骨細胞の形成には骨芽細胞が産生するM-CSFと，各種の骨吸収促進因子によって骨芽細胞の細胞膜表面に発現誘導される未知の因子（**破骨細胞分化因子**）の関与が必須であることが明らかとなった．

4　破骨細胞形成抑制因子（OPG）の発見

1997年，破骨細胞形成を抑制する新しい因子の遺伝子がクローニングされた．この因子は，「骨を護る」という意味を込めて**オステオプロテゲリン** osteoprotegerin（OPG）と命名された．その後の研究から，OPGは破骨細胞の分化誘導因子であるRANKLのデコイ（おとり）decoy受容体であることが明らかとなった．OPGは腫瘍壊死因子（TNF）受容体スーパーファミリーに属する．膜貫通領域が存在しないため，分泌性のタンパク質として，RANKLとその受容体であるRANKの結合を競争的に阻害することにより，破骨細胞の分化と骨吸収機能を強力に阻害する（図7-16）．*Opg*を過剰に発現させたトランスジェニックマウスは，破骨細胞が形成されないため，骨吸収不全を呈し，大理石骨病を発症する．一方，*Opg*欠損マウスは骨吸収の著しい亢進とともに，骨形成も亢進した高回転型の骨粗鬆症を呈する．OPGは各種の動物モデルにおいて骨吸収抑制作用を示し，骨吸収促進を伴う代謝性骨疾患に対する新しい治療薬となる可能性を有している．

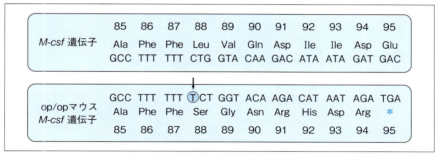

5　破骨細胞分化因子（RANKL）の同定

1998年，OPGが結合するリガンドとしてTNFファミリーに属する膜結合型の破骨細胞分化因子（RANKL*[7]）がクローニングされた（図7-16）．骨吸収を促進するホルモンやサイトカインは骨芽細胞の細胞膜上にRANKL発現を誘導し，破骨細胞の分化と活性化を促進する．破骨細胞前駆細胞（マクロファージ）はRANKを発現し，RANKのリガンドであるRANKLを発現する骨芽細胞との細胞

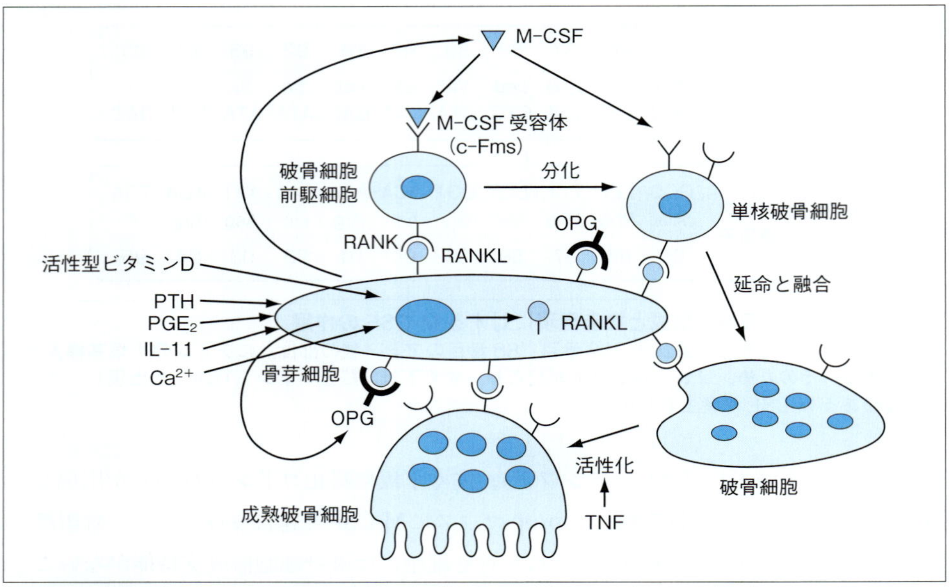

図 7-16　破骨細胞の分化と骨吸収機能発現の分子メカニズム
OPG は RANKL のデコイ受容体として破骨細胞形成を阻害する.

表 7-1　おもな骨粗鬆症治療薬

骨吸収抑制	ビスホスホネート RANKL 中和抗体 エストロゲン SERM（選択的エストロゲン受容体モジュレーター） カルシトニン
骨形成促進	副甲状腺ホルモン，スクレロスチン中和抗体
栄養素の補給 （骨のバランスを整える）	活性型ビタミン D_3 ビタミン K_2

間接触により，破骨細胞に分化する．成熟破骨細胞もRANKを発現しており，RANKLはその骨吸収活性を誘導する．また，骨芽細胞はRANKLのデコイ受容体であるOPGを産生する（図7-16）．*Rankl*または*Rank*ノックアウトマウスは，ともに破骨細胞が骨組織に存在しないため大理石骨病を呈することから，RANKL-RANK相互作用は破骨細胞の分化に必須なシグナルと考えられる．RANKLの作用を阻害するRANKL中和抗体は，骨吸収抑制作用を果たすことにより骨粗鬆症および高カルシウム血症の新しい治療薬として現在広く使用されている．そのほか骨粗鬆症治療薬としては，骨吸収抑制作用を有するビスホスホネート[*8]，エストロゲン，SERM（選択的エストロゲン受

RANKL[*7]
1997年，破骨細胞形成を抑制するTNF受容体ファミリーに属する分泌性因子であるOPGが結合するリガンドとしてTNFファミリーに属する膜結合型の破骨細胞分化因子（ODF/OPGL）がクローニングされた．このODF/OPGLは，すでに報告されていたTRANCEあるいはRANKLと同一分子であった．米国骨代謝学会では，この因子に対して，RANKLという名称の使用を推奨している．
ビスホスホネート[*8]
ピロリン酸のP-O-P骨格のO基をC基に置換したP-C-P骨格を有するビスホスホネートは，骨を吸収する際に破骨細胞に特異的に取り込まれることにより，強力な骨吸収抑制作用を示す．現在，骨粗鬆症の治療薬として用いられている．

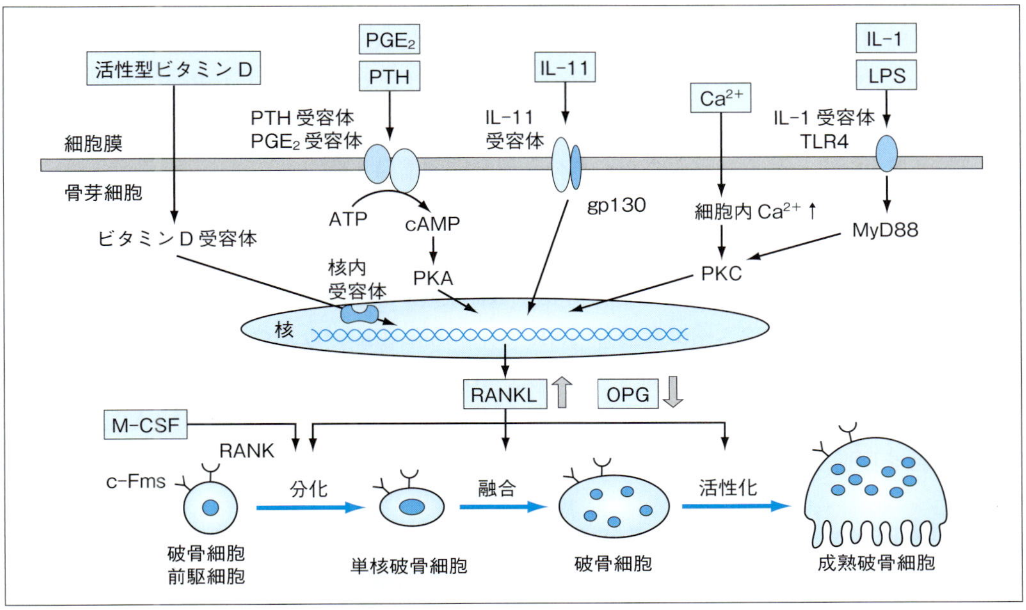

図7-17　骨芽細胞におけるRANKLの発現誘導とRANKLの作用

容体モジュレーター）およびカルシトニンが使用されている．ビスホスホネートはがん患者における高カルシウム血症の治療薬として高濃度の投与が行われる．このとき，抗がん剤やステロイド剤と併用投与されるビスホスホネートは，顎骨骨髄炎（顎骨壊死）発症のリスクファクターとなりうる．女性ホルモンであるエストロゲン製剤の投与は，閉経後女性に対するホルモン補充療法として有用である．また，骨形成促進作用を有する副甲状腺ホルモン，骨に必要な栄養素の補給として活性型ビタミンDおよびビタミンK_2が臨床応用されている（表7-1）．

炎症性サイトカインであるTNFは，RANKLシグナルとは独立して，破骨細胞による骨吸収能を活性化する（図7-16）．

6　RANKLの骨芽細胞におけるシグナル伝達

骨芽細胞におけるRANKLの発現は活性型ビタミンD〔$1\alpha,25(OH)_2D_3$〕，PTH，PGE_2，IL-11，IL-1，リポ多糖 lipopolysaccharides（LPS）などの骨吸収因子により誘導される（図7-17）．活性型ビタミンDはビタミンD受容体（VDR）を介し，IL-11やIL-6は共通のシグナル伝達因子であるgp130を介してRANKLの発現を上昇させる．また，PTHやPGE_2の受容体からのシグナルはアデニレートシクラーゼにより生成されるサイクリックAMP[*9]cyclic AMP（cAMP）を介して，PKA[*9]の作用によりRANKL発現を上昇させると考えられる（図7-17）．活性型ビタミンD，PTH，PGE_2

プロテインキナーゼA（PKA）[*9]
サイクリックAMP依存性プロテインキナーゼであり，タンパク質の特定の部位をリン酸化し，その機能を変える働きをもつ．細胞外部からの刺激を細胞内部に伝達し，これらの刺激に対する細胞の応答に関与する．

は，骨芽細胞によるOPGの産生を抑制する．さらに，骨芽細胞の細胞内カルシウムレベルを上昇させるような薬物処理や培養液のカルシウム濃度を増加させるとRANKLの発現が誘導される．このRANKLの発現誘導には，PKC[*10]が仲介すると考えられている．また，IL-1やLPSの破骨細胞分化には，シグナル伝達因子であるMyD88が必須であることが示された．以上の実験結果から，骨吸収はRANKLとOPGの発現バランスによって調節されることが明らかとなった．一方，活性化状態にあるT細胞もRANKLを強く発現するが，その発現調節機構は不明である．

RANKはTNF受容体スーパーファミリーに属するⅠ型受容体である．RANKの細胞内領域には，シグナル伝達にかかわるアダプター分子TRAFが会合する．*Traf6*遺伝子ノックアウトマウスは大理石骨病を呈するため，TRAF6は破骨細胞の分化や機能発現に重要であると考えられている．TRAF6は，NF-κB（☞第13章332ページ参照），JNK[*11]，p38MAPK[*11]などのシグナル経路を活性化して，下流の転写因子の転写活性を亢進する．また，RANKからのシグナルは細胞内カルシウム濃度の上昇を引き起こし，カルモジュリン/カルシニューリン経路を介して転写因子NFAT2[*12]の脱リン酸化と核移行を促進する．

7 破骨細胞の分化を調節する破骨細胞ニッチ（破骨細胞が骨組織においてのみ分化できる環境要因）

破骨細胞の起源は，生体内に広く分布する単球・マクロファージ系細胞である．しかしながら，破骨細胞は骨組織にのみ出現する．なぜ破骨細胞の出現は，骨組織に限局されているのだろうか．破骨細胞の出現・形成は，どのような因子によって制御されているのだろうか．破骨細胞の形成部位を決定する因子は何であろうか．RANKL，M-CSF，OPGは骨組織以外の多くの組織に認められるため，破骨細胞形成部位の決定因子ではない．破骨細胞の形成部位を決定するのは，骨芽細胞による破骨細胞前駆細胞の支持機構である可能性が示された．

骨誘導因子BMP-2 を含むコラーゲンスポンジを，*Rankl*遺伝子ノックアウトマウスの筋膜下に移植，移植片に出現する破骨細胞と骨芽細胞を観察した．その結果，*Rankl*遺伝子ノックアウトマウスへの骨誘導因子BMPスポンジ移植では，RANKLの腹腔内投与により骨組織にのみ破骨細胞が出現した．以上の結果から，RANKLを発現しない骨芽細胞でも破骨細胞の出現部位を決定することができることを示している．

破骨細胞に分化する前駆細胞において，破骨細胞に分化する直前の細胞周期を停止した前駆細胞は静止期破骨細胞前駆細胞 cell cycle-arrested quiescent osteoclast precursor（QOP）とよばれ

プロテインキナーゼC（PKC）[*10]
リン脂質依存性プロテインキナーゼであり，Ca^{2+}とともに細胞膜構成リン脂質が活性発現に必須である．

JNK，p38MAPK[*11]
JNKとp38MAPKは，ERK1/2およびERK5とともに，MAPK（mitogen-activated protein kinase）に属するセリン/トレオニンキナーゼである．細胞の増殖や分化，アポトーシスや形態形成などあらゆる生命現象に重要な役割を果たしている．それぞれのMAPKに対するカスケードは，互いに独立しており，独自に制御されている．

NFAT[*12]
T細胞の活性化に必須の転写因子として発見された．NFATファミリーは，５種類の遺伝子から構成されており，これらの分子にはさらにサブタイプが存在する．NFAT2は，RANKL刺激による破骨細胞の分化過程で発現上昇する遺伝子として同定され，破骨細胞の分化に重要な役割を果たしていることが示唆されている．

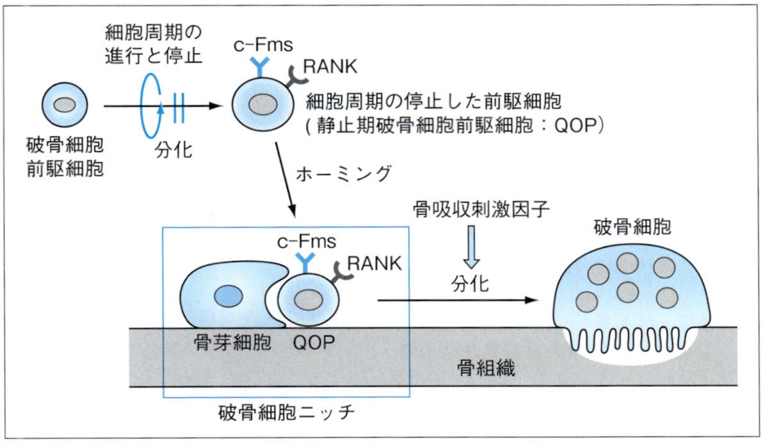

図 7-18　破骨細胞の分化を調節する破骨細胞ニッチ（破骨細胞が骨組織においてのみ分化できる環境要因）
QOP: cell cycle-arrested quiescent osteoclast precursors.

る．QOPは，破骨細胞分化に必須なサイトカインであるRANKLとM-CSFの受容体であるRANKとc–Fmsを発現している．QOPの破骨細胞分化についてマウス生体内において解析した結果，血液あるいは骨髄中に存在するQOPがただちに骨芽細胞が存在する骨組織に運ばれ破骨細胞へ分化することが明らかとなった．この骨芽細胞によるQOP支持機構は，破骨細胞ニッチ（破骨細胞が骨組織においてのみ分化できる環境要因）と考えられている（図7-18）[13]．

Ⅲ　骨組織のリモデリング（改造）

1　骨のモデリングとリモデリング

ヒトの骨格は，成長期において大きさを増すが，その基本的な形状に著しい変化はない．このような形を維持して成長する機構をモデリングという．しかし，ヒトの骨格は，骨の成長が停止したのちもたえず古い骨から新しい骨に入れ替わっている．その変化は顕微鏡で観察されるレベルであるが，破骨細胞による骨吸収と骨芽細胞による骨形成の均衡を保ちながら再構築を繰り返している．そのため，骨はつねに一定の骨量を維持する．このように，既存の骨が吸収され，その部位に新しい骨が形成され，もとの形状が維持される現象を**骨リモデリング（改造）**という．このリモデリングの行程は，静止相，活性化相，吸収相，逆転相，形成相で構成されている（図7-19）．リモデリングは，骨内膜休止面を破骨細胞が吸収することから始まる．骨芽細胞が骨吸収因子の刺激を受けると破骨細胞分化因子（RANKL）を発現し，そこでマクロファージ系の造血細胞が破骨細胞に分化する（活性化相）．分化した破骨細胞はさかんに骨を吸収しはじめ（吸収相），古い骨組織を除去する（逆転相）．その後，この吸収窩に骨芽細胞が侵入し，再び新たな骨組織を形成する（形成相）．石灰化が終了すると休止期と同様の状態になるが，一度，新生骨に転換すると，2～3年間は同じ部位でのリモデリングは生じない．

図 7-19　骨リモデリング

A：静止相．活発な骨吸収や骨形成が行われていない骨表面は lining cell とよばれる扁平な骨芽細胞に覆われている．

B：活性化相．骨吸収の開始時期．破骨細胞前駆細胞は単核破骨細胞に局所的に分化する．単核破骨細胞はリモデリングの箇所に移動し，骨表面に付着する．

C：吸収相．単核破骨細胞が骨表面に付着すると，細胞同士が融合して多核の破骨細胞になり，吸収が開始される．

D：逆転相．吸収過程を終えると，破骨細胞は近くの部位に移り，骨表面には単核の食細胞が現れる．食細胞は，吸収のあった骨表面を認識し，吸収面に残った廃物吸収を行う．

E：形成相. 骨芽細胞は類骨を形成し, 石灰化を起こす. 骨芽細胞の一部は骨基質中に包まれて骨細胞になる. ほかは骨表面に残り, 扁平な lining cell になる.

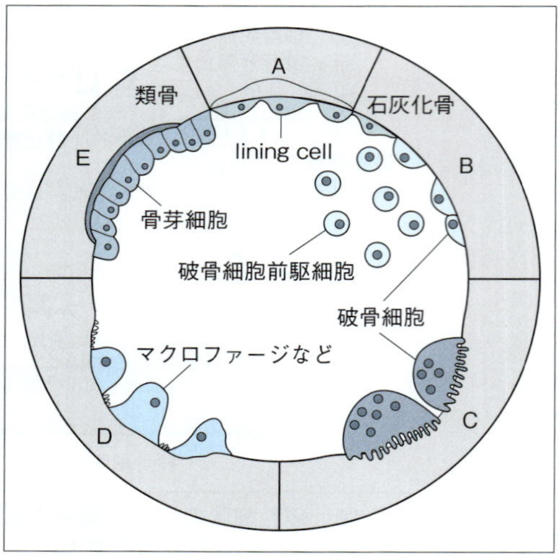

2 リモデリングの調節因子

リモデリングは，PTH，IL-1，TNF-αなどのホルモンやサイトカイン，そして骨局所に加わる力学負荷因子によって調節されている．副甲状腺機能亢進症や甲状腺機能亢進症などの場合，PTH産生が過剰になり，骨吸収が促進され，全身の骨リモデリングが亢進する．また，がんの骨転移においては，IL-1やTNF-αなどのサイトカインにより，骨吸収が亢進すると考えられている．一方，骨リモデリングの維持には，力学負荷が重要であるとされている．力学負荷は骨形態や強度の保持，あるいは血中カルシウム濃度を維持し，つねにリモデリングを誘導している．また，力学負荷によるリモデリングの維持機構は，全身性のものではなく，骨局所の変化に基づくものであるという考え方が有力である．歯科矯正治療による歯の移動は，力学負荷による骨吸収の促進とそれに伴う骨形成の促進を利用したものであり，力学負荷のシグナル伝達機構を明らかにすることは大変重要な課題である．

3 骨吸収と骨形成のカップリング

骨吸収と骨形成は局所的に連続して起こることから，骨吸収の際に骨芽細胞を活性化して骨形成を促す因子（**カップリングファクター** coupling factor）の存在が提唱されている．前述の*Opg*遺伝子ノックアウトマウスは骨吸収の亢進と共役して骨形成活性も促進している．このマウスに骨吸収阻害薬であるビスホスホネートを投与したところ，骨吸収の抑制に伴い，骨形成も完全に抑制された．この結果は，骨吸収と骨形成が密接に共役していることを示しており，骨代謝共役をつかさどるカップリングファクターの存在を示唆している．

カップリングファクターの作用機序としては，骨が形成されたときに骨基質中に埋め込まれた因子が破骨細胞による骨吸収によって活性化される機構や，骨吸収の際に破骨細胞が産生・分泌する機構などが考えられている．その候補としてTGF-β，BMP，IGFなどのさまざまな骨基質中のタンパク質およびサイトカインが注目されている．しかしながら，これらの因子が，骨吸収後の骨形成量を決定するかどうかは不明である．

力学負荷は，骨吸収を抑制し骨形成を促進することから，骨吸収から骨形成への転換およびその後の骨形成の維持に重要な役割を担っている可能性がある．今後，骨細胞の力学負荷を感知するメカニズムを明らかにすることで，力学負荷の骨リモデリングおよび骨吸収や骨形成のカップリングにおける分子機構の解明が期待される．

参考文献

1）須田立雄，小澤英浩，高橋栄明：骨の科学．医歯薬出版，東京，1985．
2）東尾侃二ほか：破骨細胞分化誘導因子ODF（OCIF/OPGリガンド）のクローニング．実験医学，**16**：1372〜1379，1998．
3）高橋直之，宇田川信之，須田立雄：破骨細胞の分化と機能を調節する新規のTNF様因子（破骨細胞分化誘導因子）の役割．生化学，**71**：241〜253，1999．
4）中村美どりほか：破骨細胞の神秘．松本歯学，**30**：9〜19，2004．
5）松本歯科大学大学院硬組織研究グループ：硬組織研究ハンドブック．松本歯科大学出版会，長野，2005．
6）高橋直之：骨吸収を調節する骨芽細胞の新しい役割．日整会誌，**82**：999〜1007，2008．
7）溝口利英，高橋直之：骨細胞によるリン代謝調節機構．腎と骨代謝，**22**：281〜288，2009．
8）中道裕子，小林泰浩，宇田川信之：RANKL/RANK/OPGシステムと骨吸収疾患．細胞，**41**：312〜315，2009．
9）片桐岳信，塚本　翔，大澤賢次：TGF-βファミリーからみえる骨と筋の新しい接点．実験医学，**32**：1010〜1016，2014．
10）片桐岳信：進行性骨化性線維異形成症（FOP）と骨免疫学．*Clin Calcium*，**26**；691〜698，2016．

引用文献

11) Bloom, W. and Fawcett, D.W. : A Textbook of Histology. 9th ed. W.B. Saunders, Philadelphia, 1968, 221.
12) Komori, T. et al. : Targeted disruption of Cbfal results in a complete lack of bone formation owning to maturational arrest of osteoblasts. *Cell*, **89**: 755〜764, 1997.
13) Mizoguchi, T. et al. : Identification of cell cycle-arrested quiescent osteoclast precursors in vivo. *J Cell Biol*, **184**：541〜554, 2009.

第 8 章　血清カルシウムの恒常性とその調節機構

本章のねらい

血清カルシウム値を厳格に一定値に保つこと（恒常性）は，生命を保つための必須事項である．この血清カルシウムの恒常性の維持に機能する３つのホルモンである副甲状腺ホルモン，カルシトニンおよび活性型ビタミンＤの生成経路とそれらの作用について理解する．

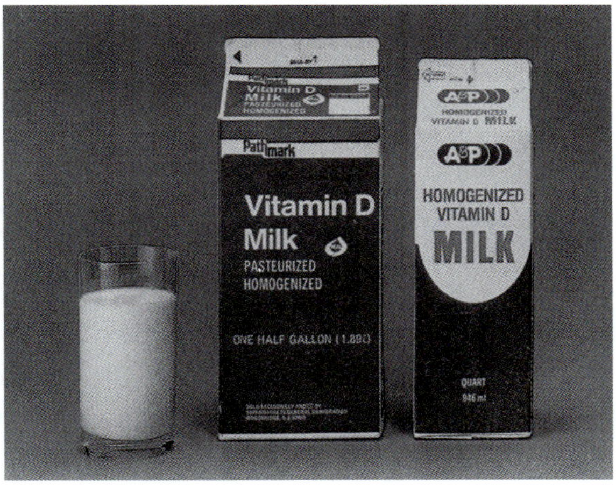

アメリカで市販されている牛乳には，すべてビタミンDの添加が義務づけられている．

チェックポイント

1. ヒトの血清カルシウム濃度はきわめて厳格に約10 mg/dL（2.5 mM）に保たれている．これを生体のカルシウムの恒常性（ホメオスタシス）という．
2. カルシウムの恒常性維持には，十二指腸（カルシウムの取り込み口），骨（カルシウムの貯蔵庫），腎臓（カルシウムの排泄口）の３つの臓器と，副甲状腺（上皮小体）ホルモン，カルシトニン，活性型ビタミンＤの３つのカルシウム調節ホルモンが関与する．
3. 副甲状腺ホルモン（PTH）は84個のアミノ酸からなるペプチドホルモンである．PTHは骨組織に働いて骨吸収を促す．また，腎臓の近位尿細管細胞に働いて，リン酸の再吸収を抑制するとともに，活性型ビタミンＤの合成を促す．
4. カルシトニンは32個のアミノ酸からなるペプチドホルモンで，破骨細胞に直接働いて，骨吸収を抑制する．
5. ビタミンＤ自身は脂溶性ビタミンであるが，その代謝産物の活性型ビタミンＤ〔$1\alpha,25(OH)_2D_3$〕は，血液を介して運搬されるステロイドホルモンである．$1\alpha,25(OH)_2D_3$は十二指腸でのカルシウムの吸収を促すとともに，直接あるいは間接的に骨のリモデリング（改造＝骨吸収と骨形成）を賦活する．

われわれヒトを含めて，高等動物におけるカルシウム代謝は，非常に複雑なしくみで調節されている．カルシウムは，リン酸とともに骨ミネラルの主成分として骨格の物理的強度を保持すると同時に，細胞外液中にあっては，Ca^{2+}として，血液凝固，神経系による刺激の伝達，筋肉の**興奮-収縮連関**，内分泌細胞の**興奮-分泌連関**などの重要な生理機能に関与する．また，細胞内にあっては，細胞機能の調節因子として，サイクリックAMP（cAMP）のように細胞内の情報伝達に重要な役割を果たしている．カルシウムがこれらの機能を滞りなく果たすためには，骨・細胞外液・細胞内液の間のカルシウムの移動，とりわけ，**細胞外液のカルシウムの恒常性** homeostasisが厳格に保たれなければならない．そのために，脊椎動物には**カルシウム調節ホルモン** calcium-regulating hormoneと総称される一群のホルモン[*1]が用意されている．本章では，これらのホルモンの構造，代謝，分泌調節，作用機序を述べるとともに，血清カルシウムの恒常性のしくみについて述べる．

I 生体内におけるカルシウムの動き

平均的な日本人の成人男子（体重65 kg）には，体内に約1 kgのカルシウムが存在するが，その99％強が骨と歯に，残り1％弱が軟部組織および体液中に分布する．いったんできあがった歯は，象牙質とセメント質（象牙質では象牙芽細胞の突起のみ）を除くと細胞を含まず，骨の場合と違って，一度歯に沈着したカルシウムが再利用されることはない（利用できないカルシウム）．また，骨組織に比べると，エナメル質や象牙質に含まれるカルシウムの量はごくわずかであるので，カルシウム代謝という場合，まず骨のカルシウムが問題となる．

ところで，成人では1 kgにも達する骨のカルシウムは，出生時には新生児の身体全体でわずか30 gにすぎない．骨の成長期間を30年とすると，

$$(1{,}000-30)\times 1{,}000\ \text{mg}\times 1/30\text{年}\times 1/365\text{日}\fallingdotseq 90\ \text{mg/日}$$

で，1日あたり平均90 mgのカルシウムを30年にわたって毎日骨に蓄積しなければならないことになる．すなわち，発育期には**カルシウムの代謝バランス**はつねに正（positive balance）で，その最盛期（13〜16歳）には**1日あたりのカルシウム蓄積量**が350 mgにも達する．30〜50歳の間は骨のカルシウム量はほぼ一定であるが，50歳を過ぎると骨の粗鬆化が進行し，80歳以上の高齢者では体内のカルシウム蓄積量が成人の60％以下になる．このような時期には，腎臓からのカルシウムの排泄量が小腸での正味の吸収量を上回り，カルシウムの代謝バランスは負（negative balance）になる．この傾向はとくに女性で顕著で，**閉経後に起こる骨粗鬆症** postmenopausal osteoporosisは現在でも治療の難しい病気とされている（図8-1）．

図8-2は，日本人の**成人男性の生体内における1日のカルシウムの移動**を示したものである．いま，**1日のカルシウム摂取量**を600 mg[*2]とすると，小腸から吸収されるカルシウムは約200 mgで

ホルモン[*1]
ホルモンは内分泌細胞により合成され，血流によって運ばれ，遠隔の標的細胞に作用する代謝物質であり，体内で合成されないため食物から摂取する必要のあるビタミンとは大きく異なる．

[*2] 厚生労働省は2015年，日本人のカルシウム摂取推奨量を成人男性（20歳）は800mg/日，女性は650mg/日と改定した．しかし，2001年の国民栄養調査で日本人のカルシウム摂取量を調べてみると，1日600mgを下回っており，日本人は慢性的なカルシウム不足となっている．

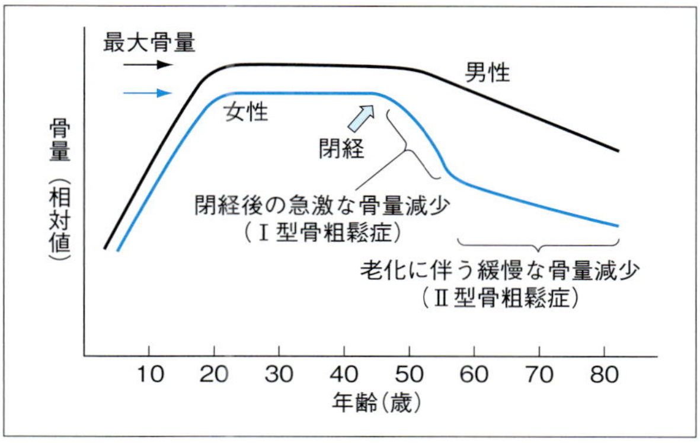

図 8-1　成長と加齢に伴う骨密度の変化
ヒトの骨密度は 30 歳ころピーク（最大骨密度）に達し，その後加齢とともに減少する．とくに女性では閉経後の 10 年間の骨密度の減少が著しく，また最大骨密度も男性と比べると低いために，骨粗鬆症になりやすいといわれている．

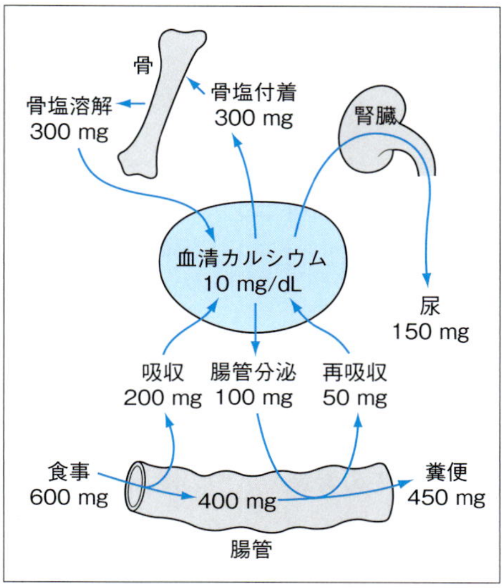

図 8-2　平均的な日本人の成人男性の体内における 1 日のカルシウムの動き
実際の数値は摂取するカルシウムの量により変化する．

ある．残り400 mgは糞便中に排泄されることになるが，これに加えて約100 mgのカルシウムが消化液や胆汁とともに腸管内へ分泌される．その一部（約50 mg）は再吸収されるので，糞便中へのカルシウムの排泄量は1日あたり合計450 mgとなる．すなわち，この場合，小腸における正味のカルシウム吸収量は150 mg/日である．一方，尿中へのカルシウムの排泄も1日あたりほぼ150 mgとなるので，成人におけるカルシウム代謝のバランス（腸管からの正味の吸収と腎臓からの排泄の差）はちょうど0となる．このようにして，30〜50歳の間のカルシウムバランスはほぼ均衡が保たれている．

Ⅱ　血清カルシウムの恒常性

血清カルシウム濃度は，生理的定数といわれるほど厳格に，血清1 dLあたり約10 mg（約2.5 mM）の範囲に維持されている．この値が50％高くなっても，あるいは50％低くなっても，われわれは死に至る．これを**血清カルシウムの恒常性**（ホメオスタシス）とよんでいる．ここで恒常性が維持されているのは，正確にはイオンとしてのカルシウム濃度であるが，血清タンパク質に異常がなければ，血清Ca^{2+}濃度の恒常性の反映として，**血清中の総カルシウム濃度**も恒常性を保つ．この恒常性を維持するために，骨は1日平均300 mgのカルシウムを取り込み，同じ量のカルシウムを血中に動員する（図8-2）．

よく，「妊娠すると，胎児にカルシウムを供給するため，齲蝕になりやすい」という話を耳にするが，これはまったくの俗説である．たとえ，妊婦が食事によってカルシウムを全然摂らなくても，胎児には必要量のカルシウムが供給される．これは妊婦が自分の骨のカルシウムを犠牲にして胎児

表 8-1　カルシウム調節ホルモンのおもな標的器官

	標的器官		
	十二指腸	骨	腎　臓
活性型ビタミンD	●	●	●
副甲状腺ホルモン		●	●
カルシトニン		●	*

*カルシトニンは腎臓におけるビタミンDの活性化を促す作用を有するが，その生理的役割については不明である．

にカルシウムを供給するためである．歯のカルシウムは**利用されないカルシウム**である．

このように，体内のカルシウムの移動には，**取り込み口としての十二指腸**，**貯蔵庫としての骨**，**排泄口としての腎臓**の３つの臓器がかかわっており，これを**カルシウム代謝の調節器官**とよんでいる．

これらの調節器官がそれぞれ独自の働きを果たすために，体内には**活性型ビタミンD**，**副甲状腺ホルモン**，**カルシトニン**という３つのホルモンが用意されている．これらを**カルシウム調節ホルモン**とよんでいる（**表8-1**）．活性型ビタミンDがビタミンではなくホルモンとして作用することは後述する．

生物の進化の過程と，これらのホルモンが出現した順序には，次のような関係がある．海で生活する下等動物の体液のカルシウム濃度は海水とまったく同じだが，われわれヒトの血清カルシウム濃度は海水の約1/4のレベルに維持されている．つまり，脊椎動物は，その生きる場所を海・河口・淡水・陸地と変えていくにつれて，体液のカルシウム濃度を下げる必要が生じた．カルシウム調節ホルモンは脊椎動物だけがもっているホルモンであるが，血清カルシウム濃度を低下させる作用のあるカルシトニンが，まずサメのような軟骨魚類に出現した．次に，硬骨魚類に進化して骨格系をもつようになると，活性型ビタミンDが現れた．活性型ビタミンDは骨のリモデリング（改造）に関係するからである．両生類になると，動物は陸地に移り住むようになる．海の中のような豊富なイオン環境から離れた陸地では，カルシトニンと活性型ビタミンDだけでは不十分となり，第３の因子として副甲状腺ホルモンが登場したのである．

このうち，われわれヒトの血清カルシウム濃度の恒常性の維持にかかわりをもつのは，副甲状腺ホルモンと活性型ビタミンDである．血清カルシウム濃度はややもすると低下しがちで，正常値（9～10 mg/dL）を維持するためにはつねに血清カルシウム濃度を高めようとする努力が必要である．副甲状腺ホルモンと活性型ビタミンDはいずれも血清カルシウム値を高める作用をもつホルモンで，食物として摂取したカルシウムと骨に貯蔵されているミネラルをカルシウムの供給源として，低カルシウム血症になりがちなわれわれの血液中へカルシウムを供給し続けているのである．

Ⅲ　副甲状腺（上皮小体）ホルモンとその役割

副甲状腺は第三および第四鰓弓から発生した内分泌器官で，通常，左右２個ずつ，合計４個が甲状腺の裏側に位置して存在する．

副甲状腺から分泌される生理活性物質は，1925年，コリップ Collip, J.B. によってはじめてウシ

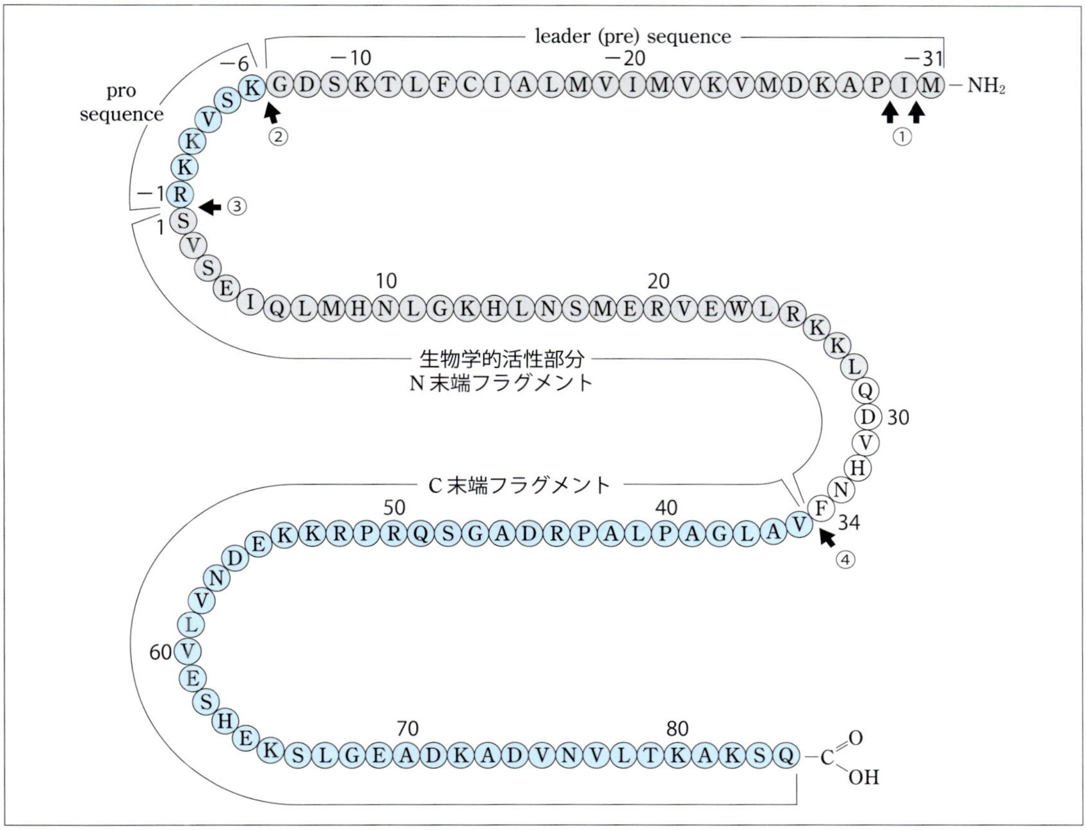

図8-3　ヒト副甲状腺ホルモン（PTH）の構造
115個のアミノ酸よりなるprepro PTHの一次構造．prepro PTHはPTHを構成するアミノ酸84個（1～84）のN末端側にさらに31個のアミノ酸（−31～−1）をもつ．矢印は前駆体とホルモンのmetabolic processingの過程で切断されるペプチド結合を示す．N末端のメチオニンが分離し，①合成されたばかりのペプチド鎖からleader（pre, signal）sequenceが切断され，②pro PTHがゴルジ装置に運ばれる際にprosequenceが離れる．③PTH（1～84）は，肝臓において生物活性をもつN末端フラグメント〔PTH（1～34）〕と活性のないC末端フラグメント〔PTH（35～84）〕に切断される．

の副甲状腺組織から抽出されたparathyroid extract（PTE）である．PTEは強力な血清カルシウム上昇作用をもち，その後，**パラトルモン** Parathormoneの名でEli-Lilly社（米国）から発売されるようになった．

1970年代になって，PTEの精製・純化が進み，マサチューセッツ総合病院Massachusetts General Hospital（ボストン）のポッツ Potts, J.T. Jr. のグループにより，ヒトPTHの一次構造が明らかにされた．精製されたヒトのPTH（highly purified human）は，PTEの約10倍の活性（2,500 USP単位*3/mg）をもつ．現在では，有機化学的に合成されたヒトPTH（1～84）あるいはヒトPTH（1～34）（図8-3）が入手可能である．

USP単位*3
米国薬局法により決められた，ホルモン，ビタミン，酵素などの活性を計量した単位である．

1 副甲状腺ホルモンの化学

PTHは，分子量9,500，84個のアミノ酸からなるポリペプチドである．副甲状腺細胞において，まずPTH遺伝子の情報はそのmRNAを介して115個のアミノ酸よりなるprepro PTH（−31〜84）に翻訳される（図8-3）．prepro PTHはリボソームから粗面小胞体を移動するうちに，N末端のアミノ酸25個（プレペプチド leader sequence）を切り離し，90個のアミノ酸よりなるpro PTH（−6〜84）となる．pro PTHはさらにゴルジ装置に移動し，N末端の6個のアミノ酸を切り離し，成熟型PTH（1〜84）として分泌顆粒に貯蔵される（図8-3）．

2 副甲状腺ホルモン分子の構造活性相関

PTHの生物活性はPTH分子のN末端側に存在し，合成されたヒトPTHのN末端から34番目までのペプチドPTH（1〜34）でほぼ完全にPTH（1〜84）の作用を補完する．PTH（1〜34）はPTHとしての生物活性を発揮するための最小単位と考えられている．34位よりN末端に向かって1つずつアミノ酸を切断していくと，漸次活性が弱くなり，25位まで切断していくと完全に活性を失う．一方，N末端側の最初のアミノ酸を切断しただけのPTH（2〜34）はPTH（1〜34）のわずか5％の活性しかもたず，PTH（3〜34）になると完全に活性を失う．

3 副甲状腺ホルモンの合成・分泌機構

1）Ca^{2+}による調節

PTHの合成・分泌は，Ca^{2+}と活性型ビタミンD〔1α,25-ジヒドロキシビタミンD_3, 1α,25$(OH)_2D_3$〕の血液中の濃度により抑制的に調節されている．

副甲状腺は生理的条件下でPTHを合成・分泌する唯一の器官であり，血液中のCa^{2+}濃度の変化を副甲状腺細胞のカルシウム受容体 Ca^{2+}-sensing receptor（CaR）が感知してPTHの合成・分泌を調節する．CaRは7回細胞膜を貫通する領域をもつ膜受容体で，1993年，ブラウン Brown, E.M.によって同定された（図8-4）．Ca^{2+}と結合する長い細胞外領域と，プロテインキナーゼC（PKC）によってリン酸化される部位が細胞内領域に4カ所ある．CaRは副甲状腺細胞のほか，甲状腺のカルシトニン分泌細胞（C細胞）と腎臓の尿細管細胞にも見出されている．細胞膜に存在するCaRにとらえられた血清カルシウムの変化は，細胞内に伝えられ，血清カルシウム濃度の上昇によってPTHの合成・分泌は抑制され，低下によって促進される（図8-5）．この血清カルシウムの上昇によるPTHの合成・分泌の抑制的調節は転写レベルのほか，副甲状腺細胞内での分解，細胞からの分泌などの各ステップで働いていると考えられている．

2）活性型ビタミンDによる調節

活性型ビタミンD〔1α, 25$(OH)_2D_3$〕は，血清カルシウムの上昇を介して間接的にPTH分泌を抑制するとともに，副甲状腺細胞に存在するビタミンD受容体（VDR，後述）に結合し，この活性型ビタミンDと結合したVDRが転写抑制因子としてPTH遺伝子の発現を抑制する．

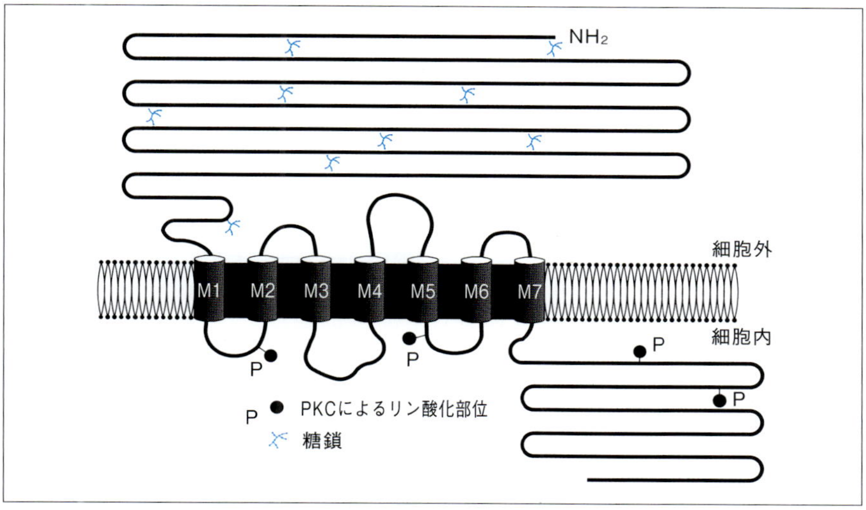

図 8-4　カルシウム受容体（CaR）の構造
（Brown, E.M., 1995[8]）

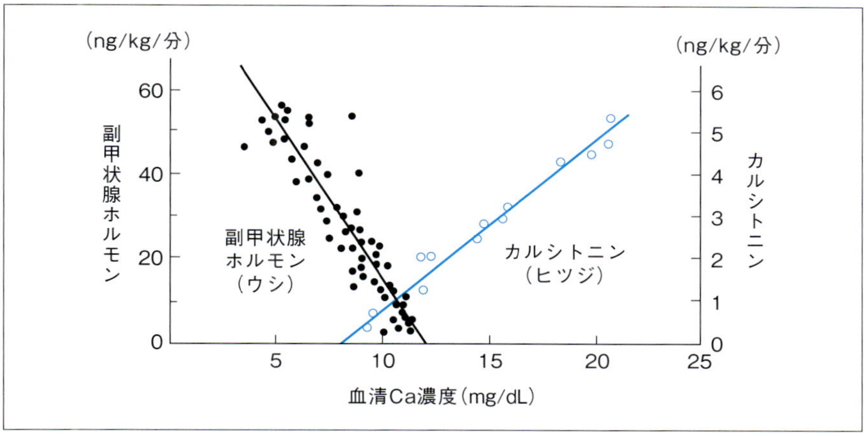

図 8-5　副甲状腺ホルモンとカルシトニン分泌に及ぼす血清カルシウム濃度の影響
（Care, A.D. et al., 1968[9]）

4 副甲状腺ホルモンの生理作用

1）腎臓における作用

PTHの主要な標的器官は骨と腎臓であるが，腎臓におけるビタミンDの活性化を介して間接的には小腸にも働く．いずれも，最終的には血清カルシウム濃度を上昇させる（図8-6）．

PTHの腎臓での作用は3つある．その第一は近位尿細管におけるビタミンDの活性化の促進，第二の作用は近位尿細管におけるリン酸の再吸収の抑制，そして第三の作用は遠位尿細管におけるCa^{2+}再吸収の促進である．これらの作用は，いずれもPTH感受性アデニレートシクラーゼの活性化によって産生されるcAMP（☞214ページ参照）を介して発現される．

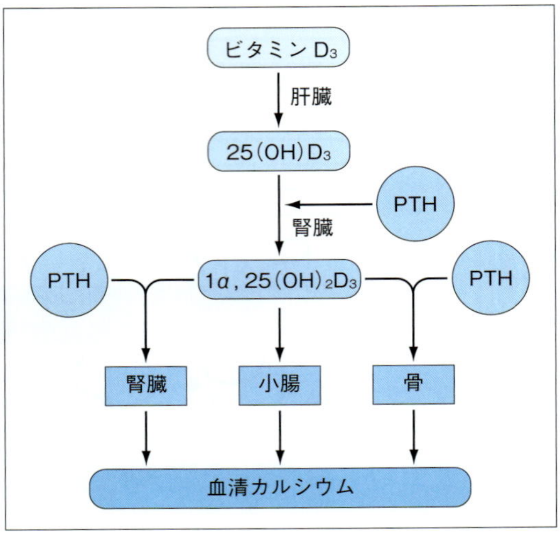

図 8-6 カルシウム調節ホルモンとしての PTH の作用
PTH は直接骨と腎臓に働くとともにビタミン D の活性化を介して間接的に小腸に働いて血清カルシウムを上昇させる．骨と腎臓における PTH の作用は，活性型ビタミン D の存在下ではじめて十分に発揮される．

ビタミンD_3は，後述するように，肝臓で25位が水酸化されたのち，腎臓の近位尿細管で1α位が水酸化されて活性型ビタミンD〔1α, 25(OH)$_2D_3$〕となるが，PTHは活性型ビタミンDを合成する腎臓の近位尿細管細胞のミトコンドリアに存在する1α-水酸化酵素の合成を促す．産生された1α, 25(OH)$_2D_3$は小腸に働いてCa^{2+}の吸収を亢進させるので，PTHは間接的には小腸にも作用する．

腎臓の糸球体において濾過されたCa^{2+}は，近位尿細管で60〜70%，遠位尿細管で30〜40%が再吸収され，最終的に尿中に排泄されるのは全体のわずか1〜2%である．PTHは，遠位尿細管における能動輸送によるCa^{2+}の再吸収を促進させる．

一方，糸球体から濾過されたリン酸の80%以上はNa^+との共役輸送により近位尿細管で再吸収されるが，PTHはこれを抑制し，尿中へのリン酸の排泄を促す．

2）骨組織における作用

PTHの骨作用はすべて骨芽細胞を介して発現される．すなわち，PTHは骨芽細胞膜上にあるPTH受容体に作用し，cAMP依存性プロテインキナーゼA（PKA）（☞第7章199ページ参照）の情報伝達系を介してRANKLの発現を誘導し，さらにオステオプロテゲリン（OPG）の産生を抑制する．これにより，破骨細胞の形成および活性化は促進される．つまり，PTHは破骨細胞に間接的に作用し，その分化と活性化を促進する（☞第7章199ページ参照）．その結果，骨からのカルシウムの遊離を促進し，血中カルシウム値を上昇させる．一方，PTHは骨形成にも促進的な影響を及ぼす．その作用の1つに骨芽細胞や軟骨細胞を介したIGFやTGF-βなどの増殖因子の発現促進がある．これらの増殖因子は骨芽細胞および軟骨細胞による骨形成に促進的な効果を示す．ただし，PTHの骨形成促進作用は間歇的にPTHを投与した場合にのみ観察され，骨粗鬆症の治療薬として応用されている．

5 副甲状腺ホルモン関連タンパク質（PTHrP）

悪性腫瘍に伴う高カルシウム血症 humoral hypercalcemia of malignancy（**HHM**）のなかで，その病態が原発性副甲状腺機能亢進症とよく似ている症例がしばしば報告されていた．このような

	1	2	3	4	5	6	7	8	9	10	11	12	13	14	15	16	17	18	19	20	21	22	23	24	25	26	27	28	29	30	31	32	33	34
bPTH	A	V	S	E	I	Q	F	M	H	N	L	G	K	H	L	S	S	M	E	R	V	E	W	L	R	K	K	L	Q	D	V	H	N	F
hPTH	S	V	S	E	I	Q	L	M	H	N	L	G	K	H	L	N	S	M	E	R	V	E	W	L	R	K	K	L	Q	D	V	H	N	F
rPTH	A	V	S	E	I	Q	L	M	H	N	L	G	K	H	L	N	S	V	E	R	M	Q	W	L	R	K	K	L	Q	D	V	H	N	F
cPTH	S	V	S	E	M	Q	L	M	H	N	L	G	E	H	R	H	T	V	E	R	Q	D	W	L	Q	M	K	L	Q	D	V	H	S	A
pPTH	S	V	S	E	I	Q	L	M	H	N	L	G	K	H	L	S	S	L	E	R	V	E	W	L	R	K	K	L	Q	D	V	H	N	F
hPTHrP	A	V	S	E	H	Q	L	L	H	D	K	G	K	S	I	Q	D	L	R	R	R	F	F	L	H	H	L	I	A	E	I	H	T	A
rPTHrP	A	V	S	E	H	Q	L	L	H	D	K	G	K	S	I	Q	D	L	R	R	R	F	F	L	H	H	L	I	A	E	I	H	T	A
cPTHrP	A	V	S	E	H	Q	L	L	H	D	K	G	K	S	I	Q	D	L	R	R	R	F	F	L	Q	N	L	I	E	G	V	N	T	A

図 8-7　PTH と PTHrP の N 端フラグメントのアミノ酸組成の種属を越えた相同性
b：bovine（ウシ），h：human（ヒト），r：rat（ラット），c：chicken（ニワトリ），p：porcine（ブタ）

症例では，腫瘍の摘出により高カルシウム血症が消退することから，腫瘍細胞がPTH様物質を産生するのではないかと考えられていた．

1987年，メルボルン大学（オーストラリア）のマーチン Martin, T.J. のグループにより，その原因物質が単離，同定され，**副甲状腺ホルモン関連タンパク質** PTH-related protein（PTHrP）と名づけられた．PTHrPはPTHの約2倍の大きさのペプチドで，141個のアミノ酸からなる．そのアミノ酸配列は，N端から14個のアミノ酸のうち8～9個がPTHと同一であり，このN端部アミノ酸配列の相同性によりPTH様作用を発現する（図8-7）．PTHrPは近年，種々の正常細胞から合成，分泌されることが明らかにされ，生理的条件下でも軟骨細胞の分化（☞第7章186ページ参照），ならびに妊娠や授乳時のカルシウム代謝のパラクリンあるいはオートクリン因子*4として作用することが明らかになっている．

6　PTH/PTHrP 受容体の分布とシグナル伝達系

PTH受容体の構造は永らく不明であったが，1991年，マサチューセッツ総合病院のポッツのグループがそのcDNAのクローニングに成功した．cDNAによりコードされたタンパク質は585個のアミノ酸よりなり，GTP結合タンパク質と共役する多くの細胞膜受容体と同様に，細胞膜を7回貫通する領域をもっていることが明らかにされた（図8-8）．

興味深いことは，PTHrPもこのPTH受容体を介して作用を発現することである．そのために，この受容体は現在ではPTH/PTHrP受容体とよばれている（図8-8）．PTHrPはPTHより系統発生上起源の古いホルモン因子である．PTHはそれより遅れて誕生し，骨や腎臓にすでに存在していたPTHrP受容体に結合することによって，そのホルモン作用を発揮するようになったのではないかと考えら

パラクリン／オートクリン*4
パラクリン paracrine（傍分泌）とは，分泌されたホルモンや増殖因子が隣接する細胞に直接その受容体を介して作用することをいう．一方，オートクリン autocrine（自己分泌）とは，細胞がホルモンや増殖因子を生産分泌し，同一の細胞表面上に発現している受容体を介して作用することをいう．

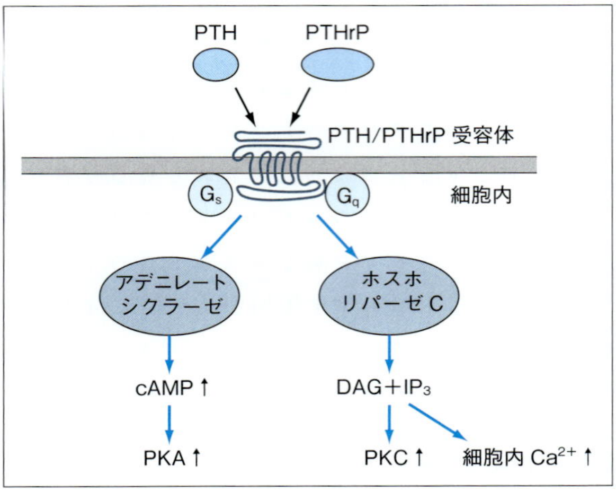

図 8-8　PTH/PTHrP 受容体を介するシグナル伝達

PTH/PTHrP 受容体の下流には，2 つのシグナル経路が存在する．第一の経路は，GTP 結合タンパク質 G_s を介した PKA の活性化シグナル経路である．第二の経路は GTP 結合タンパク質 G_q を介した PKC の活性化シグナル経路である．

れている．

PTH/PTHrP受容体は，おもに骨組織と腎臓に分布する．骨組織では，骨芽細胞と軟骨細胞が発現する．PTHやPTHrPは，骨芽細胞に作用して，骨芽細胞のRANKLの発現を誘導し，骨吸収を促進すると考えられている（☞198ページ参照）．PTHが標的細胞の細胞膜に存在するPTH/PTHrP受容体に結合したのち，2つの経路を介しシグナルが細胞内に伝達される（図8-8）．第一の経路はGTP結合タンパク質G_sを介しアデニレートシクラーゼが活性化され，cAMPの産生亢進に伴うPKAの活性化シグナル経路である（図8-8）．第二の経路は，GTP結合タンパク質G_qを介し，ホスホリパーゼC（PLC）が活性化され，イノシトール三リン酸（IP3）およびジアシルグリセロール（DAG）の産生亢進に伴うPKCの活性化シグナル経路である（図8-8）．

Ⅳ　カルシトニンとその作用

1　カルシトニンの発見

カルシトニン calcitonin（CT）が発見されるまで，血清カルシウムの恒常性は，もっぱらPTHによって調節されていると考えられていた．「血清カルシウムが低下すればPTHの分泌が亢進して骨ミネラルの動員を促し，その結果，血清カルシウムレベルが正常化する．それに続いてPTHの分泌も停止する」というネガティブフィードバック機構である．

1958年，ピーターベント・ブリガム Peter Bent Brigham病院（ボストン）の医師サンダーソン Sanderson, P.H.は，危険な高カルシウム血症から動物を守るのに，PTHによる調節機構だけで十分だろうかと考えた．Sandersonは，まず，正常なイヌにカルシウムを注射したところ，血清カルシウム値は約13 mg/dLに上昇したが，6時間後には正常のレベルに戻った．ところが，甲状腺と副甲状腺を摘除したイヌに同じ量のカルシウムを注射すると，血清カルシウム値は16 mg/dLまで上昇し，24時間後も正常値まで戻らなかったという（図8-9）．

この現象は，健常動物と糖尿病動物における糖の負荷による血糖値の推移の違いによく似ている．

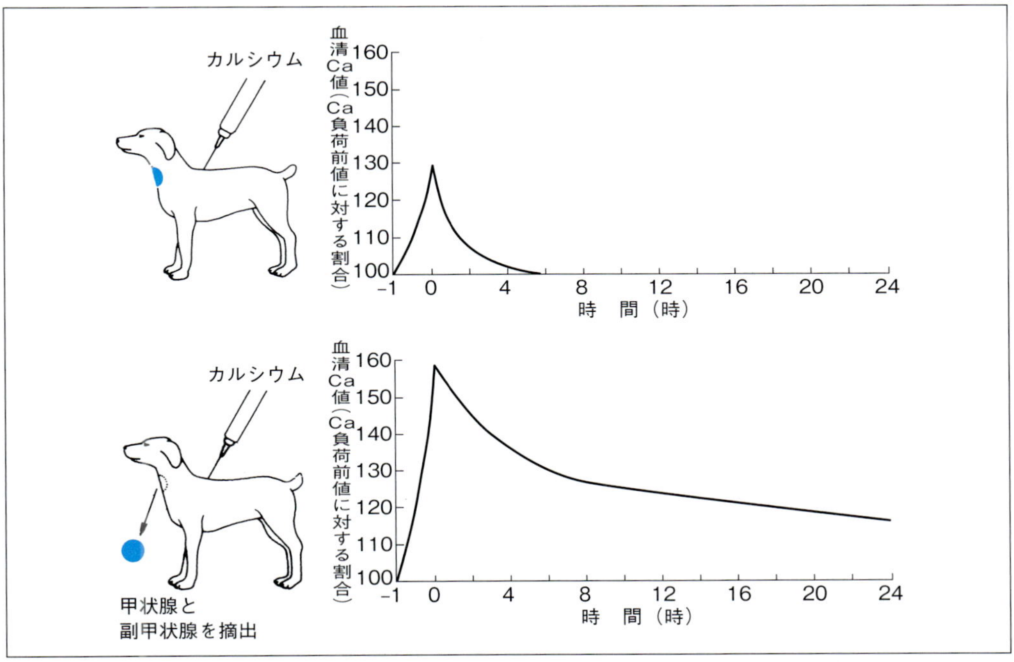

図 8-9　血清カルシウムを低下させるホルモンの存在を予言した Sanderson の実験
（Sanderson, P.H. et al., 1960[10)]）

いうまでもなく，血糖値は膵臓から分泌される2つのホルモン（インスリンとグルカゴン）によって，拮抗的に調節されている．Sandersonの実験は，血清カルシウムの調節についても，血糖調節のインスリンに相当するホルモンの存在を予言した点で意義が大きい．

ちょうど同じころ，ブリティッシュコロンビア British Columbia大学（カナダ）のコップ Copp, H. も血清カルシウム濃度を低下させるホルモンの存在に気づき，この未知のホルモンを**カルシトニン**[*5] calcitoninと名づけた．Coppは最初，このホルモンがPTHと同様，副甲状腺から分泌されると報告したが，あとになってこれは誤りで，哺乳動物では甲状腺から分泌されることがハーシュ Hirsch, P.F. とマンソン Munson, P.L. によって明らかにされた．その後，Coppはカルシトニンを分泌する器官を系統発生的に調べて，哺乳類ではカルシトニンはたしかに甲状腺から分泌されるが，哺乳類以外の脊椎動物では鰓後腺ultimobranchial bodyとよばれる内分泌腺から分泌されることをつきとめた．哺乳類では鰓後腺が甲状腺に埋め込まれているために，甲状腺から分泌されるのである．この細胞を**カルシトニン分泌細胞** C-cell，または**傍細胞** parafollicular cellとよんでいる．

2　カルシトニンの化学

1968年，ブタのカルシトニンの一次構造が明らかにされて以来，現在までにウシ，ブタ，ヒツジ，ヒト，ラット，サケ，ウナギ，ニワトリから合計10種のカルシトニンが単離され，それらの構

カルシトニン[*5]
命名の由来は，「カルシウムのtone（濃度の微妙な変化）を調整するホルモン」からきている．

動物種		2		4		6		8		10		12		14		16		18		20		22		24		26		28		30		32
ヒト	C	G	N	L	S	T	C	M	L	G	T	Y	T	Q	D	F	N	K	F	H	T	F	P	Q	T	A	I	G	V	G	A	Pro-NH_2
ウナギ	—	S	—	—	—	—	—	V	—	—	K	L	S	—	E	L	H	—	L	Q	—	Y	—	R	—	D	V	—	A	—	T	—
サケⅠ	—	S	—	—	—	—	—	V	—	—	K	L	S	—	E	L	H	—	L	Q	—	Y	—	R	—	N	T	—	S	—	T	—
サケⅡ	—	S	—	—	—	—	—	V	—	—	K	L	S	—	—	L	H	—	L	Q	—	—	—	R	—	N	T	—	A	—	V	—
サケⅢ	—	S	—	—	—	—	—	—	—	—	K	L	S	—	—	L	H	—	L	Q	—	—	—	R	—	N	T	—	A	—	V	—
ラット	—	—	—	—	—	—	—	—	—	—	—	—	—	—	—	L	—	—	—	—	—	—	—	—	—	S	—	—	—	—	—	—
ブタ	—	S	—	—	—	—	—	V	—	S	A	—	W	R	N	L	—	N	—	—	R	—	S	G	M	G	F	—	P	E	T	—
ウシ	—	S	—	—	—	—	—	V	—	S	A	—	W	K	—	L	—	N	Y	—	R	—	S	G	M	G	F	—	P	E	T	—
ヒツジ	—	S	—	—	—	—	—	V	—	S	A	—	W	K	—	L	—	N	Y	—	R	Y	S	G	M	G	F	—	P	E	T	—
ニワトリ	—	A	S	—	—	—	—	V	—	—	K	L	S	—	Q	L	H	—	L	Q	—	Y	—	R	—	D	V	—	A	—	T	—

図 8-10　各種動物由来のカルシトニン分子のアミノ酸配列の比較
ヒト・カルシトニンと比較し，対応部位のアミノ酸が同じ場合は—を，異なる場合はそのアミノ酸を記す.

造が決められた. 10種のカルシトニンに共通した特徴は，次の４点である.
①いずれも，32個のアミノ酸残基からなるペプチドであること.
②１番目と７番目のアミノ酸がともにシステインで，それらがジスルフィド結合していること.
③１～７番目のアミノ酸残基は，２番目のアミノ酸を除くと，ほとんどすべて共通であること.
④C末端アミノ酸はすべてプロリンアミドであること.

以上の４点を除くと，10種のカルシトニンの一次構造はかなりまちまちである. これらのカルシトニンはブタ・カルシトニン系列（ブタ，ウシ，ヒツジ），ヒト・カルシトニン系列（ヒト，ラット），およびサケ・カルシトニン系列〔サケ（Ⅰ，Ⅱ，Ⅲ），ウナギ，ニワトリ〕の３系列に大別される（図8-10）.

カルシトニンには血清カルシウム濃度を低下させる作用があるので，これを利用して生理活性が定められている. すなわち，24時間絶食させた体重150 g前後の雄性ラットにカルシトニンを静脈注射し，１時間後に血清カルシウム値を１%低下させる量を1 MRC[*6]mUと定めている.

精製されたカルシトニンの純品の比活性は，表8-2に示すとおりである. この表からも明らかなように，**甲状腺由来**（哺乳類）**のカルシトニン**の比活性は60～290 MRC U/ mgであるのに対し，**鰓後腺由来**（鳥類，魚類）**のカルシトニン**は600～5,000 MRC U/ mgと著しく活性の高いことが注目される. 魚類においては，血中カルシトニン濃度も哺乳類に比べて著しく高く，この比活性の高い理由とともに，魚類におけるカルシトニンの存在意義は未解決の問題を残している.

一般にペプチドホルモンは，その活性発現に必須のいわゆる**活性中心**をもつが，カルシトニンの場合は，活性中心がなく，その活性発現に32個すべてのアミノ酸が必要である. また，１番と７番のシステインの間のジスルフィド結合を切断すると，カルシトニンの活性はほとんど消失する.

MRC[*6]
ロンドンのMedical Research Councilの略. 1966年にMRCで国際研究用標準物質がつくられ，これを基準にカルシトニンの生理活性が測定された.

表 8-2　各種カルシトニンの活性（皮下注で検定）

カルシトニン	器　官	MRC U/ mg
ブ　タ	甲状腺	120
ウ　シ	甲状腺	60
ヒツジ	甲状腺	70
ヒ　ト	甲状腺	70
ラット	甲状腺	247～291
サケⅠ	鰓後腺	2,700
サケⅡ	鰓後腺	2,400
サケⅢ	鰓後腺	600
ウナギ	鰓後腺	3,500～5,000
ニワトリ	鰓後腺	4,550

（折茂　肇，1980[11]）

3 カルシトニンの分泌調節

カルシトニン分泌に最も大きな影響を与えるのは血清カルシウム濃度である．血清カルシウム値が上昇すればカルシトニンの分泌量は増し，逆に血清カルシウム値が低下すればカルシトニンの分泌量も低下する（図8-5）．クーパー Cooper, C.W. らは，ブタの甲状腺を高カルシウム血で灌流し，甲状腺静脈中のカルシトニンを免疫化学的に測定したところ，カルシトニンの分泌は血清カルシウム濃度の上昇に伴い，50倍にも上昇することを報告している．また，タシチァン Tashjian, A.H. らも，健常人および甲状腺髄様がん medullary carcinomaの患者で，カルシウム負荷後，血中カルシトニンが増加すると報告している．

カルシトニンの分泌は，甲状腺C細胞内のcAMP濃度の増加に伴って亢進することが知られている．イヌの甲状腺をジブチジルcAMP（活性持続型のcAMP）で灌流するとカルシトニンの分泌がやや亢進し，ジブチジルcAMPとともに高カルシウム血で灌流するとカルシトニン分泌は著しく亢進する．このことから，カルシウムとcAMPはそれぞれ独立にカルシトニン分泌を調節していると考えられる．

4 カルシトニンの生理作用

1）骨に対する作用

生理学的に最も重要なカルシトニンの作用は，破骨細胞に作用して骨吸収を抑制し，その結果，血清カルシウム濃度を低下させることである．それ以外にも，胃酸分泌の抑制，食欲抑制，鎮痛作用などが知られているが，それらの生理的・薬理的作用の詳細はまだ不明な点が多い．

骨組織でカルシトニン受容体をもつ細胞は破骨細胞だけである．骨芽細胞にはカルシトニン受容体がない．破骨細胞にカルシトニンを作用させると，まず破骨細胞の波状縁 ruffled borderの動きが停止し，破骨細胞の容積が減少する．やがて破骨細胞は骨表面から剝がれていく．その結果，破骨細胞による吸収窩の形成は抑制され，骨吸収は阻止される（図8-11）．

生体内におけるカルシトニンの生理的な役割は，血清カルシウム濃度の上昇を抑制することによっ

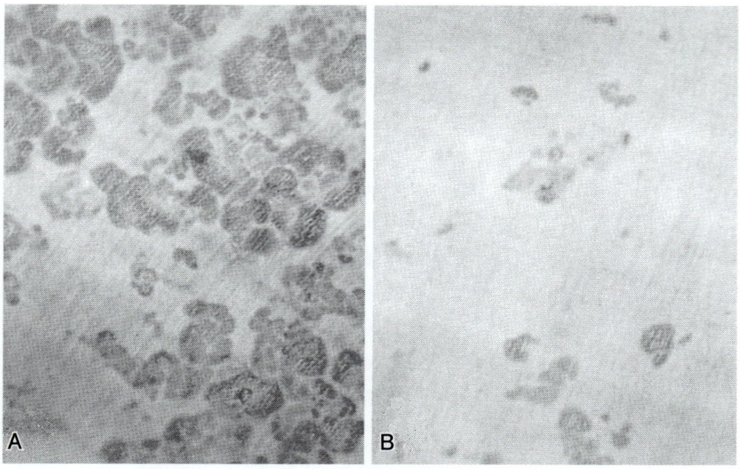

図 8-11　破骨細胞による骨吸収能（吸収窩形成能）と，カルシトニンによる抑制

A：破骨細胞を象牙質切片上に播くと，切片上に多数の吸収窩（黒い部分）が形成される．

B：これにカルシトニンを添加すると吸収窩形成は著明に抑制される．

て，生体のカルシウムの恒常性を保つことにある，と従来より考えられていた．しかしながら，甲状腺を摘除して内因性のカルシトニンが欠如した状態でも，あるいは血清カルシトニンが何十倍にも亢進している甲状腺髄様がん患者でも，血清カルシウムの恒常性が保たれていることが多くの人々から指摘され，血清カルシウムの恒常性を保つうえでのカルシトニンの役割に疑問を抱く人もいる．カルシトニンの骨吸収抑制作用は，妊娠時や授乳時のようなカルシウム代謝が著明に亢進する際に，母体の骨を保護することにあるのではないかとも考えられる．近年，骨粗鬆症患者にカルシトニン注射が推奨されているのは，これらの患者に認められる骨痛を軽減するとともに，病的骨吸収の亢進を抑制し，骨量の減少を抑えるためである．

2）腎臓に対する作用

カルシトニンは腎臓の遠位尿細管に直接作用し，リン酸，Ca^{2+}，Mg^{2+}，Na^{+}，Cl^{-}などの尿中への排泄を増加させる．また，カルシトニンはPTHと同様に，腎臓におけるビタミンDの活性化を促す．ビタミンDの活性化に及ぼすカルシトニンの生理的役割についてはまだ不明である．胎児や小児のような成長期のカルシウム代謝の調節に重要であろうと考えている人もいる．

3）中枢神経系に対する作用

動物の脳，とくに視床下部，間脳，脳幹部などにはカルシトニン受容体が存在する．これらの部位は，摂食行動，痛覚などの中枢でもあり，カルシトニンの鎮痛作用や摂食行動抑制作用は中枢神経系由来であると考えられる．

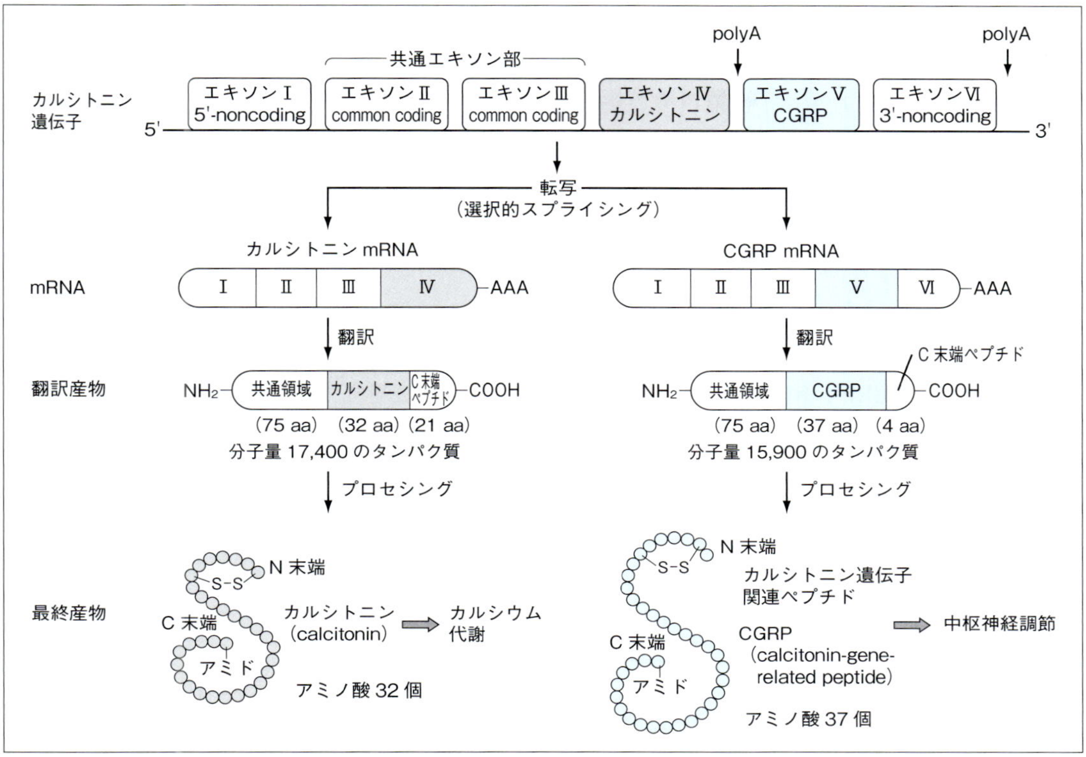

図 8-12　ヒトカルシトニン /CGRP 遺伝子と，カルシトニンおよび CGRP 産生の過程

ヒトカルシトニン /CGRP 遺伝子は 6 個のエキソン（エキソンⅠ～Ⅵ）をもつ．この遺伝子から転写された RNA（一次転写体 primary transcript）は，甲状腺の C 細胞と神経細胞とでは異なった選択的スプライシング alternative splicing（第 1 章 4 ページ参照）を受ける．甲状腺 C 細胞ではエキソンⅠ，Ⅱ，ⅢおよびⅣに相当する mRNA がつくられ，これからカルシトニン前駆体が合成（翻訳）される．カルシトニン前駆体は，ついでプロセシングを受けカルシトニンとなる．神経細胞ではエキソンⅠ，Ⅱ，ⅢおよびⅤとⅥから CGRP mRNA が転写され，その mRNA が翻訳されることから CGRP 前駆体タンパク質が合成され，プロセシングにより CGRP がつくられる．
（Rosenfeld, M.G. et al., 1983[12]）

4）消化管に対する作用

カルシトニンは前述の中枢神経を介して胃酸分泌を抑制し，小腸の蠕動運動を抑制する．そのために，カルシトニンを過剰投与すると食欲不振になることがある．

5　カルシトニン受容体

カルシトニン受容体が主として骨と腎臓に存在することはすでに明らかとなっていたが，1991年ゴルドリング Goldring, S.R.（ボストン）はカルシトニン受容体cDNAを同定した．カルシトニン受容体は482個のアミノ酸からなり，PTH/PTHrP受容体と同様に細胞膜を 7 回貫通する領域をもっていた．

6　カルシトニン遺伝子関連ペプチド

1983年，ローゼンフェルト Rosenfeld, M.G.らはカルシトニンによく似た構造をもつ新しいホルモンを発見し，**カルシトニン遺伝子関連ペプチド**[*7] calcitonin-gene-related peptide（CGRP）と名づけた．それは，CGRPがカルシトニン遺伝子の選択的スプライシングによって生じるからである．

カルシトニン（CT）遺伝子は第11染色体の短腕にあり，6個のエキソンよりなる（図8-12）．エキソンⅠとⅥはアミノ酸を読み取らないnon-coding領域，エキソンⅡとⅢはシグナルペプチドを，エキソンⅣはカルシトニンを，エキソンⅤはカルシトニン遺伝子関連ペプチド（CGRP）をコードする領域である（図8-12）．そのため，カルシトニン遺伝子は*CT/CGRP*遺伝子ともよばれる．

CT/CGRP遺伝子から転写されたRNAは，甲状腺のC細胞と中枢神経細胞では異なった切断とスプライシングを受ける．すなわち，甲状腺のC細胞ではエキソンⅠ～Ⅳに相当するmRNAがつくられ，カルシトニン前駆体の合成を経てカルシトニンとなる．一方，神経細胞ではエキソンⅠ～ⅢとⅤ，ⅥよりなるCGRP mRNAが転写され，CGRP前駆体の合成を経てCGRPとなる．CGRPとカルシトニンのアミノ酸配列は部分的に相同性がある．CGRPの転写は脳で特異的に起こり，CGRP受容体を介して疼痛や中枢神経活性（血管拡張および胃酸分泌抑制）に作用している．

Ⅴ 活性型ビタミンDとその役割

1 ビタミンDの化学

ビタミンDは，ビタミンA，E，Kと並んで脂溶性ビタミンの1つであるが，ビタミンDの代謝研究の進歩によって，その活性型代謝産物〔1α, 25(OH)$_2$D$_3$〕が単離同定され，この代謝産物はホルモンと考えられるようになった．1α, 25(OH)$_2$D$_3$は腎臓だけで産生され，標的器官には核内受容体[*8]があって，ほかのステロイドホルモンに似た機構で作用を発現するからである．

ビタミンDという言葉は，**プロビタミンDを紫外線照射**することによって得られるすべての**抗くる病因子** antirachitic factorを包含する．プロビタミンDは，図8-13に示すように，コレステロールのステロイド骨格のB環の7位に脱水素が起こり，二重結合が導入されたコレステロール合成の前駆体の総称名である．プロビタミンDは，さらに紫外線照射によって9位と10位の間に非酵素的な開裂反応を生じてプレビタミンDとなり，これが熱で異性化されてビタミンDとなる．現在までに，側鎖構造（R）の違いによってD$_2$～D$_7$の6種類のビタミンDの存在が確認されているが，これらのうちで強力な生理活性をもつ因子として実用に供されているのはD$_2$とD$_3$だけである．そのほかは，活性が弱いことと動植物界での存在が多くないなどの理由により，ほとんど顧みられていない．なお，**動物の体内（皮膚）で合成されるビタミンDはすべてD$_3$系**のものである．食品として摂取されるものにはD$_2$系とD$_3$系のビタミンDが含まれているが，**食品添加物としてはコストの関係で主と**

カルシトニン遺伝子関連ペプチド[*7]
CGRPの骨吸収抑制作用はカルシトニン(CT)の1/100と弱いが，CTと同様に骨痛軽減および胃酸分泌抑制作用を示す．そのほか，CGRPにはCTにはみられない血管拡張，降圧および心拍数増加というCGRP受容体を介すると考えられる独自の作用がある．

核内受容体[*8]
活性型ビタミンDの作用機構は，ステロイドホルモンのそれに類似している．すなわち，活性型ビタミンDは標的細胞の細胞内に入り，核内に存在する受容体と複合体を形成し，シグナルを伝える．一方，ペプチドホルモンは，標的細胞の細胞膜に存在する受容体に結合し，アデニレートシクラーゼを活性化する．

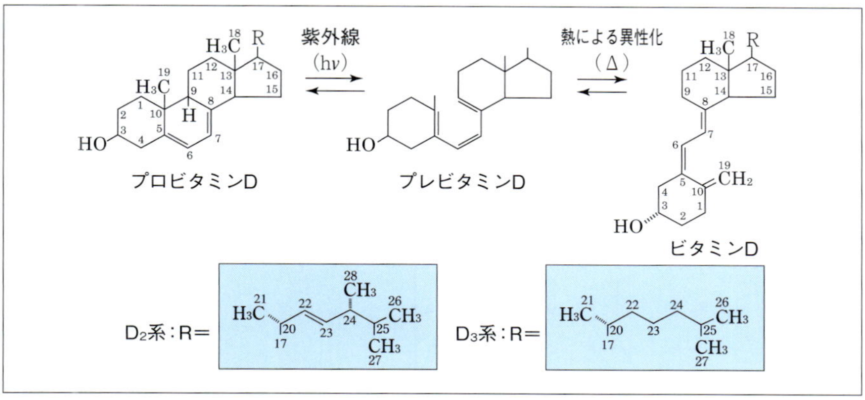

図 8-13　プロビタミン D およびビタミン D の構造
（小林　正，1980[13]）

してビタミンD_2が用いられている．

抗くる病因子の**国際単位**（IU）は，**ラインテスト** line test とよばれるくる病ラットの骨端軟骨の石灰化を改善させる効果によって決められている．ヒトを含めて，多くの哺乳動物に対してD_2とD_3はほぼ同等の活性を示し，いずれも0.1 μgあたり4 IUと決められている．すなわち，哺乳類におけるビタミンDの活性はD_2，D_3とも1 IU＝0.025 μgである．ところが，鳥類はD_3のみが有効であり，D_2はD_3の1/10〜1/100以下の効果しか示さない．

2 活性型ビタミン D の生成経路

1）皮膚と肝臓における代謝

食物として摂取されたビタミンD_2とビタミンD_3，あるいは皮膚の表皮細胞で紫外線照射によってプロビタミンD_3からつくられたビタミンD_3は，いずれも体内に取り込まれるとまず肝臓に集まる．肝細胞ではミクロソームとミトコンドリアに存在する**25-水酸化酵素**（CYP27）により側鎖の25位が水酸化されて，25-ヒドロキシビタミンD_3〔25(OH)D_3〕となる（図8-14）．

肝臓における25(OH)D_3の合成量はビタミンDの摂取量に依存する．ビタミンDの摂取量が生理量の範囲内では，肝臓における25(OH)D_3の合成量もほぼ一定に保たれ，血漿25(OH)D_3レベルは20〜40 ng/mLに維持される．ところが，大量のビタミンD_3を摂取すると，肝臓における25(OH)D_3の合成量も増加する．肝臓の25-水酸化酵素は，ミトコンドリアの**シトクロムP-450酵素**[*9]（CYP27A1酵素）と考えられていた．この酵素はコレステロールから胆汁酸を合成する際に，コレステロールの26〔27〕位を水酸化するので，CYP27A1とよばれた．しかし最近，肝臓において生理的に働いている25-水酸化酵素は，ミクロソームのシトクロムP-450酵素であるCYP2R1であることが明らかにされている．血中に分泌された**25(OH)D_3**は，α2-グロブリン画分のタンパク質と結合して血中

シトクロムP-450酵素[*9]
還元型で一酸化炭素（CO）を結合し450 nm付近で吸収帯を示す．P-450は，450 nmで吸収極大を示す色素 pigmentという意味で命名された．ミクロソームとミトコンドリアに存在し，多くのステロイドの代謝に関与する．

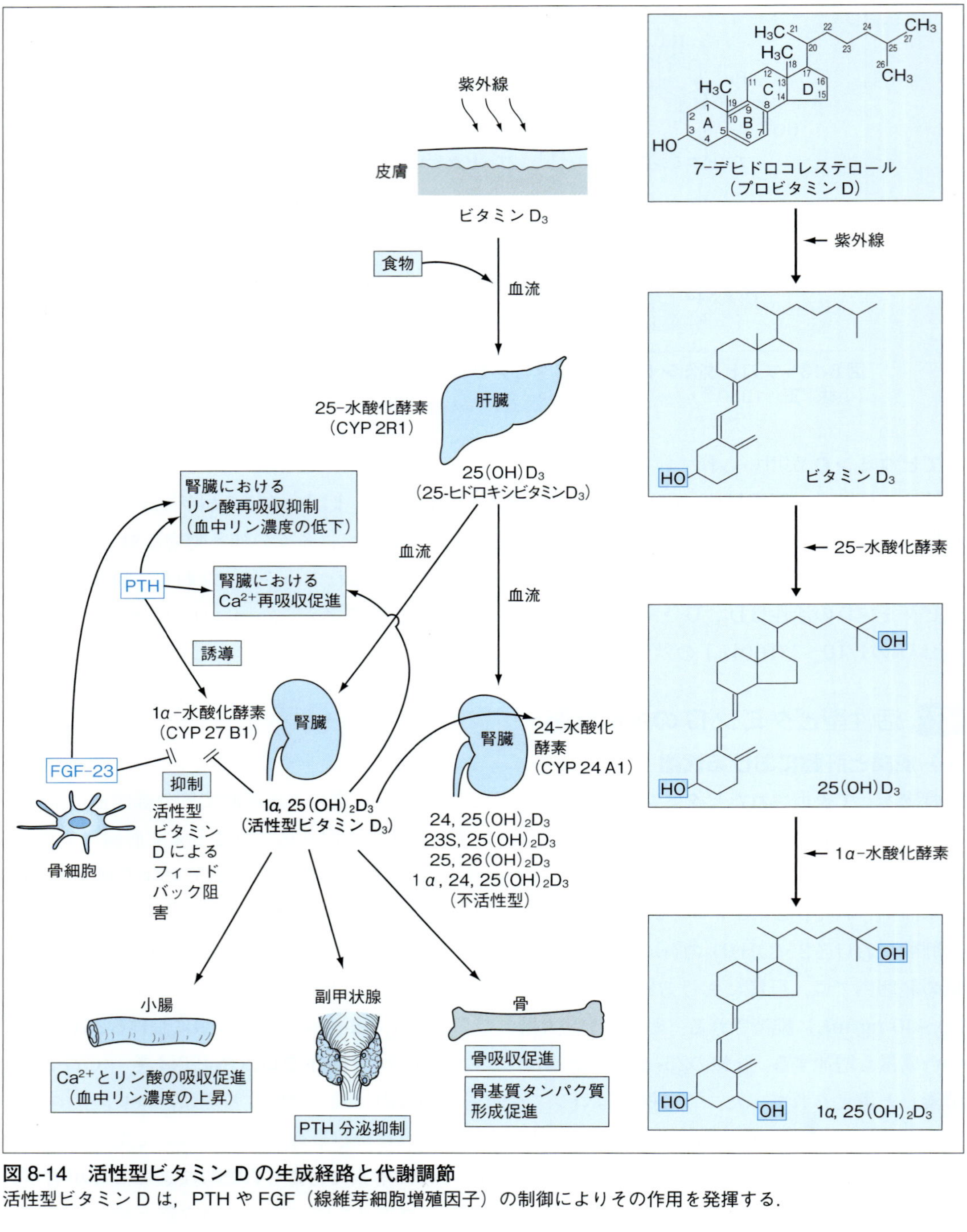

図 8-14　活性型ビタミン D の生成経路と代謝調節

活性型ビタミン D は，PTH や FGF（線維芽細胞増殖因子）の制御によりその作用を発揮する．

を運搬される．このタンパク質を**ビタミンD結合タンパク質**（**DBP**）とよんでいる．

2）腎臓における代謝

DBPと結合し血中を循環する25(OH)D_3が主として腎臓の近位尿細管細胞に取り込まれるのは，この細胞に**メガリン** megalinとよばれるDBP受容体が存在するためである．メガリンは25(OH)D_3と結合したDBPを細胞内に取り込んだのち，リソソームでDBPを分解することにより生じた遊離の25(OH)D_3をミトコンドリアに蓄積させる．

ミトコンドリアでは**1α-水酸化酵素**(CYP27B1)により，**1α,25-ジヒドロキシビタミンD_3**〔1α,25(OH)$_2$$D_3$〕に代謝される．また，**24-水酸化酵素**（CYP24A1）により，不活性型である24,25-ジヒドロキシビタミンD_3〔24,25(OH)$_2$$D_3$〕，23S,25-ジヒドロキシビタミン$D_3$〔23S,25(OH)$_2$$D_3$〕[*10]，25,26-ジヒドロキシビタミン$D_3$〔25,26(OH)$_2$$D_3$〕[*10] 1α，24，25（OH)$_2$$D_3$に代謝される（図8-14）．

これらのうち，標的器官（小腸・骨組織など）で作用を発現するD_3の最終的活性型代謝産物（**活性型ビタミンD**）は，腎臓で1α位が水酸化された**1α,25(OH)$_2$$D_3$**である（図8-14）．腎臓の1α-水酸化酵素は，肝臓のCYP27A1に構造が似ているので，CYP27B1とよばれている．また，**24-水酸化酵素**（CYP24A1）は，24位の水酸化だけでなく，23位と26位の水酸化にも関与することが明らかにされている．つまり，ビタミンDの代謝は，CYP2R1，CYP27B1，CYP24A1の3つのミトコンドリア型P-450酵素によって主として進行する．

3 活性型ビタミンDの代謝調節機構

1）腎臓における1α位と24位の水酸化反応

腎臓における1α位と24位の水酸化反応は，血清カルシウム濃度によって厳格にコントロールされている．すなわち，血清カルシウム濃度が9 mg/dL以下の場合は1α,25(OH)$_2$$D_3$だけが合成され，逆に血清カルシウム値が9 mg/dL以上になると1α,25(OH)$_2$$D_3$の合成が停止し，代わって24,25(OH)$_2$$D_3$の合成が始まる（図8-15）．この現象は，生体がカルシウムを必要としている低カルシウム血症の場合に限って腎臓でのビタミンDの活性化が起こることを意味しており，体液のカルシウムの恒常性を維持するうえで，重要な調節システムであるということができる．

2）PTHによる1α-水酸化酵素（CYP27B1）の賦活作用

低カルシウム血症の信号は，PTHの分泌亢進を介して腎臓の近位尿細管細胞に伝えられる．**近位尿細管曲部** proximal convoluted tubuleの細胞膜にはPTH受容体が存在し，PTHがこの受容体に結合するとアデニレートシクラーゼを活性化し，cAMPの産生を促す．cAMPはなんらかの機構でミトコンドリアの1α-水酸化酵素（CYP27B1）を賦活し，1α,25(OH)$_2$$D_3$の産生を高める．

[*10] 23S，25(OH)$_2$$D_3$と25S，26(OH)$_2$$D_3$の単離同定はまだなされていない．なお，$D_3$系と$D_2$系の代謝産物を区別しない場合は，25(OH)D，1α,25(OH)$_2$Dなどと表記する．

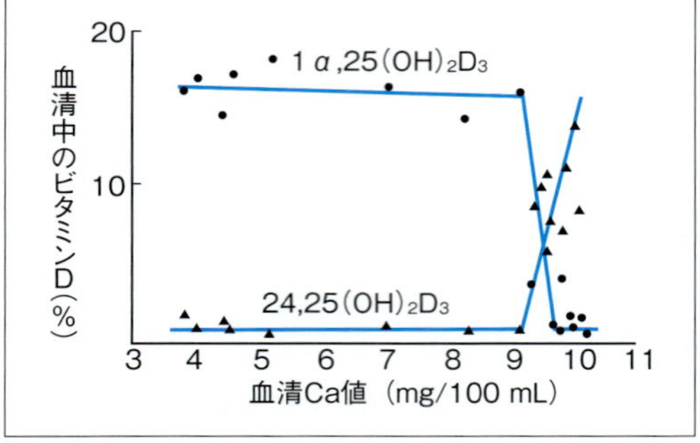

図 8-15　腎臓における $25(OH)D_3$ の 1α- および 24- 水酸化反応の血清カルシウムレベルによる調節
（投与した ^3H ラベルされた 25（OH）D_3 の代謝率を指標とする）
（DeLuca, H.F., 1979[14]）

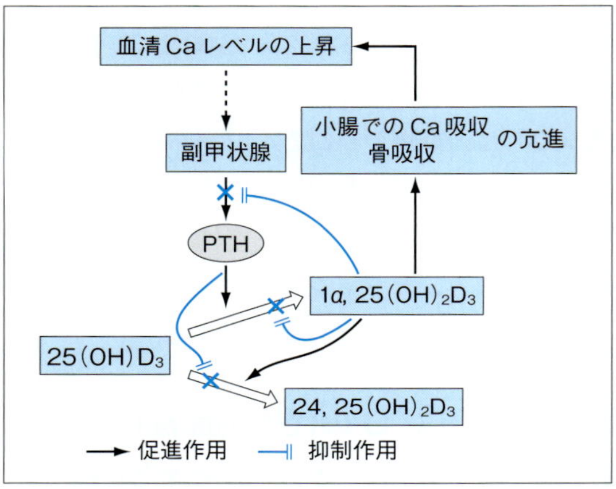

図 8-16　腎臓における $25(OH)D_3$ 代謝の調節機構
（須田立雄ほか，1982[1]）

3）活性型ビタミン D のフィードバック阻害機構

産生された$1\alpha,25(OH)_2D_3$は，それ自体，きわめて強力な血清カルシウム上昇作用を有するので，その過剰産生は防止されなければならない．そこで，必要量の$1\alpha,25(OH)_2D_3$が合成されるとフィードバック阻害機構が働いて，1α-水酸化反応を停止させ，代わって**24-水酸化反応**を賦活するのである．

1α-水酸化反応に対するPTHの賦活効果と$1\alpha,25(OH)_2D_3$の抑制効果との間には密接な関係がある（図8-16）．すなわち，$1\alpha,25(OH)_2D_3$は直接腎臓に働いて1α-水酸化反応を抑制し，代わりに24-水酸化反応を賦活する．また，$1\alpha,25(OH)_2D_3$は，血清カルシウムの上昇を介する間接作用（図8-16の点線部分），あるいは副甲状腺に対する直接作用によってもPTH分泌を抑制することができる．つまり，$1\alpha,25(OH)_2D_3$は腎臓に対する直接作用とPTH分泌の抑制を介する間接作用によって$1\alpha,25(OH)_2D_3$の産生を二重にコントロールしているのである．

4）ビタミン D の 24 位の水酸化反応（ビタミン D の不活性化反応）

腎臓における1α-水酸化反応がビタミンD代謝の活性化反応であることには異論がないが，そのほかの水酸化反応，ことに24位の水酸化反応については，必ずしも不活性化反応ということで意見の一致をみているわけではない．しかしながら，24R位，23S位，26位の水酸化反応（図8-14）は同一酵素CYP24によって反応が進み，これらの反応はすべて1α, 25(OH)$_2$D$_3$が十分に産生された場合にのみ認められるので，ビタミンDの本来の作用が血清カルシウム濃度を高めることであるかぎり，1α位以外の腎臓の水酸化反応は，代謝調節のうえからも不活性化反応と考えるのが妥当であろう．

4 ビタミンDの活性化を負に調節するFGF-23

1）伴性遺伝性低リン血症くる病/骨軟化症の原因遺伝子（*PHEX*）の発見

ビタミンD抵抗性くる病・骨軟化症を伴う伴性顕性（優性）[*11]遺伝性低リン血症性くる病/骨軟化症 X-linked hypophosphatemic rickets/osteomalacia（XLH）の原因遺伝子として，phosphate regulating gene with homology to endopeptidases on the X chromosome（*PHEX*）が同定された．PHEXは，膜貫通型亜鉛メタロエンドペプチダーゼファミリーに属するタンパク質であるが，XLH患者はPHEXの機能不全により血中の線維芽細胞成長因子fibloblast growth factor-23（FGF-23）が高値を示し，低リン血症となる．PHEXはタンパク質分解酵素活性を有するので，FGF-23がPHEXの基質であると予想されたが，そのような結果は得られなかった．XLH患者におけるFGF-23の発現上昇機構は不明である．以上の結果から，骨組織に強い発現を示すPHEXは，生体内でのリン濃度を正に調節していることが明らかとなった．

2）FGF-23の腎臓における作用

骨細胞が産生するFGF-23は，腎臓において活性型ビタミンD〔1α, 25(OH)$_2$D$_3$〕の合成阻害とリン輸送体 NaPi-II の発現低下を引き起こすことにより，腎臓におけるリンの再吸収抑制と腸管におけるリンの吸収抑制作用を示す．その結果，生体内のリン濃度が低下する．したがって，XLH患者のようなFGF-23の蓄積は，腎臓でのリン排泄を促進し，低リン血症やくる病・骨軟化症を惹起する．FGF-23をマウスに投与すると，血中1α, 25(OH)$_2$D$_3$が低下し，また，*Fgf-23*ノックアウトマウスでは血中1α, 25(OH)$_2$D$_3$が高値を示す．これらのことより，PHEXと同様に骨組織で強い発現が認められるFGF-23は，ビタミンDの活性化を負に制御することにより，生体内でのリン濃度を負に調節していることが示された（図8-14）．

5 活性型ビタミンDの作用メカニズム

1）ビタミンDの標的組織

1α, 25(OH)$_2$D$_3$は腎臓の近位尿細管細胞で合成され，その合成量は種々の因子によって厳格に調節されていることから，現在ではビタミンというよりもホルモンと考えられている物質である．

現在，1α, 25(OH)$_2$D$_3$の標的器官と考えられているのは，古くから知られているビタミンDの標的組織である小腸，骨組織および腎臓以外に，副甲状腺，腎尿細管細胞，膵臓のβ細胞，胎盤，神経細胞，胸腺，鳥類の輸卵管，骨髄細胞，皮膚の表皮細胞，ある種の腫瘍細胞など，きわめて多彩

[*11] 2017年9月に日本遺伝学会により示された遺伝学用語改訂の案を受け，本書では劣性→潜性ならびに優性→顕性への変更を採用することとした．

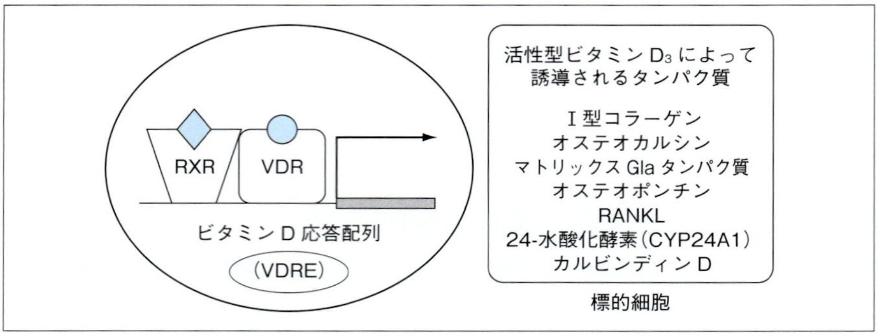

図 8-17　ビタミンDの標的細胞における 1α, 25(OH)$_2$D$_3$ の作用機序

である．これらの標的組織に対する作用としては，細胞の増殖や細胞死を抑制したり，免疫機能を制御するなど多彩な機能があげられる．

2）ビタミンD受容体の発見

1985年，パイク Pike, J.W. らのグループはニワトリの小腸からビタミンD受容体（VDR）の精製に成功した．得られたVDRは1α, 25(OH)$_2$D$_3$との親和性が非常に高かった．その後，VDRのcDNAもクローニングされ，VDRの全構造が判明した．

1α, 25(OH)$_2$D$_3$の作用機構をまとめると図8-17のようになる．ビタミンD受容体（VDR）は標的細胞の核内に存在し，9-*cis*-レチノイン酸（9-*cis*-ビタミンA酸）を結合するレチノイドX受容体（RXR）とヘテロ二量体を形成している．1α, 25(OH)$_2$D$_3$がVDRに結合すると，その複合体はDNA上のビタミンD応答配列 vitamin D responsive element（VDRE）を認識し，各種の遺伝子の転写を賦活することによってビタミンDの作用を発揮する（図8-17）．

3）ビタミンDは離乳後はじめて必須の栄養素となる

1997年，加藤茂明らは**ビタミンD受容体（VDR）ノックアウトマウス**（第1章24ページ図1-16参照）の作製に成功した．*Vdr* ノックアウトマウスは正常に生まれ，出生後も離乳までは正常マウスと同じ成長曲線で順調に成長したが，離乳直後（3週齢）から成長速度は減弱し，生後5週目には著明なくる病症状を呈するようになり，25週目には低カルシウム血症で全例死亡した．このことから，ビタミンDは授乳期には不要で，離乳後になってはじめて必須の栄養素となることが示唆された．実際，*Vdr* ノックアウトマウスでは早くも4週齢で血清カルシウムとリン酸濃度が低下しはじめ，逆に1α, 25(OH)$_2$D$_3$濃度は著しく高値を示した．7週目から**くる病**所見が顕著となり，全身にわたり脱毛現象 alopeciaが認められるようになった（図8-18）．この *Vdr* ノックアウトマウスを高カルシウム・高リン食（くる病レスキュー食）で飼育すると，骨のくる病所見は治癒したが，皮膚の脱毛現象は改善されなかった．このことから，皮膚はビタミンDの重要な標的器官であることが示唆される．また，小腸におけるカルシウム吸収にはビタミンDは必ずしも必須ではないものと考えられる．

図 8-18　高カルシウムのくる病レスキュー食で飼育した生後 50 週齢のビタミン D 受容体（*Vdr*）ノックアウトマウスの所見（ときわ会常磐病院 加藤茂明氏のご厚意による）
左：正常マウス，右：*Vdr* ノックアウトマウス
Vdr ノックアウトマウスを正常食で飼育すると，低カルシウム血症のために生後 25 週齢までに全例死亡する．ところが，高カルシウムを含有するくる病レスキュー食で飼育すると，*Vdr* ノックアウトマウスは生後 50 週齢でも元気に生存し，骨のくる病所見も回復する．しかし，全身の脱毛現象だけはレスキュー食を与えても改善されない．以上の結果は，Vdr は小腸のカルシウム吸収には必須ではないが，毛の成長には必須であることを示している．

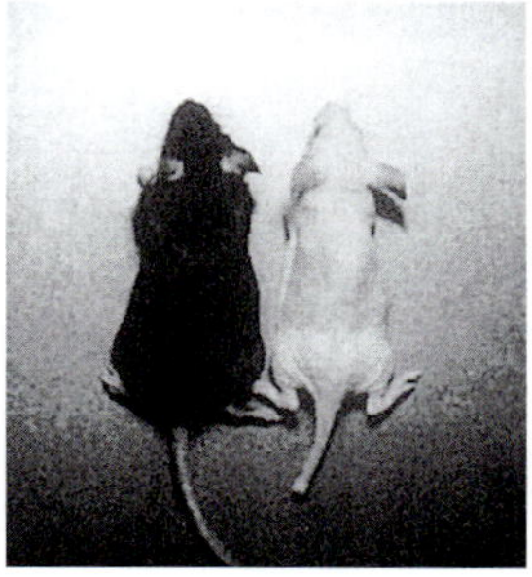

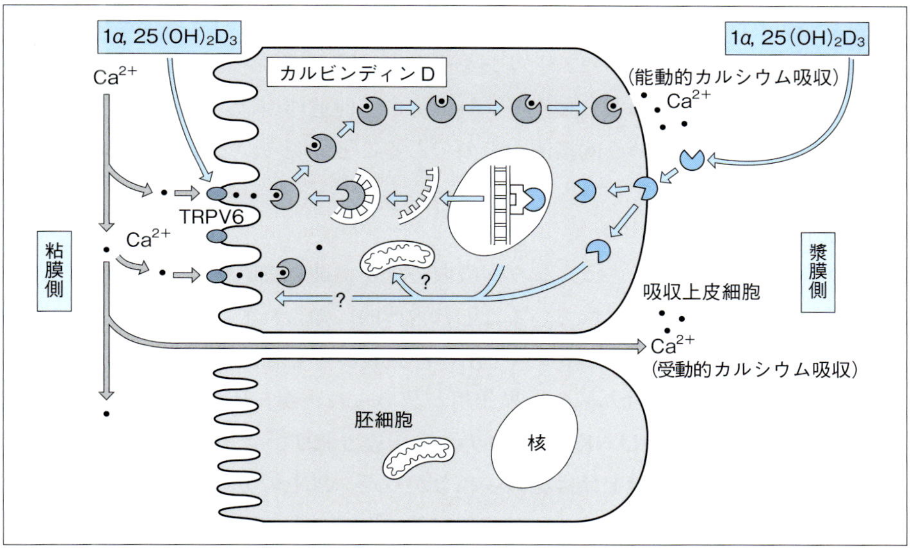

図 8-19　活性型ビタミン D の小腸におけるカルシウム吸収機構
活性型ビタミン D は，十二指腸で行われる能動的カルシウム輸送（TRPV6 とカルビンディン D が関与）と空腸・回腸で行われる受動的カルシウム輸送を促進する．

4）小腸に対する作用

食物から摂取したカルシウムは十二指腸から吸収される．小腸のカルシウム吸収に関与するビタミン D に依存して合成されるタンパク質は，**小腸のカルシウム結合タンパク質** calcium-binding protein（CaBP，現在では**カルビンディン D** とよばれている）である．その後，カルビンディン D は，小腸の吸収上皮細胞で合成され，その細胞の細胞質 cytosol に局在するタンパク質であることが判明した．カルビンディン D は小腸でのカルシウム吸収の開始に必要なのではなく，むしろカルシウム吸収の亢進に伴う細胞内 Ca^{2+} 濃度の上昇を防ぐ一種の緩衝タンパク質，あるいは細胞内で Ca^{2+} を粘膜側から漿膜側へと輸送するタンパク質として働く，という考えが有力である（図8-19）．

カルビンディン D を介する能動的カルシウム吸収は十二指腸で行われる．このとき，十二指腸上皮細胞に発現する**カルシウムチャネル（TRPV6）**が重要な役割を果たしていることが明らかにされている（図8-19）．

一方，空腸と回腸では，受動的カルシウム吸収として細胞間経路が利用されている（図8-19）．この能動的カルシウム吸収に対しても活性型ビタミンDは促進作用を有する．

5）骨組織に対する作用

(1) 骨基質タンパク質の合成促進作用

ビタミンD受容体（VDR）は，骨組織では骨芽細胞系の細胞に発現している．そして，ビタミンDは骨芽細胞における各種の特異タンパク質（オステオカルシン，マトリックスGlaタンパク質，オステオポンチン，Ⅰ型コラーゲンなど）の産生を促進する．ビタミンD欠乏動物においては骨形成障害が認められ，くる病または骨軟化症を呈する．そして，ビタミンDを補充することによりこれらの骨形成障害はすみやかに回復する．また，前述のようにビタミンD受容体遺伝子欠損マウスはくる病と同様の症状を呈し，カルシウムとリンを十分に補給することにより，正常な骨形成が起こることが明らかとなった．すなわち，ビタミンDの骨形成促進作用は，骨の石灰化に必要なカルシウムとリンを体内に取り込むという間接的なものであることが明らかとなった．

(2) 破骨細胞を介する作用

血清カルシウム値は，小腸からのカルシウム吸収のほかに破骨細胞性の骨吸収による骨組織からのカルシウム動員によっても制御されていることは古典的に知られている．このことは，破骨細胞欠損マウスである*Rank*ノックアウトマウスを用いた実験からも証明された．正常マウスにビタミンD投与を行うと，血清カルシウム値の上昇作用が認められたが，*Rank*ノックアウトマウスに活性型ビタミンDを投与しても，RANKLのシグナルは伝達されず，骨組織において破骨細胞はまったく出現せず，血清カルシウムの上昇は認められなかった．以上の実験結果より，血清カルシウム値を上昇させるためには，破骨細胞性の骨吸収が必須であることが明らかとなった．

ビタミンDの破骨細胞分化における作用機構については，ビタミンDにより骨芽細胞の細胞膜上に発現誘導されるRANKLを破骨細胞前駆細胞が認識することによって，破骨細胞が形成されることが明らかとなっている（☞199ページ参照）．また，骨吸収亢進を伴う遺伝性疾患である家族性拡張性骨溶解症および遺伝性若年性骨パジェット病の原因は，それぞれ*RANK*および*OPG*の遺伝子変異に起因することが報告され，ヒトの骨代謝においてもRANKを介する情報伝達経路が重要な役割を果たしていることが明らかとなっている．

6）腎臓に対する作用

腎臓は血清カルシウムの恒常性維持に重要な役割を果たす．血中遊離カルシウムの50％は腎臓の糸球体で濾過される．

このうち85％は受動輸送で，残り15％は能動輸送で再吸収される．この能動輸送は，腎臓の近位尿細管で行われ，活性型ビタミンDにより調節されている．腎臓の近位尿細管上皮細胞において発現するカルシウムチャネル（TRPV5）とカルビンディンDの合成は，活性型ビタミンDにより促進される（図8-19）．

参考文献

1）須田立雄，尾形悦郎ほか：ビタミンD・その新しい流れ．講談社サイエンティフィック，東京，1982．
2）岡野一年：鉱質と副甲状腺ホルモン（藤田拓男編：鉱質病–ミネラルの代謝異常）．南江堂，東京，1980．
3）藤田拓男，折茂　肇編：カルシトニン．ライフサイエンス出版，東京，1984．
4）井村裕夫，尾形悦郎ほか編：カルシウム代謝異常（最新内科学大系14）．中山書店，東京，1993，1～265．
5）西井易穂，森井浩世ほか編：カルシウムと骨．朝倉書店，東京，2001．
6）松本歯科大学大学院硬組織研究グループ：硬組織研究ハンドブック．松本歯科大学出版会，長野，2005．
7）溝口利英，高橋直之：骨細胞によるリン代謝調節機構．腎と骨代謝，**22**：281～288，2009．

引用文献

8）Brown, E.M.：Calcitropic Hormones–A New Horizon. International Bone Forum, 1995, 44～49.
9）Care, A.D. et al.：A study of thyrocalcitonin secretion by direct measurement of in vivo secretion rates in pigs. *Endocrinology*, **83**（1）：161～169, 1968.
10）Sanderson, P.H. et al.：Calcium and phosphorus homeostasis in the parathyroidectomized dog; evaluation by means of ethylenediamine tetraacetate and calcium tolerance tests. *J Clin Invest*, **39**：662～670, 1960.
11）折茂　肇：鉱質とカルシトニン（藤田拓男編：鉱質病―ミネラルの代謝異常）．南江堂，東京，1980，113．
12）Rosenfeld, M.G. et al.：Production of a novel neuropeptide encoded by the calcitonin gene via tissue-specific RNA processing. *Nature*, **304**：129～135, 1983.
13）小林　正：ビタミンDおよびその関連化合物の化学．ビタミン学［Ⅱ］（日本ビタミン学会編）．東京化学同人，東京，1980，103．
14）DeLuca, H.F.：Vitamin D（13）．Springer-Verlag, New York, 1979, 26.

第9章 唾液の生化学

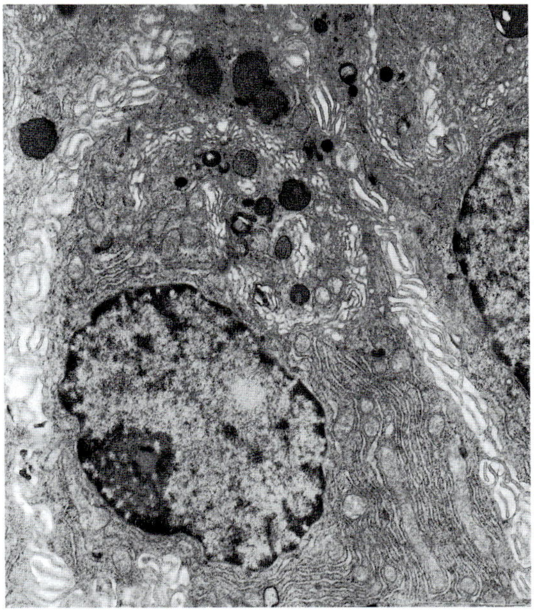

ヒト唾液分泌細胞の電子顕微鏡写真

本章のねらい

唾液腺の構造と神経支配，唾液分泌のメカニズムおよび唾液の組成と役割について学ぶ．

チェックポイント

1. 唾液腺は腺房細胞をもち，腺房細胞は漿液細胞と粘液細胞とに区別される．腺房細胞は自律神経の共同的支配を受け，交感神経刺激で粘度の高い唾液が少量分泌され，副交感神経刺激で粘度の低い唾液が多量に分泌される．
2. 腺房細胞で合成された唾液タンパク質は分泌顆粒に蓄えられ，エクソサイトーシスによって分泌される．一方，電解質は腺房細胞の細胞膜にあるイオン特異的なチャネルを経て，水はアクアポリンを経て分泌される．
3. 唾液は３つの大唾液腺（耳下腺，顎下腺，舌下腺）と多数の小唾液腺から分泌される．唾液は水が99.5%を占め，残りの0.5%が固形分である．比重は1.000〜1.010，pHは5.7〜7.1で，分泌量が増えるとpHは7.8程度にまで上昇する．
4. 糖タンパク質としてムチン，タンパク質として高プロリンタンパク質，スタテリン，ヒスタチン，さらに酵素，抗菌・抗ウイルス性タンパク質，ホルモン，サイトカインなどを含む．
5. 唾液の主たる酵素は，α-アミラーゼ，唾液ペルオキシダーゼ，リゾチーム，カーボニックアンヒドラーゼである．シスタチンはシステインプロテアーゼ阻害作用を示す．
6. 唾液の抗菌・抗ウイルス成分は，ラクトフェリン，ラクトフェリシン，分泌型IgA（sIgA），ラクトフェリン，β-ディフェンシンなどであり，上記のヒスタチン，唾液ペルオキシダーゼ，リゾチーム，シスタチンにも同様の作用がある．
7. 唾液の無機成分は，カルシウム，リン酸，ナトリウム，カリウムに加え，フッ素，塩素，臭素，ヨウ素といったハロゲン元素であり，唾液ペルオキシダーゼの抗菌作用に必要なロダンを含む．唾液中の遊離カルシウムと遊離リン酸は，中性pHではヒドロキシアパタイトに対して過飽和である．
8. 唾液のおもな緩衝系は炭酸-重炭酸系である．

表 9-1　唾液の生理的機能

①口腔内を湿潤に保ち，粘膜面や歯面を保護するとともにたえず洗浄する作用
②舌，口蓋垂の運動を円滑にし，発声を容易にする作用
③食物を潤滑にして，咀嚼，嚥下しやすくする作用
④食物中の味覚物質を溶かし，味覚感覚を助ける作用
⑤α-アミラーゼによってデンプンを消化する作用
⑥リゾチーム，唾液ペルオキシダーゼ，ラクトフェリン，分泌型 IgA，β-ディフェンシンなどによる抗菌作用や口腔粘膜の防御にかかわる作用
⑦有害物質に応答して分泌され，それらを希釈する作用
⑧炭酸 - 重炭酸系を中心とする緩衝作用により，口腔内を生理的 pH に保ち，齲蝕の発症を抑制する作用
⑨組織増殖因子，生理活性物質を分泌して口腔内の創傷治癒や炎症を制御する作用

唾液 salivaには，口腔にとって重要な生理機能がある（表9-1）.

唾液には口腔内の状態（炎症など）によりさまざまな物質が混入するだけでなく，生体の状態を反映したさまざまな物質が分泌される．このため，口腔の状況に加え，さまざまな生体情報を非侵襲的に捉えることができ，近年，幅広い研究が行われている．

I　唾液腺の構造と神経支配

唾液腺は**腺房**，**介在部**および**分泌導管**からなる（図9-1）．腺房細胞は漿液細胞と粘液細胞とに区別され，それぞれ酵素を多く含む粘度の低い唾液とムチンを多く含む粘度の高い唾液を産生する．腺房は短い管構造である介在部を経て分泌導管に連結する．分泌導管は，光学顕微鏡下で管腔側に多数の顆粒がみられる**顆粒細胞**（**顆粒管**）と基底部に密集したミトコンドリアによる線条がみられる**線条細胞**（**線条部**）からなる（図9-1）．ヒトの耳下腺は線条部のみからなるが，顎下腺は両者からなる．分泌導管はその後，**排出導管**を経て口腔内へ移行する．

唾液腺は自律神経（**交感神経**と**副交感神経**）の支配を受ける．交感神経によって粘度の高い唾液が少量分泌され，副交感神経によって粘度の低い唾液が多量に分泌される．交感神経終末からはノルアドレナリンが分泌され，腺房細胞にある**α受容体**と**β受容体**に結合し，タンパク質を中心とした分泌を促す．一方，副交感神経終末からはアセチルコリンが分泌され，**ムスカリン性アセチルコリン受容体**と結合し，水や電解質を中心とした分泌を促す．

II　唾液分泌のメカニズム

唾液分泌は，①タンパク質，糖タンパク質，免疫グロブリンなどの唾液成分の合成と腺腔への放出，②血清由来の水，電解質などの上皮細胞や細胞間隙を介した腺腔への輸送，という 2 つの過程により生じる．

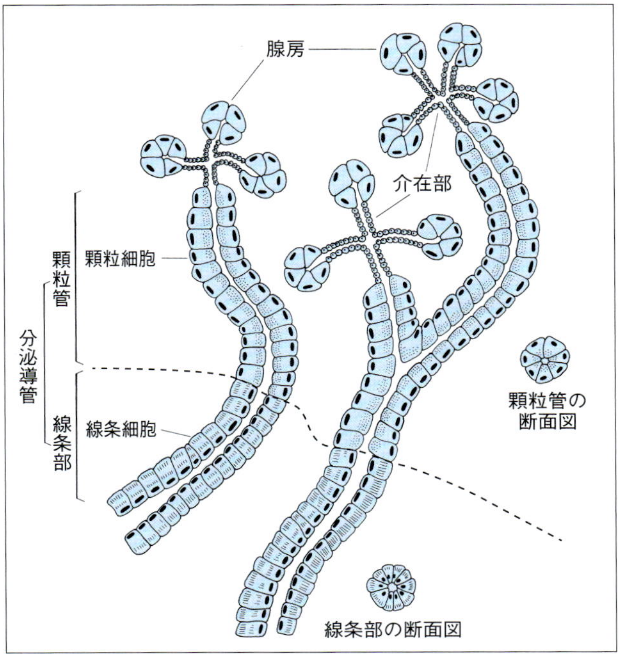

図 9-1　ラット顎下腺構造の模式図
（Lazzari, E.P. 編，1977[8] より改変）

1　タンパク質・糖タンパク質・免疫グロブリンなどの合成と分泌

1）タンパク質などの合成

腺房細胞中でのタンパク質の生合成もほかの細胞と同じように**リボソーム**上で行われる．分泌タンパク質はN末端にシグナルペプチド signal peptideとよばれるアミノ酸10〜30残基のペプチド鎖をもつ（図9-2①）．リボソーム上の**シグナル認識粒子** signal recognition particle（**SRP**）が**シグナルペプチド**を認識し結合する．SRPは約300塩基からなる細胞質RNAと6種のヘテロサブユニットからなるリボ核タンパク質複合体である（図9-2②）．形成されたリボソーム・SRP・タンパク質の複合体は**SRP受容体タンパク質**（**SR**）の存在する小胞体に移行する（図9-2③）．小胞体膜上ではシグナル配列がSRPから解離し，ペプチドは膜内にあるタンパク質通過装置である**トランスロコン** translocon の中へと進入し，同時にリボソームは小胞体に結合し**膜結合型リボソーム**となる．これがいわゆる粗面小胞体であり，タンパク質の合成が完了するまで結合する（図9-2④）．シグナルペプチドはトランスロコンの内腔側にある**シグナルペプチダーゼ** signal peptidaseによって分泌タンパク質の合成が完了する前に切断される（図9-2⑤）．

生成した分泌タンパク質は小胞体内腔へ遊離され末端部へ進む（図9-3）．この末端部（移行性要素 transitional elementとよばれる）は粗面小胞体から分離し小胞となり，ゴルジ複合体までタンパク質を運搬する．ついでゴルジ複合体から**濃縮小胞**へと分泌タンパク質の供給が持続的に行われ，タンパク質の濃縮が進むにつれて**分泌顆粒**（**チモーゲン顆粒**）へと変換され腺腔側へ移動する．ゴルジ複合体内では，糖鎖付加酵素によってタンパク質に糖鎖の付加が行われ，糖タンパク質が合成される．

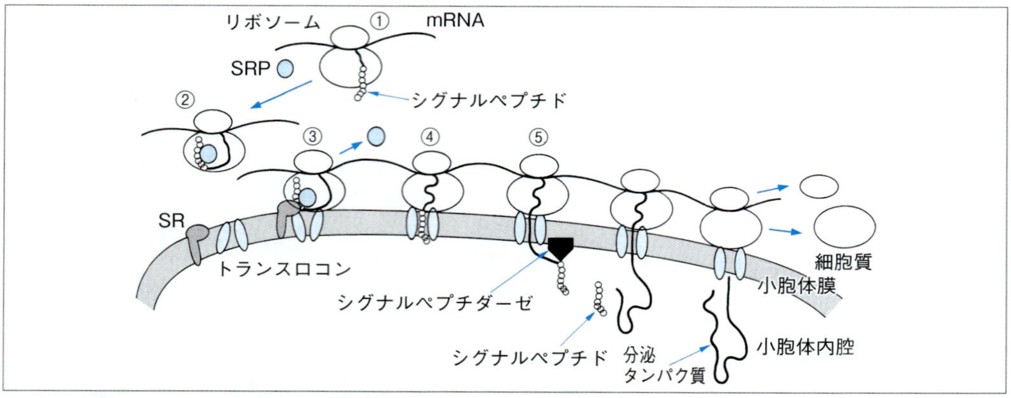

図 9-2　分泌タンパク質合成におけるシグナル説の模式図
遊離リボソームでタンパク質の合成が始まり（①），シグナル配列が出現するとシグナル認識粒子（SRP）がそれを認識し，結合する（②）．その複合体は小胞体に移行し，シグナル認識粒子受容体（SR）の作用によりシグナル配列は SRP から離れ（③），トランスロコンに進入する．同時にリボソームはトランスロコンに強く結合する（④）．小胞体の内腔に入ったシグナルペプチドはシグナルペプチダーゼにより切断される（⑤）．分泌タンパク質の合成が続き，小胞体内腔に局在化する．

2）タンパク質の分泌

タンパク質の分泌は分泌顆粒が開口することによって生じる（**エクソサイトーシス** exocytosis など）（図9-3）．その過程は，ノルアドレナリンが交感神経 β 受容体を刺激し，**Gタンパク質**の活性化を介して**アデニル酸シクラーゼ** adenylate cyclase（**AC**）を活性化することに始まる（図9-4）．AC の活性化は細胞内**cAMP**濃度の上昇をもたらし，cAMP は**cAMP依存性プロテインキナーゼ** proteinkinase A（**PKA**）を活性化する．活性化されたPKAは目的とするタンパク質を**リン酸化**し，エクソサイトーシスを誘導する．しかし，タンパク質のリン酸化による分泌機構はまだ十分に解明されていない．

主要な唾液免疫グロブリンである**分泌型IgA**（**sIgA**）（☞242ページ参照）は，唾液腺の結合組織中に移動定着した形質細胞によって合成され，**経細胞分泌**（**トランスサイトーシス** transcytosis）によって分泌される．

大量のタンパク質が分泌された後，腺腔は安静時に比べて著しく拡大・伸展している．伸展された腺腔膜の一部は**エンドサイトーシス**[*1]によって再び細胞質中へ取り込まれ，1つは直接に（図9-3A），もう1つはリソソームを介して（図9-3B），ゴルジ複合体へ運ばれ再利用される．

2　水・電解質の分泌

一方，水と電解質の分泌は，腺房細胞細胞膜にあるイオン特異的なチャネル channel の開口によって生じる．その過程は，アセチルコリンがムスカリン受容体に結合し，**Gタンパク質**の活性化を介して**ホスホリパーゼC** phospholipase C（**PLC**）を活性化することに始まる（図9-4）．PLC は

エンドサイトーシス[*1]
一般的には細胞膜の突出または陥入によって生じる小胞を介して，細胞が外環境から種々の物質を取り込む現象をいう．

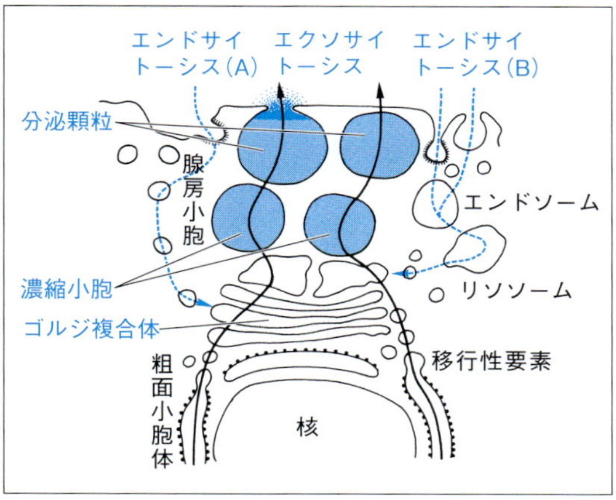

図 9-3　タンパク質分泌機構の模式図
生成したタンパク質は粗面小胞体の末端部（移行性要素）で小胞となり，ゴルジ複合体へ移動する．ゴルジ複合体で濃縮小胞へ移行し，タンパク質の濃縮が進むにつれて分泌顆粒となる．分泌顆粒は腺腔側へ移動し，内容物が腺腔へ放出される（エクソサイトーシス）．大量のタンパク質が分泌され伸展した腺腔膜の一部はエンドサイトーシスによって再び細胞質中へ取り込まれ，１つは直接に（A），もう１つはリソソームを介して（B）ゴルジ複合体へ運ばれ再利用される．

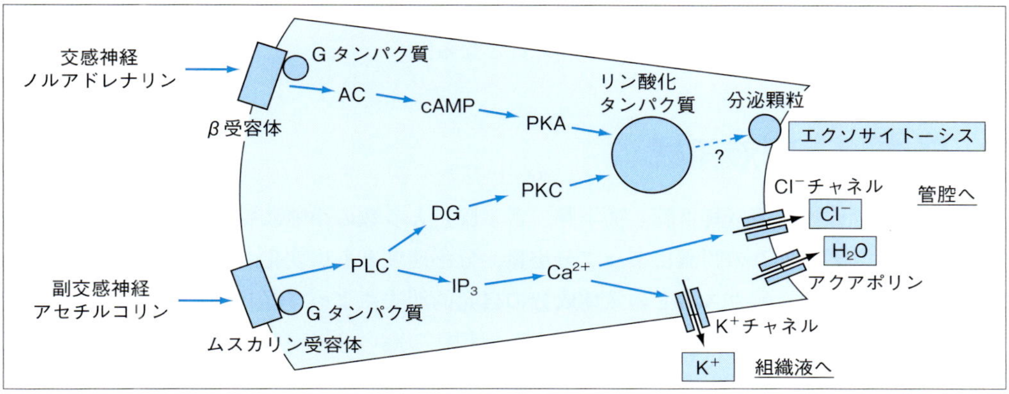

図 9-4　唾液腺腺房細胞の水，電解質分泌機構の模式図
タンパク質分泌は，おもに交感神経β受容体刺激に始まる一連の反応，すなわちGタンパク質の活性化，アデニル酸シクラーゼ（AC）の活性化，細胞内cAMP濃度の上昇，cAMP依存性プロテインキナーゼ（PKA）の活性化，目的とするタンパク質のリン酸化を経た，エクソサイトーシスによる．一方，水と電解質の分泌は，副交感神経ムスカリン受容体刺激に始まる一連の反応，すなわちGタンパク質の活性化，ホスホリパーゼC（PLC）の活性化，イノシトール三リン酸（IP_3）とジアシルグリセロール（DG）の生成，IP_3による細胞内Ca^{2+}濃度の上昇を経て，Cl^-チャネルとK^+チャネルの開口による．DGもプロテインキナーゼC（PKC）を活性化する．水はアクアポリンを通って移動すると考えられている．

イノシトール三リン酸（IP_3）と**ジアシルグリセロール（DG）**を生成し，IP_3は細胞内Ca^{2+}濃度を上げ，DGはCa^{2+}濃度の上昇とともに**プロテインキナーゼC** proteinkinase C（**PKC**）を活性化する．上昇したCa^{2+}は腺房細胞の腺腔側細胞膜に存在する**Cl^-チャネル**と基底側細胞膜に存在する**K^+チャネル**を開き，Cl^-は腺腔へ，K^+は組織液へ移動する．この結果，唾液中のCl^-は増加し，増加したCl^-はNa^+を誘引する．PKCはPKAよりも弱いがタンパク質の開口分泌を促進する．水は腺房部の腺腔側細胞膜に存在するチャネルタンパク質**アクアポリン**[*2] aquaporinを通って腺腔に移動すると考え

アクアポリン[*2]
細胞膜での水の選択的な輸送にかかわる６回膜貫通型の構造をもったチャネル機能をもつ糖タンパク質で，現在12種のホモロジータンパク質が同定され，組織特異的に発現していることが知られている．唾液腺や涙腺ではおもにアクアポリン５が関与している．アクアポリン５をノックアウトしたマウスでは，唾液分泌が約60%減少することが報告されている．

られている．近年，アクアポリンの性質がしだいに明らかになり，口腔乾燥症の遺伝子治療の研究へと進んでいる．

3 安静唾液と刺激唾液

安静時の唾液分泌は主として副交感神経刺激によって生じ，腺房細胞でタンパク質と水の少ない電解質が分泌され，線条部導管を通過中にNa^+と少量の水が吸収され，K^+が分泌される．したがって，安静時の唾液は水が少なく，K^+がNa^+より高く，高タンパク質となる．

口腔内へ食物が取り込まれると，それが刺激となり，**食事性反射唾液分泌**が始まる．この応答には交感，副交感の両神経が関与するが，おもに副交感神経が作用する．分泌量は安静時の10倍にも達する．副交感神経の興奮により線条導管に分布する動脈，毛細血管網が拡張し，局所の血圧上昇をもたらす結果，導管上皮細胞を介して水，Na^+，Cl^-が大量に分泌される．交感および副交感神経刺激により腺房細胞から多量のタンパク質とNa^+が大量の水とともに分泌される．その結果，分泌される唾液は，水が多く，高Na^+，高タンパク質となる．

III 唾液腺と唾液組成

唾液は，３つの大唾液腺（耳下腺，顎下腺，舌下腺）と多数の小唾液腺から分泌され，それぞれの組成は異なるうえ，種々の刺激によって分泌量，分泌速度ともに変化する．さらに，口腔細菌による唾液成分の分解や炭酸ガスなどの気体成分の自発的消失によって経時的に変化する．このため唾液の一般的組成についての研究は難しい．より信頼性の高いメイソン Mason, D. K.などによるデータを表9-2に示す．

唾液分泌速度は24時間周期で変化し，午後３時頃に最大値を示す．唾液分泌速度は，安静時で0.3～0.4 mL/分，刺激時で1.0～3.0 mL/分であり個人差が大きい（表9-2）．１日の**分泌量**は多くの成書には１～1.5 Lと記載されているが，個人差が大きく，同一個人であっても体温，血圧，体液量，季節などで変化する．

唾液は水が99.5％を占め，残りの0.5％が**固形分**である．**比重**は1.000～1.010，pHは5.7～7.1で，分泌量が増えると比重が増し，pHは7.8程度にまで上昇する．**浸透圧**は血液の1/2～3/4である．

唾液の粘度は大唾液腺から分泌される唾液の割合によって変動する．耳下腺は腺房細胞として漿液腺細胞のみをもち，ムチンをまったく含まず粘度の低い**漿液性唾液**を分泌する．これに対し，舌下腺は，腺房細胞として主として粘液腺細胞をもち，ムチンを含み粘度の高い**粘液性唾液**を分泌する．顎下腺は腺房細胞として漿液腺，粘液腺細胞の両方をもち，漿液性および粘液性唾液の両方を分泌する．小唾液腺である口蓋腺は粘液腺であり，とくに上顎の義歯の維持に関与する．

表 9-2　ヒト混合唾液の組成

		安静時		刺激時	
		平均±SD	範　囲	平均±SD	範　囲
分泌速度（mL/分）			0.3～0.4		1.0～3.0
pH			5.7～7.1		～7.8
有機質 (mg/100mL)	タンパク質		140～640	280	180～420
	アミノ酸			4	
	アミラーゼ	38±8（SE）			
	リゾチーム			11±13	0.4～63
	分泌型IgA	19			
	IgG	1.4			
	IgM	0.2			
	グルコース	1.0±0.9		1.0	0.4～3.1
	クエン酸			0.08	0～2.1
	乳酸				0.5～0.9
	アンモニア			7	1～12
	尿素	19±15	14～75	13	0.6～29
	尿酸	1.5	0.5～2.9	3	1.7～21
	クレアチニン	0.01	0.004～0.008		
	コレステロール	0.02	0.007～0.13		
無機質 (mg/100mL)	ナトリウム	14±1.1（SE）		61±27	
	カリウム	84±4.7（SE）		77±15	
	ロダン				
	喫煙者	7.6	4.8～11.2		
	非喫煙者	2.0	1.0～2.9		
	カルシウム	6.3±0.24（SE）		5.9±0.16（SE）	
	リン	19±1.9（SE）			
	塩素	62±5.0（SE）		103±31	
	フッ素（ppm）	0.03±0.01	0.010～0.057	0.01±0.005	0.005～0.023

SD：標準偏差，SE：標準誤差
（Mason, D.K. & Chislolm, D.M., 1975[9)]）

Ⅳ　唾液の有機組成

1　タンパク質

ヒト唾液中には50種を超えるタンパク質が存在している．タンパク質含量は140～640 mg/100 mLと幅がある．ほかの分泌腺と類似した成分（α-アミラーゼやリゾチームのような酵素や分泌型IgAなど）とともに，唾液に特徴的な成分（高プロリンタンパク質や高プロリンペプチド，スタテリンなど）がある．これらのタンパク質をコードする遺伝子の多くに多型[*3]があること，さらに分泌過程でペプチドに分解されることから，唾液中には多種多様のタンパク質，ペプチドが存在する．表9-3には唾液とその他の分泌液に含まれるタンパク質成分を示す．

遺伝子多型[*3]
同一種に属する生物であっても個々のゲノム塩基配列は多種多様であり，その変異は表現型に病的影響を与える場合と与えない場合がある．病的影響を与えない遺伝子変異を遺伝子多型といい，とくに人口の1％以上の頻度で存在する場合をいうことが多い．

表 9-3　唾液とその他の分泌液中のタンパク質成分

タンパク質	唾　液	涙　液	鼻粘液	気管粘液	血　漿
ムチン	++++	+	++++	++++	−
酸性高プロリンタンパク質	++++	−	−	−	−
アミラーゼ	++++	+	+	+	+
塩基性高プロリンタンパク質	+++	−	+	+	−
塩基性高プロリン糖タンパク質	+++	−			−
分泌型IgA	+++	++++	++++		−
シスタチン	++	+	+		++
スタテリン	++	+	+	+	
IgG	+	+	+	+	++++
ヒスタチン	+	−	−	−	−
リゾチーム	+	++++	++++	++++	+
カリクレイン	+		+		+
ラクトフェリン	+	++++	++++	++++	+
ペルオキシダーゼ	+	+			
ハプトコリン	+	+	+		+
IgM	+	+	+	+	++
アルブミン	+	+	+	+	++++

−：検出できず，＋：全タンパク質の1%以下，++：1～5%，+++：5～15%，++++：15%以上，無印：測定していない

（Schenkels, L.C. et al., 1995[10] より改変）

1）糖タンパク質

（1）ムチン

唾液は独特の粘性と潤滑性をもつ．これは顎下腺，舌下腺および小唾液腺の粘液腺細胞から分泌される**ムチン** mucinという糖タンパク質に由来する．ムチンはコアタンパク質のセリンまたはトレオニン残基におもにO-グリコシド結合で多数の糖鎖が結合した巨大分子であり，糖鎖の側鎖に硫酸基，末端にシアル酸をもつものが多い．硫酸基やシアル酸（N-アセチルノイラミン酸）のカルボキシ基は糖タンパク質に強い負の荷電を与えるため，ムチン分子は互いに電気的に反発し，巨大分子であっても唾液中に溶解できる．口腔細菌がもつ**ノイラミニダーゼ** neuraminidase（**シアリダーゼ** sialidase）によってシアル酸が除かれると，ムチンは電気的反発を失い，歯表面などに沈着する．

唾液ムチンには高分子量ムチンMG1と低分子量ムチンMG2の２種類がある．MG1の分子はサイズ4,000 kDa以上であり，分子の約78%が糖，15%がタンパク質，７%が硫酸基からなる．*MUC5B*遺伝子*4にコードされている．一方，MG2の分子サイズは150～180 kDaであり，約30%がタンパク質，68%が糖，1.6%が硫酸基である．主として*MUC7*遺伝子*4にコードされている．

唾液ムチンは糖鎖の占める割合が高いため保水性と潤滑性に優れ，口腔粘膜と歯表面を物理的に保護できる．糖鎖の存在によってタンパク質分解酵素に対しても強い抵抗性を示す．MG1の糖鎖の１つとして血液型物質（A，B抗原およびO抗原）がある．その活性は赤血球の約100倍も高いた

***MUC5B*と*MUC7*遺伝子*4**

ムチンは動物の口腔から腸管までの消化管，気道，子宮などの粘膜にみられる粘性の糖タンパク質であり，粘膜に潤滑性を与え，また外界から保護する役割を果たしている．2010年現在，ヒトでは18種類のムチン遺伝子*MUC*が報告されており，その種類により番号が付されている．11種類の膜結合型ムチン，７種類の分泌型ムチンが知られており，唾液中のムチンをコードする*MUC5B*や*MUC7*遺伝子の産物はともに分泌型ムチンである．

め，食器やタバコの吸殻に残された唾液で十分に血液型が判定でき，法医学分野で利用されている．MG2は高い細菌凝集能活性をもち，細菌の侵入に対するバリアとして働く．MG1も細菌凝集能をもつがMG2よりも低い．

（2）その他の糖タンパク質

18〜20 kDaの酸性糖タンパク質で，顎下腺の漿液腺細胞から分泌される耳下腺外糖タンパク質 extra-parotid glycoprotein（EP-GP）がある．アパタイトへの結合や口腔細菌との結合が報告されているが機能は不明である．また，ビタミンB_{12}結合性の酸性糖タンパク質としてハプトコリン haptocorrinが血清中の3倍の濃度で存在する．このタンパク質は粘液性の腺房細胞あるいは導管細胞に由来し，ビタミンB_{12}を介した口腔細菌への防御作用との関連が示唆されている．

2）唾液に特徴的なタンパク質およびペプチド

（1）高プロリンタンパク質

高プロリンタンパク質 proline-rich protein（**PRP**）は唾液に固有なタンパク質であり，耳下腺からは酸性PRPと塩基性PRPが，顎下腺からは酸性PRPが分泌される．

酸性PRPは遺伝子*PRH1*と*PRH2*にコードされており，いずれも多型を示し，また分泌過程でいくつかのペプチドに切断されるため，唾液中には種々の大きさのペプチドが存在する．図9-5に示したPRH1のC末端の44個のアミノ酸が切断されたものはPRP3といわれる．これらはいずれもプロリン，グリシンおよび酸性アミノ酸含量が高く，Gly-$(Pro)_2$-$(Gln)_2$-$(Gly)_2$および$(Pro)_4$-Gln-Glyが繰り返し構造を示す．これらペプチドは後述のスタテリンと同じようにカルシウムとの結合能が高く，アパタイトに対し強い吸着能を示し，唾液中におけるアパタイト形成阻害能や歯石形成阻害能をもつことが知られている．このため，唾液中のカルシウム濃度が維持され，再石灰化（☞第11章283ページ参照）に関与すると考えられている．

塩基性PRPは遺伝子*PRB1, 2, 3, 4*によりコードされ，これも遺伝子の多型と分泌過程でのペプチドへの切断により，唾液中には多くのペプチドとして検出される．Lys-Pro-Gly-$(Pro)_4$-Glyおよびこれと類似した配列が繰り返し構造を示す．その機能として唾液への潤滑性の付与，口腔細菌や食事中のタンニン誘導体との結合による毒性の中和などが知られている．

高プロリンタンパク質や以下に述べるスタテリン，シスタチンはいずれもセリン残基がリン酸化したリンタンパク質であり，機能の発現にはそのリン酸化が必須である．唾液腺にはカゼインキナーゼやその他のプロテインキナーゼが存在するが，リン酸化の調節機構は明らかではない．

（2）スタテリン

スタテリン statherinは唾液固有のペプチドの1つであり，遺伝子*STATH*にコードされるチロシン残基に富む（16.3%）酸性ペプチドである．このペプチドは図9-5に示すようにアミノ酸43残基からなり，分子量5,380で，N末端側1/3に極性の高いアミノ酸が集中し，これに対しC末端側2/3は疎水性のアミノ酸が多い．上述の酸性PRPと同じように，アパタイトに対して強い吸着能を示し，ペリクル（☞第10章250ページ）の形成やエナメル質表層の再石灰化（☞第11章283ページ参照）に関与すると考えられている．また，唾液中で過飽和な状態にあるカルシウムとリン酸の両イオンが塩として析出するのを抑制する作用が示唆されている．

A

PCA-Asp-Leu-Asp-Glu-Asp-Val-Ser(PO_3^{2-})-Gln-Glu-Asp-Val-Pro-Leu-Val-
Ile-Ser(PO_3^{2-})-Asp-Gly-Gly-Asp-Ser-Gln-Glu-Phe-Ile-Asp-Glu-Glu-Arg-
Gln-Gly-Pro-Pro-Leu-Gly-Gly-Gln-Gln-Ser-Gln-Pro-Ser-Ala-Gly-
Asp-Gly-Asn-Gln-Asn-Asp-Gly-Pro-Gln-Gln-Gly-Pro-Pro-Gln-Gln-
Gly-Gly-Gln-Gln-Gln-Gln-Gly-Pro-Pro-Pro-Pro-Gln-Gly-Lys-Pro-
Gln-Gly-Pro-Pro-Gln-Gln-Gly-Gly-His-Pro-Pro-Pro-Pro-Gln-Gly-
Arg-Pro-Gln-Gly-Pro-Pro-Gln-Gln-Gly-Gly-His-Pro-Arg-Pro-Pro-
Arg-Gly-Arg-Pro-Gln-Gly-Pro-Pro-Gln-Gln-Gly-Gly-His-Gln-Gln-
Gly-Pro-Pro-Pro-Pro-Pro-Pro-Gly-Lys-Pro-Gln-Gly-Pro-Pro-Pro-
Gln-Gly-Gly-Arg-Pro-Gln-Gln-Pro-Pro-Gln-Gly-Gln-Ser-Pro-Gln-

B

Asp-Ser(PO_3^{2-})-Ser(PO_3^{2-})-Glu-Glu-Lys-Phe-Leu-Arg-Arg-Ile-Gly-Arg-Phe-Gly-
Tyr-Gly-Tyr-Gly-Pro-Tyr-Gln-Pro-Val-Pro-Glu-Gln-Pro-Leu-Tyr-
Pro-Gln-Pro-Tyr-Gln-Pro-Gln-Tyr-Gln-Gln-Tyr-Thr-Phe

図 9-5　唾液固有のタンパク質の一次構造

A：高プロリンタンパク質 PRP-1（PCA pyrrolidonecarboxylic acid）

PRP-2 は 50 番のアミノ酸残基が Asp，PRP-3 は 106 番のアミノ酸残基が C 末端となる．

PRP-4 は PRP-2 の 106 番のアミノ酸残基が C 末端となる．

（Hay,D.I. et al.,1988[11]）

B：スタテリン

（Sabatini,L. M. et al.,1993[12]）

（3）ヒスタチン

ヒスタチン histatinは唾液にのみ検出されるヒスチジンに富むタンパク質である．遺伝子*HTN1*にコードされるヒスタチン１（38アミノ酸）と遺伝子*HTN2*にコードされるヒスタチン３（32アミノ酸）の２種類からなり，おもに耳下腺から分泌される．ヒスタチン１のC末端側26残基をヒスタチン２という．ヒスタチン３は分泌過程でペプチドへ分解されるため，多くのヒスタチンペプチド（ヒスタチン４～12）が唾液中に生じる．なかでもヒスタチン５は真菌であるカンジダの膜に結合することで強い抗真菌作用を示す．また，歯周病原細菌（*Porphyromonas gingivalis*）の分泌するトリプシン様プロテアーゼ活性を阻害するなど，ある種の口腔細菌に対する抗菌作用を示す．

3）唾液中のおもな酵素とその関連因子

（1）アミラーゼ

耳下腺，顎下腺唾液に含まれるアミラーゼは**α-アミラーゼ**に属し，デンプンのα-1,4-グリコシド結合を加水分解する．デンプンの成分の１つ**アミロース**に作用するとマルトースとグルコースを生成し，もう１つのデンプン成分である**アミロペクチン**や**グリコーゲン**に作用するとマルトースやグルコースのほか，α-1,6結合をもつオリゴ糖も生成する．アミラーゼ酵素タンパク質には糖が付加されており，電気泳動上で多様性を示す．アミラーゼはアパタイトへの強い吸着はないが，ある種の口腔細菌の凝集にかかわる．イヌ，ネコ，ウマの唾液中にはアミラーゼはない．

（2）唾液ペルオキシダーゼ

唾液ペルオキシダーゼはかつてラクトペルオキシダーゼといわれていた，プロトヘムを含む約80 kDaの糖タンパク質である．唾液中には白血球由来の酵素も存在するが，唾液ペルオキシダーゼは主として耳下腺腺房細胞由来である．ペルオキシダーゼは，H_2O_2の存在下で**ロダン**（**チオシアン酸イオンSCN**$^-$）を酸化し，不安定な抗菌因子である**ヒポチオシアンイオン**（**OSCN**$^-$）*5を生成する．ペルオキシダーゼはエナメル質表面に強く結合し，結合後も活性を持続するため歯面への付着細菌

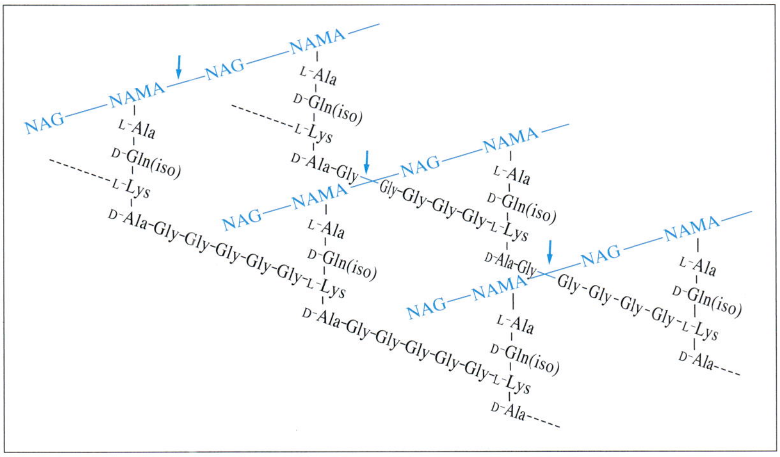

図 9-6　ペプチドグリカンの三次元構造
NAMA：N-アセチルムラミン酸，NAG：N-アセチルグルコサミン，矢印：リゾチームの作用部位

に対する防御機構の1つと考えられている．

(3) リゾチーム（ムラミダーゼ）

リゾチーム lysozymeは塩基性タンパク質からなる酵素で，腺房細胞や導管細胞に由来する．唾液のほか，涙，鼻汁などの分泌液や卵白に多量に存在する．細菌細胞壁を構成するペプチドグリカンの構成単位N-アセチルムラミン酸とN-アセチルグルコサミン間のβ-1, 4結合を加水分解することからムラミダーゼともよばれ，溶菌効果を発揮する（図9-6）．

ペプチドグリカンは粘膜細胞やアパタイトに結合し，さらに補体系の活性化を介した起炎活性をもつが，完全に加水分解されると起炎性を失う．中性pHで強い正の電荷をもつリゾチームは，アパタイトに結合することでペプチドグリカンを介した細菌のアパタイト付着を阻止したり，起炎性を阻害していると考えられている．

(4) カーボニックアンヒドラーゼⅥ

カーボニックアンヒドラーゼ carbonic anhydraseは，ヒスチジンに富む亜鉛結合タンパク質である．味蕾の発育と味覚の発現にかかわるとして発見されたガスチン gustinはカーボニックアンヒドラーゼVI*6であった．この酵素は$CO_2+H_2O \rightleftarrows H^++HCO_3^-$の反応を触媒し，炭酸脱水酵素，炭酸デヒドラターゼともいわれる．漿液性腺細胞から分泌され，その酵素作用によりHCO_3^-を産生し，口腔内での炭酸－重炭酸緩衝系を構成する．ペリクルやプラーク中で酸を中和することで齲蝕予防に貢献すると考えられている．また，カルシウム析出の抑制，口腔細菌の凝集抑制などにもかかわる．

ヒポチオシアンイオン*5
唾液ペルオキシダーゼによって$SCN^- + H_2O_2 \rightarrow OSCN^- + H_2O$の反応を経て生じる．唾液由来のロダン（$SCN^-$）と口腔細菌が産生する$H_2O_2$を基質として合成された$OSCN^-$は，口腔細菌の解糖系酵素を阻害することで酸産生を抑制し，齲蝕予防に貢献していると考えられている．

カーボニックアンヒドラーゼⅥ*6
カーボニックアンヒドラーゼは多くのアイソザイムが組織特異的に発現しており，VI型は唾液のほか，乳汁，鼻粘液に存在するのみならず，気管粘膜からも分泌され粘膜保護の機能を担っている．また，破骨細胞や破歯細胞ではプロトン（H^+）の産生を担っており，硬組織の無機質の溶解に関わっている（☞第7章194ページ参照）．

(5) その他の酵素

唾液腺由来の酵素として，**カリクレイン**，**リボヌクレアーゼ**，**グルコース-6-リン酸脱水素酵素**，**アルギナーゼ**，**コリンエステラーゼ**，**アデノシントリホスファターゼ**，**エラスターゼ**などがある．カリクレインは血液凝固にかかわるセリンプロテアーゼであるが，唾液腺の局所的な血流調節や唾液中の高プロリンタンパク質の切断，細胞増殖因子のプロセシングなどの機能が報告されている（☞第12章310ページ参照）．口腔細菌あるいは白血球に由来する酵素として**カタラーゼ**，**アルカリホスファターゼ**，**酸性およびアルカリピロホスファターゼ**，**酸性ホスファターゼ**，**乳酸脱水素酵素**などが知られている．

(6) シスタチン

シスタチン[*7] cystatinは**システインプロテアーゼ阻害タンパク質**であり，シスタチンファミリーⅡの遺伝子*CST1*～*5*にコードされるシスタチンSN，SA，C，S，Dの５種のタンパク質からなる．ヒトではS，SA，SNがおもな成分である．細菌やウイルス由来のシステインプロテアーゼ，白血球のリソソーム酵素カテプシンLなどを阻害することにより歯周組織などの粘膜の破壊を抑制する機能をもつ．アパタイトへの結合によるペリクルの形成にも関与していると考えられている．

4）抗菌性，抗ウイルス性タンパク質

(1) ラクトフェリン

鉄結合塩基性タンパク質で漿液性腺房細胞や好中球で合成される**ラクトフェリン** lactoferrinは，分子量76,000の１本のポリペプチド鎖からなり，１分子あたり２原子のFe^{3+}（三価鉄イオン）と２分子のCO_3^{2-}（炭酸イオン）と結合する．この点，血漿の鉄運搬タンパク質であるトランスフェリンとよく似ている．大部分のラクトフェリンは鉄を含まない**アポラクトフェリン**として分泌され，細菌から鉄を奪うことで細菌の生育を阻止する．*Streptococcus mutans*を含む多くの細菌に有効であることが知られている．

(2) ラクトフェリシン

ラクトフェリンのN末端の塩基性アミノ酸に富むペプチドは**ラクトフェリシン** lactoferricinといい，グラム陰性細菌表層のリポ多糖 lypopolysaccharide（LPS）と結合することで細菌の細胞膜の透過性を増し，殺菌作用を発揮する．

(3) 分泌型 IgA secretory IgA（sIgA）

唾液中には３つの免疫グロブリン，**分泌型 IgA（sIgA）**，**IgG**および **IgM**が存在する．分泌型 IgAがその主体であり，刺激耳下腺唾液や全唾液中の濃度は平均6 mg/dLと唾液全タンパク質の約３％に相当する．これに対し，IgG，IgMは分泌型IgAの約1/10である．ここではsIgAについて簡単に述べる．

B細胞が分化した抗体産生細胞（形質細胞）からつくられたIgAは，J鎖により二量体を形成する．二量体は上皮細胞内を通過して管腔へ分泌される過程で，腺房細胞の産生する**分泌部分** secretory

---

シスタチン[*7]
植物から動物まで広く存在し，生理的に細胞内タンパクの分解や骨のリモデリング，抗原提示，細菌感染防御などにかかわっている．唾液のシスタチンはそのなかの分泌型の一部である．

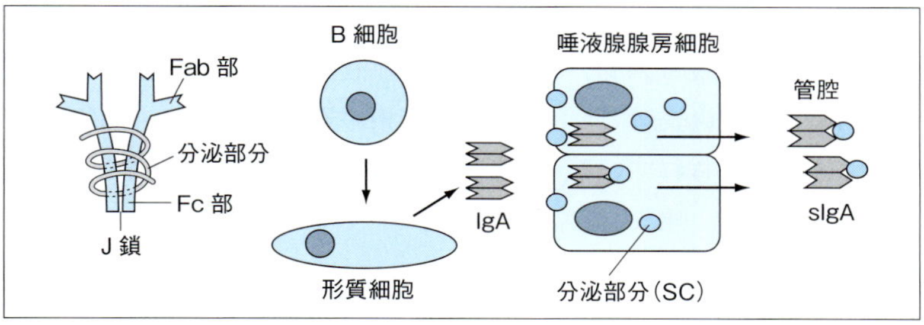

図 9-7　分泌型 IgA の構造とその分泌

component（**分泌成分**，**分泌片**あるいは**転移片** transport piece）というポリペプチドによって束ねられ，sIgA となる（図9-7）．

IgA は分泌型になると酵素作用を受けにくくなり，容易に破壊されず長期間にわたり機能する．sIgA はほかの唾液タンパク質と協同して細菌やウイルスを凝集して粘膜への付着を防ぎ，嚥下によってこれらを除去する作用をもつ．さらに，口腔をはじめ気道，食道，腸管の粘膜表面には多量の sIgA が存在しており，微生物や異物を結合させることで，粘膜を経て生体内に侵入することを阻止する．このように sIgA は感染に対する最初の防波堤であり，局所免疫（これを粘膜免疫という）の主役をなしている．sIgA は初乳中にも大量に含まれており，新生児の感染防御に重要な役割を果たしている．

（4）β-ディフェンシン

β-ディフェンシン[*8] β-defensin は塩基性ペプチドであり，唾液腺のほか，気管，口腔を含む消化管などの粘膜上皮細胞から分泌される．*DEFB1* をはじめ複数の遺伝子にコードされているが，多型が多い．**細菌**，**真菌**，**ウイルス**に対して活性をもつ．大部分のディフェンシンは，**微生物の細胞膜**と結合し細胞膜に欠損をつくることで微生物を不活化する．

（5）抗ウイルス因子

唾液にはさまざまなウイルスの侵入に対する防御因子が存在する．口腔内のヒト免疫不全ウイルス-1 human immunodeficiency virus-1（HIV-1）は生殖器粘膜や血液に比較してもきわめて少なく，口腔を介した HIV-1 の感染も少ない．これは，ウイルス選択的な IgG 抗体やムチン，高プロリンタンパク質，トロンボスポンジン-1 の HIV-1 への凝集作用によると考えられている．また，シスタチンにも抗ウイルス作用がみられる．**分泌性白血球プロテアーゼ阻害因子** secretory leukocyte protease inhibitor（**SLPI**）は粘膜細胞から分泌される抗 HIV-1 タンパク質であり，セリンプロテアーゼを阻害する．SLPI は HIV-1 の T 細胞への感染を抑制するが，その作用機構はまだ明らかではない．

（6）その他の抗菌成分

すでに述べたようにヒスタチン，唾液ペルオキシダーゼ，リゾチーム，シスタチンも抗菌効果を示す．

β-ディフェンシン[*8]
好中球などの免疫系の細胞も，細胞に取り込んだ細菌などの異物を不活性化するために細胞内部にディフェンシンをもつ．免疫系細胞のもつものは α-ディフェンシンという．

5）その他の血清由来成分

唾液は血清由来のアルブミンを含み，唾液全タンパク質の約１％を占める．唾液中のアルブミンは，口腔粘膜や歯表面における気相と液相の界面に存在し，唾液タンパク質の構造の安定化に寄与していると考えられている．また，血清由来の亜鉛-α2-糖タンパク質 zinc-α2-glycoprotein も見出されているが，唾液中での機能は明らかではない．

2 低分子有機物質

唾液中には**アミノ酸**，**糖質**，**サイクリックヌクレオチド**，**脂質**，**尿素**など低分子の有機物質が含まれるが，その多くは血液由来であり，唾液中のこれらの濃度は全身の状態を反映すると考えられる．そのため，グルコース（糖尿病），尿素（腎不全），尿酸（痛風），ビリルビン（肝障害）などが，唾液を用いた非侵襲的な臨床検査として試みられている．同様に，種々の投与薬剤の血中濃度モニターとして唾液中濃度の測定が注目されている．しかし，前述のように唾液成分は変動が大きいことから，臨床的解釈には十分な注意が必要である．そのほか，唾液中にはトロンボプラスチンなどの血液凝固因子，コリン，ヒスタミン，ビタミン（ビタミンB群，ビタミンC，ビオチン，ビタミンK）が少量ではあるが見出されている．

3 ホルモン

唾液中には，ステロイドホルモンである**エストロゲン**，**テストステロン**（**アンドロゲン**）とそれらの前駆物質である**17α-ヒドロキシプロゲステロン**と**プロゲステロン**が存在し，血清中濃度と密接に関係する．また，17α-ヒドロキシコルチコステロイド（コルチゾールやコルチゾン）が耳下腺および顎下腺唾液中に分泌され，血清中濃度と高い相関性を示す．このため，唾液中の濃度を測定することで，患者に採血によるストレスを与えることなくストレス程度を推定することや，副腎皮質機能を評価することが試みられている．

後天性免疫不全症候群 acquired immune deficiency syndrome（AIDS）や副腎機能亢進症では唾液中のコルチゾールは高値となり，カンジダの口腔粘膜感染への感受性が高まる．また，唾液中のエストロゲンは妊娠や性周期により変動し，歯肉炎や歯周炎の発症ともかかわる．

4 サイトカイン

2,000年以上も前のギリシャ時代から唾液が創傷の治癒に深くかかわることがわかっていた．1962年にコーエン Cohen, S. らはマウスの顎下腺から，新生仔の開眼と切歯の萌出を促進し，マウスの成長や細胞の増殖を促進する因子を見出した．この因子は**上皮増殖因子** epidermal growth factor（**EGF**）と名づけられた．Cohenはこの発見によって1986年にノーベル賞を受賞した．このように細胞が分泌するタンパク質性因子で分子量の比較的小さなものをサイトカインとよぶ．サイトカインは，当初，炎症にかかわる分子として考えられていたが，現在では，周りの細胞や自己の細胞に，増殖促進や分化，成長などの作用を及ぼす因子と捉えられている（☞第12章314ページ参照）．その後，唾液中にさまざまなサイトカインが見出され，それらは血液に由来するのではなく唾液腺で合成，分泌されることが明らかにされた（表9-4）．EGFのほかにも，神経成長因子 nerve growth

表 9-4　唾液中に見出されるおもなサイトカイン

・上皮増殖因子（EGF）	・インスリン様増殖因子-1（IGF-Ⅰ）
・神経成長因子（NGF）	・インスリン様増殖因子-2（IGF-Ⅱ）
・線維芽細胞増殖因子（FGF）	・トランスフォーミング増殖因子-α（TGF-α）
	・トランスフォーミング増殖因子-β（TGF-β）

factor（NGF），トランスフォーミング増殖因子（TGF-α，β）などが存在する．口腔粘膜は化学物質や食事，あるいは抜歯などによる化学的，物理的な侵襲を受けやすいが，同じ傷でも皮膚よりも早く治る．これらのサイトカインが粘膜上皮，線維芽細胞，炎症細胞などに直接的あるいは間接的に作用し，細胞の増殖や炎症・免疫反応の修飾などを介して口腔内の創傷治癒の過程にかかわっている．

また，唾液腺にはカリクレインが存在し，各種増殖因子を，その前駆体から限定分解して生成するプロセシング酵素として機能する．また，顎下腺からはレニンが産生されるが，その機能は不明である．

Ⅴ　唾液の無機成分

1　カルシウムとリン酸

唾液中のカルシウムは，イオンとして存在する**遊離カルシウム**と，リンタンパク質に結合するなどリン酸塩として存在する**結合カルシウム**からなる．遊離カルシウム濃度は1～1.5 mM（4～6 mg/100 mL）と血清中の値1.33 mMに近い．耳下腺唾液中の遊離カルシウム濃度は，安静時は0.4～5 mM（1.6～20 mg/100 mL）であるが，分泌速度が増すにつれて増加し，それにつれて結合カルシウムも増加する．したがって，遊離カルシウムの総カルシウムに対する比は分泌速度に関係なくほぼ一定（0.54）である．

唾液中のリン酸は，イオン化している**遊離リン酸**と，主としてリンタンパク質に含まれる結合リン酸からなる．遊離リン酸はHPO_4^{2-}〔リン酸水素イオン（第二リン酸イオン）〕と$H_2PO_4^-$〔リン酸二水素イオン（第一リン酸イオン）〕として存在する．安静時耳下腺唾液の遊離リン酸濃度は約11 mM（34 mg/100 mL）であるが，分泌刺激によって低下し，数分後には4 mM程度の一定の値となる．しかし，血清中の遊離リン酸濃度1.5 mMよりは高い．HPO_4^{2-}はpHや分泌速度の影響をあまり受けず，$H_2PO_4^-$がおもに変動する．

唾液中の遊離カルシウム濃度および遊離リン酸濃度は，中性pHにおいて，ヒドロキシアパタイトのみならずリン酸水素カルシウム（第二リン酸カルシウム，$CaHPO_4$）に対しても**過飽和**であり，エナメル質の唾液中への溶出を防ぎ，再石灰化を促進する．環境pHが低下すると，唾液はヒドロキシアパタイトに対して過飽和ではなくなる．このpHを**臨界pH** critical pHといい，通常5.5付近である．これよりもpHが低下すると歯表面のエナメル質が急速に溶け始める[*9]．pHとカルシウム

*9
ヒドロキシアパタイトは臨界pHに至ってはじめて溶け出すのではない．pH低下とともに少しずつ溶けるようになり，臨界pH付近まで低下すると急速に溶解が進むようになる．

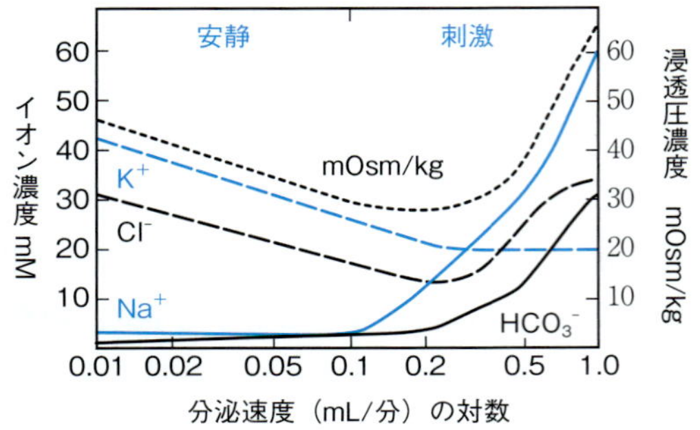

図9-8　ヒト耳下腺唾液のナトリウム，カリウム，塩素，重炭酸および浸透圧濃度の分泌速度による変化
浸透圧濃度はこれら4種のイオン濃度の和とほぼ一致した変動を示すことから，浸透圧濃度がほとんどこの4種のイオンによって決定されていることがわかる．
（Menaker, L. 編，1983[13] より改変）

およびリン酸の飽和度の関係は齲蝕発生のしくみを考えるうえで重要である（☞272ページ参照）．

2 ナトリウムとカリウム

血清中ではNa^+濃度がはるかにK^+を上回っているが，安静時唾液では逆であり，細胞内液中の両イオンの割合に似ている．しかし，両イオンの分布は分泌刺激によって強く影響を受け，耳下腺ではNa^+は急激に上昇するのに対しK^+は低下する（図9-8）．

3 ハロゲン元素

唾液中のハロゲン元素として，**フッ素**，**塩素**，**臭素**，**ヨウ素**が検出されているが，塩素濃度が一番高い．塩素の生理作用の1つはα-アミラーゼの活性化である．

唾液中のフッ素含量はフッ素の齲蝕抑制効果との関係で関心がもたれている．唾液中のフッ素濃度は0.01～0.05 ppm（0.5～2.5 μM）と低くほとんどのフッ素は結合型である．プラークには高濃度のフッ素（5～50 ppm）が存在するが，唾液もその供給源の1つと考えられている．

4 ロダン

唾液ペルオキシダーゼの抗菌作用に関連してすでに述べたように，唾液には**ロダン（チオシアン酸イオンSCN^-）**が含まれる．高齢者や喫煙者ではSCN^-濃度が高く，喫煙者の平均値は非喫煙者のそれの3倍と高い．

5 重炭酸イオンと唾液のpH

唾液pHは唾液に含まれる**重炭酸イオンHCO_3^-**濃度によって決まり，HCO_3^-はH^+と結合し炭酸H_2CO_3となることから，唾液pH＝pK(6.35)＋log[HCO_3^-]／[H_2CO_3]で表すことができる．安静時ヒト耳下腺唾液はpH 5.85±0.46を示し，HCO_3^-濃度は低い．分泌刺激によりHCO_3^-濃度は1.0 mMから28 mMへと増加しpHも上昇する．安静時ヒト混合唾液pHは5.6～7.1であるが，分泌速度の増大に伴い7.8程度まで上昇する（図9-9）．

唾液は採取後しばらく経つとH_2CO_3をCO_2として放出して失い（H_2CO_3の低下），その結果，pH

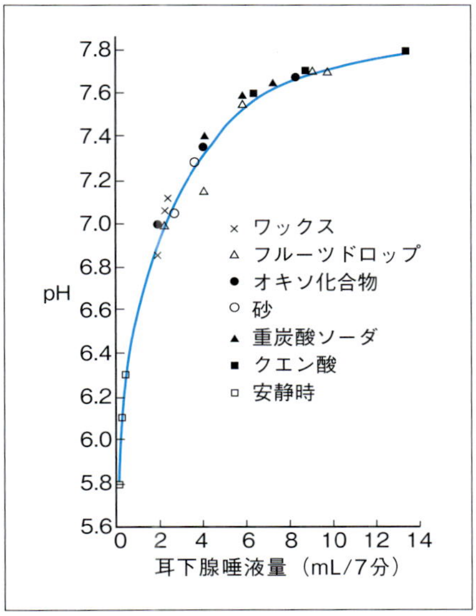

図 9-9　種々の刺激による耳下腺唾液分泌速度の pH への影響
（Jenkins, G. N., 1981[14)]）

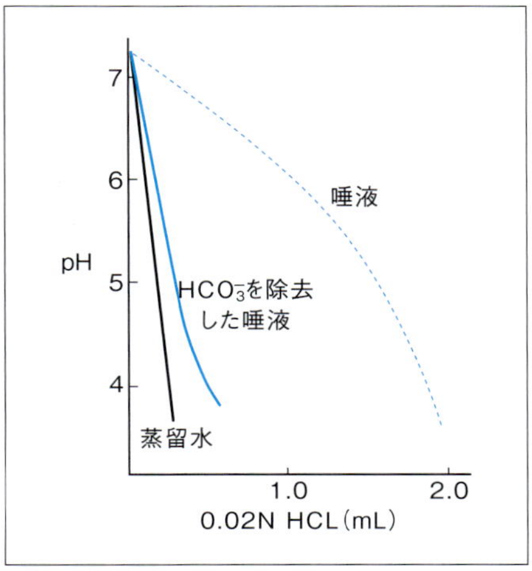

図 9-10　ワックス刺激で得られた唾液の緩衝作用
重炭酸イオンを除去した唾液の緩衝能が対照とした蒸留水のそれと大きく違わないことから唾液の緩衝作用の主体が炭酸 - 重炭酸系であることがわかる.
（Jenkins, G. N., 1981[14)]）

が上昇する．唾液の分泌は，睡眠中はほとんど停止するため（HCO_3^-の減少），睡眠中の唾液pHは低下する．また，食事中は分泌速度が増すので（HCO_3^-の上昇）pHは上昇するが，食後，唾液の分泌は低下しpHも１～２時間のうちに元のレベルまで戻る．これらの事実は口腔衛生学的にきわめて重要であり，就寝前や毎食後の口腔清掃が齲蝕予防のためにいかに大切であるかを物語る．

HCO_3^-の約1/4はタンパク質のアミノ基と反応し，カルバミン酸[*10]を生成するが，残りの大部分はHCO_3^-とH_2CO_3として存在し，唾液の主たる緩衝系である炭酸-重炭酸緩衝系（$H_2CO_3 \rightleftarrows H^+ + HCO_3^-$）を形成している（図9-10）．

カルバミン酸[*10]
$R^-NH_2 + HCO_3^- \rightleftarrows R^-NH^-COO^- + H_2O$

参考文献

1) Mason, D.K. and Chisholm, D.M. : Salivary glands in health and diseases. W.B.Saunders, London, 1975.
2) Alglebe, C. : Biochemistry of human saliva. *Adv Oto-Rhino-Laryng*, **26**: 97〜234, 1981.
3) Lazzari, E.P. 編 : CRC Handbook of experimental aspects of oral biochemistry. CRC Press, Boca Raton, Florida, 1983.
4) Garrett, J.R. et a1.:Frontiers of Ora 1 Biology Vo1. 10. Glandular mechanisms of salivary secretion. Karger, Base1, 1998.
5) Tevuo, J.O.（石川達也，高圧洲義矩監訳）：唾液の科学．一世出版，東京，1998.
6) 天野　修，草野　薫編：唾液腺．学建書院，東京，2006.
7) Edger, W.M., Dawes, C. and O'MuHane, E.M.（渡部　茂監訳）：唾液—歯と口腔の健康．原著第４版．医歯薬出版，東京，2014.

引用文献

8) Lazzari, E.P. 編（永津俊治ほか訳）：口腔領域の生化学．医歯薬出版，東京，1977.
9) Mason, D.K. and Chislolm, D.M. : Salivary Glands in Health and Disease. W.B. Saunders, London, 1975.
10) Schenkels, L.C. et al. : Biochemical composition of human saliva in relation to other mucosal fluids. *Crit Rev Oral Bio Med*, **6**: 161〜175, 1995.
11) Hay, D.I. et al. : The primary structures of six human salivary acidic proline-rich proteins（PRP-1, PRP-2, PRP-3, PRP-4, PIF-s and PIF-f）. *Biochem J*, **255**(１)：15〜21,1988.
12) Sabatini, L.M., Ota, T. and Azen, E.A.:Nucleotide sequence analysis of the human salivary protein genes HIS 1 and HIS2, and evolution of the STATH/HIS gene family. *Mol Biol Evol*, **10**(３)：497〜511, 1993.
13) Menaker, L. 編（池田 正ほか監訳）：齲蝕—その基礎と臨床．医歯薬出版，東京，1983.
14) Jenkins, G.N.（河村洋二郎監訳）：ジェンキンス口腔の生理・生化学．医歯薬出版，東京，1981.

第10章 プラークの生化学

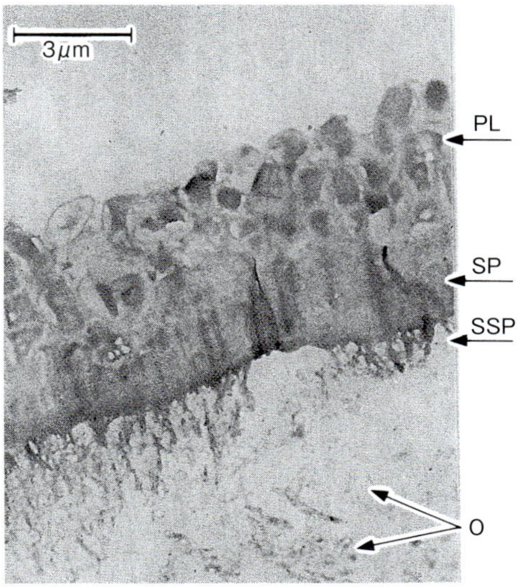

犬歯唇側面に付着したペリクルとプラークの電子顕微鏡写真（脱灰横断面）
PL：プラーク，SP：表面ペリクル，SSP：表層下ペリクル，O：エナメル質の有機質．
（Jenkins, G.N., 1981[3]，268）

本章のねらい

プラークの形成過程について学び，歯肉縁上プラーク，歯肉縁下プラーク，舌苔および歯石の組成とその生化学的性質を学ぶ．

チェックポイント

1. 歯表面や口腔粘膜表面は，清掃後，直ちに唾液中の有機質が結合し，ペリクルに覆われる．ペリクルに細菌が付着し，さらに細菌同士の共凝集と細菌間への菌体外多糖産生によってプラークが形成される．
2. プラークは三次元的構造をもつ「バイオフィルム」の一種であり，種々の細菌が競争と共存を繰り返す微小生態系である．プラークの固形成分の約70%は細菌であり，細菌数は1 gあたり10^{11}個に達する．
3. 歯肉縁上プラークでは，食事由来の糖が断続的に供給され酸素が侵入しやすい環境にあるため，通性嫌気性の糖分解性細菌が多い．細菌間を埋めるマトリックスは水溶性グルカンや不溶性グルカンに代表される菌体外多糖からなる．
4. 歯肉縁上プラークでは，糖代謝に伴う酸産生によってpHが低下し歯面の脱灰が始まる．やがて唾液の作用によりpHは回復し，脱灰した歯面は再石灰化により修復される．この一連のpH変化をステファン曲線という．齲蝕病原性は，細菌の糖代謝による酸産生（pH低下）である．
5. 歯肉縁下プラークでは，常に歯肉溝滲出液や歯肉剝離上皮が供給され，酸素が侵入しにくいため，嫌気性の非糖分解性細菌が多い．
6. 歯肉縁下プラークでは，タンパク質分解酵素でタンパク質を分解し，ペプチドやアミノ酸からアンモニア，酪酸などの有機酸および硫化物を産生する．歯周病原性は，細菌のもつタンパク質分解酵素，細胞毒性のある代謝産物に加え，炎症反応を惹起するLPSなどの細菌構成成分に由来する．
7. 舌苔では，唾液や舌粘膜剝離上皮ならびに食物由来成分に含まれるタンパク質，ペプチド，アミノ酸が細菌によって分解され，硫化物や腐敗臭をもつ口臭原因物質が産生される．
8. 歯石には歯肉縁上歯石と歯肉縁下歯石があり，約80%はリン酸カルシウムを主体とする無機質で，残りが有機質と水分である．プラーク内における細菌性石灰化によって形成される．

I ペリクルとプラークの形成

ロー Loe, H.は，**プラーク（歯垢，歯苔）** dental plaqueを，「十分に清掃されていない歯（および補綴装置）の表面に形成される軟らかい非石灰化性の沈着物」と定義している．プラークは，ペリクルなどの被膜の上に，細菌とその産生物，唾液，歯肉溝滲出液，剝離上皮，食物残渣などが付着した粘着性構造物である．

プラークは複雑でありながら精緻な三次元構造体をもち，多種多様の細菌が競争し共存する微小な生態系を構築する．このため，プラークを**バイオフィルム** biofilmや**微小生態系** micro-ecosystem, microcosmととらえるようになってきた．

1 有機質被膜としてのペリクルの形成

エナメル質はどんなに清掃してもただちに唾液に洗われ，唾液中の有機質が選択的に結合し，厚さ1 μm未満の薄い膜状構造物である**ペリクル（獲得被膜，獲得ペリクル）** acquired pellicleで覆われる．ペリクルは，エナメル質表面を直接覆う**表面ペリクル**と，それに隣接してしばしば観察される**表層下ペリクル**および**表面上ペリクル**に区別することがある．表層下ペリクルはエナメル質内部へ樹枝上に伸びている編み目構造体をいう（章頭図）．表面上ペリクルは，自浄されない，あるいはブラッシングが行えない歯面にみられ，表面ペリクルにさらに唾液成分が結合したものである．表面上ペリクルはしばしば褐色がかった色調を呈するので，**着色ペリクル**ともよばれる．

1）ペリクルの組成

ペリクルは無細胞，無菌であり，唾液由来の有機成分，すなわち**ムチン（MG1）**，**酸性高プロリンタンパク質**，**スタテリン**，**シスタチン**，**ヒスタチン**，**α-アミラーゼ**，**リゾチーム**，**分泌型IgA**などを含む（☞第9章237ページ参照）．ペリクル全体のアミノ酸組成をみると，**酸性アミノ酸**（**グルタミン酸**と**アスパラギン酸**）が約22%と多い．

2）ペリクルの形成機序と機能

ペリクルの形成は唾液タンパク質が歯表面に選択的に吸着されるという考え方と，唾液糖タンパク質の不溶化により歯表面に沈着するという考え方がある．

（1）選択的吸着（図10-1）

エナメル質を構成するヒドロキシアパタイト表面は全体としてマイナス電荷を帯びており，表面を覆う水和層はCa^{2+}が多くなる．したがって，Ca^{2+}を介して，生理的条件でマイナス電荷を帯びているタンパク質，とくにカルボキシ基をもつ酸性アミノ酸やリン酸基を含む唾液タンパク質が選択的に結合する．いったんエナメル質表面に唾液タンパク質が吸着された後は水素結合や疎水結合などによって唾液成分が吸着していく．

（2）歯表面への沈着

カルボキシ基をもつ酸性アミノ酸やリン酸を含む唾液タンパク質はマイナスに荷電するため，唾液中のCa^{2+}と結合して複合体を形成し歯表面に沈着する．さらに，糖タンパク質に含まれるシアル酸が口腔細菌のノイラミニダーゼ（シアリダーゼ）で分解され，糖タンパク質は可溶性を失い歯表面に沈着する（☞第9章238ページ参照）．しかし，無菌動物でもペリクルは形成されることから，

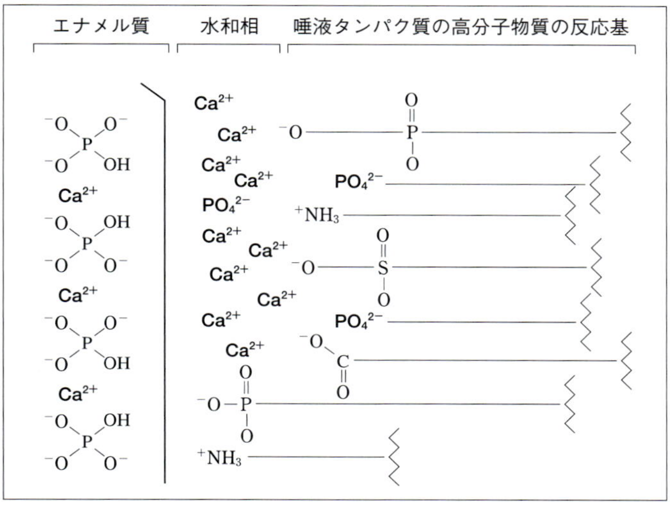

図10-1　ペリクルの形成機序の1つ：エナメル質表面および水和層への唾液タンパク質の選択的吸着
(Thylstrup, A. & Fejerskov, O. eds, 1986[13])

細菌はペリクルの形成に必須ではない．

ペリクルは唾液に触れた直後から形成が始まり，60〜90分で一定値に達する．ペリクルは**エナメル質の保護**，**フッ素イオンなどの保持**という機能とともに，後述するように**細菌の付着を促進**する．

3）ペリクル以外の口腔表面の有機質被膜

エナメル質以外の口腔表面，すなわち歯肉溝（歯周ポケット）内壁，歯根面，口腔粘膜，舌表面などにも宿主由来の有機質被膜が生じる．その性状はペリクルほど詳細には知られていないが，歯肉溝内壁は歯肉溝滲出液および剝離上皮由来の，歯根面は唾液由来の，口腔粘膜，舌表面は唾液および剝離上皮由来の有機質被膜で覆われているものと考えられる．口腔表面を覆う有機質被膜は**口腔表面の保護**という機能をもつが，同時に**細菌の付着を促進**する働きをもつ．有機質被膜は口腔表面によって異なることから，それに適した細菌が付着し，結果として各口腔表面に特有な細菌叢が構築される要因の1つとなる．

2　バイオフィルム，微小生態系としてのプラーク

1）バイオフィルムとしてのプラーク

口腔表面を覆うペリクルなどの有機質被膜は，口腔細菌の付着を促し，やがてプラークを形成する．細菌の付着では，**ファンデルワールス力**や**静電的相互作用**，**疎水的相互作用**などの**非特異的な付着機構**（図10-2A，B）に加え，細菌表層の**アドヘシン** adhesinを介した**特異的な付着機構**が働く．アドヘシンは細菌表層に存在するレクチン様の糖結合タンパク質 lectin-like carbohydrate-binding proteinであり，ペリクルに含まれる唾液成分（**受容体** receptor）と結合する（図10-2C）．さらに細菌表層の糖タンパク質はほかの細菌のアドヘシンの受容体となることで，細菌同士が**共凝集** coaggregationすることができる．細菌のアドヘシンとそれに対応する受容体を表10-1に示す．

付着した細菌は増殖を始め，**微小集落**（**微小コロニー**）micro-colonyを形成する（図10-3A，B）．さらに凝集体などが共凝集することで，より複雑で厚みの増した構造体となる（図10-3C）．細菌は菌体間に**マトリックス** matrixとよばれる菌体外多糖を主体とした高分子重合体（**ポリマー** polymer）

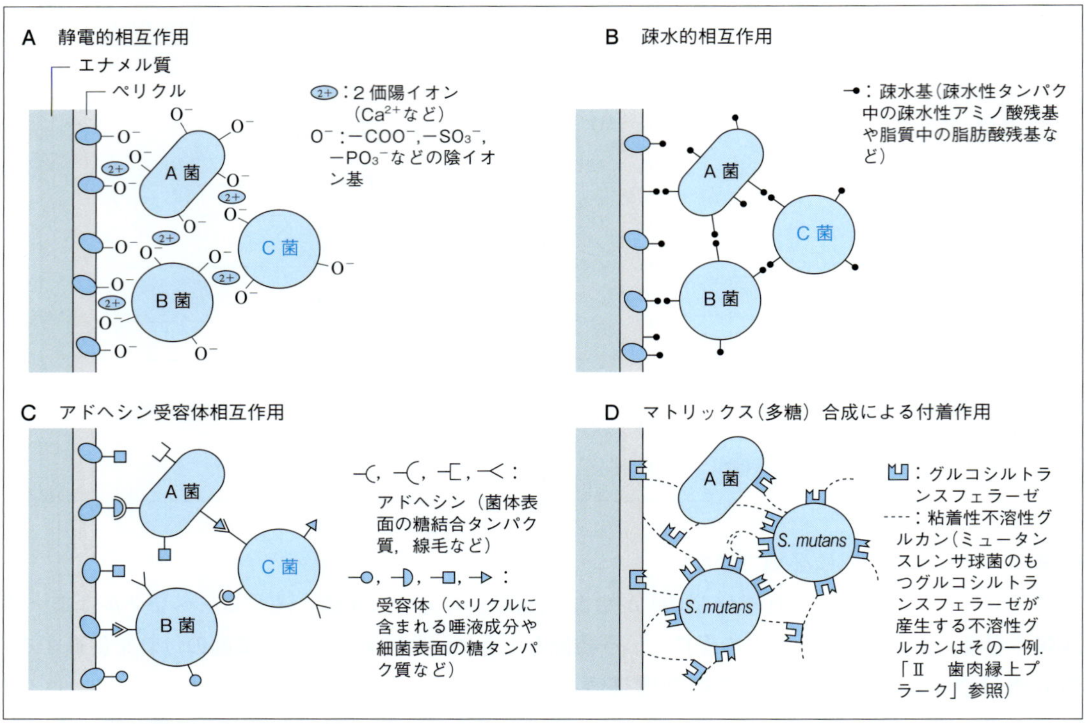

図 10-2 細菌のペリクルへの付着・共凝集機構
（須賀昭一編，1990[14] より改変）

を産生し，菌体間を埋めていく（図10-3B～D）．ミュータンスレンサ球菌（☞第11章279ページ参照）がグルコシルトランスフェラーゼによって合成する不溶性グルカン（☞256ページ参照）はその１つであり，強い細菌接着能を有する（図10-2D）．口腔細菌が産生する菌体外多糖体を表10-2に示す．成熟したプラークには，実に500種以上という多種多様の細菌が高密度で生息しており，この細菌群のことを**細菌叢** microflora, microbiota, microbiome とよぶ．

このような構造体を**バイオフィルム**[*1] biofilm とよび，プラークもその一種ととらえられる．エナメル質上のプラークというバイオフィルムは厚さ数百μmで微小な三次元構造をもち，表層と下層では環境因子が異なる（図10-4）．またバイオフィルムの内部は口腔内の環境変動の影響を受けにくく，抗菌薬などの薬剤も最深層までは容易には至らない．

2）微小生態系としてのプラーク

これらの細菌叢は，生息する場や栄養源をめぐって競合し，同時に相互に**食物連鎖** food chain あ

バイオフィルム[*1]
物体の表面での微生物の存在様式で，1990年代にコスタートン Costerton, J.W.らによって概念化された．物体表面の有機質被膜（コンディショニング層 conditioning layerとよばれる）の上に，多数の微生物が自ら産生した菌体外多糖を主成分とするマトリックスとともに接着し，三次元構造をもつフィルムを形成したもの．多くは多種類の微生物からなる生態系をなす．現在では，配水管壁を覆うスライム（ぬめり）から弁膜性心内膜炎などのヒト感染症，尿道カテーテルやコンタクトレンズ表面などの医療器具表面まで幅広い微生物性疾患でバイオフィルムの概念が取り入れられている．歯学の分野でも本書であげたプラークや舌苔に加え，義歯性プラークや歯科材料表面，歯科ユニットの配水管の管理などを考えるうえで重要である．

表 10-1　細菌表層のアドヘシンとそれに対応する受容体の例

細菌種	アドヘシン	受容体
*Streptococcus*属	Antigen I / II	唾液アグルチニン
	リポテイコ酸	血液型糖タンパク質糖鎖
ミュータンスレンサ球菌	グルカン結合タンパク質	グルカン
Streptococcus parasanguinis	35 kDaリポタンパク質	フィブリン，ペリクル
Actinomyces naeslundii	Type1線毛	高プロリン酸性リンタンパク質
Porphyromonas gingivalis	150 kDaタンパク質	フィブリノーゲン
Prevotella loescheii	70 kDaレクチン	ガラクトース
Fusobacterium nucleatum	42 kDaタンパク質	*P. gingivalis*

(Marsh, P. & Martin, M.V., 1999[6])

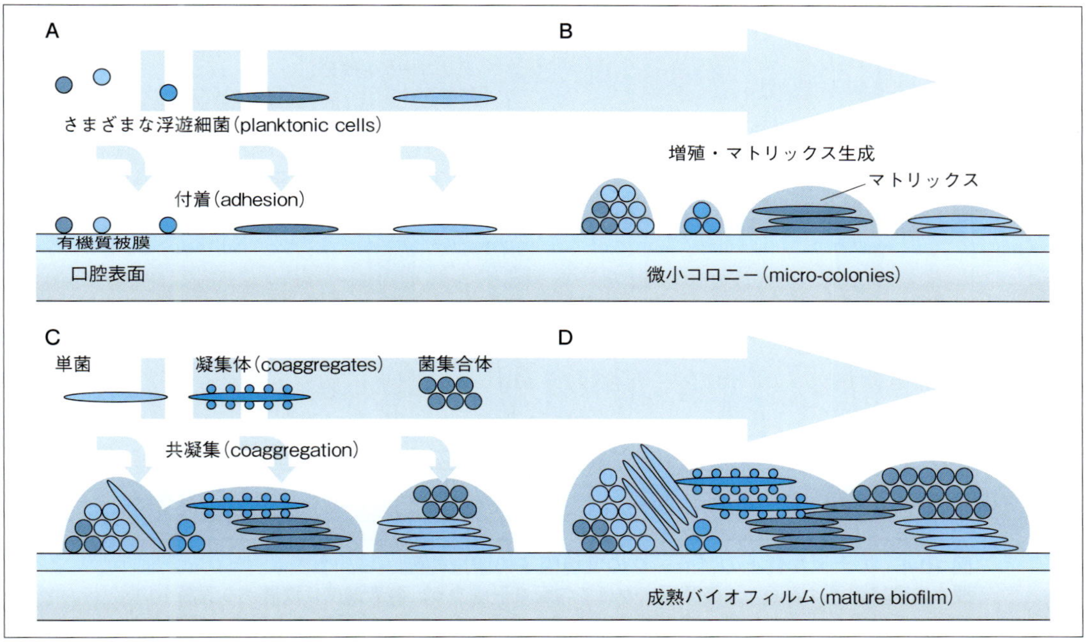

図 10-3　バイオフィルムとしてのプラークの形成過程
環境中に浮遊するさまざまな細菌は有機質膜上に接着し初期定着する．これら細菌は増殖し多糖体からなるマトリックスを生成し微小コロニーを形成する．さらにさまざまな細菌や細菌凝集体が共凝集することで後期定着する．こうして立体的な構造をもつバイオフィルムとなる．歯肉縁上プラークの場合は，口腔表面がエナメル質に，有機質膜がペリクルとなり，左から右への流れは唾液となる．
(Rickard, A.H. et al., 2003[15] より改変)

るいは**食物網** food webを形成しながら共生している．たとえば，*Streptococcus*や*Actinomyces*などが産生した乳酸を*Veillonella*などがエネルギー源として利用すること，*Streptococcus*や*Actinomyces*などが産生したギ酸やコハク酸を*Campylobacter*などが利用すること，*Prevotella*などが産生したイソブチル酸などの分枝脂肪酸を*Treponema*が利用することなどが知られている．

さらに，これらの細菌叢は口腔環境の影響を受け，みずからの細菌構成を変えていく（☞第11章280ページ参照）．プラークは一種の**微小生態系**であり，プラークの病原性を理解するためには，プラークを生態系ととらえ，細菌間の代謝などの相互関係やその生態系の環境因子の動態とその変動

表 10-2　プラーク中のおもな多糖類とその性質

多糖類		構成単糖	結合様式	分解酵素	性　質
菌体外多糖	不溶性グルカン（ムタン）	グルコース	α-1,6結合にα-1,3結合の枝分かれ構造をもつ	ムタナーゼ	細菌による分解に抵抗性．菌体間，菌体とペリクルのような歯の構造物間の付着に関与．水に不溶
	水溶性グルカン（デキストラン*2）	グルコース	α-1,6結合が主体	デキストラナーゼ	水溶性．細菌のエネルギー貯蔵体
	フルクタン	フルクトース	β-2,6結合（レバン型） β-2,1結合（イヌリン型）	レバナーゼ ヌタナーゼ	水溶性．細菌のエネルギー貯蔵体 水溶性．細菌のエネルギー貯蔵体
	ヘテログリカン	グルコース ガラクトース ヘキソサミン その他			
菌体内多糖		グルコース	α-1,4結合 α-1,6結合	グリコーゲンホスホリラーゼ グリコーゲン脱分枝酵素	デンプンやグリコーゲンの仲間．細菌のエネルギー貯蔵体

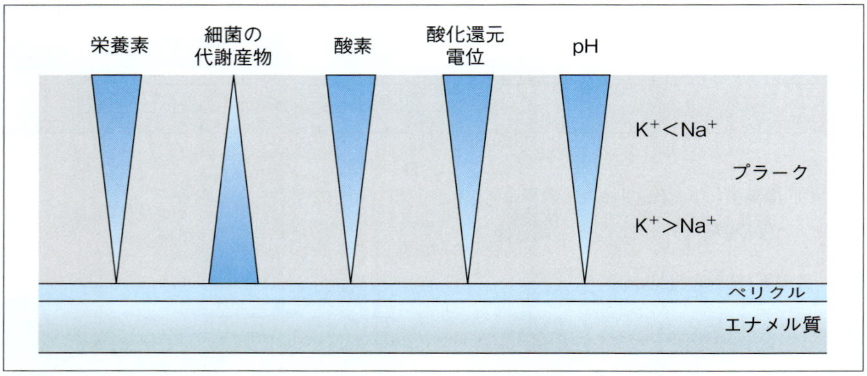

図 10-4　エナメル質上のプラークの環境因子の濃度勾配
種々の環境因子は表面から最深層にかけて勾配を形成する．酸素濃度は浅層から深層へいくに従って低下し，それに伴って酸化還元電位も低下していく．栄養素は浅層ほど豊富だが，深層に行くに従って細菌に利用されて減少し，酸などの代謝産物が蓄積して pH は低下する．浅層では K^+ よりも Na^+ の濃度が高いが，深層では逆になることが報告されている．
（Marsh, P. & Martin, M.V., 1999[6] より改変）

機構を生化学的に知ることが不可欠である．

3）疾患との関連

臨床的には，酸の産生を介して齲蝕に，起炎性物質の産生を介して歯周疾患に，また悪臭物質の産生を介して口臭に関与するなど，多くの口腔疾患の原因となっている．さらに多種多様の細菌を高密度に含むプラークは，顎顔面領域はもちろん，呼吸器，耳鼻咽喉領域などの口腔隣接臓器への感染源となりやすい．とりわけ，嚥下反射や咳反射が衰えた高齢者などでは，本来，食道へ嚥下されるべき唾液やプラークが誤って気管に入り込み，口腔細菌を原因とする重篤な肺炎を引き起こしやすい．これは誤嚥性肺炎*3とよばれ，高齢者における口腔ケアがいかに重要であるかを示す．本章ではプラークの形成から口腔疾患への関与までを生化学的な立場から述べる．

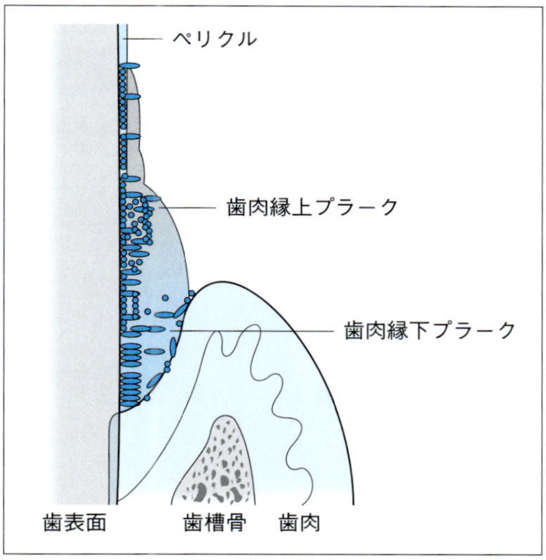

図 10-5　歯肉縁上プラークと歯肉縁下プラーク

Ⅱ 歯肉縁上プラーク

口腔は外界に開かれた環境であり，そこには粘膜に覆われた口腔表面や舌が存在し，さらに多数の歯が植立することで，複雑で多彩な空間をつくりだす．歯周囲の空間として歯肉縁上部と歯肉縁下部があり，そこに形成されるプラークをそれぞれ**歯肉縁上プラーク** supragingival plaque，**歯肉縁下プラーク** subgingival plaque とよぶ（図10-5）．

1 歯肉縁上プラークの環境

歯肉縁上プラークは，歯の平滑面に存在する**平滑面プラーク** smooth surface plaque，隣接面に存在する**隣接面プラーク** approximal plaque，小窩裂溝に存在する**小窩裂溝プラーク** fissure plaque に大別できるが，ここではおもに平滑面プラークについて述べる．

歯肉縁上プラークの環境の特徴を表10-3に示す．歯肉縁上部は**歯表面**という安定した場からなり，唾液由来のペリクルで覆われている．持続的に供給される**唾液**はここに生息する細菌の栄養源となる．さらに断続的に供給される食事由来の栄養素，とりわけ**糖質**は重要な栄養源であり，後述するように歯肉縁上部には糖を栄養源として利用する**糖分解性細菌** saccharolytic bacteria が多い．

歯肉縁上部は外界に開かれ大気と接しているため，酸素の侵入が容易である．しかしプラークが厚みを増すにつれ，プラーク最深部には酸素が到達しにくくなる．さらに歯肉縁上プラークに生息する細菌の多くは代謝とともに酸素を消費する（☞260～261ページ参照）ため，酸素のない嫌気的環境がつくりだされる．このため歯肉縁上プラークには，酸素が存在しても生息できるが，嫌気的

デキストラン[*2]
グルコースのみからなり α-1,6結合を多く含む多糖類の総称．
誤嚥性肺炎[*3]
現在の日本人の死亡原因のうち，悪性新生物，心臓血管疾患につぐ第３位を肺炎が占める．罹患する患者のほとんどが高齢者であり，その多くが誤嚥性肺炎であると考えられている．

表 10-3　歯肉縁上プラークと歯肉縁下プラークの環境の特徴

環境因子	歯肉縁上プラーク	歯肉縁下プラーク
細菌付着面	ペリクル付着歯表面	歯肉溝滲出液でコーティングされた歯表面と粘膜上皮
栄養源	変動 唾液，食事由来の糖質	安定 歯肉溝滲出液，歯肉剥離上皮
pH	変動（中性～酸性）	安定（中性）
気相	好気的～嫌気的	嫌気的
プラーク構成細菌	糖分解性細菌（糖を栄養源として利用し，酸を産生する）	非糖分解性細菌（タンパク質，ペプチド，アミノ酸を栄養源として利用する）

環境を好む**通性嫌気性菌** facultative anaerobeが多い．

断続的に供給される食事由来の糖質は，後述するように歯肉縁上プラーク細菌によって代謝され酸となり，環境pHを低下させる．このため歯肉縁上部のpHは**中性付近から酸性**の間を変動することになる．

2　歯肉縁上プラークの組成

歯肉縁上プラークは70～80%の水分と20～30%の固形成分から構成されている．固形成分のうち，タンパク質が30～50%，炭水化物が13～17%，脂質10～14%である．

1）細　菌

プラーク固形成分の約70%は細菌である．細菌数はプラーク1gあたり10^{11}個にも達しており，生体のどの部位より細菌密度が高い．

歯肉縁上プラークの細菌叢は，最初はグラム陽性菌である*Neisseria*および*Nocardia*などの好気性菌が優位だが，プラークの成熟に伴い嫌気的環境になるにつれて，*Veillonella*や*Fusobacterium*などの嫌気性菌が増加する．通性嫌気性菌である*Streptococcus*は全期間を通して優位を占め，*Actinomyces*はプラークの成熟に従って増加し，成熟したプラークでは*Streptococcus*と*Actinomyces*が主体を占める（図10-6）．*Streptococcus*のなかでも，歯の平滑面や隣接面では*S. sanguinis*，*S. oralis*が主体を占める．小窩および裂溝では*S. sanguinis, S. mitis*，*S. mutans*が主体を占める．これら歯肉縁上プラーク細菌は大部分が糖を栄養源として代謝し酸を産生する糖分解性細菌である．

2）マトリックス

細菌間を埋めるマトリックスは細菌の産生する**菌体外多糖** extracellular polysaccharideを主体とする高分子ポリマーから構成されている（☞251～252ページ参照）．プラーク細菌は糖質などを材料としてさまざまな菌体外多糖を産生し，これらの多糖類は混在して存在する（表10-2）．マトリックスを構成する菌体外多糖は，外部からの糖などの栄養源の流入や酸などの代謝産物の流出を行うスペースを与え，さらに栄養供給がないときには栄養源として再利用することが可能である．

菌体外多糖のなかでよく研究されてきたものが，スクロース（ショ糖）から産生される**グルカン**

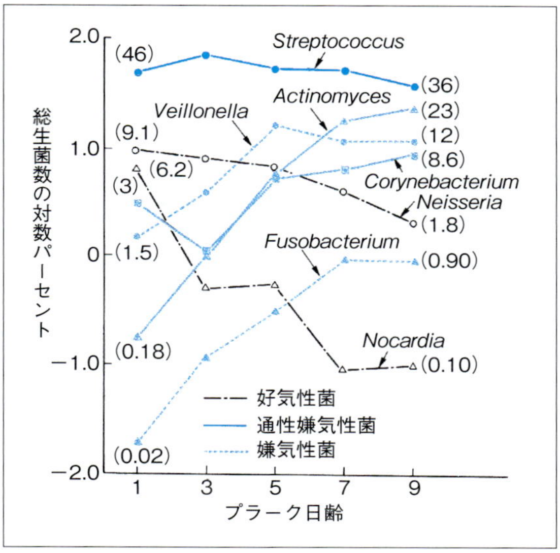

図10-6　プラークの成熟に伴う細菌叢の変化
括弧内の数字は1～9日目のプラーク中に存在する細菌のパーセントを示す.
(Ritz, H.L., 1967[16])

glucanと**フルクタン** fructanである(図10-7). 細菌の表面に存在する酵素**グルコシルトランスフェラーゼ** glucosyltransferase (**GTF**) によってグルカンが合成され, **フルクトシルトランスフェラーゼ** fructosyltransferase (**FTF**) によってフルクタンが合成される. これらの多糖はスクロースを唯一の材料として合成され, スクロース以外の二糖類や単糖類からは合成されない. スクロースはグルコースとフルクトースが互いに還元末端同士でジヘミアセタール結合を形成したものであり, その加水分解の際に生じる大きな化学エネルギー ($\Delta G° = -6.6$ kcal/mol) を用いて, グルコースあるいはフルクトースの重合を行う.

グルカンはグルコースがα-1,6結合した構造をとり, 水溶性であるため**水溶性グルカン** water-soluble glucanとよばれる. さらに, **ミュータンスレンサ球菌** (☞第11章279ページ参照) は, 菌体表面に存在する複数のGTFの共同作業によって, 水溶性グルカンに加え, α-1,6結合にα-1,3結合の枝分かれ構造をもつ**不溶性グルカン** water-insoluble glucanを合成する (図10-7A).

不溶性グルカンは, 粘着性が高く細菌の凝集と歯表面への付着を促進すること, 水に不溶性であり細菌による分解にも抵抗性が強いことから, プラークの形成に重要な役割を果たしていると考えられている. しかし, 不溶性グルカンは通常の食事ではあまり形成されず, 逆にスクロースの摂取がなくともプラークは形成されること, プラークの形成にはさまざまなしくみが関与しており (☞251～252ページ参照), 不溶性グルカンはそのなかの1因子であることに留意しなければならない. また, グルカンはミュータンスレンサ球菌によってのみ合成されると考えられてきたが, 近年の研究によって*S. sanguinis*などのほかのレンサ球菌も不溶性グルカンを含むグルカン合成能をもつことが明らかになっている.

フルクタンはフルクトースのβ-2,6結合とβ-2,1結合による重合体であり, *S. salivarius, Actinomyces naeslundii, S. mutans*および*S. ratti*などのFTFによって合成される. フルクタンにはβ-2,6結合を主体とする**レバン型** levan typeとβ-2,1結合を主体とする**イヌリン型** inulin typeの存在が確認されており, 前者は*S. salivarius*と*A. naeslundii*によって, 後者は*S. mutans*や*S.*

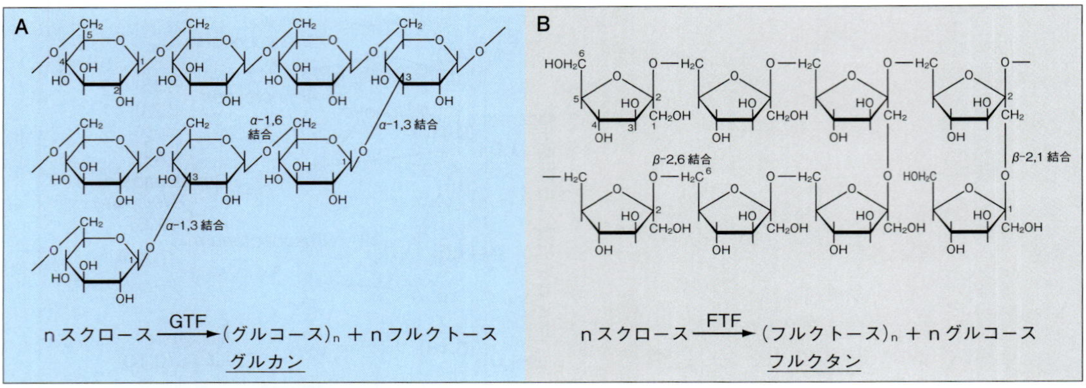

図 10-7　グルカンとフルクタンの構造
A：グルカン，B：フルクタン
重合体の長さや枝分かれの多寡は細菌の種類や菌株によって異なる．
GTF：グルコシルトランスフェラーゼ，FTF：フルクトシルトランスフェラーゼ

ratti によって合成される（図10-7B）．細菌の菌体外貯蔵エネルギーとしても利用される．

ヘテログリカンはスクロース以外の糖質から生成される多糖であり，プラークのマトリックスの重要な構成成分であるが，その詳細は不明である．

3）その他

（1）タンパク質

唾液に由来する α-アミラーゼ，リゾチーム，sIgA，IgG などが，また細菌に由来するグルコシルトランスフェラーゼ，デキストラナーゼ，ホスファターゼなどの酵素が存在する．

（2）脂　質

プラークには多量の脂質が含まれる．脂質はプラークの成熟に伴って増加するが，これはプラーク中の通性嫌気性および嫌気性グラム陰性菌の増加に一致している．非細胞性画分の遊離脂質には C_{12} ～ C_{20} の飽和脂肪酸，$C_{16:1}$，$C_{16:2}$，$C_{18:1}$ の不飽和脂肪酸が含まれる．

（3）糖　質

プラークを加水分解して得られる抽出物は，グルコースに加え，種々の単糖，多糖およびアミノ糖などである．しかし，唾液糖タンパク質の構成成分のシアル酸やフコースはなく，これはペリクル中と同様に細菌によって分解されてしまうためと考えられる．

（4）無機成分

唾液よりも高濃度のカルシウム，リン酸，フッ素を含む．含量は年齢，プラーク形成後の日数，部位などで異なり，エナメル質の脱灰と再石灰化（☞第11章283ページ参照）に関与する．プラーク中のフッ素量（5～50 ppm）は唾液中（0.01～0.05 ppm）より高いが，その含量は飲料水と食物，さらにはフッ化物配合歯磨剤や洗口液の影響を強く受ける．フッ素の大部分はカルシウムと結合しているといわれる．そのほか，マグネシウム，ナトリウム，亜鉛，銅，鉛，鉄，リチウム，ストロンチウムなどが存在する．

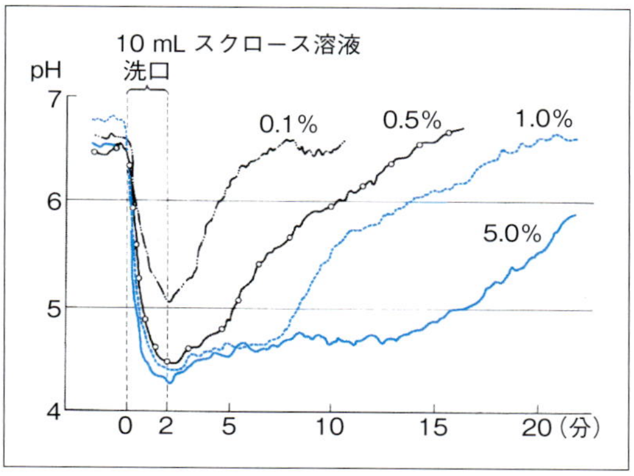

図 10-8　ステファン曲線
トランジスター電極を用いた電極内蔵法で測定されたもの．種々の濃度のスクロース溶液で洗口したときのプラーク中のpHの時間的変化を示す．32歳男性被験者について3日間集積した|5 6の咬合面プラークを用いた．
（Yamada, T. et al., 1980[17] より改変）

3 歯肉縁上プラークの代謝活性—齲蝕病原性とのかかわり

1）ステファン曲線

糖溶液で洗口するとプラーク中に糖が入り，プラーク中の細菌が急速に酸を産生しpHが低下する．エナメル質はpH5.5付近になると脱灰をはじめる（これを臨界pHという）．臨界pHを超えると急速に脱灰が進むが，やがてpHは緩やかに回復し，脱灰した歯面は再石灰化により修復される（第11章273ページ参照）．この歯肉縁上プラーク中のpH変化曲線を**ステファン曲線**[*4] Stephan curveとよぶ（図10-8）．洗口する糖溶液の濃度が0.5%以上になると，最低pH値はあまり変わらず約4.3であるが，糖濃度が高くなるほど低pHの持続時間が長くなる．プラークpHの低下の程度と回復の速さは口腔部位により異なる．上顎のプラークpHは一般に下顎よりも低い．また同じ上顎でも臼歯部のほうが前歯部よりプラークpHが高いが，下顎の場合には逆に前歯部のほうが高い．さらに舌側は唇・頬側よりも高い．これらの違いは以下に述べるプラーク細菌の代謝能や唾液の影響の違いによる．

2）糖代謝と酸の産生

脱灰が再石灰化を上回ると齲蝕が発症する（第11章283ページ参照）．糖代謝による酸産生（pH低下）こそが，歯肉縁上プラークのもつ齲蝕病原性である．

糖を摂取する前のプラーク（**安静時プラーク** resting plaque）を採取し酸を分析すると，**酢酸**が最も多く，加えて乳酸，コハク酸，プロピオン酸，ギ酸などが含まれている（図10-9）．糖摂取後，酸の産生に伴ってpHが低下するが，このときにおもに増加するのは**乳酸**である．

糖が供給されると，主要なプラーク細菌であるレンサ球菌は**解糖系**で糖を分解し，ピルビン酸に変える（図10-10）．ピルビン酸は，**乳酸脱水素酵素** lactate dehydrogenase（**LDH**）によって乳酸に，**ピルビン酸ギ酸リアーゼ** pyruvate formate-lyase（**PFL**）によってギ酸，酢酸，エタノールと

ステファン曲線[*4]
Stephanはアンチモン微小電極をプラークに突き刺してpHを測定した．この方法では電極とプラークの間から容易に糖が入り込むとともに産生された酸も流出することから，プラーク深部のpHをどれだけ正確に測定できたかは不明である．その後，この欠点を補う目的で，微小電極をヒト口腔内に設置し電極上に自然な条件でプラークを形成させ，そのままの状態でプラーク深部pHを測定する電極内蔵法 in-dwelling electrode method（図10-8）が考案された．

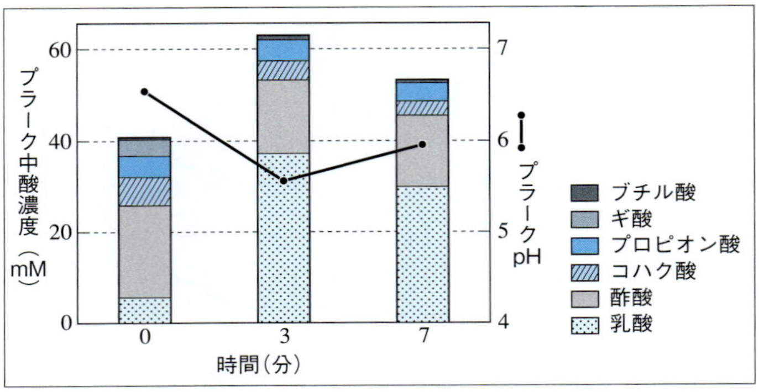

図 10-9　プラーク中の pH と酸濃度
糖（グルコース）摂取直後（0 分後），3 分後，7 分後のプラーク pH とプラーク中の酸濃度を示す．
（Gao, X.J. et al., 2001[18] より改変）

なる．この過程で細菌はATPを得る．解糖系ではATPに加え，NADHも得られるが，LDHあるいはPFL以降の代謝系で再酸化されNAD$^+$に戻る．またNADHの一部はNADHオキシダーゼ NADH oxidaseという酵素によってプラーク中の酸素を消費し，プラーク環境を酸素のない嫌気的条件に変える．PFLは酸素によってきわめて容易にその活性を失うが，糖代謝に伴って嫌気的環境が整うことで機能することができる．

糖（グルコース）が十分に供給される場合（図10-11A）には，菌体内に高濃度に存在するフルクトース1,6-ビスリン酸がLDHを活性化し，おもに**乳酸**が生成される．このとき，PFLは菌体内に高濃度に存在するジヒドロキシアセトンリン酸およびグリセルアルデヒド3-リン酸で阻害される．さらに，過剰な糖の一部は**菌体内多糖**として蓄えられる（表10-2）．菌体内多糖は，ほとんどの口腔細菌にみられ，グリコーゲンに類似したアミロペクチン型のグルコース重合体（α-1,4結合）からなり，多くの枝分かれ構造（α-1,6結合）をもつ．

一方，糖の供給が少ない場合（図10-11B）では，LDHは活性化されず，またPFLは阻害や不活性化を受けないため，最終産物はおもに**ギ酸**，**酢酸**，**エタノール**となる．糖の供給が極端に低下すると，菌体内多糖をエネルギー源として利用し酸を生成する．さらに菌体外多糖もエネルギー源として利用される（☞257ページ参照）．

糖の供給濃度はプラークの部位によって異なり，表層よりも深層部で，平滑面よりも歯間部や裂溝部で低くなる．また，酸素濃度も同様である（☞254ページ参照）．すなわち，プラーク深層部や歯間部，裂溝部など齲蝕発症に最も関係する部位は，糖の供給が制限され，かつ高度に嫌気的な環境である．上述のように，このような環境ではPFLによってギ酸や酢酸が比較的多く産生されると考えられる．ギ酸は乳酸よりも強い酸であることから，乳酸に加え，ギ酸の作用も考慮すべきであろう（表10-4）．

プラークには口腔レンサ球菌以外にも多くの種類の細菌が生息し糖代謝にかかわる．*Actinomyces*は乳酸，ギ酸，酢酸に加えコハク酸を産生し，*Veillonella*はほかの細菌が産生した乳酸からプロピオン酸を産生する．プラークの酸産生とそれに伴うpH低下は，プラーク生態系で行われる種々の糖代謝とそれらの相互関係の「総和」であり，これを理解するためには，複数種の細菌の存在を考慮した生態学的視点に立った研究とそこから得られる結果の解析が不可欠である．

図 10-10　ミュータンスレンサ球菌の糖代謝
Gal 3P：グリセルアルデヒド 3-リン酸，DHAP：ジヒドロキシアセトンリン酸，LDH：乳酸脱水素酵素，PFL：ピルビン酸ギ酸リアーゼ，NAD^+ および NADH：ニコチンアミドアデニンジヌクレオチドの酸化型および還元型で，種々の脱水素酵素の補酵素として機能する．解糖反応（Gal 3P の脱水素酵素反応）によって NAD^+ が還元されて産生された NADH は，LDH が触媒するピルビン酸から乳酸への還元反応に利用される．NADH oxidase：NADH オキシダーゼ．グルコース 6-リン酸からピルビン酸（黒い太矢印）は解糖系を表す．
（高橋信博，2006[10] より改変）

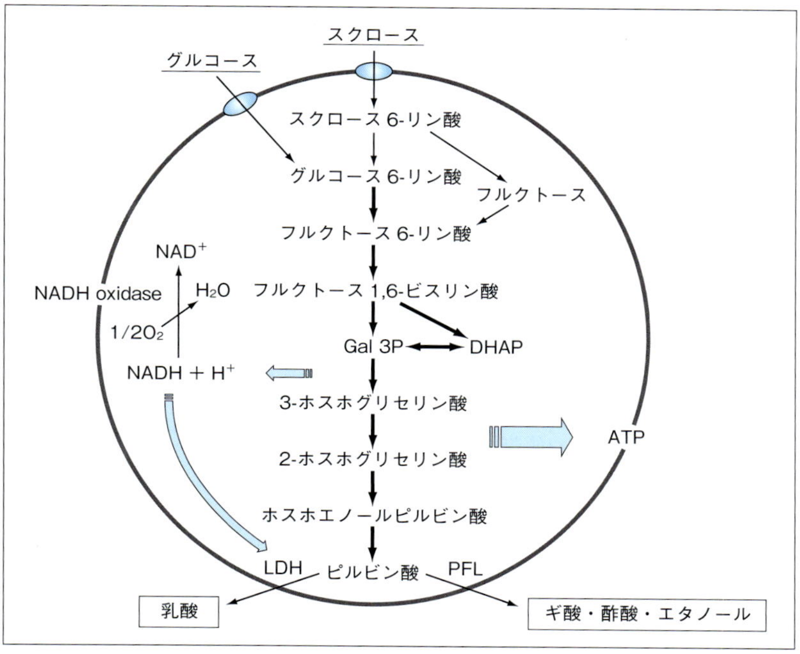

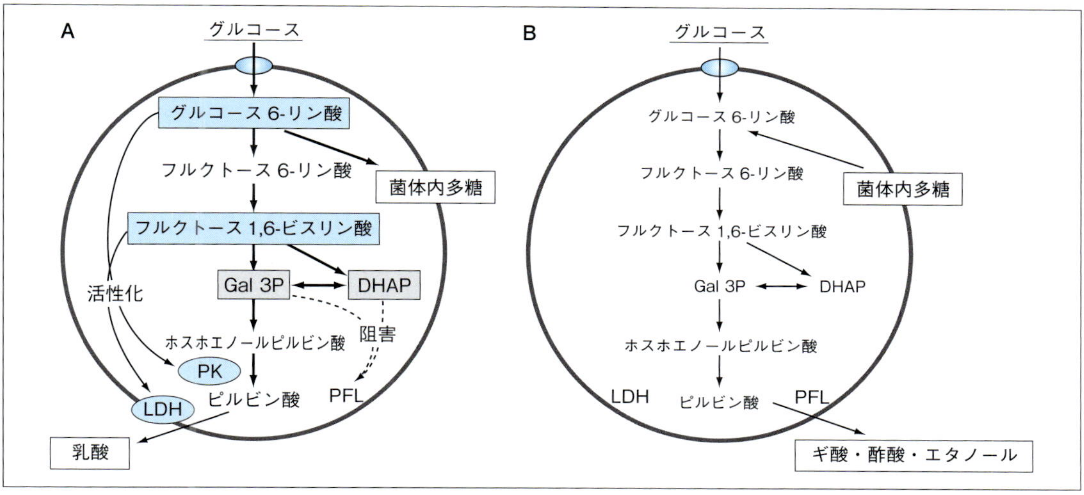

図 10-11　2 つの異なった条件下におけるミュータンスレンサ球菌の糖代謝
代謝中間体の活字の大きさはそれぞれの濃度の大小を表している．
A：グルコースが過剰に存在する場合．高濃度に存在するグルコース 6 リン酸がホスホエノールピルビン酸をピルビン酸に変える酵素ピルビン酸キナーゼ（PK）を活性化し，解糖系全体の流れを促進する．高濃度に存在するフルクトース 1, 6- ビスリン酸で乳酸脱水素酵素（LDH）が活性化される一方，高濃度に存在するジヒドロキシアセトンリン酸（DHAP）およびグリセルアルデヒド 3-リン酸（Gal 3P）でピルビン酸ギ酸リアーゼ（PFL）が阻害されるため，最終産物は乳酸が主体となる．過剰の糖は菌体内多糖として貯蔵される．
B：グルコース量が制限あるいは欠乏した場合．乳酸脱水素酵素（LDH）は活性化されないため乳酸はほとんど産生されない．一方，ピルビン酸ギ酸リアーゼ（PFL）は阻害されないためピルビン酸からはギ酸，酢酸，エタノールが生成される．貯蔵されていた菌体内多糖は分解されエネルギー源として利用される．
（高橋信博，2006[10] より改変）

表 10-4　プラーク中に存在する酸の強さの比較

酸	解離定数	臨界pHにするのに必要な酸の量
乳　酸	1.4×10^{-4}	1
ギ　酸	2.0×10^{-4}	0.7
酢　酸	0.18×10^{-4}	7.8
プロピオン酸	0.14×10^{-4}	10.1

水にそれぞれの酸を加えて臨界pHにするときに必要な酸の量を，乳酸を1としたときの比で表した．したがって値が大きいほど，エナメル質を溶かすのに多くの量が必要である．
（山田　正，1982[19]）

3）pHの回復

いったん低下したプラークpHはやがてもとに戻る．これは唾液とプラーク細菌代謝の作用に起因する．唾液のおもな作用は，①プラーク中へ拡散し，残存する糖質と産生された酸を洗い流す**洗浄作用**と②炭酸-重炭酸緩衝系（☞第9章246ページ参照）による**酸中和作用**である．

プラーク細菌代謝の作用は，①唾液に含まれる尿素やアミノ酸・ペプチドを分解し，アルカリ性物質であるアンモニアを産生する作用，② *Veillonella* などの細菌が乳酸を代謝し，より弱い酸である酢酸やプロピオン酸（表10-4）に変える作用などである．

とくに唾液の関与は大きい．唾液の分泌は覚醒中に比べ睡眠中で低下するため，眠る前に1％ショ糖液で洗口するとプラーク中のpHは低下したまま数時間は回復しない（図10-12）．これは，夜食などをとってそのまま就眠した場合，容易に齲蝕が発生，進行することを示している．

Ⅲ　歯肉縁下プラーク

1　歯肉縁下プラークの環境

歯肉縁下部は歯肉溝滲出液でコーティングされた**歯表面**と**粘膜上皮表面**という異なった2面からなり，細菌はこの2面に付着するか，この2面に囲まれた空間に浮遊して生息する．粘膜上皮表面は一定のリズムで剝離していくため歯表面に比べ不安定である．持続的に供給される**歯肉溝滲出液** gingival crevivcular fluidは血漿成分とほぼ等しく，**歯肉剝離上皮**とともにここに生息する細菌の栄養源となる．これら栄養源は持続的に供給されることから栄養源濃度は歯肉縁上部に比べ安定であり，血液成分と類似することからpHはほぼ中性に保たれる．これらの栄養源はおもに**タンパク質**や**アミノ酸**であり，したがって，これらを栄養源として利用する**非糖分解性細菌** asaccharolytic bacteriaが多く生息する．また歯肉縁上部に比べ外界への開口部が小さいことから酸素の侵入は少なく**嫌気的環境**が保たれる．このため歯肉縁下プラークには，酸素が存在すると生息できない**嫌気性菌**が多い（表10-3）．

2　歯肉縁下プラークの組成

細菌数はプラーク1gあたり10^{11}個程度といわれる*5．歯肉縁下の歯表面には *Streptococcus* や

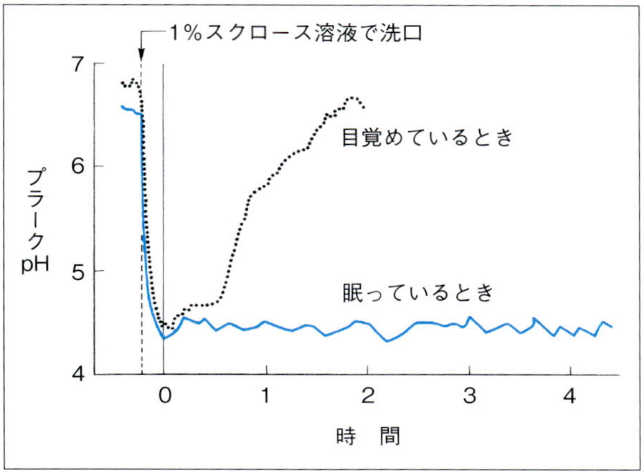

図 10-12　覚醒および睡眠中のプラークpH の変化
（東北大学歯学部 山田　正名誉教授のご厚意による，一部改変）

Actinomyces などのグラム陽性菌が定着し，その上に *Prevotella*, *Porphyromonas*, *Fusobacterium* などのグラム陰性菌が共凝集していく．また，粘膜上皮表面には *Prevotella*, *Porphyromonas* などグラム陰性菌に加え，*Peptostreptococcus* などのグラム陽性菌も付着する．この２面に囲まれた空間には浮遊して移動できる *Campylobactor*, *Selenomonas*, *Treponema* などが生息する．

3　歯肉縁下プラークの代謝活性―歯周病原性とのかかわり

1）タンパク質，アミノ酸の代謝

歯肉縁下プラークには酢酸，プロピオン酸，ブチル酸，イソブチル酸，イソバレリアン酸などの**有機酸（短鎖脂肪酸）**に加え，アンモニアが含まれる．これらはそこに生息する細菌が，歯肉溝滲出液や歯肉剝離上皮に含まれるタンパク質やアミノ酸を栄養源として代謝分解して生じたものである．

歯肉縁下プラークに生息する細菌の多くは多様な**タンパク質分解酵素（プロテアーゼ）** protease をもつ．*Prevotella intermedia* は歯肉溝滲出液に含まれるアルブミンや免疫グロブリンを分解するプロテアーゼをもち，*Porphyromonas gingivalis* はさらにコラーゲンを分解するコラゲナーゼや，トリプシンと活性特性が類似しているジンジパイン[*6] gingipain をもつ．分解されて生じたペプチドは細菌のもつ**ペプチダーゼ**でさらにジペプチドあるいはアミノ酸まで分解される（図10-13）．

ついでジペプチドやアミノ酸は菌体内部に取り込まれ，脱アミノ反応によってアンモニアが産生され，さらに種々の代謝系を経てATPを産生し，最終的に酢酸，プロピオン酸，ブチル酸，イソブチル酸，イソバレリアン酸などの酸となる．これらの代謝系はおもに嫌気的条件で働く．また酸産生に伴ってアンモニアも産生されるため，全体としてpHの変動はほとんど起こらない．

[*5] 歯肉縁下プラークは歯肉溝滲出液とともに採取されることが多いため，滲出液体積あたりの細菌数で算定されることが多い．滲出液の比重はほぼ１であることから，本書では重量に換算して表記した．

ジンジパイン[*6]
トリプシンと同様にタンパク質のアルギニン残基あるいはリジン残基部分のペプチド結合を加水分解し切断するタンパク質分解酵素．おもに *Porphyromonas gingivalis* の菌体表層に存在し，さらに菌体外にも分泌される．アルギニン残基を特異的に切断するものをアルギニン特異的ジンジパイン arginin-specific gingipain（RGP），リジン残基を特異的に切断するものをリジン特異的ジンジパイン lysin-specific gingipain（KGP）という．

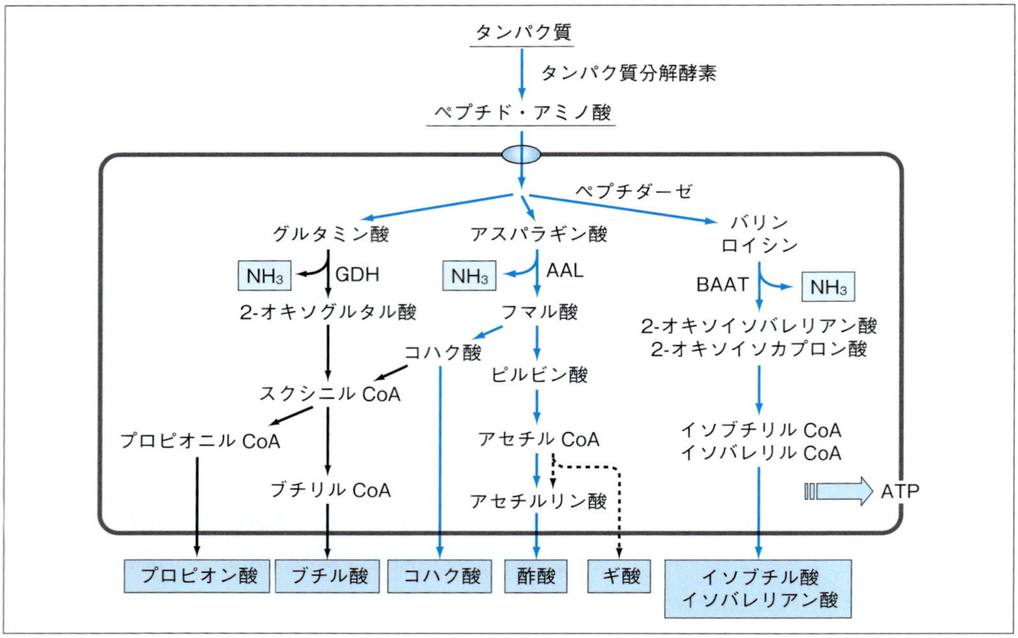

図10-13 ***Porphyromonas gingivalis*とPrevotella intermediaのタンパク質，アミノ酸代謝**
GDH：グルタミン酸脱水素酵素 glutamate dehydrogenase，AAL：アスパラギン酸アンモニアリアーゼ aspartate ammonia-lyase，BAAT：分岐アミノ酸アミノ転移酵素 branched-chain amino acid aminotranferase
青線：*P. gingivalis*と*P. intermedia*に共通する代謝経路，黒線：*P. gingivalis*だけにみられる代謝経路，破線：*P. intermedia*だけにみられる代謝経路．
NH_3（アンモニア）も最終代謝産物であるが，図のレイアウトの都合上，菌体内部に記した．
(Takahashi, N. & Yamada, T., 2000[20)]；Takahashi, N. et al., 2000[21)]；高橋信博，2006[10)] より改変)

これらの細菌のタンパク質，アミノ酸代謝は中性pH付近で最も活性が高く，酸性では活性が低下する．すなわち酸性pHではエネルギーを得るための代謝を行えなくなるため，増殖もできなくなる．*P. gingivalis*など歯肉縁下プラークを好む細菌は，歯肉縁下のタンパク質，アミノ酸という栄養環境に適しているだけではなく，中性pH環境にも適している（表10-3, 5）．

2）細菌の代謝活性と宿主防御機構

歯肉縁下プラークは歯肉溝滲出液や歯肉剝離上皮という栄養源を利用して増殖するが，歯肉溝滲出液に含まれる宿主防御因子である免疫グロブリンや補体成分などのタンパク質も**タンパク質分解酵素**によって分解してしまう．さらに代謝産物のアンモニアなどは宿主の免疫機構の撹乱や歯肉細胞などの宿主組織に対し毒性を示す**宿主傷害性代謝産物**である．歯肉縁下プラークに多く含まれるグラム陰性細菌の菌体構成成分である**リポ多糖** lipopolysaccharide（**LPS**）は，歯肉上皮細胞や歯肉線維芽細胞表面に存在する**Toll様受容体** Toll-like receptor（**TLR**）(☞第12章300ページ参照）を介して，炎症反応を惹起させる．

3）細菌の適応と細菌叢のシフト

*P. intermedia*は上述のようにタンパク質やアミノ酸を栄養源として増殖するが，同時に糖を利用して増殖することもできる（表10-5）．糖を栄養源として増殖しているときにはタンパク質分解酵素

表 10-5　プラーク細菌の栄養源と増殖至適 pH

細菌種	栄養源		増殖可能pH
	糖	タンパク質・アミノ酸	
ミュータンスレンサ球菌	＋	－	7.0* ～4.5
その他の口腔レンサ球菌	＋	－	7.0～5.0
Actinomyces naeslundii	＋	－	7.0～5.0
Fusobacterium nucleatum	＋	＋	7.0～5.0
Prevotella intermedia	＋	＋	7.0～5.5
Porphyromonas gingivalis	－	＋	7.0～6.5

*7.0 を超えるアルカリ性 pH については検討していない.
（Takahashi, N. & Schachtele, C.F.,1990[22]；Takahashi, N. et al., 1997[23]）

活性と宿主傷害性代謝産物の産生は低いが，タンパク質，アミノ酸を栄養源として増殖するとこれら代謝産物の産生が増大することが知られている．すなわち*P. intermedia*の歯周病原性は固定しておらず，栄養環境によって変動することを示す．このことから*P. intermedia*は歯肉縁上部のように糖の供給がある環境に生息しているときには病原性はそれほど高くないが，いったん，歯肉縁下部のように糖が制限されタンパク質，アミノ酸がおもな栄養源になると病原性が高くなると考えられる．

*P. intermedia*や*F. nucleatum*はやや酸性の環境でも増殖ができ（表10-5），さらに代謝に伴ってこの環境pHを中和することができる．このことは*P. intermedia*や*F. nucleatum*が歯肉縁下プラークpHを中和し安定させ，歯周病原性は高いが酸性環境に弱い*P. gingivalis*などの細菌の増殖を支援している可能性を示す．

4）歯周疾患の発症

以上のことから，歯周疾患の初発段階は次のように考えられる．歯肉縁下プラーク細菌は**歯肉溝滲出液**と**歯肉剝離上皮**を栄養源にして増殖する．やがてプラーク細菌の生物活性，すなわち**タンパク質分解酵素**，**代謝産物**，**細菌構成成分**などが宿主を傷害し，**炎症を惹起**する．宿主はそれに対抗し歯肉溝滲出液分泌を増加し**防御機構**を増強するが，それは同時にここに生息する細菌にとって栄養源の増大となり，*P. intermedia*などの病原性を増強しうる．またこれに伴いプラークpHが中性に安定化されることで*P. gingivalis*など酸性環境に弱いが歯周病原性が高い細菌の増殖が容易になり，プラークはより病原性を増していく．炎症に伴い歯肉溝が深くなり，やがて出血を伴う歯肉炎となる．これ以降，宿主の免疫機構が過剰にかつ持続的に働くことで宿主の傷害は増大し，不可逆的な歯周炎となっていく（☞第13章324ページ参照）．

Ⅳ　舌　苔

1　舌苔の環境と組成

舌表面は舌乳頭の存在のために毛羽立った構造をもつ．舌乳頭間の溝には舌表面粘膜上皮由来の**剝離上皮**や**唾液成分**が沈着し，口腔細菌がすみつき，さらには断続的に**食事由来成分**が入り込む．舌乳頭間の溝は，口腔表面に近い部分は酸素の侵入が容易であるが，深部は嫌気的環境が保たれやすい．とりわけ舌背部 tongue dorsumの後方部は剥離上皮成分や細菌の沈着が起こりやすく，やがて**舌苔** tongue coatingとよばれるプラーク様構造物で覆われる．多彩な舌苔の環境を反映しそこに生息する細菌は多様である．*Streptococcus*，*Actinomyces*，*Veillonella*などが主体を占め，さらに*Porphyromonas*，*Prevotella*，*Fusobacterium*，*Peptostreptococus*などが生息する．

2 代謝活性と口臭

舌苔細菌は，糖やタンパク質，アミノ酸を代謝し，酸やアンモニアを産生するが，さらに**口臭** oral malodor，halitosisの原因となる**揮発性硫黄化合物**，**アミン類**，**インドール**，**スカトール**などを産生する（図10-14）．アミノ酸は脱アミノ酵素で分解されアンモニアを産生する．含硫アミノ酸であるシステイン，メチオニンからはアンモニアに加え揮発性硫黄化合物が，トリプトファンからはインドール，スカトールが産生される．アミノ酸は脱炭酸酵素の分解も受け，各種アミン類が生成される．アミノ酸代謝に伴って産生されるアンモニアや酪酸などの有機酸（短鎖脂肪酸）も口臭の原因となる．

これら口臭成分のうち，**硫化水素** hydrogen sulfide，**メチルメルカプタン** methyl mercaptan，**ジメチルサルファイド** dimethylsulfideの3種の揮発性硫黄化合物は口臭患者の呼気から高頻度で検出され，さらにその濃度と口臭強度が関係することから，口臭の主成分と考えられている．*Porphyromonas*，*Prevotella*，*Fusobacterium*，*Veillonella*などは揮発性硫黄化合物を産生し，さらに*Porphyromonas*，*Fusobacterium*からはこれにかかわる代謝酵素が検出されている．また，*Fusobacterium*，*Peptostreptococus*の一部は，細胞内や血液中に存在するグルタチオンを分解し，グルタチオンに含まれるシステインから硫化水素を産生することが知られている．

3 口臭とほかの疾患

口臭は舌苔だけでなく，齲蝕や歯周炎などの口腔疾患によっても生じる．とくに口臭と**歯周疾患**の相関は明確で，歯周病患者の口臭では揮発性硫黄化合物，とりわけメチルメルカプタンが増加する．歯周ポケットにはメチルメルカプタン産生能をもつ*P. gingivalis*などの細菌が生息することが原因の1つとなる．口臭の多くは口腔由来であるが，耳鼻咽喉系疾患，呼吸器系疾患，消化器系疾患に由来する場合もある．

また，第三者は口臭を認めないにもかかわらず，「口臭がある」と自認する症状を「自臭症」とよぶ（国際分類では仮性口臭と口臭恐怖症に分類）．このような患者に対しては心理学的，精神医学的治療が行われる．一方，消化器系疾患，貧血，免疫不全などの全身疾患の一症状として舌苔がとらえられる場合があり，口腔内検査に際し，舌苔を観察することは臨床上重要である．

V 歯　石

歯石 dental calculusは形成部位により**歯肉縁上歯石**と**歯肉縁下歯石**に分けられ，色調，性状，構成成分に違いが認められている（表10-6）．歯石自体は本質的に歯肉炎を引き起こすものではないが，歯石の表面を覆うプラークが歯肉組織に傷害を与える．また，歯石の存在によって歯肉上皮の

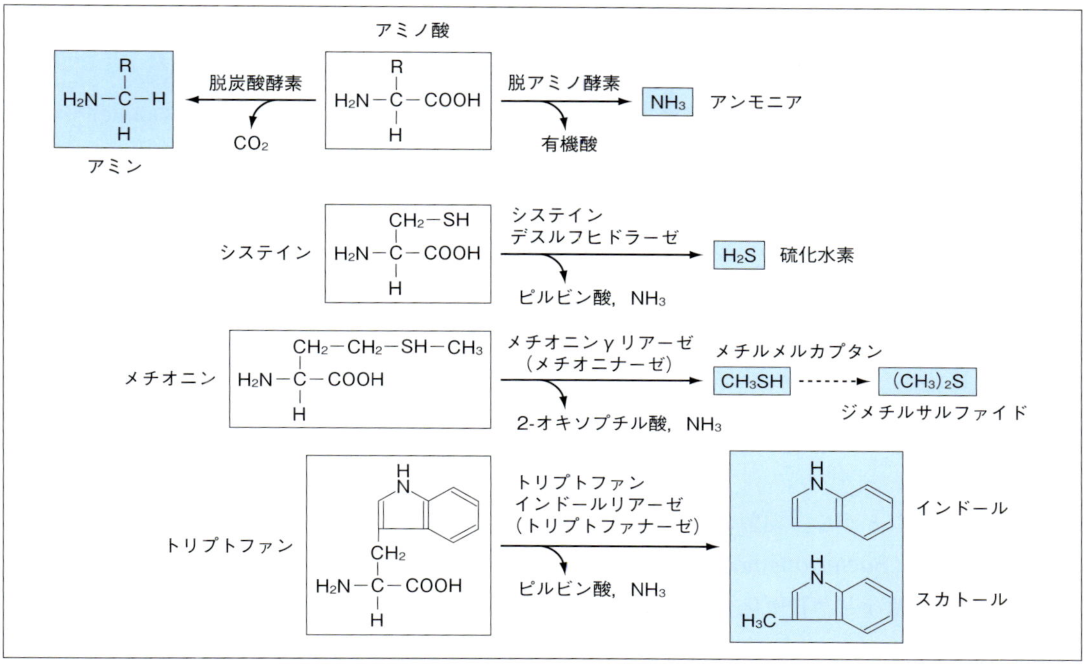

図 10-14　口臭原因物質の産生過程の代謝
(Takahashi, N., 2015[11]；Washio, J. & Takahashi, N., 2016[12] より改変)

付着が傷害されたり，歯肉溝滲出液の流出が阻止される．さらに，自浄作用が制限されて口腔清掃を困難にするなどの有害作用をもつ．

1 組　成

歯石の組成は一定ではないが，成熟した歯石では無機成分が重量で約80%，残りが有機成分と水分である．無機成分はリン酸カルシウムが主体でカルシウムが30〜35%，リン酸が15〜18%でCa/P（重量）比は1.75〜2.0である．リン酸カルシウムの多くはヒドロキシアパタイト様の結晶構造を示す．

歯石中のフッ素含量は高く（200〜300 ppm)，プラークや唾液を大きく上回っており，フッ化物の局所塗布では２〜３倍に増加する．歯石にはマグネシウムも存在し，その濃度は0.9%以上である．とくに歯肉縁下歯石のマグネシウム含量は高く，これは歯肉溝滲出液のマグネシウムの含量が高いことに由来する．そのほか炭素（炭酸塩として存在）をはじめ，多くの元素が歯石中に存在する．有機成分としてタンパク質，糖タンパク質，脂質などが存在する．

2 形成機構

プラーク形成後，数時間で石灰化が始まり，リン酸カルシウム結晶がエックス線回折によって確認できるようになる．最初はブラッシングで取れる程度であったものが，硬く歯面に付着してブラッシングでは除去できなくなると歯石とよばれる．

無菌動物（ラット）でも歯石が形成されることから，歯石の形成は化学反応であり，細菌や菌体成分の関与はないとの考えがあるが，無菌動物の歯石量は少なく，通常の動物にみられる歯石と外

表 10-6　歯肉縁上歯石と縁下歯石の比較

	歯肉縁上歯石	歯肉縁下歯石
好発部位	大唾液腺開口部付近（上顎大臼歯頬側面，下顎前歯舌側面）	歯肉溝，歯周ポケット等の遊離歯肉縁根尖側
色	乳白色，黄白色	暗褐色，緑色，黒色
沈着量	厚く多い	薄く少ない
硬　さ（スケーリングによる除去）	粘土様で一般に容易に除去できる	象牙質，セメント質よりも硬く除去しにくい
付着部位による組成の変化	あり	なし
由　来	主として唾液	主として歯肉溝滲出液（血漿成分）

観が異なることなどから，細菌の関与は否定できない．

適当な条件で，*Bacterionema matruchotii*[*7]をはじめ*Corynebacterium*のような放線菌，レンサ球菌および大腸菌などが石灰化することから，**細菌性石灰化**は，歯石形成機構の1つと考えられている．とくに*B. matruchotii*の石灰化機構は詳細に研究され，原形質に存在するメソソーム[*8] mesosomeという膜構造体と，細胞壁の外側に存在する小胞体 vesicle（またはglobule）という単位膜構造体が，カルシウムとリン酸が準飽和状態になると石灰化することが観察されている．この膜成分の1つである酸性リン脂質（ホスファチジルセリン，ホスファチジルイノシトールなど）は高いカルシウム結合能（10.5 μg Ca/mg）をもつことから，石灰化の核として関与していることが示唆されている．しかし*in vitro*で生成するリン酸カルシウム-リン脂質複合体は不定形であり，これをさらにヒドロキシアパタイトの結晶へと変換する役割は，酸性リン脂質と塩基性タンパク質の複合体であるリポタンパク質が演じている可能性がある．このような細菌性石灰化は，骨や象牙質でみられる基質小胞性の石灰化に類似すると考えられる（☞第6章170ページ参照）．

唾液やプラークのpHは，含まれる重炭酸イオン（HCO_3^-）が喪失したり，プラーク細菌のウレアーゼ ureaseで尿素からアンモニアが産生されたり，プラーク細菌のアミノ酸代謝に伴ってアンモニアやアミンが産生されたりすることで上昇する．pHの上昇はリン酸カルシウムの溶解性を低下させ（☞第11章268ページ），歯石の形成を促進する．このことは，分泌直後の唾液に最初に接触する唾液腺開口部付近の歯表面に歯石が形成されやすいこととよく一致する．歯石の形成に個体差があることはよく知られており，刺激唾液の分泌量が多く，緩衝能の高い人にはしばしば著しい歯肉縁上歯石の形成がみられる．

***Bacterionema matruchotii*[*7]**
分岐する性質があるので放線菌類に分類されているが，*Bacterionema*属ではこの1菌種のみである．通性嫌気性菌でフィラメントに枝分かれが少なく先端に桿状体（1.5〜2.5×3〜10μm）が付着して鞭のような構造をもっているのが特徴である．ヒトやその他の霊長類の口腔内，とくに歯表面に存在する．

メソソーム[*8]
細胞質膜が細胞質に嵌入してできた器官．呼吸酵素が存在することから呼吸器官と考えられるが，細胞分裂，核の複製，酵素の搬出，隔壁形成にも関与する．

参考文献

1) Lazzari, E.P. 編（永津俊治ほか訳）：口腔領域の生化学．医歯薬出版，東京，1977.
2) 荒谷真平：口腔生物学序説-遍歴と思索から．医歯薬出版，東京，1980.
3) Jenkins, G.N.（河村洋二郎監訳）：ジェンキンス 口腔の生理・生化学．医歯薬出版，東京，1981.
4) Newman, H.N.（片山　剛訳）：プラークの科学．医歯薬出版，東京，1984.
5) 山田　正：プラーク中の細菌による酸産生のメカニズム．齲蝕と歯周病，（3）．歯科評論社，東京，1985.
6) Marsh, P. and Martin, M.V.：Oral Microbiology. 4th edition. Wright, Oxford, 1999.
7) 岡田　宏ほか編：歯周病-新しい治療を求めて．先端医療技術研究所，東京，2000, 230～236.
8) Kuramitsu, H.K. (ed.)：Oral Bacterial Ecology. Horizon Scientific Press, Wymondasm, 2000.
9) 高橋信博：歯垢生態系への生化学的アプローチ．東北大歯誌，**21**：18～32, 2002.
10) 高橋信博：ミュータンスレンサ球菌の糖代謝．In：新・う蝕の科学（浜田茂幸，大嶋隆編著），医歯薬出版，東京，2006.
11) Takahashi, N.：Oral microbiome metabolism: From "who are they?" to "what are they doing?". *J Dent Res*, **94**：1628～1637, 2015.
12) Washio, J. and Takahashi, N.：Amino acid composition and amino acid-metabolic network in supragingival plaque. *Biomed Res*, **37**（2016）：251～257, 2016.

引用文献

13) Thylstrup, A. and Fejerskov, O. eds：Textbook of Cariology. Munksgaard, Copenhagen, 1986, 47.
14) 須賀昭一編：図説齲蝕学．医歯薬出版，東京，1990,112.
15) Rickard, A.H. et al.：Bacterial coaggregation: an integral process in the development of multi-species biofilms. *Trends Microbiol*, **11**（2）：94～100, 2003.
16) Ritz, H.L.：Microbial population shifts in developing human dental plaque. *Arch Oral Biol*, **12**：1561～1568, 1967.
17) Yamada, T. et al.：Evaluation of cariogenicity of glycosylsucrose by a new method to measure pH under human dental plaque in situ. *J Dent Res*, **59** (special issue D)：2157～2162, 1980.
18) Gao, X.J. et al.：Association of caries activity with the composition of dental plaque fluid. *J Dent Res*, **80**（9）：1834～1839, 2001.
19) 山田　正：砂糖がムシ歯をおこすまでのプロセスをさぐる．科学と実験，**11**：28, 1982.
20) Takahashi, N. and Yamada, T.：Pathways for amino acid metabolism by *Prevotella intermedia* and *Prevotella nigrescens*. *Oral Microbiol Immunol*, **15**（2）：96～102, 2000.
21) Takahashi, N. et al.：Metabolic pathways for cytotoxic end product formation from glutamate- and aspartate-containing peptides by *Porphyromonas gingivalis*. *J Bacteriol*, **182**（17）：4704～4710, 2000.
22) Takahashi, N. and Schachtele, C.F.：Effect of pH on the growth and proteolytic activity of *Porphyromonas gingivalis* and *Bacteroides intermedius*. *J Dent Res*, **69**（6）：1266～1269, 1990.
23) Takahashi, N. et al.：Acid tolerance and acid-neutralizing activity of *Porphyromonas gingivalis*, *Prevotella intermedia* and *Fusobacterium nucleatum*. *Oral Microbiol Immunol*, **12**（6）：323～328, 1997.

第11章　齲蝕の生化学

本章のねらい

歯学における二大疾患の1つである齲蝕の発症機構を理解し，さらに多因子性疾患および生活習慣病としての齲蝕の特徴と齲蝕予防の基本を学ぶ.

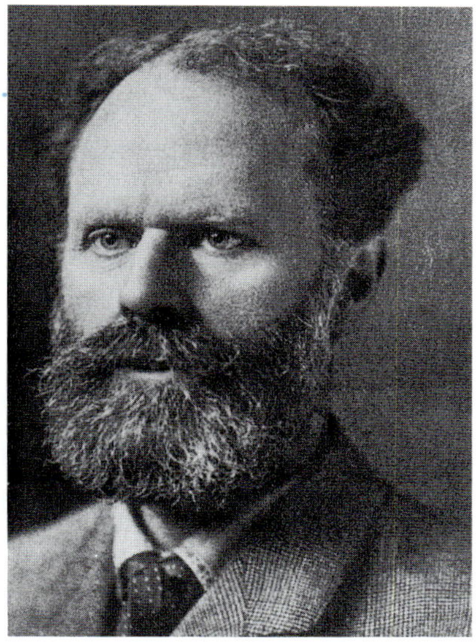

Willoughby D. Miller（1853～1907）．米国の歯科医であり細菌学者．化学，物理学および応用数学という広い基礎知識をもって歯科医への道を進み，臨床に携わりながら基礎歯科医学の広範な研究を継続した．1890年，彼の研究の集大成である『Micro-organisms of the Human Mouth（ヒト口腔の微生物）』を出版することによって齲蝕の酸脱灰説（☞272ページ参照）を明らかにし，齲蝕学の確固たる基礎を築いた．

チェックポイント

1. エナメル質齲蝕の原因として，ミラーが提唱した酸脱灰説（化学細菌説または化学寄生説）が受け入れられている．急速に脱灰が始まるpHはおよそ5.5であり，このpHを臨界pHとよぶ.
2. 象牙質齲蝕や根面齲蝕では，酸による脱灰に加え，唾液や象牙質そのものに含まれるタンパク質分解酵素が，象牙質有機質の初期分解にかかわることがわかってきた.
3. 細菌，糖質，宿主および時間を齲蝕の4因子とよぶ．これらの因子が重なったとき，すなわち，細菌の産生する酸によって歯質が脱灰され，唾液による再石灰化を上回ったときに齲蝕が発生する.
4. 糖質因子：発酵性糖質の摂取量と摂取頻度が齲蝕発症と関係する．とくに，粘着性で口腔内に停滞しやすい食品は，長時間にわたりプラークpHを低下させる.
5. 細菌因子：プラーク形成能，酸産生能および耐酸性能が高い細菌を齲蝕関連細菌とよぶ．細菌叢は，繰り返されるpH低下に伴って細菌叢の適応と遷移（シフト）を続け，齲蝕病原性を高めていく.
6. 宿主因子：唾液の自浄作用，酸中和作用，および含有Ca^{2+}やリン酸による再石灰化作用，さらにはフッ素による再石灰化の促進作用と歯質の耐酸性増強作用が，齲蝕に対する抵抗性となる.
7. 時間因子：歯面の脱灰と再石灰化の時間の長短によって齲蝕の発症の有無が決定する.
8. 齲蝕の発生は発酵性糖質の摂取量に加え，摂取頻度が密接に関係する．すなわち，齲蝕は「食生活」に代表される「生活習慣」と密接に関係する生活習慣病の一種である.
9. 齲蝕の予防法として，口腔清掃に加え，フッ素および非齲蝕性甘味料の応用がある.

I 齲蝕発生の基礎

齲蝕は歯周疾患とならんで歯学における二大疾患の1つであり，歯学教育のほとんどの分野でそれぞれの立場から多面的に学ぶことになる．本章では生化学的な立場から齲蝕の発生機構を中心に述べる．

齲蝕 dental cariesの初発部位の１つであるエナメル質は，その95%がヒドロキシアパタイトであり，ほぼ無機質のみからなる（☞第５章参照）．細胞，血管，神経はなく，いわゆる生物学的な機能はない．このような特徴をもつエナメル質が，その表面に付着した口腔細菌が産生する酸によって溶解していく現象が齲蝕である．しかし，齲蝕と，細菌が病原菌として引き起こす多くの感染症とは次の２点で異なる．

①一般的な感染症の場合には，その病原菌は健康者に存在せず，外から侵入した細菌で起こる**外因感染症**であるのに対し，齲蝕の場合には健康者の口腔内に常在する細菌がおもな原因となる**内因感染症**である．

②齲蝕発症の初期においては，エナメル質では齲蝕に対して炎症などの生体防御反応はなく，一方的に細菌が産生する酸によって無機質が溶解される．

しかし，後述するように実際の齲蝕の発生機構は決して単純ではなく，種々の因子が絡み合ってはじめて発生するきわめて複雑な**多因子性疾患** multifactorial diseaseである．

1 エナメル質の脱灰

1）酸脱灰説と酸によるエナメル質の脱灰

齲蝕発生機構については歴史的にさまざまな学説が提唱されてきたが，**酸脱灰説**（**化学細菌説**または**化学寄生説** chemicoparasitical theory）がエナメル質の溶解を説明する学説として広く受け入れられている．酸脱灰説は「プラーク細菌が糖代謝によって産生した酸が齲蝕を発症させる」という説で，ミラー Miller, W.D.が1890年に提唱した説に基づく．

エナメル質の95%を占めるヒドロキシアパタイト（HA）の溶解反応は次のようになる．HAが溶液中で平衡状態にある場合，これを単純化して式①のように表すと，

$$\mathrm{HA} + \mathrm{H}^+ \rightarrow \mathrm{Ca}^{2+} + \mathrm{HPO_4}^{2-} \quad \cdots\cdots\cdots\cdots\cdots ①$$

化学平衡の法則によってその平衡定数K_{eq}は，

$$K_{eq} = \frac{[\mathrm{Ca}^{2+}]\cdot[\mathrm{HPO_4}^{2-}]}{[\mathrm{HA}]\cdot[\mathrm{H}^+]} \quad \cdots\cdots\cdots\cdots\cdots ②$$

で表される．式①から明らかなように，ヒドロキシアパタイトの溶解を支配する因子は水素イオン濃度（$[\mathrm{H}^+]$）と，溶液中に共存するカルシウムイオン濃度（$[\mathrm{Ca}^{2+}]$）およびリン酸水素イオン（第二リン酸イオン）濃度（$[\mathrm{HPO_4}^{2-}]$）である．温度などの条件が変わらないかぎりK_{eq}は一定であるから，溶液のpHが低下，すなわち［H^+］が増加すれば，ヒドロキシアパタイトがH^+と反応して溶解し，［Ca^{2+}］と［$\mathrm{HPO_4}^{2-}$］が増加することで平衡が維持される．これが脱灰 demineralizationという現象である．たとえばpHが７から５へ低下した場合，pH＝−log［H^+］で表されるので，［H^+］は1×10^{-7} Mから1×10^{-5} Mへと100倍に増加することになる．したがって，pH ５では，式②の分母はpH ７の場合に比べ，実に100倍も大きくなることになり，K_{eq}は一定であることから，式①の

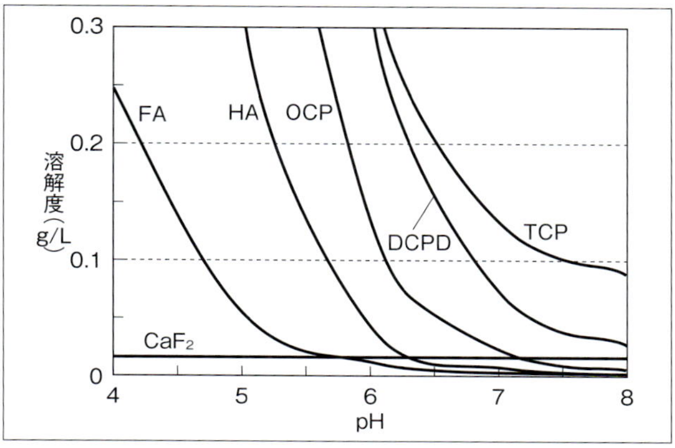

図 11-1　ヒドロキシアパタイト，フルオロアパタイトのpHによる溶解度（g/L）の変化
HA：ヒドロキシアパタイト（$Ca_{10}(PO_4)_6(OH)_2$），FA：フルオロアパタイト（$Ca_{10}(PO_4)6F_2$），OCP：オクタカルシウムリン酸，DCPD：リン酸水素カルシウム二水塩（$CaHPO_4 \cdot 2H_2O$），TCP：トリカルシウムリン酸，CaF_2：フッ化カルシウム．（Hagen, A.R., 1975[14]）

平衡は右へ傾き［Ca^{2+}］と［HPO_4^{2-}］が増加する．これがプラーク中での酸産生によって齲蝕発生機構を説明する酸脱灰説の基礎である．pHとヒドロキシアパタイトの脱灰の程度の関係は図11-1のようになる．**急速に脱灰が進み始めるpHはおよそ5.5**であり，このpHを**臨界pH** critical pHとよぶ．

ヒドロキシアパタイトの脱灰は，溶液中に存在する［Ca^{2+}］や［HPO_4^{2-}］によって影響を受ける．たとえば，これらのイオンが高濃度で存在する環境では，式②からヒドロキシアパタイトは脱灰されにくくなることが予想される．一方，これらのイオンを含まない溶液（たとえば蒸留水）中では，たとえ中性pHにおいてもヒドロキシアパタイトは溶解することになる（表11-1）．正常な唾液中に，ヒドロキシアパタイトに対し過飽和なCa^{2+}とHPO_4^{2-}が含まれていることはきわめて意義がある（☞第９章245ページ参照）．

2）タンパク質分解説とタンパク質分解-キレート説

齲蝕発生機序に関するその他の学説として**タンパク質分解説** proteolytic theoryがある．これは齲蝕がタンパク質分解細菌によってエナメル有機マトリックスが分解されることで生じるという説である．1944年，ゴットリーブ Gottlieb, B.は比較的有機質の多いエナメル葉や石灰化の程度の低いエナメル小柱鞘が齲蝕の初発部位であり，有機質の分解が先に生じ，ついで無機質が破壊されると主張した．ただし，これまでの研究では否定的である．しかし，エナメル質とは異なりセメント質や象牙質のように有機質を多く含む部位を初発部位とする根面齲蝕や象牙質齲蝕では考慮すべき考え方である（☞274ページ参照）．

1955年，シャッツ Schatz, A.らは矛盾の多いタンパク質分解説にキレート作用 chelationという考えを加え，**タンパク質分解-キレート説** proteolysis-chelation theoryへと発展させた．すなわち，齲蝕の原因として，タンパク質を主体とする有機マトリックスの細菌による分解と，有機キレート剤による中性pHでのアパタイトの溶解をあげている．式①において，Ca^{2+}やHPO_4^{2-}をキレート作用のある物質と複合体を形成することでイオンとしての作用を奪ってしまえば，Ca^{2+}やHPO_4^{2-}の濃度が低下する．この場合も式①の平衡は右に傾き，ヒドロキシアパタイトがH^+と反応して溶解し，Ca^{2+}とHPO_4^{2-}の減少を補う．実際にキレート剤は不溶性カルシウム塩を溶解する（表11-1）．

酸がエナメル質を脱灰することは疑いないが，キレート作用が齲蝕の発症と進行に付加的に作用している可能性は残る．プラーク細菌によって多量に産生される乳酸は中性付近でキレート作用を示し，

表 11-1　各種キレート剤による粉末エナメル質からのカルシウムの溶出

キレート剤	pH		溶出カルシウム量	
	実験前	7日後	mg/25mL	溶出%
D，L-セリン	7.6	8.0	1.18	3.5
トリグリシン	7.5	7.8	2.42	7.3
リンゴ酸	7.4	7.1	2.70	8.1
乳　酸	7.2	6.6	0.51	1.5
グルコン酸	7.6	7.2	1.30	4.0
クエン酸	7.8	7.1	4.10	12.3
EDTA	8.0	8.1	31.4	94.6
対照（水）	8.0	8.7	0.008	0.01

25 mL のアンモニア - 塩化アンモニウム緩衝液（pH8），またはリン酸緩衝液（pH7.2）に 100 mg の粉末エナメル質（33.2%のカルシウムを含む）を加え，37℃でときどき攪拌した．たとえば，乳酸は 7 日間で 0.51 mg のカルシウムをキレート作用によって溶出させることがわかる．
（押鐘　篤監修，1966[15]）

Ca^{2+} と錯体を形成することができる（図11-2）．このようなキレート作用は食間にプラーク pH が酸性から中性に戻ったときに，弱いながらも長時間にわたり作用している可能性がある．

3）初期エナメル質齲蝕

初期の**エナメル質齲蝕** enamel caries ではエナメル質表層にはほとんど変化がみられず，その下層にある表層下エナメル質から脱灰が始まる**表層下脱灰像** subsurface demineralization を示す（図11-3, 4）．臨床的には**白斑** white spot としてとらえられることが多い．

組織学的検索によると，すべての乳歯と約70％の永久歯でエナメル質表層約30 μm は比較的無構造で，エナメル小柱の輪郭はみられず，アパタイト結晶はすべて互いに平行に並び，レッチウス線条 Retzius's striatim に垂直になっている．さらに，エナメル質表層には高濃度のタンパク質が，エナメル質表面から15～20 μm の深さにはフッ素が最も高濃度に存在する．このような特徴によって，エナメル質表層の酸抵抗性は高くなる．

さらに，エナメル質表層は物質の選択的拡散を行う半透膜または分子ふるいのような性質をもち，走査型電子顕微鏡ではエナメル質表面に直径0.3～0.5 μm の小孔の網目状分布が確認できる．エナメル質表面で生じた酸の一部は非イオンの状態でエナメル質内へ拡散し（イオン化した酸より迅速に拡散する），内部で希釈されてはじめてイオン化し，アパタイトを溶解することで表層下脱灰を形成する．一方，アパタイトの溶解で生じたカルシウムイオンとリン酸イオンは，濃度勾配に従って外側へ拡散される．その結果，エナメル質表層近くでは移動してきた両イオンが蓄積し，唾液からも両イオンが供給され，後述する再石灰化によって新しくアパタイトがつくられる．

2　象牙質齲蝕

象牙質はエナメル質と異なり，約70％の無機質と約20％の有機質からなる．無機質は骨組織と類似しており，約2/3が結晶性アパタイト，約1/3が無定形リン酸カルシウムからなり，結晶性アパタイトの大きさはエナメル質よりも小さい．このためアパタイトの単位重量あたりの表面積は大

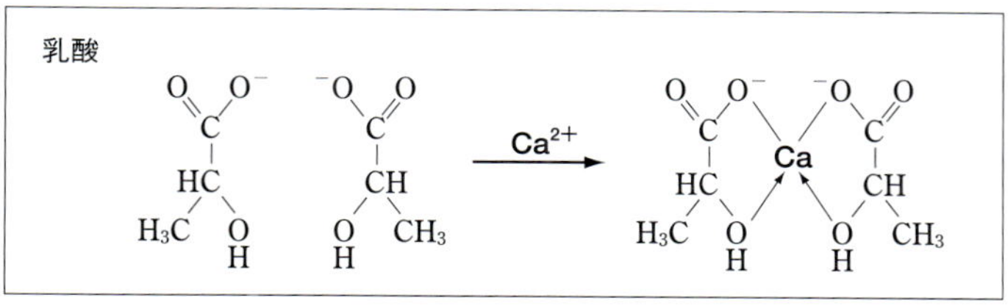

図 11-2　乳酸のキレート作用

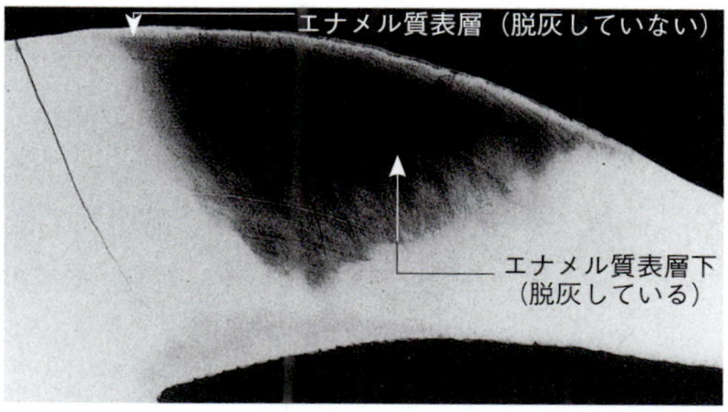

図 11-3　エナメル質の隣接面に生じた齲蝕のマイクロラジオグラフ（エナメル質齲蝕病巣切片の軟エックス線透過像）

典型的な表層下脱灰病巣であり，表層下ではかなり深くまで脱灰が進行しているのに対し，表層は再石灰化に由来すると考えられる高い石灰化度を示している．

（須賀昭一，1990[3]）

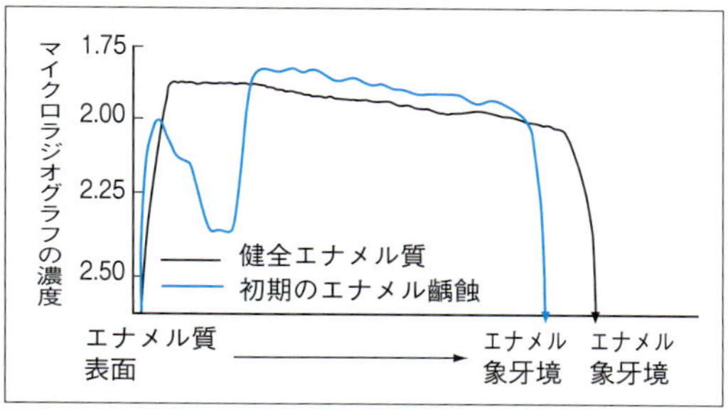

図 11-4　健全および初期のエナメル質齲蝕のマイクロラジオグラフの濃度変化

（須賀昭一，1990[3]）

きく，酸と接触しやすいため，脱灰されやすくなる．脱灰がエナメル象牙境に達すると，脱灰は側方に急速に広がり，穿下性の齲蝕病巣を形成しやすい．脱灰に伴い有機質が喪失することで齲窩が生じる．

有機質の大部分はコラーゲンであり不溶性であるが，いったん酸に曝されると可溶性が増し，種々のタンパク質分解酵素によって分解されやすくなる．**象牙質齲蝕** dentin cariesや**根面齲蝕** root surface cariesでは，エナメル質齲蝕と異なり酸による脱灰に加えタンパク質分解が関与する．近年の研究から，唾液や象牙質そのものに含まれる**マトリックスメタロプロテアーゼ** matrix metalloproteinases（**MMP**）や**カテプシン** cathepsinといった宿主由来のタンパク質分解酵素が，象牙質有機質の初期分解にかかわることがわかってきた[13]．一方，細菌のタンパク質分解酵素やペプチド分解酵素は，ある程度，宿主由来タンパク質分解酵素によって有機質が分解されてから関与し，さらに有機質を分解・代謝することでアミノ酸に由来する多様な代謝産物を産生すると考えられている[13]．

現在，象牙質齲蝕発症についての研究は急速に進みつつあるが，本項では，おもにエナメル質における齲蝕発症について述べる．

Ⅱ 多因子疾患としての齲蝕発症のしくみ

糖質の摂取や口腔清掃に同じように注意を払っているにもかかわらず，齲蝕に罹患する人とそうでない人がいることはごく身近にみられる事実である．これは齲蝕の発生と進行に種々の因子が複雑に絡み合ってかかわっているからであり，カイス Keyes, P.H. は**細菌**，**糖質**，**宿主**が主たる因子で，これらの因子が重なり合ったときにはじめて齲蝕が発生するという**3つの輪**を提唱した．さらにニューブラン Newbrun, E. は齲蝕が慢性疾患であることを考慮し，**時間**という第4の因子を加えた（図11-5）．これら4つの因子が齲蝕発生にかかわる割合は，人によって，同じ人でも個々の歯によって，さらには歯の部位によって異なる．ここではこれら4つの因子について説明する．

1 糖質因子

1）糖質消費量と齲蝕の発生

過去数世紀にわたる研究や調査によって，**発酵性糖質**[*1]と齲蝕の間の因果関係が明らかにされてきた．たとえば，糖質が少なく脂肪分の多い食事をとっているイヌイット（エスキモー）や発酵性糖質をほとんど含まない食事をしているトリスタン・ダ・クーニャ島[*2] Tristan da Cunha Ireland の原住民では歴史的に齲蝕が非常に少ない．しかし，これら種族も徐々に西欧風の食習慣の導入や発酵性糖質をとるようになり，齲蝕が増加してきている．

また，フルクトース代謝の必須酵素が先天的に欠損している遺伝性フルクトース不耐症[*3] hereditary fructose intolerance という疾患では，生涯にわたりフルクトースやスクロースを含まない食事を摂らなければならず，その患者の齲蝕の発生率はきわめて低い（表11-2）．

代表的な発酵性糖質である砂糖と齲蝕の関係は，第二次世界大戦中，多くの国で砂糖の輸入の途絶に伴って齲蝕の発生が激減したことや，国民1人あたりの年間砂糖消費量が増加するにつれて齲蝕の発生が増加したことから，両者の因果関係が強く示されてきた（図11-6）．

しかし，近年では，1人あたりの砂糖消費量が日本の2倍以上高い欧米諸国で，齲蝕の発生率が日本の1/2～1/3となり，この関係は崩れている．これは砂糖と齲蝕の関係を否定するというよりも，砂糖摂取制限以外の方法，たとえばフッ素の応用などによって齲蝕予防が可能になっていることを示唆する．

2）糖質の種類と齲蝕の発症

齲蝕病原性の高いミュータンスレンサ球菌（後述）と糖質の代表であるスクロースを例に，齲蝕の発生機構を単純化して説明したものを**ミュータンス・ストーリー**という．それは「スクロースを食べるとミュータンスレンサ球菌がスクロースを材料として不溶性グルカンを産生する．不溶性グ

発酵性糖質[*1]
プラーク細菌によって代謝され酸産生の基質となる糖をいう．具体的には表11-6参照．
トリスタン・ダ・クーニャ島[*2]
南大西洋のほぼ中央にある人口300余のイギリス領の島．
遺伝性フルクトース不耐症[*3]
ホスホフルクトアルドラーゼが欠損しているためフルクトースやフルクトースを構成糖の1つとして含むスクロースを摂るとグルコースへの転換ができず，低血糖となり，悪心，嘔吐などを起こし，ついには知能低下あるいは死に至ることもある．

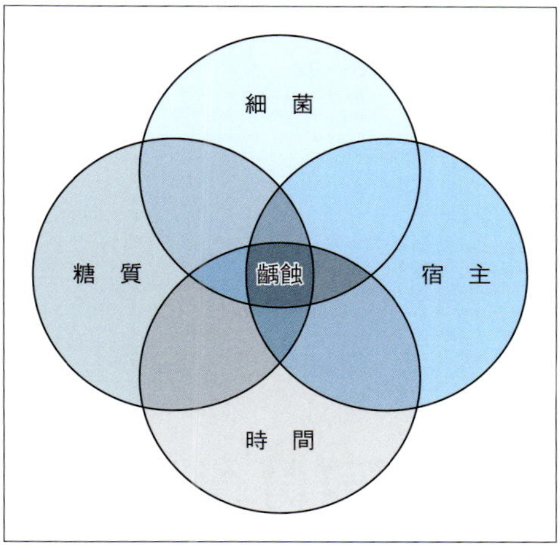

図 11-5　齲蝕発生に関与する4つの因子
Keyesによって「3つの輪」として提唱された細菌，糖質，宿主の各要因に，さらにNewbrunが第4の因子として時間を加えることを提唱した．
（Newbrun, E., 1989[2] より改変）

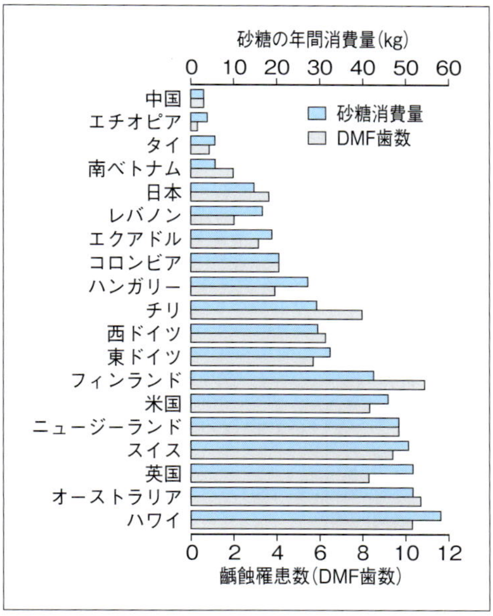

図 11-6　世界各国の砂糖消費量と 11～12 歳児の齲蝕罹患数（DMF 歯数）の関係（1959 年の統計による）
（Marthaler, T. M., 1978[16] より改変）

表 11-2　遺伝性フルクトース不耐症患者群と対照（正常）群の DMF 歯数などの比較

	疾患群（n＝17）	対照群（n＝14）
DMF歯数	2.1	14.3
DMF歯面数	3.3	36.1
プラーク指数	1.2	1.2
OHI（oral hygiene index）*	1.7	1.8
1日平均砂糖摂取頻度	0.83	4.32
1日平均砂糖摂取量（gm）	2.5	48.2
齲蝕のまったくない人の割合	59	0
平均年齢	29.1	26.5

*プラークと歯石の付着程度をそれぞれ0～6までの範囲で数量化し，それらの和で表したもの．
（Newbrun, E. et al., 1980[17]）

ルカンによってミュータンスレンサ球菌は歯の表面に付着してプラークを形成する．歯に付着したミュータンスレンサ球菌はスクロースを分解して酸を産生し，歯を脱灰して，齲蝕を発症する」というものである．

ミュータンスレンサ球菌を口腔内に植えつけた特殊なハムスターなどを用いた齲蝕実験では，スクロースによる不溶性グルカンの生成が齲蝕の発症に必要なことを示している（表11-3）．しかし，普通のサルを用いた実験ではスクロースを与えた群とグルコースとフルクトースの混合物を与えた群との間で齲蝕発生率に差がない（図11-7）．

さらに，1972年からフィンランドのツルクでヒトについて行われた糖質の齲蝕誘発性研究（**ツルクシュガー研究** Turku sugar study）では，125名の被験者を3つのグループに分け，スクロース，

表 11-3　ミュータンスレンサ球菌を定着させ，グルコースまたはスクロースを含む飼料を与えたハムスターでの齲蝕の発生状況

	グルコース群	スクロース群
被験動物数	11	14
齲蝕スコア*	0～3	15～92
口腔からの菌の回収	－～++	＋～+++

*動物実験で生じる齲蝕の程度を表す指数．動物種によって異なる．
(Krasse, B., 1965[18] より改変)

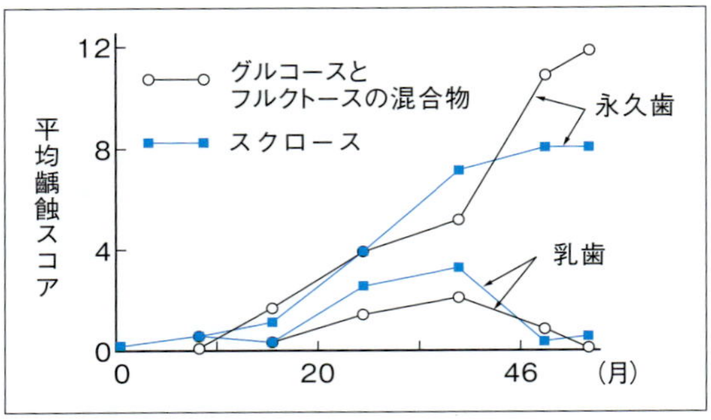

図 11-7　サルにスクロースあるいはグルコースとフルクトースの混合物を与えたときの齲蝕スコアの変化
(Colman, G. et al., 1977[19])

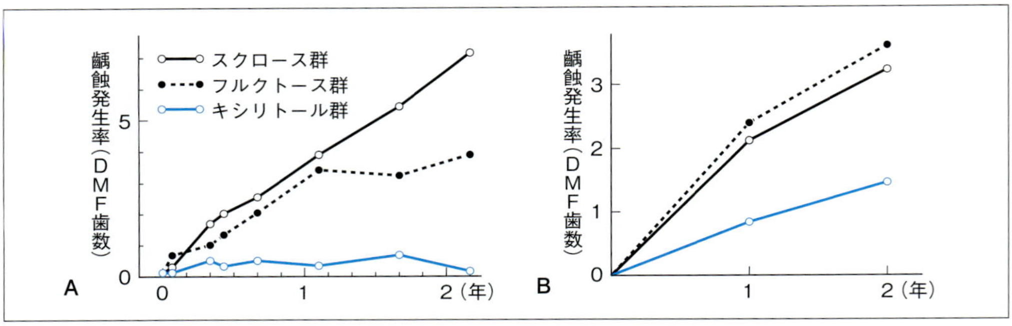

図 11-8　ヒトにスクロース，フルクトースあるいはキシリトールを与えたときの齲蝕発生率（DMF 歯数）の変化
A：明確な齲蝕病巣に加え初期齲蝕病巣も評価したもの
(Scheinin, A. et al., 1975[20])
B：当時の初期齲蝕の扱いの不確かさから，明確な齲蝕病巣のみ用いて再評価したもの
(Scheinin, A., 1978[21])．

フルクトースまたはキシリトールを２年間にわたり摂らせて齲蝕の発生を観察したが，キシリトール群では齲蝕発生率が明らかに低下しているのに対し，スクロース群とフルクトース群の間ではあまり差がなかった（図11-8）[*4]．

多くの研究結果から不溶性グルカンがプラーク形成因子の１つであることは確かだが，プラーク

*4　ツルクシュガー研究では，当初，初期齲蝕も評価の対象として図11-8Aのような結果を報告した．その後，当時の初期齲蝕診断の不確かさから，初期齲蝕を評価対象からはずした場合の結果を発表している（図11-8B）．改訂された結果でも，キシリトールはスクロースやフルクトースよりも齲蝕誘発性が低いことがわかる．しかし，スクロースとフルクトースの齲蝕誘発性はほぼ同等であること，キシリトールでもベースライン程度の齲蝕は発症することが示されている．

形成には複数の因子が関与しており（図11-2参照），不溶性グルカンがすべてではない．また，次項で述べるように，ヒトのプラーク細菌叢に占めるミュータンスレンサ球菌の割合はそれほど高くなく，プラーク中の不溶性グルカン量は多くはない．さらに，前述の遺伝性フルクトース不耐症の患者ではスクロース摂取は制限されているが，プラーク量はスクロース摂取を制限していない対照群とほとんど変わらない．

一方，ヒトのプラークはスクロースやフルクトースをはじめグルコース，マルトースなど種々の発酵性糖質から酸を産生し，プラークpHを同程度低下させるが，キシリトールなど非発酵性甘味料（表11-6参照）からはほとんど酸を産生せず，上述のツルクシュガー研究の結果を裏づける．

以上のことから，ヒトの齲蝕においては，不溶性グルカンよりも，酸のほうがより重要であることが明らかである．したがって，スクロースを含むすべての発酵性糖質が齲蝕の原因となること，そして，次項で述べるように発酵性糖質から酸を産生できるすべての糖分解性細菌（☞第10章255ページ参照）が齲蝕にかかわることが推測される．ただし，もともと口腔内にミュータンスレンサ球菌が多い人では，スクロースから不溶性グルカンが多量に合成される可能性があるので注意が必要である．

2 細菌因子

1）齲蝕関連細菌

口腔細菌が齲蝕発生に必須であることは，無菌動物には齲蝕が発生しないという事実から明らかである．近年のプラーク細菌叢の研究から，齲蝕病巣には多種の口腔細菌が生息しており，そのほとんどは健全な口腔からも分離される口腔内常在菌である．

ミュータンスレンサ球菌[*5] mutans streptococciはそのなかでも最も齲蝕病原性が高い細菌として知られ，実際，エナメル質齲蝕，象牙質齲蝕，哺乳瓶齲蝕[*6]の順に，齲蝕病状が重篤になるにつれてミュータンスレンサ球菌の割合は増加している（図11-9）．しかし，その割合はそれほど高くはなく，**ミュータンスレンサ球菌以外のレンサ球菌** *Streptococcus*，**アクチノミセス** *Actinomyces*のほうが多い．とくに白斑などの初期の齲蝕病巣ではミュータンスレンサ球菌以外の細菌の割合は高く，近年，これらの細菌と齲蝕の発症との関連が重要視されている．

2）細菌の齲蝕病原性

齲蝕病巣から分離される**齲蝕関連細菌** dental caries-relating bacteriaは，①**プラーク形成能**，すなわち歯面付着能および共凝集能，②糖からの**酸産生能** acidogenicity，③酸性環境に適応し増殖することのできる**耐酸性能** aciduránce, acid-toleranceの３項目からなる**齲蝕病原性** cariogenicityをもつ．①プラーク形成能については糖質因子の項ですでに述べた．以下では②酸産生能，③耐酸

ミュータンスレンサ球菌[*5]

以前*Streptococcus mutans*とよばれていた菌種は，血清学的に異なるa〜hの８種に細分され，現在ではこれらを総称してミュータンスレンサ球菌 mutans streptococciとよぶ．ヒトの口腔から分離されるミュータンスレンサ球菌はc，d およびe型が主体で，fとg型はまれであり，a，bおよびh型はヒトからはほとんど分離されない．そこで血清型c，e，f菌を狭義の*S. mutans*，d，g菌を*S. sobrinus*とよぶように改称された．

哺乳瓶齲蝕[*6]

糖質を含む飲料などを哺乳瓶に入れて乳児に与えることで生じる齲蝕．長時間にわたり糖質が供給されることから齲蝕が頻発しやすく，また齲蝕病状も重症化しやすい．

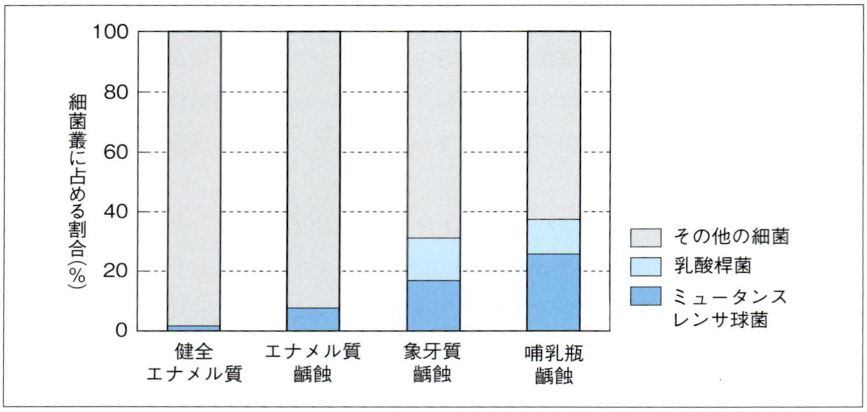

図 11-9 健全エナメル質，エナメル質齲蝕，象牙質齲蝕および哺乳瓶齲蝕病巣から分離される細菌構成比率
（Sansone, C. et al., 1993[22]；Boue, D., 1987[23]；Milnes, A.R. & Bowden, G.H., 1985[24]）

性能について説明する，

プラーク細菌は発酵性糖質を取り込み，解糖系で分解して有機酸を産生し（☞第10章259～261ページ参照），プラークpHを4～4.5に低下させる．プラーク細菌によって生じた酸性pHはヒドロキシアパタイトの臨界pHを下回りエナメル質の脱灰をもたらすが，多くのプラーク細菌にとっても好ましくない作用をもつ．低pH環境は細菌内部の酸性化をもたらし，代謝酵素の阻害や変性などの酸障害を起こし，やがては酸性死をもたらす．

そこで細菌は，**H^+-ATPase（プロトンポンプ）による菌体内からの酸排出，菌体内でのアルカリ性物質の産生，細胞膜の酸不透過性の増加**などによって菌体内の酸性化を防いでいる．またタンパク質やDNAを変性から守り，変性したタンパク質やDNAを再生する**ストレスタンパク質**を誘導する（図11-10）．このように低pH環境で生存し続ける能力を耐酸性能という．酸産生能だけではなく耐酸性能の高い細菌が，齲蝕病原性の高い細菌である．ミュータンスレンサ球菌はその他の口腔レンサ球菌よりも酸産生能，耐酸性能とも強い．

（1）細菌の適応

細菌の酸産生能と耐酸性能は生息する環境によって容易に変化し，たとえばpH 5.5というやや酸性条件に数十分曝されると，これらの能力は増強し（図11-10），ミュータンスレンサ球菌以外の細菌でも高い酸産生能や耐酸性能を示すようになる．すなわちプラークpHが頻繁に低下する環境は，そこに生息する細菌の齲蝕病原性を増強させる駆動力となる．このように細菌が環境の変化に応じてその能力を変えることを**細菌の適応** adaptationとよぶ．

（2）細菌叢の遷移

細菌の適応を経てプラークpHがより低下するようになると，やがてより耐酸性が高い細菌が選択的に増殖しプラーク細菌叢の主体を占めるようになる．このように細菌叢が環境の変化に応じて菌叢の構成を変えることを**細菌叢の遷移（シフト** shift）とよぶ．

齲蝕病巣部はすでに酸による脱灰が進行しており，健全歯面に比べその環境pHは低下している．齲蝕の病状の重症化に伴って耐酸性能の強いミュータンスレンサ球菌や乳酸桿菌が増加している（図

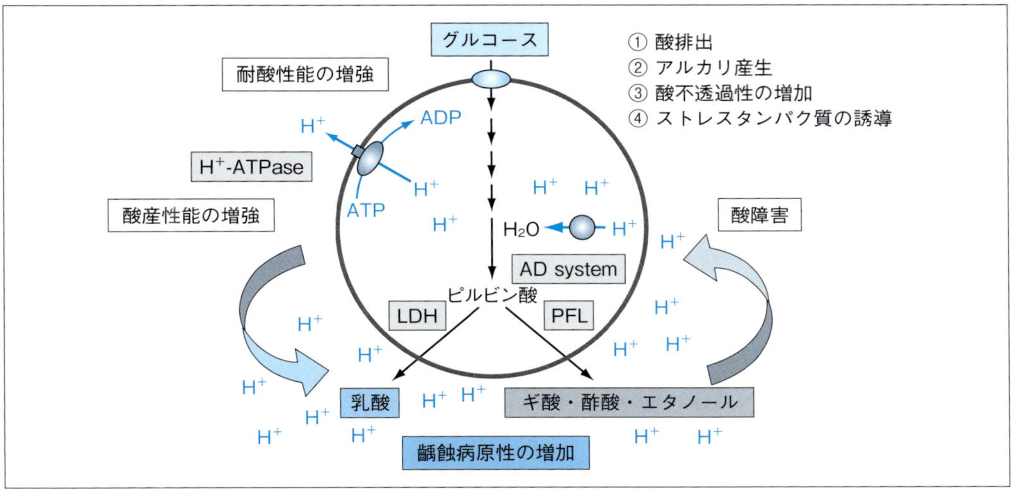

図 11-10　酸産生菌の耐酸性能をもたらすメカニズムと細菌の適応による齲蝕病原性の増加
細菌はみずからつくりあげた低pH環境による酸障害から身を守るために，① H^+-ATPase（プロトンポンプ）を用いて菌体内から酸を排出し，②アルギニンデイミナーゼ arginine deiminase に始まる代謝系 arginine deiminase system（AD system）を起動して菌体内でアンモニアなどのアルカリ性物質を産生することで酸を中和し，③細胞膜の酸不透過性を増加することによって菌体内pHの酸性化を防ぐ．さらに④ストレスタンパク質を合成して菌体内タンパク質やDNAを酸変性から防いだり，変性したタンパク質やDNAを再生したりすることができる．耐酸性能が増した菌は，よりpHの低い環境で酸をつくり続けることができるようになり，齲蝕病原性がさらに高まるという悪循環に陥る．LDH：乳酸脱水素酵素，PFL：ピルビン酸ギ酸リアーゼ，代謝全体の説明は図 10-11 参照．
（髙橋信博，2002[7]；髙橋信博，2006[8]）

11-9）が，これは細菌叢の遷移が生じたためと考えられる．このような細菌叢の遷移は，口腔細菌の混合培養実験（表11-4）から推測される．複数種の口腔細菌を培養液のpHを7.0にコントロールして培養した場合，*Streptococcus mutans* と乳酸桿菌の１種である *Lactobacillus casei* の占める割合はそれぞれ1.0％，0.2％にすぎないが，pHをコントロールせず酸性に低下させたままにすると，18.9％，36.1％に増加することから，環境pHが細菌叢を遷移させることがわかる．

以上のように，環境の酸性化を駆動力とする細菌の適応と細菌叢の遷移は，プラークの齲蝕病原性を高め，齲蝕を発症・進行させることになる．

3）プラーク生態系での齲蝕の発症と進行——特異的プラーク説から生態学的プラーク説へ

ミュータンスレンサ球菌のようなある特定の細菌で齲蝕を説明する考え方を**特異的プラーク説** specific plaque hypothesis という．ミュータンス・ストーリーもその１つである．しかし，研究が進むにつれ，ミュータンスレンサ球菌だけで齲蝕の全体像を説明することは難しくなっている．

それに代わる**生態学的プラーク説** ecological plaque hypothesis および**その拡大版** extended ecological caries hypothesis では，上述の細菌の適応と細菌叢の遷移をその基盤としている[5, 10, 11]．すなわち，①ミュータンスレンサ球菌以外の酸産生菌が頻回の糖摂取とその結果生じる環境の酸性化に対応して齲蝕病原性を増して（**細菌の適応**），初期齲蝕を発症させ，やがて②齲蝕病巣が形成されて環境pHが酸性化し，③耐酸性能のより高いミュータンスレンサ球菌などが増加し（**細菌叢の遷移**），④齲蝕の進行を促進する，と説明している．ミュータンスレンサ球菌が齲蝕にかかわること

表 11-4　口腔細菌の混合培養

細菌名	全体に占める割合（%）	
	培養pHを7.0にコントロール	培養pHを酸性に低下させたまま*
Streptococcus mutans	1.0	18.9
Streptococcus oralis	25.0	1.3
Streptococcus gordonii	16.9	0.2
Actinomyces viscosus	13.1	2.3
Lactobacillus casei	0.2	36.1
Neisseria subflava	0.09	検出されず
Prevotella nigrescens	31.0	0.0006
Fusobacteirum nucleatum	15.2	0.0002

培養液の pH を 7.0 にコントロールして培養した場合と，pH をコントロールせず酸性に低下させたままにした場合（*最終的に pH 3.8 にまで低下）．
（Bradshaw, D.J. et al., 1989[25]，Bradshaw, D.J. & Marsh, P.D., 1994[26]）

には変わりはないが，齲蝕の発症というよりも齲蝕の促進に関与することが示唆されている．

細菌叢とその環境は相互に影響し合い，環境の酸性化を駆動力とする細菌の適応と細菌叢の遷移を繰り返しながら，齲蝕を発症・進行させていく．これは，プラークを細菌叢生態系として理解することではじめて可能となる考え方であり，数百種を超えるプラーク構成細菌がどのように齲蝕発症・進行過程に関与するのかは，今後の大きな課題である．

3 宿主因子

1）唾　液

唾液は，**自浄作用**や**酸中和作用**によってプラークpH低下に対抗し（☞第10章参照），齲蝕の発症や進行を抑制する．唾液の齲蝕抑制作用は，唾液腺を外科的に摘出したハムスターの実験で証明されている．ヒトの場合，口腔乾燥症 xerostomiaの患者に重症な齲蝕が発生しやすいことや，コリン抑制剤，抗ヒスタミン剤，降圧剤，鎮静催眠剤などの長期服用や放射線治療に伴う唾液腺障害による唾液分泌低下に伴い齲蝕が増加する．

睡眠中は生理的口腔乾燥症状態になる．睡眠中の唾液分泌量は極度に低く，そのpHも低下するため，就寝前のブラッシングによって口腔内に停留している糖やプラークを除去することが齲蝕予防上きわめて重要である（☞263ページ図10-12参照）．さらに，唾液に含まれるカルシウムイオンやリン酸イオンは，脱灰部位の**再石灰化**を促進する（☞283ページ参照）．しかし，各種抗菌因子の抗齲蝕作用の程度については不明である．

2）歯　質

歯の形態や歯列の状態，とりわけ臼歯の小窩裂溝部が齲蝕になりやすく，齲蝕感受性と裂溝の深さとの間に正の相関関係があることが示されている．齲蝕感受性は，同じ口腔内でも歯によって，同一歯でも歯面によって異なる．

現在，歯質の齲蝕抵抗性を増強する作用が明らかなのは**フッ素**で，フッ素イオンは，脱灰した歯面の**再石灰化** remineralizationを促進し（☞283ページ参照），さらに最終的にヒドロキシアパタイ

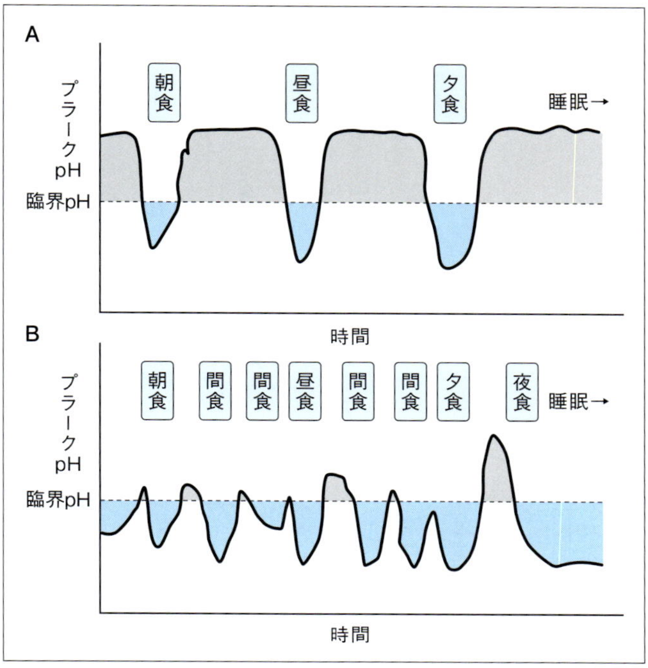

図 11-11　1 日の生活の中でのプラーク pH の変化
A：3 回の食事のみ摂取した場合
B：3 回の食事のほかに間食を摂取した場合
（灰色）：再石灰化によって修復が期待される pH 領域
（水色）：脱灰が懸念される pH 領域
（山田　正，1994[27] より改変）

トの水酸基がフッ素と交換し，より耐酸性の高い**フルオロアパタイト** fluoroapatite を形成する（図11-1参照）．炭酸とマグネシウムはエナメル質の齲蝕抵抗性を下げる．とくにヒドロキシアパタイトの水酸基が炭酸基となった炭酸アパタイト carbonate apatite が増すと酸に対する溶解度が高くなる．

4 時間因子

1）脱灰の頻度と再石灰化

通常の食事に含まれる発酵性糖質によってもプラークpHは臨界pH以下に低下することから，1日3回の食事に際しエナメル質表層は脱灰されることになる（図11-11A）．しかし，脱灰は軽度で一過性であり，低下したpHは唾液による糖質や酸の**洗い流し作用（自浄作用）**および**酸中和作用**など（☞第10章参照）によって回復し，脱灰された歯面は再び石灰化され修復される．この石灰化による修復は**再石灰化** remineralization といい，脱灰よりも再石灰化の時間が長ければ歯面の脱灰は進行せず齲蝕にはならない．一方，頻繁な間食，とりわけ夜食の摂取などによってpH低下の頻度が増し，脱灰が再石灰化を上回ると歯面の脱灰は進行し，臨床的に明らかなエナメル質齲蝕に移行する（図11-11B）．

糖質の摂取の仕方と齲蝕の関係を明らかにしたのは，ガスタフソン Gustafsson, B.E. らによってスウェーデンのルンド市郊外にあるビペホルム Vipeholm 精神病院で行われた齲蝕研究（**ビペホルム研究** Vipeholm study）である（図11-12, 13）．食事とともにパンに加えて与えられた砂糖は，点線で示すように齲蝕の発生に大きな影響がなかったのに対し，砂糖を含むトフィー[*7] toffee，キャラメル，チョコレートのような食品を食間に与えると，青の実線で示したように齲蝕の発生が急速に増加した．この傾向はトフィーやキャラメルのように粘着性で口腔内に停滞しやすい食品ほど顕著で

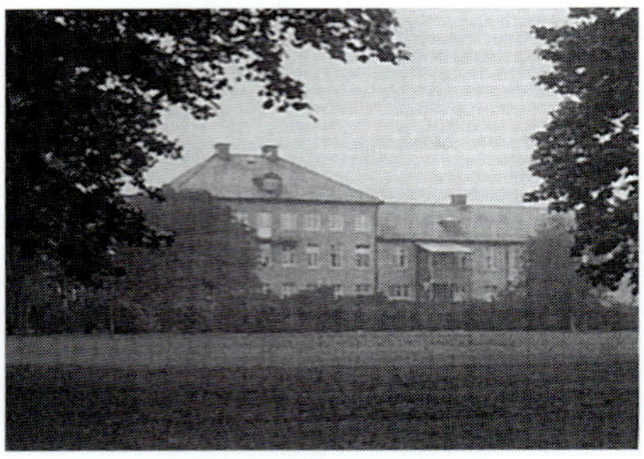

図 11-12　スウェーデンのルンド市郊外にある Vipeholm 精神病院

ここで 436 名の入院患者について有名な齲蝕実験が行われた．

（東北大学歯学部 山田 正名誉教授のご厚意による）

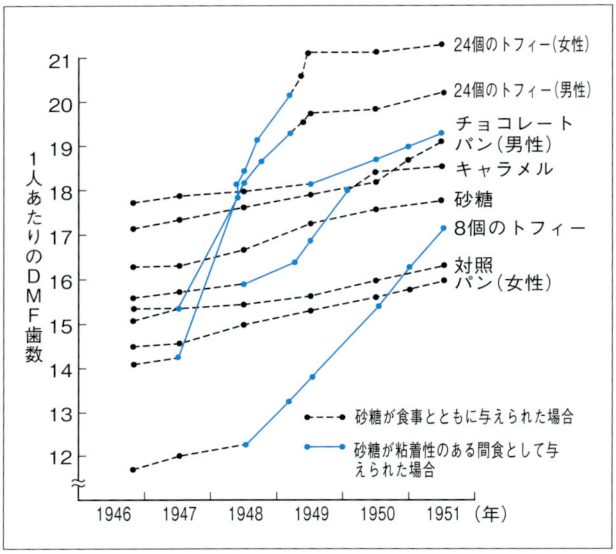

図 11-13　Vipeholm 精神病院において 436 名の入院患者を対象に 5 年間にわたって行われた齲蝕研究の結果

DMF 歯数：齲蝕歯 decayed teeth，喪失歯 missing teeth および充塡歯 filled teeth の総和

（Gustaffson, B.E. et al., 1954[28]）

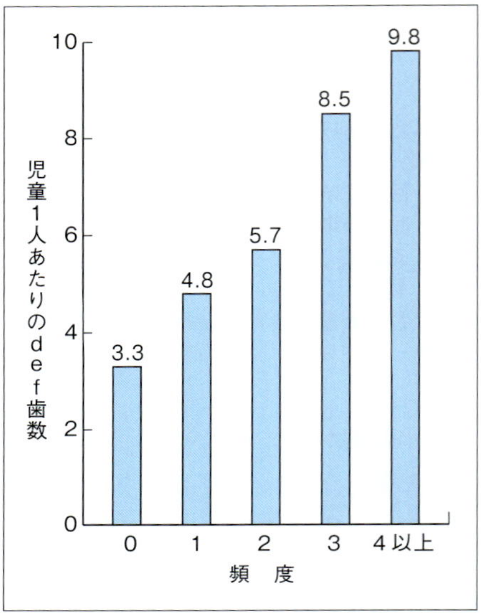

図 11-14　5～6 歳半の児童の齲蝕発生率に対する間食摂取頻度の影響

def 歯数：齲蝕歯 decayed teeth，抜去歯 extracted teeth および充塡歯 filled teeth の総和

（Weiss, R.L. & Trithart, A.H., 1960[29]）

あった．

さらにバイス Weiss, R.L. とトリサート Trithart, A.H. は，5～6 歳半の児童783人を対象に，食間に甘い食品を与える回数と齲蝕発生率（def 歯数）の間に正の関係があることを見出している（図11-14）．

以上のことから，糖質が齲蝕の発生に関係するのは量だけではなく，間食として摂取する**頻度が高い**こと，すなわち脱灰が再石灰化を上回ることが重要であることがわかる．さらに**粘着性で口腔内に停滞しやすい**食品は糖質を持続的に供給し長時間にわたりプラーク pH を低下させることから，食品の物理化学的性状，とりわけ口腔内での保持性（滞留性）が重要な因子となる．

トフィー[*7]

タフィー taffy（米国）ともよばれ，砂糖と糖蜜を煮つめ，しばしば，バター，ナッツを加えてつくったキャラメル様のキャンディ．

2）臨床的齲蝕病巣

齲蝕病巣は脱灰と再石灰化を繰り返しながら，月〜年単位にわたってゆっくりと進行する．児童の調査では初期齲蝕病変が臨床的齲窩に進展する速度は平均18±6カ月であった．児童の永久歯について年次ごとの齲蝕罹患率を調査した結果では，歯種の区別なく萌出後2〜4年に最大値を示し，それ以後は低下することが観察されている．この低下はおもに炭酸の消失とフッ素の取り込みに基づくエナメル質表面の成熟によると考えられている．

Ⅲ　生活習慣病としての齲蝕

上述のように，齲蝕は4つの因子によって生じる多因子性疾患であることが明らかになったが，この因子は個人の生活習慣によって大きな影響を受ける．齲蝕の発症は，歯表面でのpH低下が頻繁に起こり，脱灰が再石灰化を上回ったときに起こる．発酵性糖質を含んだ間食を頻繁に摂ればpH低下が頻繁に生じ，頻繁なpH低下は脱灰を促進するだけではなく，プラーク細菌叢の適応や変遷を引き起こし，プラークの齲蝕病原性を増大させてしまう．食品成分や性状などを含む「**なにを食べるか** what to eat」だけではなく，頻度や間食にかける時間などを含む「**どのように食べるか** how to eat」という視点が重要であり，このことは齲蝕が**「食生活」に代表される「生活習慣」と密接な関係にある生活習慣病**であることを意味する．

Ⅳ　初期齲蝕とエナメル質再石灰化

臨床的に**白斑** white spotとよばれるエナメル質の初期齲蝕が生じても，自然に治癒する可能性があることは臨床的に観察されている（表11-5）．これは脱灰エナメル質の**再石灰化** remineralizationによる自然修復であり[*8]，この修復はフッ素で促進される[*9]．

エナメル質表面は，前述のように，1日の食生活のなかで**脱灰-再石灰化のサイクル**を繰り返し，脱灰時にはエナメル質中の無機質が溶出し，再石灰化時には無機質が再沈着する．再沈着する無機質は，脱灰に伴い溶出したものや唾液に含まれるカルシウムやリン酸に由来する．脱灰-再石灰化を繰り返している環境中にフッ素イオンが存在すると，再石灰化が促進され，最終的にフルオロアパタイトに代表されるフッ化物塩が形成される．フルオロアパタイトは酸に対し抵抗性が高く，エナメル質表面は酸に対してより抵抗性を増すことになる[*10]（図11-15）．脱灰と再石灰化のバランスが維持されれば，いったん生じた初期齲蝕病巣もそれ以上進行せず，病巣硬化 lesion consolidation

*8　1912年ヘッド Head, J.は，*in vitro*の実験によって，唾液が脱灰エナメル質表面をわずかながら再石灰化すること，とくに，カルシウムとリン酸溶液を使用すると硬度が90%回復することを示した．1960年代に入って*in vivo*あるいは*in vitro*での自然修復（再石灰化）が明らかにされた．バッカー・ダークス Backer Dirks, O.の臨床観察（表11-5）では，8歳時に白斑と診断された初期齲蝕病巣の多くが15歳時に自然修復されていることを示している．さらに，この再石灰化に対するフッ素の影響は顕著で，0.05 mMのフッ素の存在が再石灰化速度を4倍にも増加させ，ほとんどもとの硬度まで回復させることが明らかにされた（図11-15）．

*9　ボン・デ・フェール von der Fehr, F.R.らは12人の男子歯科学生の協力を得て，ヒトでの実験齲蝕の研究を行い，*in vivo*でもフッ化物洗口（0.2% NaF）が自然修復を促進することを示した．

表 11-5　ヒト上顎第一大臼歯頬側面における齲蝕の診断と 7 年後の経過（総歯数：184）

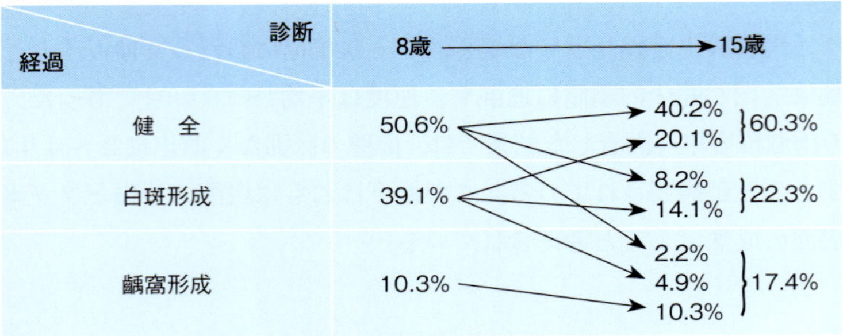

（Backer-Dirks, O., 1966[30)]；飯塚喜一ほか編，1982[31)]）

図 11-15　エナメル質表面の再石灰化とフッ素の影響

I は脱灰前，S は 1.0 mM 酢酸中で 4 時間脱灰後を示す．引き続き，0.05 mM のフッ素を含む（——）あるいは含まない（-----）リン酸カルシウム（Ca：1.5 mM，Ca/P：1.67）溶液（pH7.3）中で再石灰化させた．反応は37℃で，2 時間ごとに溶液を交換し，それぞれ同一条件で 2 回ヌープ硬さを測定し，測定結果をそのまま図示した．

（Koulourides, T. et al., 1961[32)]）

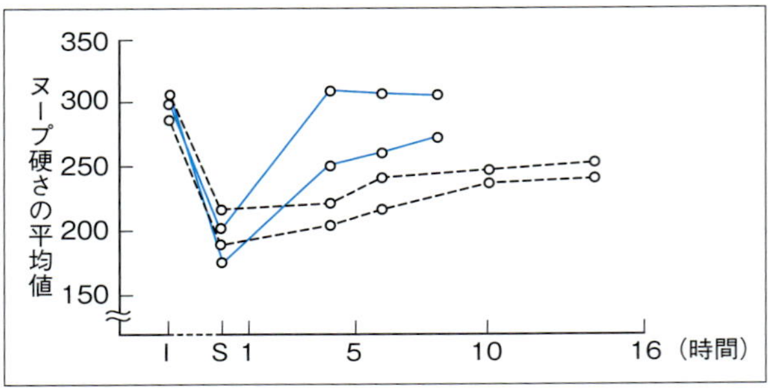

とよばれる状態となり，再石灰化が脱灰を上回ればエナメル質の修復が期待される．

このような考え方は現在広く臨床に応用されている．臨床的にCO[*11]と診断される初期齲蝕に対しては，ただちに人工修復処置を行うのでなく，食習慣を改善し，口腔衛生状態を良好に保ち，フッ化物処置を行い，再石灰化を優位に保つことによって自然修復を試みるよう観察期間を設ける．また，正確に初期齲蝕を発見する診断技術が開発されつつある．

V　齲蝕の予防

1　フッ素

フッ素の宿主に対する齲蝕予防作用は，フッ素イオンによって**再石灰化を促進**することで，初期エナメル齲蝕病巣の自然治癒に寄与することである（☞283ページ参照）．再石灰化の過程を経て，

[*10] クールーリディズ Koulourides, T.らは，軽度の脱灰とそれに続く再石灰化はエナメル質へのフッ素の取り込みを高め，結果として齲蝕侵襲（酸による脱灰）に対する抵抗性を高めることを実証した（図11-15）．

CO[*11]

要観察歯．白斑などの初期齲蝕を生じているが歯質欠損がなく，自然修復の可能性のあるもの．臨床的齲蝕診断　C1：エナメル質齲蝕．エナメル質に限局した歯質の欠損，C2：象牙質齲蝕．象牙質まで進行した齲蝕，C3：歯髄まで進行した齲蝕，C4：歯冠部が失われ，歯根部のみとなった齲蝕状態．

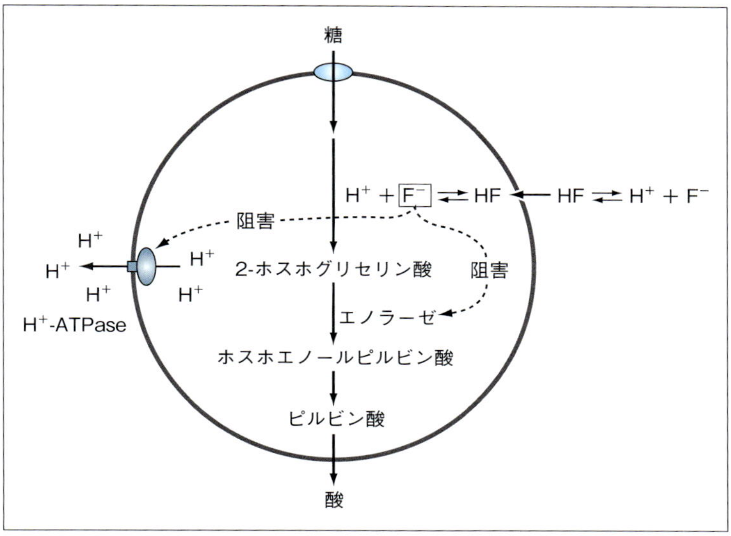

図11-16　フッ素のプラーク細菌糖代謝に対する阻害作用
（髙橋信博，2006[8]より改変）

徐々にヒドロキシアパタイトの水酸基をフッ素と交換することでフルオロアパタイトとし，結果的に酸に対する溶解性の低下，すなわち，**耐酸性を増大**させる（☞282ページ参照）．

さらにフッ素はプラーク細菌の糖代謝（酸産生）を阻害することで齲蝕予防効果をもつ（図11-16）．フッ素イオン（F^-）はフッ化水素（HF）として細菌の菌体内に入る．HFは菌体内で再びF^-となり，解糖系酵素である**エノラーゼ** enolaseを阻害し糖代謝全体を抑制する．また，菌体内でHFがF^-となる際にH^+が産生され菌体内pHが低下してしまう．さらにF^-は，菌体内からH^+を排出するH^+-ATPaseも阻害し菌体内pHの低下を助長する．これらの阻害作用は，細菌の酸産性能と耐酸性能という齲蝕病原性を減弱させることになる．さらにF^-は，糖を菌体内に取り込む酵素系や菌体内多糖代謝酵素も阻害する．

プラーク中には5～50 ppmのフッ素が存在しているが，大部分はカルシウムと結合している．プラーク中のフッ素のうちイオン型は２％未満であるが，プラークpHが低下すると30％以上がフッ素イオンとして遊離し，再石灰化の促進や糖代謝の阻害に関与すると考えられる．また，エナメル質の最外層には1,000 ppm程度のフッ素が存在（☞第６章162ページ参照）するので，これもフッ素イオンの供給源になると考えられる．

2　砂糖と非齲蝕性甘味料

1）砂糖の甘味料としての特徴

現在，**砂糖**はわれわれの食生活において欠かせない食品の１つとなっている．世界的にみると年間約１億トン以上の砂糖が一般家庭や食品加工業で消費されている．日本では，砂糖の１人あたりの消費量は年間19.6 kg（１日平均54 g，1997年）で，155カ国中95位である（米国は32.9 kg，EUは38.9 kg）．ピーク時（29.2 kg，1979年）に比べると約60％に減少している．日本では砂糖の70％以上が加工用である．

砂糖の主成分は**スクロース** sucrose（**ショ糖**）（図11-17A）である[*12]．スクロースは水に溶けやすく造形性や火の通りをよくするため加工食品に多用される．高濃度のスクロースが存在すると微生物は増殖できないため防腐作用をもつ．ジャムは水相に約75％のスクロースを含むことでカビの発生を抑えている．スクロースそのものには香りはないが，焼き上がった菓子の甘い香り[*13]はスクロースの重要な性質となっている．

2）非齲蝕性甘味料

スクロースに代わる甘味料のほとんどは糖尿病，心臓循環器障害，肥満などの治療と予防のために**食事療法用甘味料** dietary sweetenerとして研究開発されてきた．これらの多くはプラークによってほとんど酸産生の材料とならないことから，**非齲蝕性甘味料** non-cariogenic sweetenerとしても利用されている．非齲蝕性甘味料が入っているからといって必ずしもその食品自体が非齲蝕性になるわけではなく，そこに発酵性糖質のような齲蝕誘発性成分が含まれる場合，その食品は非齲蝕性食品ではない．

これまで食品の**齲蝕誘発性** cariogenicityは，プラークpHの測定，プラーク懸濁液を用いる酸産生性，口腔内での脱灰／再石灰化測定（ICT法），動物実験による検査および細菌学的検査など多くの方法で評価されてきた．現在，食品の齲蝕誘発性の評価法として，齲蝕発症の必要条件である食品の酸産生性を*in vivo*で検定する方法が用いられており，酸産生性の低い食品は齲蝕誘発性の低い食品として認定されている[*14]．

表11-6におもな甘味料の分類を示す．これらのうちプラークによる酸産生性がないもの，すなわち発酵性のないものが**非発酵性甘味料** non-fermentative sweetenerであり，非齲蝕性甘味料とよばれる．糖質系甘味料と非糖質系甘味料に大別される．

（1）糖アルコール

糖アルコール sugar alcoholは，グルコース，キシロース，マルトースなどに水素を添加した還元糖であり，糖質系甘味料に分類される．いずれもプラークによってほとんど酸が産生されない非発酵性甘味料であり，それぞれの食材としての物性を活かした齲蝕予防食品の開発が行われている．共通の欠点は，一時に大量摂取すると一過性の緩下作用（下痢）があることと，吸湿性をもつことである．チューインガム，飴などに添加されている．

[*12] 砂糖とは上白糖（一般的な白砂糖）などのさまざまなスクロース製品の総称．その成分の97〜99％はスクロースである．

[*13] この甘い香りは，ソトロン sotolonとよばれる3-ヒドロキシ4,5-ジメチル2（5H）フラノン3-hydroxy-4,5-dimethyl-2(5H)-furanoneが基礎物質である．

[*14] 現在，食品の酸産生性を検定し，齲蝕誘発性の低い食品として認定する機関は2つある．国際トゥースフレンドリー協会は歯学研究者，歯科医師などが主導する非営利団体であり，その前身は1969年にスイスで設立された．食品摂取後30分以内にプラークpHを5.7より低下させない食品に対し，齲蝕の原因となる酸を産生しない食品として「歯に信頼マーク」（A）の表示を許可している．
一方，消費者庁は健康の維持増進や特定の保健の用途のために利用できる食品を「特定保健用食品」として認定しており，歯科領域では2001年から「虫歯になりにくい食品」として「トクホマーク」（B）の表示を許可している．齲蝕誘発性検定には国際トゥースフレンドリー協会と同等の検定法が採用されている．さらに2015年からは，事業者の責任において「虫歯になりにくい」などの科学的根拠に基づいた機能性を表示した食品である「機能性表示食品」が導入された．販売前に安全性および機能性の根拠に関する情報などが消費者庁長官へ届け出られたものであり，特定保健用食品とは異なり，消費者庁長官の個別の許可を受けたものではない．

A

B

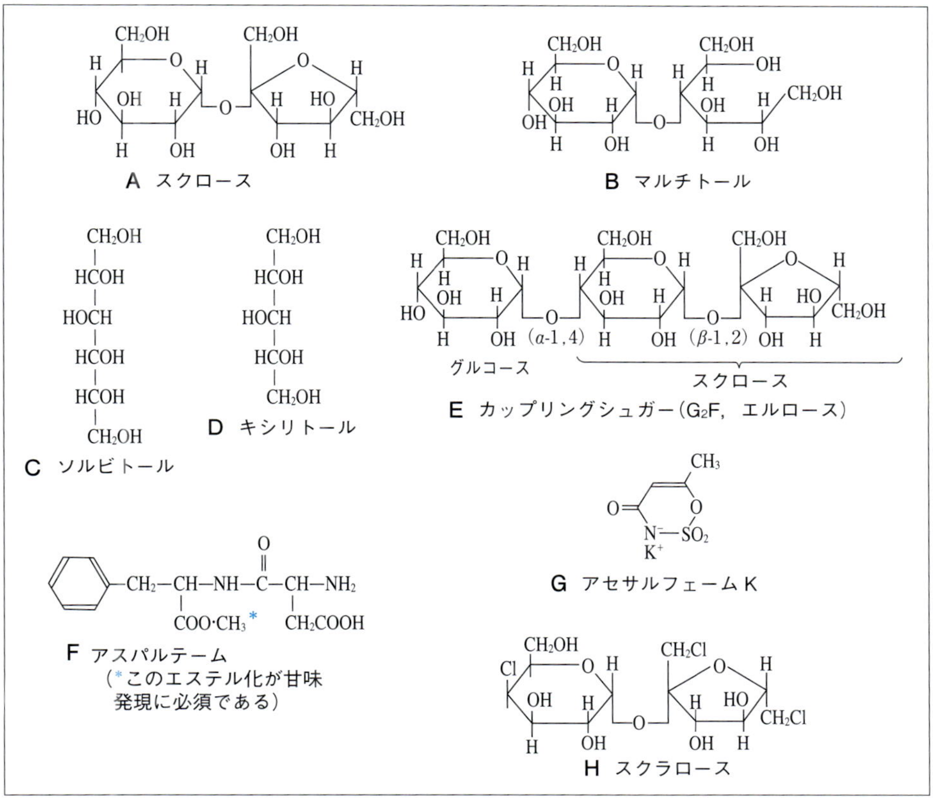

図 11-17 スクロースと非齲蝕性甘味料の化学構造

(a) マルチトール

マルチトール maltitolは，マルトースに水素添加した二糖の糖アルコール（図11-17B）で，日本で開発された．麦芽糖水飴に水素添加して製造される還元麦芽糖水飴の主成分である．

(b) ソルビトール

ソルビトール sorbitolはリンゴ，ナシ，モモなど果実類や海藻類に存在する六炭糖の糖アルコールで，保湿能が高い（図11-17C）．グルコースに水素添加してつくられる．

(c) キシリトール

キシリトール xylitolは，トウモロコシの芯などから抽出したキシランの加水分解で得られたキシロースを原料とし，これに水素添加してつくられる五炭糖の糖アルコールである（図11-17D）．味質がよく，スクロースと同程度の甘味度をもつ甘味料として世界的に広く使用されている．キシリトール無益回路[*15]を介した*S. mutans*に対する静菌作用や再石灰化促進作用がキシリトールの特徴として強調されるが，その後の研究で，*S. mutans*静菌作用については臨床研究レベルでの検証が

キシリトール無益回路[*15]
キシリトールは，ミュータンスレンサ球菌によってグループ転移，すなわち，ホスホエノールピルビン酸依存性ホスホトランスフェラーゼ系(PTS)によってリン酸化(キシリトール5-リン酸)されて細菌内へ取り込まれるが，利用されないままホスファターゼによって脱リン酸化され細胞外へ排出される．この過程でATPが浪費され，細菌の成長を阻害遅延させると考えられている．

表 11-6　甘味料の分類

分　類		名　称	甘味度（スクロース=1）	プラーク酸産生性	化学構造など
糖質系甘味料	単糖	グルコース（ブドウ糖）	0.74	＋	
		フルクトース（果糖）	1.73	＋	
		異性化糖	1.3	＋	デンプンを原料としてつくったグルコース液に酵素を作用させてグルコースの一部をフルクトースに変えた混合物
		転化糖	1.3	＋	スクロースを溶かした液体に酸を加えて加熱するか，分解酵素を作用させて，グルコースとフルクトースに分解（転化）した糖
	二糖	スクロース（ショ糖）	1	＋	グルコースとフルクトースの α-1, β-2グリコシド結合による二糖
	二糖	マルトース（麦芽糖）	0.32	＋	グルコースの二糖
		ラクトース（乳糖）	0.16	＋	グルコースとガラクトースの二糖
		ラクツロース（ラクチュロース）	0.6〜0.7	低	フルクトースとガラクトースの二糖
		トレハロース	0.5	低	グルコースの二糖
	スクロース異性体	パラチノース（イソマルツロース）	0.5	低	グルコースとフルクトースの α-1,6グリコシド結合による二糖
		トレハルロース	0.5	低	グルコースとフルクトースの α-1,1グリコシド結合による二糖
	オリゴ糖	カップリングシュガー	0.5〜0.6	＋	スクロース（GF）のグルコース（G）にGを付加したもので，GGF，GGGFなどだが，実際の商品には未反応のスクロースなどが混在する
		フラクトオリゴ糖	0.3〜0.6	＋	スクロース（GF）のフルクトース（F）にFを付加したもので，GFF，GFFFなどだが，実際の商品には未反応のスクロースなどが混在する
	糖アルコール	ソルビトール	0.54	−	グルコースの糖アルコール
		マンニトール	0.57	−	マンノースの糖アルコール
		マルチトール	0.8〜0.95	−	マルトースの糖アルコール
		ラクチトール	0.35	−	ラクトースの糖アルコール
		キシリトール	1.08	−	キシロースの糖アルコール
		エリスリトール	0.7〜0.8	−	エリスロースの糖アルコール
		還元水飴	0.2〜0.7	−	水飴（デンプンを部分的に分解した粘液状の甘味料．ブドウ糖，麦芽糖，デキストリンなどの混合物で，主成分は麦芽糖）に水素添加して糖アルコール化したもの
		還元パラチノース（イソマルチトール）	0.5	−	パラチノースの糖アルコール
非糖質系甘味料	配糖体系	ステビオサイド（ステビア）	300	−	ステビアという植物の葉や根から得られる．食品添加物として認められているのは日本，ロシア，台湾，マレーシア，ブラジル，韓国などであり，米国やヨーロッパなどでは認められていない
		グリチルリチン	50	−	甘草という植物から得られる
	アミノ酸系	アスパルテーム	100〜200	−	フェニルアラニンとアスパラギン酸のペプチド結合体で，アスパラギン酸のカルボキシ基はメチル化されている
	化学合成系	アセスルファムK	200	−	
		スクラロース	600	−	スクロースの一部を塩素に置換したもの
		サッカリン	200〜700	−	日本では安全性確保のため各食品への使用量が制限されており，使用されている食品にはその旨と使用量が付記されている
		ズルチン	70〜350	−	肝機能障害や発がん性などの毒性が認められたため，現在は使用されていない
		サイクラミン酸ナトリウム（チクロ）	300〜700	−	米国や日本では使用が禁止されているが，ヨーロッパ，中国などでは現在でも使用されている

濃い青地の甘味料はプラークの酸の材料とならない非発酵性の甘味料であるため，齲蝕の原因にならない．

不十分なこと，また再石灰化作用については必ずしもキシリトールに特有なものではないことが指摘されている．また，ヒト臨床研究においてキシリトールは齲蝕を発症させないものの，その積極的な齲蝕予防効果は示されていない．

(2) カップリングシュガー

カップリングシュガー coupling sugarは，デンプンとスクロースの混合物に*Bacillus megaterium*に属する土壌細菌のサイクロデキストリン・グルカノトランスフェラーゼcyclodextrin glucanotransferase（CGTase）を作用させて合成された，スクロース分子のグルコースにグルコースが1個以上α-1,4結合した，三糖類（G_2F，図11-17E）や四糖類（G_3F）などの混合物である．

$$\text{デンプン}(G_n)+\text{スクロース}(GF)\xrightarrow[\text{CGTase}]{}\text{カップリングシュガー}(G_mF)+G(n-m+1)$$

甘味度はスクロースの約半分で味質はよいが，市販レベルではスクロースの混在などから，非齲蝕性甘味料としては利用できない．

(3) アスパルテーム

アスパルテーム aspartame（図11-17F）はL-フェニルアラニンとL-アスパラギン酸のジペプチドの一部がメチル化した非糖質系甘味料に属する非齲蝕性甘味料であり，スクロースの100～200倍の甘味度をもつ．欠点は水溶液中で不安定なことで，徐々にジケトピペラジンとメタノールに分解する．フェニルアラニンを含むことから，フェニルケトン尿症の人は注意が必要である．米国のサール社と日本の味の素（株）で開発された．

(4) アセスルファムK（アセサルフェームK）

アセスルファムK（アセサルフェームK） acesulfame Kは，非糖質系甘味料に属する非齲蝕性甘味料である．1967年にHoechst社によって発見，開発され，米国では1988年に，日本では2000年に食品添加物として認可された（図11-17G）．スクロースの約200倍の甘味度をもち，熱，pH変化に安定で，ほとんど代謝されずに尿中に排泄される．飲料を中心にチューインガム，飴などに使用されている．ほかの甘味料と組み合わせることでスクロースに近い甘味を得られる．

(5) スクラロース

スクラロース sucraloseは，1970年代に英国のクイーン・エリザベス大学とTate & Lyle社で共同開発された，スクロースの一部を塩基で置換した，非糖質系甘味料に属する非齲蝕性甘味料である．1分子のスクロースに3原子の塩素が結合した化合物である（図11-17H）．スクロースの約600倍の甘味度とスクロースによく似た味質をもち，高温やpHに対して安定であるため，パンなどのベイクド食品に使用できる．米国では1998年に，日本では1999年に使用が認可された．

非発酵性甘味料の食品への添加は，間食用の菓子類，トローチ，シロップ系薬剤など食事以外に摂取されるものに限定すべきで，3度の食事まで発酵性糖質を非発酵性甘味料と置き換えることは，齲蝕予防の効果が期待できないうえ[*16]，栄養学的にも望ましくない．

3 齲蝕免疫

*S. mutans*の全菌体，表層タンパク質抗原，あるいはグルコシルトランスフェラーゼを実験動物の皮下，筋肉，静脈，腹腔内などにワクチンとして注射する**能動免疫** active immunizationによって，血清中にその抗体が産生され，唾液および歯肉溝滲出液を介して口腔に抗体が分泌される．唾液には抗体としてsIgA，IgG，IgMが含まれる（☞第９章242ページ参照）が，それらの濃度は一番高いsIgAでも血清の１/10以下であることと，歯肉溝滲出液の抗体濃度は血清とほぼ同じであるが分泌されるとただちに唾液で希釈されてしまうことから，有効性に疑問が残る．さらに，齲蝕そのものが直接生命を脅かす疾患ではないだけに，齲蝕ワクチンには最大の安全性が要求される．

一方，免疫抗体を経口的に与えて*S. mutans*の除去をはかろうという**受動免疫** passive immunizationの試みも行われている．ウシやニワトリを*S. mutans*で免疫することで，ミルクや卵から抗*S. mutans*抗体を得て，これをヒト口腔に用いようとするものである．現在では遺伝子組換え技術によって植物に抗体をつくらせることが可能である．ヒトへの応用研究では，ある程度の*S. mutans*の歯面定着抑制効果があると報告されているが，齲蝕抑制効果は未知である．

プラーク中には多種多様の細菌が常在し，前述のように*S. mutans*以外にも齲蝕発症にかかわる細菌が知られている．結核は結核菌によって発症するので結核菌が絶滅すればその疾患はなくなるが，前述のように生態学的プラーク説やその拡大版が受け入れられつつある今，*S. mutans*が口腔内から除去されても齲蝕がなくなるとは考えにくい．加えて，*S. mutans*の除去に伴って，これに代わる齲蝕病原性の高い第二，第三の口腔内常在菌が台頭してくる可能性を考慮しなければならない．

4 プロバイオティクスおよびプレバイオティクス

ともに腸内細菌叢の改善のために考えられた概念であり，**プロバイオティクス** probioticsは人体によい影響を与える微生物あるいはそれらを含む製品や食品を，**プレバイオティクス** prebioticsはよい影響を与える微生物を増加させる成分を意味する．ある種の乳酸桿菌などが齲蝕予防を目的としたプロバイオティクスの候補としてあげられているが，その研究の多くは短期間のプロバイオティクス摂取におけるミュータンスレンサ球菌の減少を評価指標としていること，さらに，プロバイオティクスの口腔内定着に疑問があることから，今後，さらなる検討が必要である．一方，プレバイオティクスについては検討が始まったばかりである．

5 タンパク質分解酵素阻害剤

象牙質齲蝕や根面齲蝕では，前述のように，宿主由来のマトリックス金属プロテアーゼやカテプシンといったタンパク質分解酵素が有機質の分解に関与していることがわかってきており，これを阻害することで齲蝕の抑制や予防が可能となる．種々の薬剤がその候補として研究されている[13)]．

---

*16　３度の食事で歯面が脱灰しても，それに引き続く再石灰化によって齲蝕は発症しない．むしろ食間の発酵性糖質の頻回摂取を避けることが重要である（☞283ページ参照）．

参考文献

1) 山田　正：プラーク中の細菌による酸産生のメカニズム．齲蝕と歯周病，（3），歯科評論社，東京，1985.
2) Newbrun, E.：Cariology. Quintessence Publishing, Chicago, 1989.
3) 須賀昭一編：図説齲蝕学．医歯薬出版，東京，1990.
4) Thylstrup, A. and Fejerskov, O. 編：Textbook of Clinical Cariology. Munksgaard, Copenhagen, 1994.
5) Marsh, P. D.：Microbial ecology of dental plaque and its significance in health and disease. *Adv Dent Res*, **8**：263〜271, 1994.
6) 武笠英彦監修：齲蝕細菌の分子生物学．クインテッセンス出版，東京，1997.
7) 髙橋信博：歯垢生態系への生化学的アプローチ．東北大歯誌，**21**：18〜32, 2002.
8) 髙橋信博：ミュータンスレンサ球菌の糖代謝．新・う蝕の科学（浜田茂幸，大嶋隆編著），医歯薬出版，東京，2006.
9) 田上順次，花田信弘，桃井保子編：う蝕学．永末書店，京都，2008.
10) Takahashi, N. and Nyvad, B.：Caries ecology revisited：microbial dynamics and the caries process. *Caries Res*, **42**：409〜418, 2008.
11) Takahashi, N. and Nyvad, B.：The role of bacteria in the caries process: ecological perspectives. *J Dent Res*, **90**（3）：294〜303, 2011.
12) Ole Fejerskov（編集），Edwina Kidd（編集），髙橋 信博（翻訳），恵比須 繁之（翻訳）：デンタルカリエス原著第2版　その病態と臨床マネージメント．医歯薬出版，東京，2013.
13) Takahashi, N. and Nyvad, B.：Ecological hypothesis of dentin and root caries. *Caries Res*, **50**（4）：422〜431, 2016.

引用文献

14) Hagen, A. R.：The stoichiometric solubility of calcium orthophosphates. *Scand J Dent Res*, **83**：333〜338, 1975.
15) 押鐘　篤監修：歯学生化学．医歯薬出版，東京，1966, 251.
16) Marthaler, T. M.：Sugar and oral health：epideminology in humans. In Health and Sugar Substitutes. S. Karger, Basel, 1978, 27.
17) Newbrun, E. et al.：Comparison of dietary habits and dental health of subjects with hereditary fructose intolerance and control subjects. *J Am Dent Assoc*, **101**（4）：619〜926, 1980.
18) Krasse, B.：The effect of caries-inducing streptococci in hamsters fed diets with sucurose or glucose. *Arch Oral Biol*, **10**：223〜226, 1965.
19) Colman, G. et al.：The effects of sucrose, fructose, and a mixture of glucose and fructose on the incidence of dental caries in monkeys（*M. fascicularis*）. *Br Dent J*, **142**：217〜221, 1977.
20) Scheinin, A. et al.：Turku sugar studies V: Final report on the effect of sucrose, fructose and xylitol diets on the caries incidence in man. *Acta Odont Scand*, **33**：67〜104, 1975.
21) Scheinin, A.：Clinical trials on sugar substitutes. Health and sugar substitute. Proc ERGOB Conf, Geneva, 1978, 241〜246.
22) Sansone, C. et al.：The association of mutans streptococci and non-mutans streptococci capable of acidogenesis at a low pH with dental caries on enamel and root surfaces. *J Dent Res*, **72**：508〜516, 1993.
23) Boue, D. et al.：A bacteriological study of rampant caries in children. *J Dent Res*, **66**：23〜28, 1987.
24) Milnes, A. R. and Bowden, G. H.：The microflora associated with developing lesions of nursing caries. *Caries Res*, **19**：289〜297, 1985.
25) Bradshaw, D. J. et al.：Effects of carbohydrate pulses and pH on population shifts within oral microbial communities *in vitro*. *J Dent Res*, **68**：1298〜1302, 1989.
26) Bradshaw, D. J. and Marsh, P. D.：Effect of sugar alcohols on the composition and metabolism of a mixed culture of oral bacteria grown in a chemostat. *Caries Res*, **28**：251〜256, 1994.
27) 山田　正：トゥースフレンドリー協会の検定基準と市場展開．食品と開発，**29**：11〜13, 1994.
28) Gustaffson, B. E. et al.：The Vipeholm dental caries study；the effect of different levels of carbohydrate intake on caries activity in 436 individuals observed for five years. *Acta Odontol Scand*, **11**：232〜264, 1954.
29) Weiss, R. L. and Trithart, A. H.：Between-meal eating habits and dental caries experience in preschool

children. *Am J Public Health Nations Health*, **50**：1097〜1104, 1960.
30) Backer-Dirks, O.：Posteruptive changes in dental enamel. *J Dent Res*, **45**：503〜511, 1966.
31) 飯塚喜一ほか編：はじめに—齲蝕病因論の現代の概念—．齲蝕を考える（歯界展望別冊）．医歯薬出版，東京，1982, 8.
32) Koulourides, T. et al.：Rehardening of softened enamel surfaces of human teeth by solutions of calcium phosphates. *Nature*, **189**：227, 1961.

第12章　炎症と免疫

本章のねらい

生体の防御反応の結果として起こる炎症を，とくに免疫反応と関連づけて学ぶ.

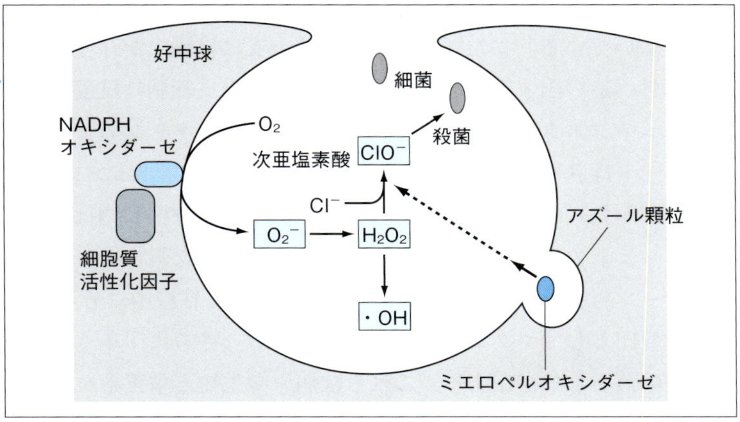

好中球による殺菌の機構

チェックポイント

1. マクロファージや樹状細胞など貪食細胞は病原体がもつ特殊な繰り返し構造（病原体関連分子パターン）を認識して，病原体を補足する（自然免疫）.
2. 貪食細胞は補足した抗原をMHCクラスⅡ上に提示すると提示された抗原に特異性をもつリンパ球（B細胞，T細胞）だけが活性化する（獲得免疫）.
3. T細胞にはCD4陽性かつTh17，Th1，Th2のいずれかをもつヘルパーT細胞とCD8陽性T細胞がある.
4. 補体は多くの血漿タンパク質からなり，獲得免疫活性化とともに活性化する古典的経路と，自然免疫に含まれる二次経路とレクチン経路がある.
5. 自然免疫系が活性化すると貪食細胞は病原体を補足するとともに多くのケミカルメディエーターを分泌しこれらケミカルメディエーターの作用が局所の炎症反応を引き起こす.
6. ケミカルメディエーターは，①アミン類，②キニン類，③プロスタグランジン類，④サイトカイン・ケモカイン類がある.
7. 炎症の５大徴候は①発赤，②腫脹，③発熱，④疼痛，⑤機能障害である.
8. 急性炎症の経過は３期に大別され，１期：血管透過性亢進，２期：白血球浸潤，３期：増殖した線維芽細胞によるコラーゲン合成となる.

I 生体防御機構の構築

われわれの体は外側を皮膚が，内側を粘膜が覆い，外的侵入を防いでいる．皮膚や粘膜には上皮細胞が存在し，物理化学的侵入に対する**バリア**になるとともに，免疫システムと連動しながら生体防御機構を構成している．この防御機構を**生体バリア**とよぶ．上皮細胞は互いに密着して接合し異物の侵入を防いでいる．また，体内の粘膜上皮がムチンとよばれる粘液を分泌し，微生物が取りつくのを防いでいる．また呼吸器系の粘膜上皮には繊毛が存在し，これが運動して微生物を粘液とともに体外へ追い出す働きをしている．また，上皮細胞は**抗菌物質**を粘液中に分泌する．唾液にはリゾチームやシスタチンといった抗菌酵素や，ヒスタチンのような抗菌ペプチドが含まれている．抗菌ペプチドはさまざまな種類があり，小腸のα-ディフェンシン，皮膚や呼吸器系のβ-ディフェンシンなどが知られる．免疫系をもたない昆虫や無脊椎動物はこのような抗菌物質により感染を防いでおり，ヒトの生体防御においてもきわめて重要な働きをしている．また，あとに詳しく述べられるパターン認識受容体は，抗菌タンパク質として粘液中に分泌され，病原体を認識して接着すると，それを目印としてマクロファージが貪食する．さらに，多くの上皮組織の表面には非病原性微生物が常在菌叢として存在する．これらは病原微生物と栄養素を競合したり，抗菌物質を産生したりして病原微生物から宿主を守る（☞第10章251ページ参照，図12-1）．

II 免疫システムの概要

免疫システムは，生まれながらに備わっている自然免疫（自然抵抗性または先天免疫）と，ひとたび微生物に感染したり，ワクチン接種されたりした後に初めて備わる獲得免疫（適応免疫）がある．自然免疫はさまざまな因子によって感染を防御する非特異的な機構である（上述した生体バリアは一般的には免疫に含まれない）．免疫システムは組織に常在するマクロファージや樹状細胞と，血液中を常にパトロールしているマクロファージや好中球が刺激を受けて病巣へ遊走，集積して，異物や病原体を貪食して生体防御にあたる．樹状細胞は，主として感染微生物を貪食，分解し抗原提示を行う．ここまでの過程は生まれながらにもっている自然免疫である．自然免疫のシステムではさまざまなサイトカイン cytokineやケミカルメディエーター[*1] chemical mediator（化学伝達物質）という分子が重要な役割を果たしている．このサイトカインやケミカルメディエーターは，病原体を貪食したマクロファージや樹状細胞から分泌され，これらの作用により炎症巣に集まってきたリンパ球が樹状細胞上に提示された抗原を認識して，抗原特異的な抗体を産生して病原体を殺したり，あるいは毒物を中和したりする．また，異常な細胞を認識してそれを取り除く細胞性免疫が成立する．このように特異的抗体を産生する免疫システムを獲得免疫といい，この反応を免疫応答という．また，特異的抗体の相手を抗原 antigenとよぶ．抗体 antibodyはグロブリンに属する免疫グロブリンというタンパク質で，Bリンパ球（形質細胞）が産生する．免疫グロブリンを介するのを液性免疫，細胞と直接

ケミカルメディエーター[*1]
炎症刺激により局所の細胞内で合成，放出され，細胞間での情報を伝達する化学物質であり，周りの細胞に炎症反応を喚起する．

微生物学的バリア	常在細菌叢
化学的バリア	抗菌ペプチド（ヒスタチンなど） 抗菌酵素（リゾチーム：細胞壁融解） 抗菌タンパク質 { 分泌性パターン認識受容体 ラクトフェリン：鉄代謝阻害
物理学的バリア	繊毛の運動 粘液の流れ タイト ジャンクション タイトジャンクション（密着結合）により結合した上皮細胞 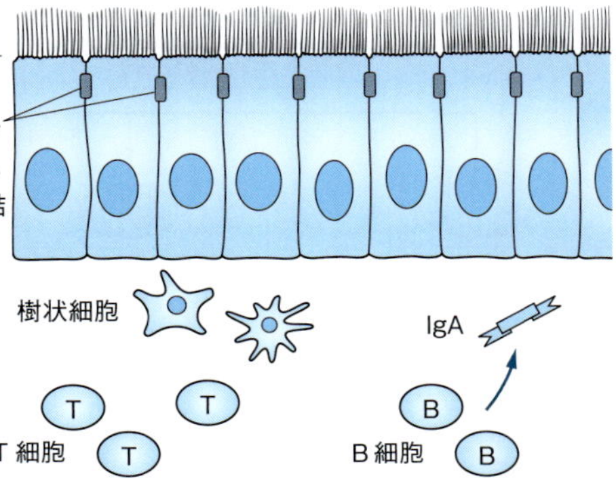

図 12-1　口腔粘膜組織が構成する生体バリア

免疫反応を起こすのを細胞性免疫という．この獲得免疫においてとくに重要な特徴は，『**1分子の抗体あるいは1個のリンパ球は，ただ1種類の抗原としか反応しない**』ことである．免疫応答におけるこの1対1の対応のことを**免疫学的特異性** immunological specificity とよんでいる．また，一度獲得された免疫学的特異性は生涯リンパ球に記憶され，その後の感染に迅速に対応する．このように，獲得免疫（適応免疫）では異物に特異的に対処できるが，精密な特異的認識機構に依存しているため微生物に対して迅速には対応できず相当日数がかかる．顎をもつ脊椎動物は通常，自然免疫と獲得免疫の2通りの防御系が構築されているのに対し，ほかの大部分の生物では自然免疫だけである．

1　リンパ球系細胞の発生・分化

血球成分には赤血球と白血球，血小板があり，このうち白血球には顆粒球（好中球，好酸球，好塩基球），単球（マクロファージ），リンパ球があり，そのほか樹状細胞，巨核球，組織で反応するマスト細胞（肥満細胞）がある．これらすべての血球成分は骨髄造血組織内に存在する造血幹細胞 (hematopoietic stem cell) から分化してくる．そのなかでも胸腺，脾臓，リンパ節などに集簇して存在し，食作用を示さない細胞をリンパ球と総称している．このうち，一部はリンパ節などから出て血液中を循環し再びリンパ節に戻る．

造血幹細胞は骨髄などの造血器官に存在する．最も未熟な造血細胞は多能性造血幹細胞という．その後，骨髄系共通前駆細胞とリンパ球系共通前駆細胞の2系統の前駆細胞になる．骨髄系共通前駆細胞からは顆粒球，単球，マクロファージ，樹状細胞などが分化する（図12-2）．顆粒球は好中球*2，好酸球，好塩基球の3種類があり，貪食機能をもち主として急性の炎症に関与する．一方，リンパ

好中球*2
核の多形が著明なので多形核白血球 polymorphonuclear leukocytes ともよばれる．

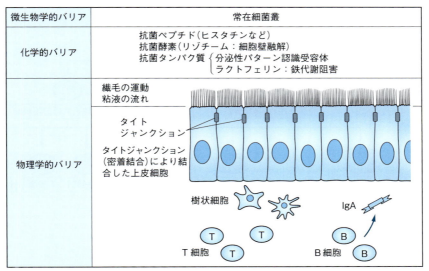

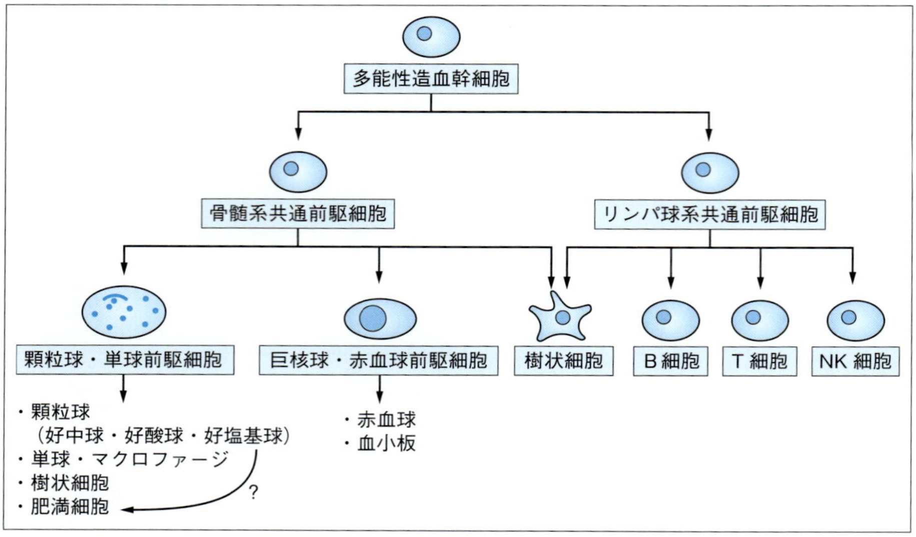

図 12-2　炎症に関わる細胞の発生と分化
樹状細胞はおおむね骨髄系共通前駆細胞から発生するが，一部はリンパ球系共通前駆細胞からも発生・分化する．肥満細胞は好塩基球から発生するという報告もある．

球系共通前駆細胞からは抗原特異的（獲得免疫系）リンパ球が分化し，抗体を産生するB細胞[*3]と，細胞性免疫に関与しおもに胸腺で分化するT細胞，そして自然免疫に関与するナチュラルキラー細胞（NK細胞）に分かれる．NK細胞は腫瘍細胞やウイルスに感染した細胞などを認識して排除する．

2 リンパ組織

多数のリンパ球が集まり，免疫応答にかかわる組織をリンパ組織またはリンパ器官とよぶ．非リンパ系組織と相互作用するよう組織化されており，リンパ球の発生や免疫応答の成立に必須の組織である．リンパ組織のうち，造血幹細胞に由来するリンパ球前駆細胞が分化・成熟する場所が一次リンパ組織であり，胸腺や骨髄がこれに該当する．この一次リンパ組織でつくられたリンパ球が病原体などに対する適応免疫応答を開始する場所が二次リンパ組織であり，リンパ節とよばれている．

1）一次リンパ組織

(1) 骨髄

骨髄は，特殊な血管系（洞様毛細血管）と造血細胞および間葉系細胞が形成する網目様構造になっている．成人における唯一の造血器官であり，B細胞の分化と選択の場でもある．B細胞前駆細胞は間葉系細胞と密着し，これから分化・増殖因子を受けて成熟し，循環血液中に入り全身へ移動する．

(2) 胸腺

胸腺はT細胞の分化と選択に必須の役割をもつリンパ器官である．いくつかの区画に分けられており，そのおのおのを小葉構造という．小葉構造は，未熟なT細胞，上皮細胞，間葉系細胞，樹状

B細胞[*3]
鳥類のB細胞の分化が起きる場所でもある，bursa of Fabricius（ファブリキウス嚢）のBという説もある．

細胞，マクロファージにより形成されている．未熟なT細胞は間葉系細胞に密着し胸腺内を移動しながら分化・成熟し，選択を受ける．

2）二次リンパ組織

二次リンパ組織は，皮膚や粘膜から侵入する病原体をとらえるために重要な場所に分布している．門部にはリンパ液がリンパ管を経て出入りし，輸入動脈と輸出静脈が存在する．リンパ節内毛細血管では血液から選択的にリンパ球が動員されている．皮質にはB細胞が集まる濾胞があり，抗原刺激を受けると内部に胚中心（Germinal center）をもつ二次濾胞となる．ここでは抗原刺激を受けたB細胞が抗体のクラススイッチや親和性成熟を行う．皮質のうち傍皮質とよばれる場所にT細胞と樹状細胞が分布している．

（1）脾臓

脾臓では血液中にまで侵入した病原体に対する防御を行う．リンパ球が集簇した白脾髄はリンパ節と同様の構造をもっている．

（2）粘膜関連リンパ組織（MALT）

口腔，気道，消化管などの粘膜に付属するリンパ節は粘膜関連リンパ組織（mucosa-associated lymphoid tissue：MALT）とよばれる．おもにIgAを産生するB細胞が存在し，粘膜組織防御を担当している．食物に対しては免疫寛容を誘導している．また，口腔内の細菌叢免疫応答に影響を与えている．

（3）リンパ球の再循環

ナイーブリンパ球は二次リンパ組織を繰り返し巡回してたえず感染に対する監視を行っている．このリンパ球がリンパ節に出入りし全身を巡回することをリンパ球ホーミングとよぶ．

Ⅲ 免疫のしくみ

現在，炎症は，「細菌感染，熱・凍傷，外傷，抗原抗体反応など，生体組織になんらかの器質変化をもたらす侵襲に対する生体の防衛反応」と定義されている．炎症の起こった局所には発赤，発熱，疼痛，腫脹，機能障害がみられることが早くから報告され，これを炎症の5大徴候とよんでいる．炎症反応はほかの免疫細胞の活性化を誘導し免疫反応を円滑に進めるために必要であるが，この際，炎症を起こす因子がこれらの生体を防御する反応を超えて作用すると，生体にとって不利な反応が引き起こされ，これが遷延化すると臨床的に炎症性疾患として問題となる．

1 自然免疫

大部分の感染性微生物は自然免疫系を活性化して炎症反応を誘発する．従来，この自然免疫は「非特異的」とされ，多くの関心を引いてこなかったが，近年，免疫全体のなかで重要な働きをすることがわかってきた．組織に常在するマクロファージまたは樹状細胞は，病原体表面に存在するある特殊な分子の繰り返し構造を見分けて結合するタンパク質（受容体）をもつ．これをパターン認識受容体 pattern-recognition receptor（PRR）とよぶ．病原体がもつ**特殊な繰り返し構造に**はグラム陽性菌の細胞壁上に存在するリポテイコ酸（LTA）やグラム陰性桿菌の外膜上に存在するリポ多糖 lipopolysaccharide（LPS），細菌のDNAも非メチル化されたCpGの繰り返し構造などがあり，これらは病原体関連分子パターン pathogen-associated molecular pattern（PAMP）とよばれる．このPAMPを認識し結合するパターン認識受容体（PRR）には，主として細胞の活性化に関与するものと，病原体を補足するしくみに関与するものがあり，これらPRRを介した免疫系の発見の意義は以下の２つである．①PRR下流の細胞内情報伝達系を介して獲得免疫（適応免疫）の活性化を誘導する．②特異的な病原体の認識構造を用いて病原体を捕捉する．

2 パターン認識受容体（PRR）

自然免疫しかもたないショウジョウバエにも感染に応答するしくみがあり，そのなかの１つがTollとよばれるタンパク質である．その後，ヒトを含めたより高等な生物にも同様の機能をもったタンパク質が確認され，それらはToll様受容体 Toll-like receptor（TLR）とよばれるパターン認識受容体（PRR）であることが分かった．Toll様受容体の多くは貪食細胞に存在する．貪食細胞であるマクロファージに存在するパターン認識受容体（PRR）TLR2は，細菌のプロテオグリカンと反応し結合するとマクロファージ内の核にその情報が伝達され，転写因子NF-κBが活性化されて炎症性サイトカイン発現を増加させる（図12-3）．とくに重要なTLRはグラム陰性細菌の細胞表層成分であるLPSの受容体となるTLR4である．TLR4は細胞内でMD2と結合すると細胞膜へ移動する．このとき，細胞表面に存在するCD14と病原微生物の細胞表面に存在するLPSが結合しCD14-LPS複合体を形成すると，TLR4-MD2複合体はこれらを認識して結合する（☞第13章327ページ参照）．

敗血症などで細菌感染が全身に及ぶと，LPSに反応したマクロファージから大量のサイトカイン，とりわけ腫瘍壊死因子-α（TNF-α）が大量に分泌され，循環系および呼吸器系の崩壊をもたらし，ショックとよばれる状態に陥る．抗ウイルス物質であるインターフェロン（IFN）もTLR4-CD14結合を介して産生が促される．

病原体を貪食したマクロファージは病原体をファゴリソソームで処理し，細胞膜上の主要組織適合遺伝子複合体 major histocompatibility complex（MHC）の分子上に異物ペプチドとして提示する．ヒトMHCはヒト白血球抗原系 human leucocyte antigen system（HLA）と同一である．ヒトMHC分子（図12-4）の遺伝子座は第６染色体短腕上にクラスⅠ，クラスⅡ，補体をコードする遺伝子の複合体として存在し，多様なMHC分子が発現してくることになる．クラスⅠのMHC分子は，ほとんどの細胞に発現し，自己由来のペプチドを提示している．一方，クラスⅡは主として抗原提示細胞に発現している．MHC分子に拘束されたありとあらゆる抗原を認識するのがT細胞の細胞膜上に発現するT細胞受容体（TCR）である（図12-4）．

3 PRRによる獲得免疫（適応免疫）の活性化

組織に感染が起きると，パターン認識受容体（PRR）により活性化されたマクロファージがさかんにサイトカインやケモカインを分泌し，とくにTNF-αが近傍の毛細血管内皮細胞を活性化する．すると血管内皮細胞からはワイデル・パラーデル小体[*4]が放出され，これによってP-セレクチンが

ワイデル・パラーデル小体[*4]
血管内皮細胞に存在する貯蔵顆粒．フォンヴィルブランド因子，P-セレクチンなどを貯蔵し，放出する．

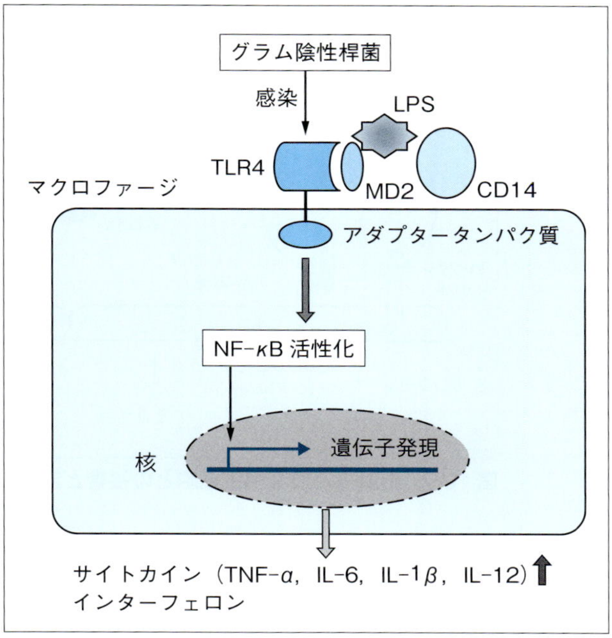

図 12-3　Toll 様受容体 4（TLR4）とその機能
TLR4 は MD2 という補タンパク質と会合し，歯周病原細菌などのリポ多糖（LPS）と結合して，シグナルを細胞内の領域のアダプタータンパク質である MyD88（myeloid differentiation factor 88）依存性，あるいは TRAM，TRIF などの分子を介した MyD88 非依存性の情報伝達系で，それぞれ NF-κB，インターフェロン制御因子などの転写因子を活性化し，炎症性サイトカイン，インターフェロンβを分泌する．また，リポ多糖誘導性の破骨細胞の分化や活性化にも MyD88 の情報伝達が必須である（☞第 7 章 199 ページ参照）．

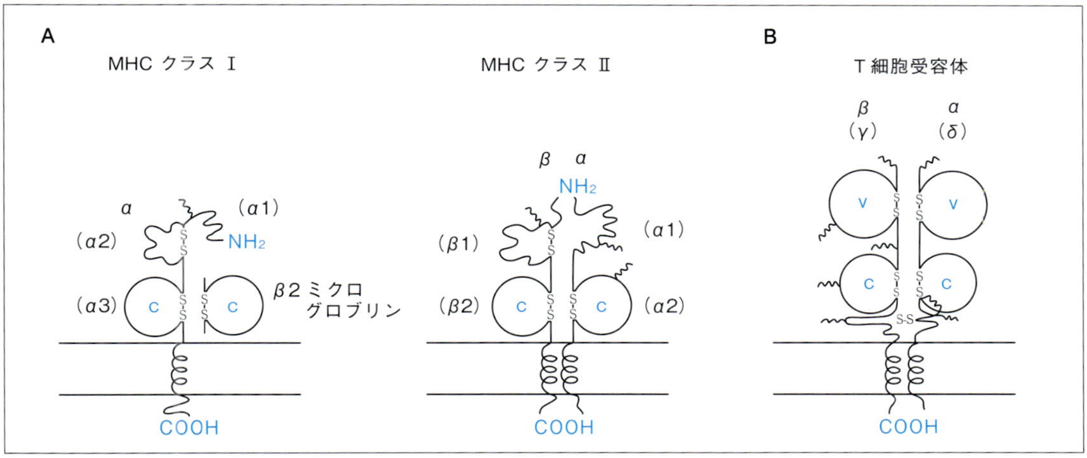

図 12-4　MHC と T 細胞受容体の構造

内皮細胞表面に動員される．同時に E-セレクチンも誘導され，これら 2 つのセレクチンにより白血球（好中球や単球）は引き寄せられ，血管内皮上で接着しつつ転がるようになる（ローリング rolling）．ゆっくり血管内皮上を転がる白血球は内皮細胞膜状の CD31 やマクロファージが産生するケモカインにより刺激を受ける（トリガリング triggering）．次に細胞間接着分子（ICAM）が血管内皮細胞上に発現し，白血球上のインテグリンと強固に結合する（スティッキング sticking）．この後，白血球は血管内皮細胞の間隙から組織に浸潤する（図12-5）．

感染が引き起こす第 2 の影響はほぼすべての組織に存在する樹状細胞の活性化である．樹状細胞はマクロファージと同様に TLR により活性化し抗原を取り込む．さらに抗原を処理し細胞表面に提

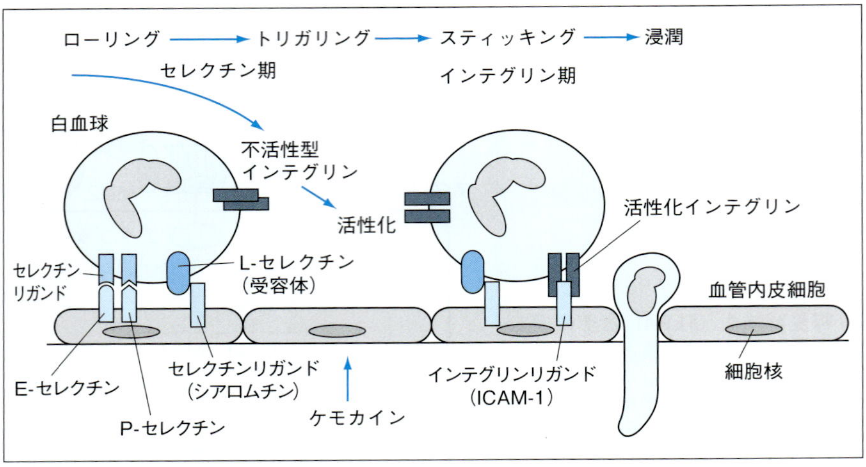

図 12-5　白血球と血管内皮細胞との接着と浸潤

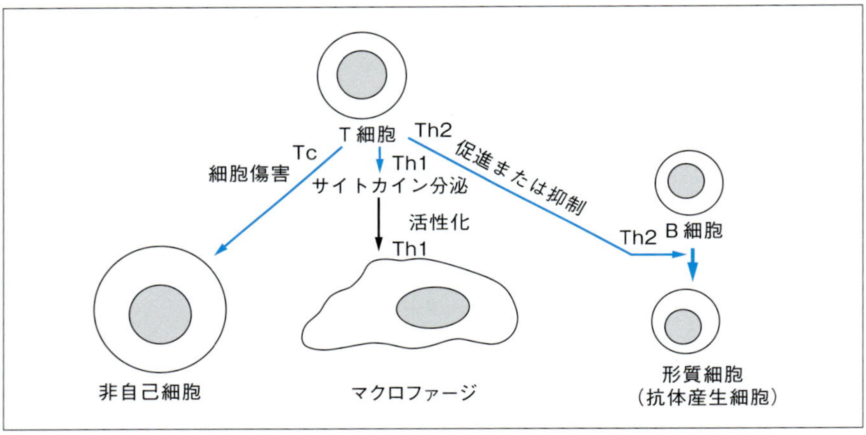

図 12-6　T 細胞の 3 つの働き

示するとともに，MHCクラスII分子の発現を増加させる．その後，活性化し抗原を提示した樹状細胞はリンパ行性に抗原とともにリンパ節へ移動する．そのリンパ節内で，それまで抗原と出会ったことがない抗原特異的ナイーブT細胞を活性化し増殖させる．最終的にはこのナイーブリンパ球はエフェクターT細胞となって循環血中に放出され感染局所に集まる．このように，自然免疫に発した免疫反応はここで獲得免疫に引き継がれることになる．

4　T 細胞（T リンパ球）の働き

獲得免疫で活躍するT細胞は3つある（図12-6）．すなわち，2種類のCD4というタンパク質を細胞表面にもつT細胞と，1種類のCD8タンパク質を細胞表面にもつT細胞である．CD4陽性ヘルパーT細胞のうち，Th1細胞はマクロファージの活性化やキラーT細胞（Tc細胞）を活性化する．一方，Th2細胞は抗体産生B細胞を活性化する．CD8陽性T細胞はキラーT細胞に分化する．

感染が進行してリンパ節内で抗原提示細胞により活性化されたナイーブT細胞はCD4陽性エフェ

クター細胞へと分化する．CD4陽性エフェクター細胞は，大別すると4種類ある．Th1細胞はおもにウイルス排除に働きIFN-γを産生する．Th2細胞は寄生虫排除に働き，IL-4を産生する．細菌・真菌感染では最近，まず出現するエフェクター細胞はTh17である場合が多いことがわかってきた．このTh17陽性エフェクターT細胞はリンパ節から出て病巣局所に集まり，組織の線維芽細胞，上皮細胞，ケラチノサイトなどに働きかけ，好中球を誘導するさまざまなサイトカインやケモカインを分泌させる．一方，自己抗原を認識したCD4 T細胞は一部アポトーシスせず，胸腺で制御性T細胞へと分化，自己免疫を抑える働きをする．

5　NK細胞

リンパ球にはT細胞ともB細胞とも定めがたいリンパ球があり，そのなかでもナチュラルキラー natural killer細胞（NK細胞）は重要な役割をもつ．NK細胞は骨髄においてリンパ球系共通前駆細胞から分化し，血中を循環する．そしてウイルスに感染した細胞や腫瘍化した細胞（異物細胞）を排除する．NK細胞のなかには，Fc受容体を発現していて，抗体が存在すると標的細胞の抗原と結合して細胞傷害性を示す細胞がある．これらは抗体がないと起きないことから，抗体依存性細胞傷害作用 antibody dependent cell-mediated cytotoxicity（ADCC）といい，このような細胞は従来K細胞といわれていた．T細胞やB細胞の特異的な表面マーカーをもたないNK細胞は腫瘍の発生・進展の抑制，ウイルス感染細胞の排除を担う重要な免疫機能の監視機構として働いている．自己細胞は傷害しないように受容体をもっており，この受容体を抑制性受容体という．このNK細胞がもつ抑制性受容体は多数のMHCクラスI分子に特異的である．したがって，MHCクラスI分子を低く発現している細胞を選択的に傷害し，正常細胞は傷害しない．

また，NK細胞の表面には標的細胞上の物質と反応しNK細胞の活性化を制御する受容体が2つあり，1つはNK細胞を活性化し，他方はNK細胞を抑制する．活性化する受容体をキラーレクチン様受容体 killer lectin-like receptor（KLR）といい，抑制する受容体はキラー細胞免疫グロブリン様受容体 killer cell immunoglobulin-like receptor（KIR）という．NK細胞は，胸腺内で発生・分化し，胸腺と末梢組織両方に存在する．

また近年，NK細胞様T細胞（NKT細胞）の存在が明らかになった．NKT細胞はNK細胞の細胞表面マーカーであるNK1.1を発現しつつ，T細胞受容体（TCR）もあわせもち，NK細胞でありかつT細胞でもある．NKT細胞のTCRは遺伝子再構成により形成される[*5]．この細胞も胸腺で発生・分化するが，その後，末梢組織へ移動する．迅速なサイトカイン産生が特徴で，感染症，がん，自己免疫疾患病態に大きな役割を果たしている．NKT細胞は，末梢組織では樹状細胞が提示する抗原をTCRで認識し，T細胞応答を惹起することで獲得免疫の活性化を促すとともに，樹状細胞が産生するIL-12，IL-18などのサイトカインによりすみやかに活性化される．するとただちに多彩で大量のサイトカインを産生する．このように自然免疫，獲得免疫の両方を促進する．近年，NKT細胞の

NKT細胞のTCR遺伝子は多様性に乏しい[*5]

NKT細胞のTCR遺伝子の可変域，*Vα14－Jα28*遺伝子（ヒトでVα24－Jα28 に相当する）はT細胞受容体遺伝子クラスター中に存在する．胸腺中でリンパ球に分化決定されたとき，ゲノム上のV領域とJ領域間で遺伝子再編集が起き，VとJ遺伝子が結合するが，NKTは必ず*Vα14－Jα28*遺伝子（ヒトでVα24－Jα28）遺伝子に再構成される．

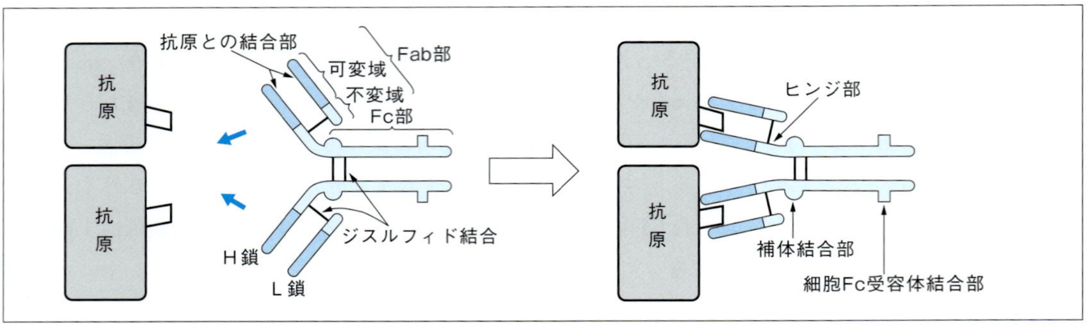

図 12-7　抗体の構造

抗体分子の基本構造は，2 本の長い H 鎖 heavy chain と 2 本の短い L 鎖 light chain の合計 4 本のポリペプチドからなる．抗原と結合する部分（Fab 部）は可変域と不変域からなる．可変域の遺伝子（*V* 遺伝子と *J* 遺伝子）はゲノム上でいくつかの遺伝子断片に分かれて存在し，この断片がいくつか組み合わさって可変域のポリペプチド鎖を決める（可変域の数は，理論上，L 鎖には 320 種類，H 鎖には 6,000 種類もあるので，これらを組み合わせると 320 × 6,000 = 192 万個の異なる抗体ができる）．一方，不変域はほぼ一定の配列になっている．Fab 部に抗原が結合すると，Fc 部に移行する H 鎖の部分（ヒンジ部という）に立体的変化が生じて，Fc 部に補体が結合しやすくなる．

抗腫瘍性が着目され，これを応用した医薬品の臨床研究が行われており，**上顎がんではすでに有効性が報告**されている．

6　体液性免疫応答―B 細胞（B リンパ球）と抗体産生

B細胞は分化の過程で，特異的な免疫グロブリンを膜上に発現する．ここで実に多様なグロブリンを臨機応変に発現し，多様な抗原に対応する受容体として働く．このB細胞受容体に特異的抗原が結合すると，抗原は細胞内に取り込まれ抗原提示に利用される．B細胞に提示された抗原をTCRで感受したヘルパーT細胞はB細胞の増殖・分化を助ける．こうして抗原に対応した受容体をもつB細胞（これをクローンという）のみが，抗体産生細胞（形質細胞）へ分化・増殖して（クローンの拡大），同一の表現型の抗体を産生する（図12-7）．その多様な特異性を規定するのがグロブリンの可変域，Fabの可変部である（図12-7）．

このように，特異的抗原に対応する抗体を産生するB細胞だけが大量に増殖し，やがて形質細胞へ変化しさらに大量の抗体を産生する．またこのとき，一部のB細胞は形質細胞に変化せず一次リンパ節へ移動し，そこで増殖し胚中心を形成する．このときB細胞はFab可変域の突然変異を繰り返し，より抗原と親和性の高い抗体を産生するB細胞が選択的に増殖する．

7　免疫グロブリン

抗原と抗体の結合は抗体の構造変化，あるいは凝集体の形成を生じ，沈降・凝集反応，中和反応など多様な免疫反応を引き起こす．免疫グロブリンは，IgA，IgD，IgE，IgG，IgMのクラスに大別され，それらは生体内でそれぞれ特徴ある働きをしている．通常，最初に産生される抗体はIgMであり，その後クラススイッチ組換えというしくみで抗原特異性を変えず，違う免疫グロブリンがつくられていく．このとき活性化誘導型シチジンデアミナーゼ activation-induced cytidine deaminase (AID) という酵素が働いている．

（1）IgG

IgGは血中で最も多量に存在し（約80%），各種免疫不全症，感染症，腫瘍，自己免疫疾患を含むさまざまな抗体産生系の異常をきたす疾患にかかわっている．免疫グロブリンの中で唯一，胎盤を通過できるので，新生児期から乳児期の初期にかけての感染防御における意義が大きい．

（2）IgA

IgAは唾液，涙液，鼻汁，気道粘液，消化管分泌液，乳汁などに分泌型として高濃度に存在する．粘膜下リンパ組織中のB細胞はIgAをつくりやすく，IgAクラスをつくるようクラススイッチさせるリンパ球も存在する．IgAは粘膜上皮基底膜側から粘膜上皮細胞内に取り込まれ，分泌成分に包まれた状態となり，そのまま粘膜上皮管腔側から分泌される．この分泌成分は，IgAがタンパク質分解酵素に抵抗性かつ酸に安定である．粘膜面での局所免疫の主役をなす（☞第9章242ページ参照）．

（3）IgM

IgMは，5個のサブユニットから構成された分子量約90万の巨大分子で，マクログロブリンといわれている．同種血球凝集素，寒冷凝集素，ポール・バンネル抗体，リウマトイド因子，ワッセルマン抗体，グラム陰性菌体抗原に対する抗体などがこれに属する．

（4）IgD

IgDはIgEの次に少ない免疫グロブリンであり，骨髄，リンパ節，脾臓，唾液腺，乳腺，扁桃腺，腸管粘膜などのリンパ球で産生される．生理的意義は明らかではないが，おそらく感染防御にかかわっていると考えられている．

（5）IgE

レアギン活性を有し，アレルゲンへの曝露により産生されたIgEは，マスト細胞や好塩基球の表面に存在する高親和性のIgE受容体に結合するとその脱顆粒を起こし，即時型アレルギーが引き起こされる．

8　補　体

補体 complementは多くの異なる血漿タンパク質からなり，血漿中と細胞膜上の約30種以上の因子（C，B，Dなど）により構成されている．補体系の活性化は，抗原抗体反応に伴って活性化する古典的経路 classical pathwayと，非特異的経路である二次経路（別経路）alternative pathwayと，レクチン経路 lectin pathwayによって起こるが，いずれもC3転換酵素とよばれるプロテアーゼを生成する．古典的経路は抗原抗体反応が起きた場合に利用される経路（獲得免疫）であり，二次経路は抗原抗体反応を含まず異物自体に反応する自然免疫として利用される．そして活性化された補体は①病原体を破壊し，②病原体をオプソニン化し，③炎症細胞の局所への遊走を誘導する．

1）古典的経路

古典的経路では，補体カスケードの最初の因子であるC1qが，抗原抗体複合体に結合し病原体に直接結合，あるいは病原体に結合したC反応性タンパク質に結合すると，抗体分子のH鎖のヒンジ部（図12-7）に立体的な構造変化が起こり，H鎖のFc部分の一部が補体を活性化するプロテアーゼ活性をもつようになる．図12-8に示すように，まず2分子の抗体（主としてIgG，IgMの場合は五量体であるので1分子でよい）によって，補体系の第1成分（C1）が活性化される．続いて，将棋倒しのような連鎖反応で1，4，2，3，5，6，7，8，9の順序で各成分が活性化されていく．この過

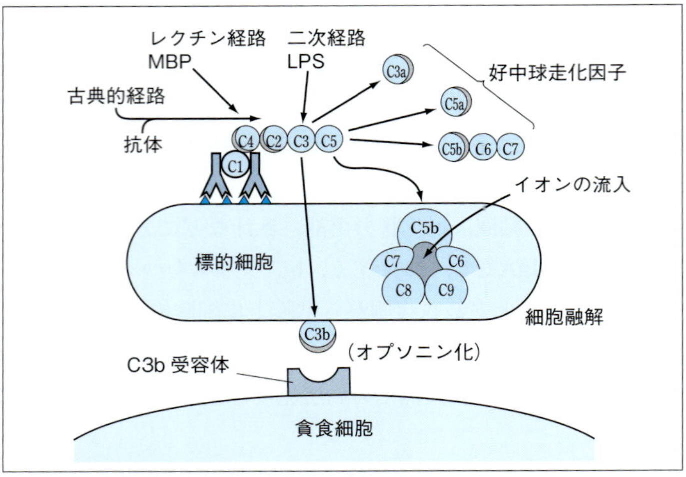

図 12-8　補体の活性化の順序と補体の作用
オプソニン化と補体最終成分による細胞融解.

程でC3がC3転換酵素で分解されると，C3aとC3bが生成される．C3bは病原体に共有結合しC3b受容体をもった貪食細胞の貪食を助ける．

2）二次経路

一方，古典経路の1，4，2の段階をスキップして，C3を直接活性化する経路を二次経路とよんでいる．**この二次経路は抗体を必要としない**．C3を直接活性化する最も効力の高い物質は細菌のLPSで，細菌は抗体の結合を受けなくても細菌自身の成分によって補体を活性化してしまう．

3）レクチン経路

レクチン経路では，前述のPRRの1つで血清中にあるレクチンが働く．このレクチンは微生物表面の糖鎖を認識するマンノース結合タンパク質 mannose-binding protein（MBP）といい，微生物に結合し，C1r/C1s様セリンプロテアーゼであるMBP-associated serine protease（MASP）を介して補体系を活性化させる．いずれもC3をC3bに分解し，古典経路と同様に最終的に膜侵襲複合体（C5b・C6・C7・C8・C9）を形成する．

4）補体の機能

活性化された補体成分は多彩な機能を発揮する．その第一は「細胞膜に穴をあける」という現象である．図12-8に示すように，活性化された補体成分の5b，6，7，8，9が一塊になり，管のような構造（膜侵襲複合体）をつくり細胞膜に管を通すように穴をあける．その結果，外界からイオンなどが制限なく細胞内に侵入して，細胞がパンクする（細胞融解）．

第二はオプソニン化である．活性化された補体の第３成分の一部（C3b）が，貪食される物質（あるいは細胞）の表面につくと，C3bが食細胞（マクロファージや顆粒球）の細胞膜表面にあるC3b受容体に結合し，食細胞はその受容体を利用して相手をつかまえることができる．これを補体による異物のオプソニン化という（図12-8）．

第三は，好中球を局所へよび寄せる走化因子としての作用で，C3a，C5a，およびC5b・6・7（第５～７成分の複合体）にその作用がある．（図12-8）．

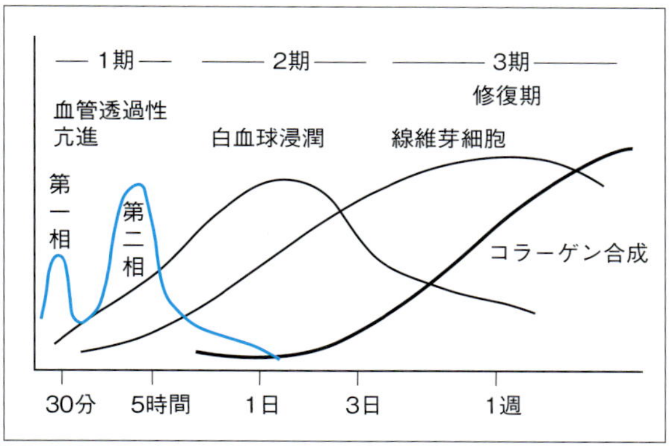

図 12-9　炎症の経過
炎症の経過の概略を図式化したもので，横軸の時間は炎症刺激の種類や強さによって異なっている．

以上のように，補体には抗体のように1対1の対応をもって抗原と結合する性質はない．二次経路のように菌体物質に反応しこれを破壊する自然免疫としての側面と，活性化された補体が細胞融解，オプソニン化，好中球走化作用などの役割を果たすことによって，抗体による免疫応答が円滑に進行する獲得免疫（適応免疫）の補助機能としての側面がある．

Ⅳ　炎症の経過

炎症の経過は通常3期に分けて考えられている（図12-9）．すなわち，血管透過性が亢進する時期（第1期），白血球が主役を演じる時期（第2期），組織の再生修復期（第3期）である．

感染最初期の第1期の血管透過性の亢進は，皮膚や筋肉などでみるかぎり，細静脈内皮細胞の間隙が開いて，血液中のタンパク質などの巨大分子が血管外へ漏出する現象である．第一相（即時型），第二相（遅延型）と，2度にわたって起こる（図12-9）．即時型の反応は刺激を受けてから30分後に最高になるのに対し，遅延型の反応は数時間後に起こる．この反応の起点となるのは，マクロファージによる抗原の認識とマクロファージにより分泌されるさまざまなサイトカインであり，このなかで重要なのはインターロイキン（IL），TNFファミリー，ケモカインなどである．ケモカインは感染最初期に感染組織のマクロファージから分泌され，白血球を局所に誘導する働きがある．

第一相では，あとで述べるアミン類やキニン類などのケミカルメディエーターが主体となるのに対し，第二相の血管透過性の亢進にはサイトカインのほか，アラキドン酸から合成されるプロスタグランジンE_2（PGE_2）やロイコトリエンが関与する．マクロファージから分泌されるTNF-αは血管内皮細胞を活性化し，後述するように血管透過性を亢進させ，エフェクターT細胞の感染局所への侵入を容易にする．

炎症の第2期には，上述のようなケミカルメディエーターの作用によって細静脈の間隙が開くと，顆粒球，マクロファージ，リンパ球などが浸潤してくる．炎症が始まると最初に感染部位に集まってくる細胞は，一般的に好中球である．化膿菌の感染が起こった場合は，活性化された補体成分（C3a，C5a，C5b67）が感染部位にさらに好中球を集め，好中球が化膿菌を貪食して，いわゆる膿を形成する．その後単球が集まり，周りからさまざまな刺激を受けて一部は樹状細胞に分化することができる（図12-2参照）．好中球やマクロファージによる貪食に続いて，好酸球や，リンパ球であ

表 12-1　好中球内の顆粒成分

1．アズール顆粒（一次顆粒） 1）水解リソソーム酵素 a．グリコシダーゼ b．プロテアーゼ c．ホスファターゼ d．ヌクレアーゼ 2）殺菌性酵素，タンパク質	 βグリコシダーゼ，アリルスルファターゼ カテプシン G，好中球エラスターゼ 酸性ホスファターゼ，5′ヌクレオチダーゼ 酸性 DNA 分解酵素，酸性 RNA 分解酵素 ミエロペルオキシダーゼ，リゾチーム，ディフェンシン，その他
2．特殊顆粒（二次顆粒）	ビタミン B_{12} 結合タンパク質，アルカリホスファターゼ，ラクトフェリン，リゾチーム，好中球コラゲナーゼ（MMP-8），ホスホリパーゼ A_2
3．C 顆粒（三次顆粒）	ゼラチナーゼ B（MMP-9）

るB細胞から分化した形質細胞（抗体産生細胞）による抗体産生，T細胞の分化・増殖などの一連の特異的な免疫反応が起こる．炎症巣では種々の細胞からサイトカインが分泌され，血管透過性亢進（血管内皮細胞の間が分離し血液から液体やタンパク質が組織に出ていく）が生じる．これを浮腫 edemaとよび，この部分には疼痛の原因物質も多数存在するため痛みを感じる．続いて血管内皮細胞表面には第Ⅲ因子，トロンビン受容体，接着因子（ICAM-1，VCAM-1，セレクチンなど）が発現し，血栓が形成されやすくなる．これを内皮活性化 endothelial activationとよぶ．そして感染部位の微細血管における局所的な血栓が出現し，病原体が血流により拡散するのを防ぐ．

炎症の第３期は，肉芽形成と組織の再生修復の時期である．このときには線維芽細胞の増殖がさかんに起こり，血管が新生し，肉芽組織が形成される．肉芽組織はやがて実質組織に置き換えられて，炎症組織の再生修復は完了する．または線維性の組織が瘢痕として残り，急性の炎症が終息する．このとき，炎症性細胞はアポトーシス[*6]を起こし除去される．

1　マクロファージの殺菌物質

マクロファージや好中球は細胞表面に存在するPRRを利用して病原体を認識する．病原体がこれら受容体に結合すると貪食作用が起こり，マクロファージや好中球は細胞内に病原体を取り込む．このとき，貪食作用を助けるために，菌体にはさまざまな物質が結合する．菌に結合し貪食を促進する物質を**オプソニン**とよぶ．オプソニンとして重要なのは抗体，とくにIgGである．また，抗原抗体反応により活性化した補体，C3bは細菌表面に結合し，これもオプソニンとして機能する．

細胞はさまざまな毒性物質を多数産生して病原体を殺したり異物を消化したりする．好中球にはアズール顆粒，特殊顆粒とC顆粒とよばれる３つの顆粒が存在し，ファゴソームと融合すると細胞外へ放出され殺菌作用を発揮する（表12-1）．これらは次に述べる呼吸バーストが酸素依存性であるのに対して，酸素非依存性の殺菌作用である．

アポトーシス[*6]
細胞膜の破綻を伴い炎症反応を引き起こす大量の細胞死である壊死（ネクローシス）に対し，遺伝子で制御されて引き起こされ，細胞形態や生化学的な変化が特徴的で，炎症反応を伴わない散在的な細胞死をアポトーシスという（第１章８ページ参照）．

2 好中球の殺菌物質

好中球の殺菌物質として最も強力なのは活性酸素とよばれる一群の物質である．それは，スーパーオキシドアニオン（O_2^-），過酸化水素（H_2O_2），ヒドロキシラジカル（・OH），一酸化窒素（NO）のことをいう．好中球は補体C5a，細菌外毒素，ロイコトリエンB4などで刺激を受けると急激に酸素を消費して膜結合性NAD(P)Hオキシダーゼが働き，NADPHから電子が転送されて，O_2からO_2^-が生成される．これを呼吸バースト respiratory burstという．生成されたO_2^-はSODによってH^+を結合させてH_2O_2へと変換される．さらに，アズール顆粒から異物に向かって放出されるミエロペルオキシダーゼ myeloperoxidase（MPO）によって過酸化水素（H_2O_2）は次亜塩素酸（OCl^-）になる（**章頭図**）．次亜塩素酸は消毒に用いられるが，好中球はこれをうまく利用して殺菌をしている．また，活性酸素はコラゲナーゼやエラスターゼの活性化因子としても働いている．アズール顆粒などから同時に放出されるラクトフェリンは，Fe^{3+}を利用してヒドロキシラジカル（・OH）の生成に関与し，同時に鉄を利用し枯渇させて菌の生育を抑える．リゾチームは菌の細胞壁ペプチドグリカンを加水分解し殺菌作用を示す．エラスターゼはグラム陰性桿菌菌膜のタンパクAを破壊する．さらに，近年明らかになった好中球による殺菌作用に好中球細胞外トラップ neutrophil extracellular traps（NETs）がある．好中球は細菌などの感染源を除去する過程で細胞死をきたし，好中球から遊離されたクロマチン-DNA骨格と，微生物を捕捉して死滅させる抗菌ペプチドや抗菌酵素からなる好中球細胞外トラップ（NETs）とよばれる網目状の構造物を形成する．この線維の網によって細菌をとらえると，その中に含まれるプロテアーゼにより細菌の毒性因子を破壊し，エラスターゼ，ペルオキシダーゼ，ラクトフェリン，カテプシン，抗菌ペプチドなどによって殺菌する．

V 炎症とケミカルメディエーター

1 ケミカルメディエーター

炎症の有害刺激は，それが直接局所に作用して損傷を与えることもあるが，多くの場合は内因性のケミカルメディエーター chemical mediator（化学伝達物質）を介して，有害刺激が間接的に局所の血管や細胞の受容体を介して伝えられる．内因性のケミカルメディエーターは，一般に生体内では不活性な形で蓄えられているか，あるいは前駆物質として存在し，生体反応によって活性化されて遊離される一群の物質である．

炎症反応を引き起こす主要なケミカルメディエーターは，次のようなグループに分類される．

①アミン：ヒスタミン，セロトニンなど

②キニン：ブラジキニン，カリジンなど

③アラキドン酸カスケード生成物：プロスタグランジンとロイコトリエン

④サイトカイン，ケモカイン

1）アミン

ヒスタミン histamineとセロトニン serotoninに代表されるアミンは，炎症第1期の即時型血管

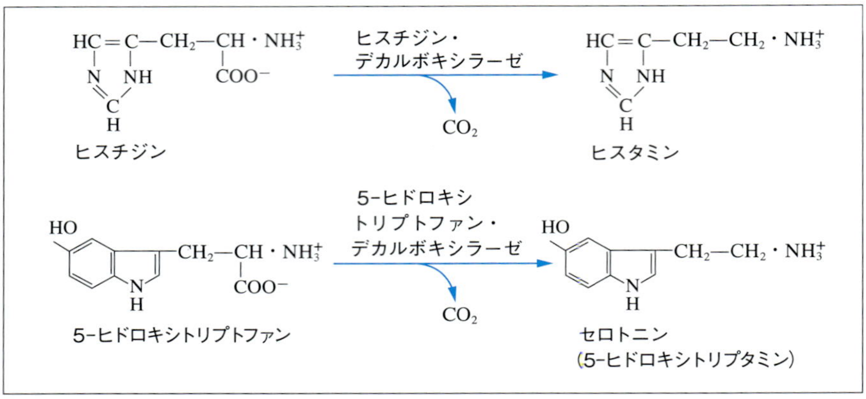

図 12-10　アミンの生成

透過性を亢進させる強力なケミカルメディエーターである．ヒスタミンはヒスチジンから，セロトニンは5-ヒドロキシトリプトファンから，それぞれのデカルボキシラーゼ decarboxylaseの作用によって合成される（図12-10）．

これらのアミンの主たる貯蔵場所は，組織のマスト細胞や血液中の好塩基球の顆粒の中である．マスト細胞や好塩基球の細胞表面にはアレルギーを引き起こすIgE抗体（レアギン）のFc部分（図12-7参照）が結合しやすく，IgEのFab部分（抗原結合部分）が抗原と結合すると脱顆粒現象が起こって，ヒスタミンやセロトニンが細胞外へ放出される．ヒスタミンが細静脈の内皮細胞の受容体[*7]に作用すると，内皮細胞間の接合部に間隙を生じ，血液中の液体成分と血漿タンパク質が血管の外へ漏出するようになる（炎症の症状である腫脹の原因）．セロトニンもまた，血管内皮細胞，神経細胞のセロトニン受容体[*8]に作用し，血漿タンパク質の漏出や発痛にかかわっている．アミンは初期の血管変化をもたらすが，その後に生じる遅延型の血管透過性の亢進には直接関与しない．

2）キニン

アミンによる炎症起因説が華やかであったころ，血液中で急速に分解されてしまう腸管収縮物質が見出された．この物質は一般にキニン kininとよばれ，血漿タンパク質のα2-グロブリン画分の前駆物質（キニノーゲン）から特異的なタンパク質分解酵素であるカリクレインの作用によって限定分解されつくられるペプチドであることが明らかにされた．カリクレインは血液中（血漿カリクレイン）や腺組織（組織カリクレイン）に存在するセリンプロテアーゼで，ハーゲマン因子（第XII因子）[*9]の関与のもとで前駆体であるプレカリクレインが活性化されて，酵素作用をもつようになる（図12-11）．

ヒスタミン受容体[*7]

おもなヒスタミン受容体は，H_1とH_2の２種がある．H_1は血管内皮細胞や平滑筋に存在し，H_2は胃粘膜細胞に存在し胃酸分泌にかかわっている．細胞内でGTP結合タンパク質と共役している．さらに，ヒスタミン神経末端にはH_3とよばれる受容体が存在する．

セロトニン受容体[*8]

７回膜貫通型のGTP結合タンパク質と共役した受容体で14種あり，セロトニンの多様な作用を担っている．

ハーゲマン因子[*9]

血液凝固因子の１つで，血液の漏出，すなわち生体の防御の一番重要な体液の漏出防御にかかわる因子が異物への防御にもかかわっている．

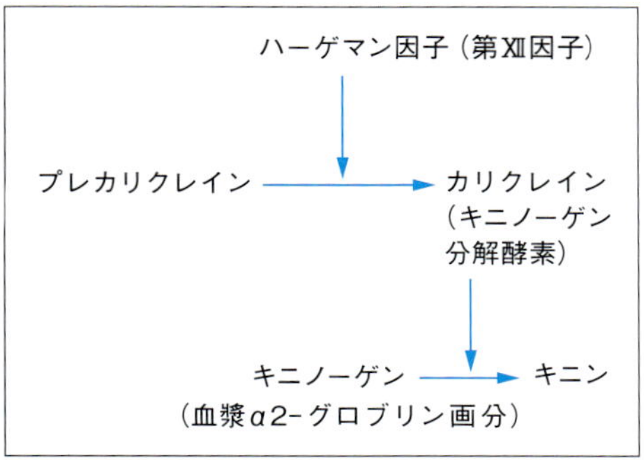

図 12-11　カリクレイン-キニン系の活性化の機構

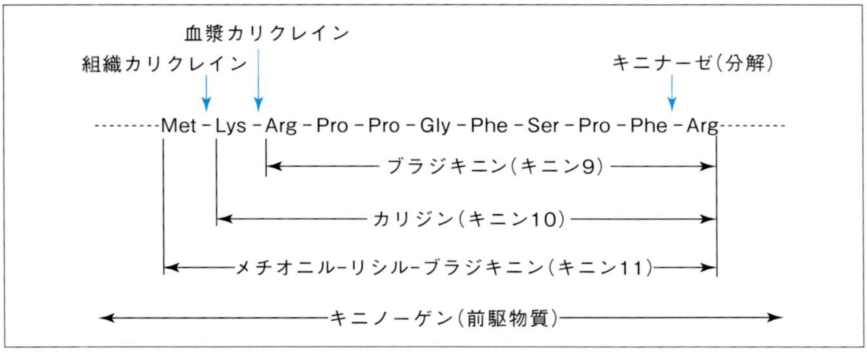

図 12-12　キニンの種類とその構造

最も強力なキニンはアミノ酸数9個のブラジキニン bradykininで，平滑筋をゆっくりと収縮させるため，こうよばれるようになった．アミノ酸数が10個のキニンはカリジン kallidinとよばれ，ブラジキニンのN端にリシンがついている（主として組織中で組織カリクレインにより生成される）．アミノ酸数11個のものは，ブラジキニンのN端にリシンとメチオニンがついたキニン11である（図12-12）．これらキニンは構成的に発現しているB_2受容体や炎症で誘導発現されてくるB_1受容体を介して作用する．

炎症第1期の即時型血管透過性の亢進は，大部分，アミンとキニンによって引き起こされる．キニンの作用は多彩で，平滑筋収縮作用，血管透過性亢進作用，末梢血管拡張作用，白血球遊走作用，疼痛発現作用などがあげられる．即時型反応に関与するキニンの血管透過性亢進作用は，アミン類の10倍以上も強力である．キニンはキニナーゼによってC末端にあるアルギニンが切断されると不活性化される．このキニナーゼはpH6.0〜6.5で強く活性が阻害されるので，pHが6.0付近になる炎症局所ではキニンの分解が強く抑制され，その結果キニンが蓄積して，その作用が顕在化する．

3）プロスタグランジンとロイコトリエン

（1）プロスタグランジン

プロスタグランジン prostaglandin（PG）は，細胞膜中のリン脂質の構成成分である不飽和脂肪酸で，エイコサトリエン酸，エイコサテトラエン酸（アラキドン酸），あるいはエイコサペンタエン酸（EPA）から合成される（図12-13）．

アラキドン酸は，ホスホリパーゼA_2によって特異的に切り取られる（図12-14）．これらアラキド

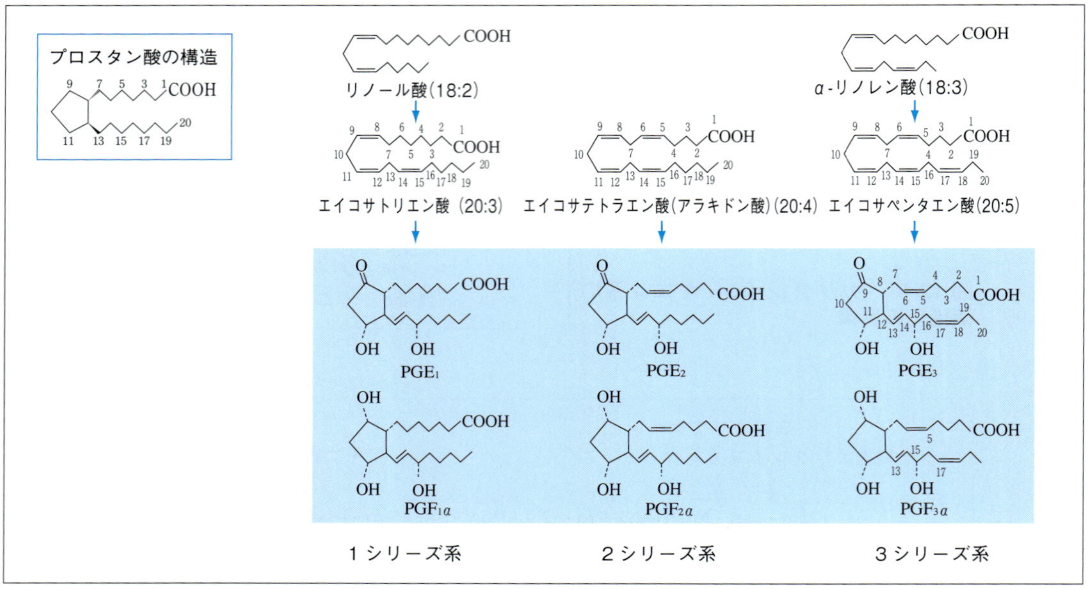

図 12-13　最初に発見された 6 種類の PG（Primary PG）の構造とその前駆体の不飽和脂肪酸
プロスタグランジンのアルファベットは骨格構造を，数字はプロスタン酸骨格の二重結合の数を示す．
（室田誠逸編，1984[12]，4 より改変）

ン酸を起点とする炎症性分子の代謝系をアラキドン酸カスケードという．炎症を抑える薬剤の効果はアラキドン酸カスケードを抑制する効果をもつものが多い．

多くの自己免疫疾患によって生じる炎症抑制に用いられるステロイドの抗炎症作用の1つは，ホスホリパーゼA_2の誘導を抑制しプロスタグランジンやロイコトリエン産生を抑制することになる．ホスホリパーゼA_2を抑制するリポコルチンはステロイドにより発現が誘導される一方，2位の脂肪酸が取れた分子，リゾ血小板活性化因子 lyso-platelet-activating factor（lyso-PAF）からは2位の水酸基がアセチル化され，血小板活性化因子（PAF）が生成される．PAFは炎症巣で血管透過性の亢進や炎症細胞の活性化など炎症の進展にかかわっている．

プロスタグランジン系化合物の生合成の第一段階は，シクロオキシゲナーゼ cyclooxygenase（COX）によるアラキドン酸の代謝である（**図12-14**）．この酵素によってつくられるPGG_2は，PGH_2を経てPGE_2を合成する．

シクロオキシゲナーゼ（COX）にはCOX-1とCOX-2の2つのアイソザイムの存在が知られている（**表12-2**）．COX-1は定常的に発現し，組織の生理的な機能の調節に携わっているが，COX-2はマクロファージや線維芽細胞などでサイトカインにより誘導され，炎症反応にかかわっている．アスピリンやインドメタシンが，昔から発赤，発熱，疼痛というような炎症症状を軽減することはよく知られていたが，これはアスピリンやインドメタシンによってCOX-1が特異的に阻害され，COX-2の触媒部位がアスピリンなどでアセチル化されて15-リポキシゲナーゼ活性を示すようになり，プロスタグランジンの生成が抑制されるためである．近年，炎症時でのプロスタグランジンの生成のみを特異的に抑制する目的で，COX-2を特異的に阻害する抗炎症薬の開発がなされている．

炎症に最も関係の深いプロスタグランジンは，PGE_2，PGI_2（プロスタサイクリン），トロンボキ

表 12-2　シクロオキシゲナーゼのアイソザイム

	COX-1	COX-2
mRNA サイズ	3 kb	4 ～ 4.5 kb
構成アミノ酸数	599	604
遺伝子発現	構成的（ハウスキーピング）	誘導性（前初期遺伝子）
発現部位	ほとんどの組織	単球，線維芽細胞，滑膜細胞，顆粒膜細胞，骨芽細胞など
細胞内局在	小胞体	小胞体＋核膜
機　能	組織の恒常性維持（血小板凝集，血流調節など）	炎症，排卵など一過性機能
グルココルチコイド	転写阻害なし	転写レベルで著明に阻害
アスピリン	活性失活（生成物なし）	15- リポキシゲナーゼに変換（15（R）HETE）

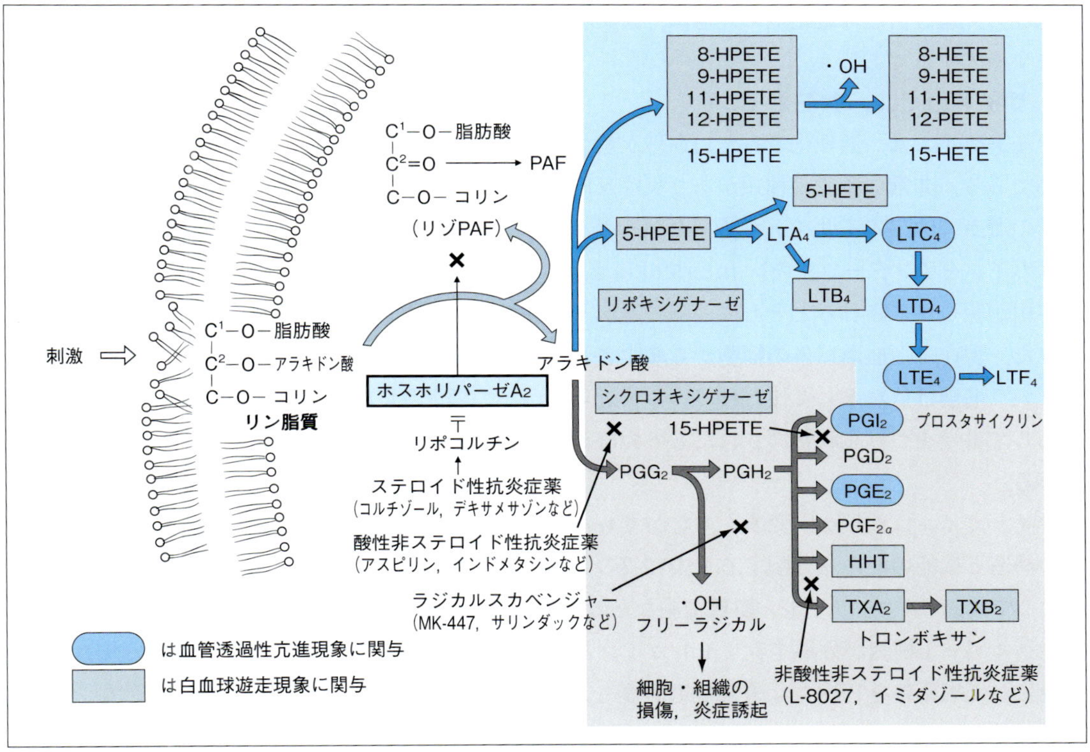

図 12-14　炎症に関わるリン脂質代謝

炎症局所ではホスホリパーゼ A_2 がすみやかに活性化し，これが細胞膜に豊富に存在するリン脂質のホスファチジルコリンに作用し，2位に存在する不飽和脂肪酸であるアラキドン酸と残りのリゾ PAF を生成する．アラキドン酸はアラキドン酸カスケードによりプロスタグランジン類やロイコトリエンとなり，リゾ PAF は PAF アセチルヒドラーゼによりアセチル基を受け取り PAF となる．

（室田誠逸編，1984[12]，29 より改変）

サン thromboxane（TXA_2，TXB_2）などで，PGE_2とPGI_2は血管透過性の亢進に，トロボキサンは白血球の遊走に関与すると考えられている（図12-14）．

（2）ロイコトリエン

一方，アスピリンが存在するときでもアラキドン酸から合成される一連の誘導体がある．それらはリポキシゲナーゼ lipoxygenaseとよばれる酵素によってつくられる仲間で，いずれもヒドロペルオキシエイコサテトラエン酸 5-hydroperoxyeicosatetraenoic acid（5-HPETE）という中間体を経てつくられる（図12-14）．これらは白血球によってつくられるので，ロイコトリエン（LT）とよばれ，現在までにA_4，B_4，C_4，D_4，E_4，F_4が見出されている．

LTA_4は生理的pH（pH7.4）で半減期がわずか数秒という不安定な中間体であり，D_4，E_4へと順次変換されるが，これらの変換はロイコトリエンの基本骨格に付加されるペプチドのアミノ酸が変化したもので，ペプチドロイコトリエンといわれる．このなかでLTC_4，LTD_4，LTE_4の３つのペプチドロイコトリエンが，従来よりアナフィラキシー遅延反応物質 slow reacting substance of anaphylaxis（SRS-A）とよばれていた喘息誘発物質の本体である．

一方，LTB_4は白血球遊走作用ならびに白血球の血管内皮への接着と活性酸素の発生，リソソーム酵素の分泌などの白血球の活性化作用など，ほかのLTとは異なった多彩な生理作用を有する．血管透過性の亢進と白血球遊走能の亢進は，炎症時に必ず起こる二大現象であり，LTの重要性は今後ますます増大するであろう．

4）サイトカイン，ケモカイン

サイトカインは，活性化された白血球が産生するタンパク質で受容体に結合して作用するものの総称である．非常に多くの種類があり炎症反応や免疫応答など生体防御に重要な役割を果たす．白血球の遊走に関与するサイトカインをケモカインとよび，白血球から分泌され白血球に作用するサイトカインをインターロイキン interleukinとよぶ．インターロイキンは，標的細胞やその独特な生理作用が明らかにされるとともに，その遺伝子がクローニングされ，その発見順に番号がつけられてきた．現在は白血球以外の細胞から産生されるものも次々と発見されているが，インターロイキンという名前は依然として使われている．近年では，このようにサイトカインにはインターロイキンとして番号をつけられ整理されたもののほか，TNF（腫瘍壊死因子），ケモカイン，TGF-βなどがある．

サイトカインは種類が大変多く，なかでもインターロイキンはすでにIL-38まで報告されている．その構造と機能の面から分類すると表12-3のようになる．

ここでは，マクロファージ，樹状細胞などの貪食細胞から分泌されるサイトカインの役割と，CD4陽性ヘルパーT細胞が分泌するサイトカインとその役割のおのおのについて述べる．

侵入した病原体をPRRにより識別し貪食したマクロファージや樹状細胞はそれらを破壊，分解したあとMHCクラスII抗原上に抗原提示するとともに，サイトカインを分泌して顆粒球，リンパ球の遊走を促す．これらはIL-1β，IL-3，IL-6，TNF-αなどで，一般的には炎症性サイトカインともよばれる．これらは血管内皮細胞における接着因子（ICAMI，E-セレクチン，P-セレクチン）などの発現を上昇させ，ほかの白血球の感染局所近傍の血管内皮への接着を促し，同時に血管内皮細胞の透過性を亢進させ，集まってきたマクロファージ，好中球，リンパ球の血管からの遊走を助ける．

表 12-3 サイトカインの分類

ファミリー	サイトカイン（従来名）	受容体	産生細胞	作用
インターロイキン	IL-1 α，IL-1 β，IL-1 γ	CD121a, CD121b	マクロファージ，上皮細胞	発熱，T 細胞やマクロファージ活性化
	IL-2（T 細胞増殖因子）	CD2 α，CD122 β	T 細胞	T 細胞増殖
	IL-3（多能性コロニー CSF）	CD123	T 細胞（Th1，2）	造血初期において造血を助ける
	IL-4（BCGF-1，BSF-1）	CD124	T 細胞（Th2），マスト細胞	B 細胞活性化
	IL-5（BCGF-2）	CD125	T 細胞（Th2），マスト細胞，ILC2	好酸球増殖・分化
	IL-6（BSF-2, BCDF, IFN- β 2）	CD126	T 細胞，B 細胞，マクロファージ，内皮細胞	T および B 細胞増殖分化，急性期タンパク産生，発熱
	IL-7	CD127, CD132	非 T 細胞	プレ B 細胞とプレ T 細胞の増殖
	IL-8（NPA-1，MDNCF）	CXCR1, CXCR2	マクロファージ，線維芽細胞	好中球遊走，活性化．NETs 放出誘導
	IL-9	IL-9R，CD132	T 細胞	マスト細胞の活性増強，Th2 細胞刺激
	IL-10（CSIF）	IL-10R α，β	単球	マクロファージを抑制
	IL-11	IL-11R	間質線維芽細胞	造血を助ける
	IL-12（NK 細胞刺激因子）	IL-12R β	マクロファージ，樹状細胞	NK 細胞活性化，CD4T を Th1 へ分化促進
	IL-13（p600）	IL-13R，CD132	T 細胞	B 細胞活性化，IgE へのクラススイッチ
	IL-14		B 細胞，T 細胞	活性化 B 細胞の細胞分裂促進
	IL-15（T 細胞増殖因子）	IL-15R，CD122	多くの非 T 細胞	IL-2 と同じ作用
	IL-16	CD4	$CD8^+$T 細胞，マスト細胞，好酸球	$CD4^+$T 細胞，単球，好酸球の遊走
	IL-17A（mCTLA-8）	IL-17AR (CD217)	Th17，CD8T 細胞，NK 細胞	上皮細胞，線維芽細胞によるサイトカイン産生誘導
	IL-18（IGIF）	IL-1Rrp	活性化マクロファージ，Kupffer 細胞	リンパ球，NK 細胞から IFN- γ 産生誘導
	IL-19	IL-20R	単球	単球の IL-6，TNF- α 産生
	IL-20	IL-20R	Th1T 細胞	皮膚角化細胞増殖
	IL-21	IL-21R，CD132	Th2T 細胞	B 細胞，T 細胞増殖
	IL-22（IL-TIF）	IL-22R		肝臓で CRP 産生誘導
	IL-23	IL-12R β，IL-23R	樹状細胞	記憶 T 細胞増殖誘導，IFN- γ 産生
	IL-24	IL-22R+IL-10R	単球，T 細胞	腫瘍増殖抑制
	IL-25	IL-17BR	Th2 サイトカイン産生増強	Th2T 細胞，マスト細胞
	IL-26（AK155）	IL-20R；IL-10R	**表皮，粘膜上皮細胞維持**	Th1 細胞，Th17，NK 細胞
	IL-27	WSX-1, CD130c	樹状細胞，マクロファージ	IL-12 の作用を助ける
	IL-28，IL-29	IL-28R+IL-10R	単球	ウイルス増殖抑制
	IL-30	gp130	樹状細胞，マクロファージ	Th17 細胞分化抑制
	IL-31	IL31R+OSMR	活性化 T 細胞	リンパ球浸潤，マクロファージ浸潤
	IL-32		活性化 T 細胞，NK 細胞	サイトカイン産生
	IL-33	ST2	平滑筋，上皮細胞，線維芽細胞	炎症性サイトカイン産生
	IL-34	CSF1R	脾臓，皮膚，脳	樹状細胞初期化，単球増殖
	IL-35		T 細胞	Th17 細胞分化抑制
	IL-36	IL-36R+IL-1RAcP	マクロファージ，樹状細胞	炎症性サイトカイン産生
	IL-37	IL-18R α +IL-1R8	マクロファージ，樹状細胞	炎症性サイトカイン産生抑制
	IL-38	IL-36R	**表皮基底細胞，B 細胞**	
	LIF（白血病抑制因子）	LIFR	骨髄ストローマ細胞，線維芽細胞	胚性幹細胞維持
	OSM（オンコスタチン M）	OSMR	T 細胞，マクロファージ	カポジ肉腫増殖
TNF ファミリー	TNF- α（CD250）	p55，p75	マクロファージ，T 細胞	炎症促進，内部細胞活性化，アポトーシス
	LT- α	p55，p75	T 細胞，B 細胞	細胞傷害，内皮細胞活性化
	LT- β	LT- β R	T 細胞，B 細胞	リンパ節発生
	CD40 リガンド（CD40L）	CD40	T 細胞，マスト細胞	B 細胞活性化，クラススイッチ
	Fas リガンド（FasL）	CD95（Fas）	T 細胞，ストローマ細胞	アポトーシス
	CD27 リガンド（CD27L）	CD27	T 細胞	T 細胞増殖刺激
	CD30 リガンド（CD30L）	CD30	T 細胞	増殖刺激
	Trail（Apo-2L）	4-1BB	T 細胞	T 細胞と B 細胞の補助刺激
	RANK リガンド（RANKL）	RANK/OPG	骨芽細胞，T 細胞	破骨細胞刺激
	APRIL	TAC1，BCMA	活性化 T 細胞	B 細胞増殖刺激
	LIGHT	HVEM，LT	T 細胞	樹状細胞活性化
未分類	TGF- β	TGF- β R	間葉系細胞，単球，T 細胞	細胞増殖抑制，抗炎症作用
	MIF	MIF-R	T 細胞，下垂体細胞	マクロファージ遊走阻害

さらには好中球などからのリソソーム内の加水分解酵素の放出や，前述の活性酸素の放出をもたらし炎症反応を形成させる．これらの反応は抗原抗体反応を伴わない自然免疫系である．

多くの感染症は自然免疫のみでは防ぎきれず　抗原特異的Tリンパ球の助けを受けた，獲得免疫系の動員を必要とする．感染局所に循環血液により運ばれたナイーブT細胞は，マクロファージ上などに提示された抗原に特異的なTCRをもつ場合，提示された抗原にTCRで結合し活性化する．活性化されたT細胞は増殖し，４～５日かけてエフェクターT細胞へ分化する．さらに活性化したT細胞自身が分泌するIL-2によりさらに活性化は促進され，一部は所属リンパ節あるいは胸腺に戻る．免疫応答の初期はCD4陽性Th17陽性T細胞が炎症局所でIL-17，IL-6，TNF-αを分泌する．これらは好中球を炎症局所に動員する働きをする．CD4陽性Th2細胞はIL-4，IL-5，IL-9，IL-13を分泌しB細胞を活性化する．一方，ウイルスに感染した細胞はインターフェロン（おもにIFN-α，IFN-β）などのサイトカインを産生，放出し，ウイルス抗原をMHCクラスⅠ上に提示する．インターフェロンにより誘導されたCD8陽性T細胞のうち，MHCクラスⅠ上のウイルス抗原に特異的に結合するTCRをもつT細胞は感染細胞に対しパーフォリン，グランザイムなどを放出し攻撃したり，感染細胞膜上のFasを刺激してアポトーシスに陥らせたりする．また，ウイルス抗原に感作されたこのCD8陽性T細胞はIFN-δを分泌する．IFN-γはウイルスの増殖を抑制し感染細胞を殺さずにウイルスを排除する作用ももつ．

（1）アポトーシス機構

アポトーシスはプログラム細胞死ともよばれ，不要になった細胞をほかの自己組織へ障害がないよう死滅させ消去するため日常的に行われるプロセスである．とくに，病原体が排除され，これ以上炎症を続ける必要がなくなったとき，免疫細胞を処理し免疫応答を鎮静化させる際に非常に強力に作用する．アポトーシスを誘導する重要な因子にFasとTNF-αがある．Fasリガンド（FasL）はほぼすべての細胞に表出され，その受容体Fasに結合する．TNF-αもFasと結合する．TNF-α受容体やFasの細胞内領域部分で，それぞれTRADD，FADDというタンパク質と会合し，連鎖的に数種類のカスパーゼとよばれるシステインプロテアーゼを活性化し細胞死を誘導する．

（2）ケモカイン

ケモカインは炎症初期の白血球やマクロファージ，T細胞など特異的な炎症細胞の遊走化において重要な役割を果たす．ケモカインは生体内で非常に安定で，炎症局所の貪食細胞から分泌されると比較的安定かつ持続して濃度勾配を形成し，この濃度勾配によって好中球など多くの炎症性細胞を引き寄せる．ケモカインのうち，CXCL2,3,7,8は好中球，CXCL4はリンパ球の血管壁への接着を強化する作用もある．微生物や異物の侵入局所に好中球，マクロファージなどをよび寄せ，それらの処理をすみやかに進ませる．したがって，これらケモカインは炎症性サイトカインに含まれる．

5）炎症と一酸化窒素（NO）

ファーチゴット Furchgott, R.らは，動脈平滑筋の弛緩には血管内皮が必須であり，それを内皮由来の弛緩因子と命名した．その後，弛緩因子が一酸化窒素（NO）であることが明らかにされた．NOはNO合成酵素 NO synthetase（NOS）によりL-アルギニンから合成されるガス状のメディエーターである（図12-15）．

生体内のNO合成酵素には３種のアイソザイムの存在が知られている．生理的に定常的constitutive

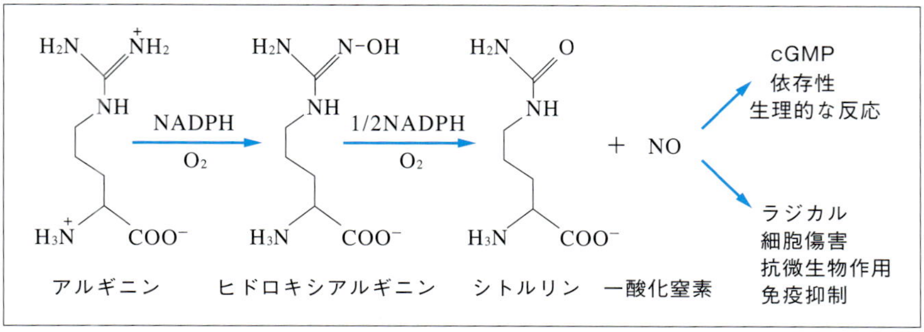

図 12-15 NO 合成酵素（NOS）による NO の生成と作用

(c) に神経細胞に発現しているのがⅠ型NOS（neuronal NOS: nNOS）であり，血管内皮細胞に定常的に発現しているのがⅢ型NOS（endothelial NOS: eNOS）である．これに対して，細菌のLPSやIFN-γやIL-1などの炎症性サイトカインにより誘導発現induce（i）されるNO合成酵素はⅡ型NO合成酵素（inducible NOS: iNOS）とよばれ，マクロファージにみられる．生成されたNOは拡散によって標的細胞内に入り，セカンドメッセンジャーであるサイクリックGMP（cGMP）を産生して神経伝達や血流調節などの生理的な役割を担う．

マクロファージで多量に生成されたNOはO_2^-と反応し，N_2O_2，N_2O_4，$ONOO^-$を生成することにより殺菌する．過剰なNOの産生は組織の破壊を引き起こしたり，血管拡張によるショックの一因となるなど，NOは炎症において多彩な作用を示す．

Ⅵ 粘膜免疫と免疫寛容

1 生体最大の免疫機構―粘膜組織

口腔，消化管，上下気道などの粘膜領域が外界と接する表面積は広大で，たとえば，人の小腸だけでも表皮の200倍の広さとなる．これら粘膜系は粘膜上皮からなり，ガス交換（肺），消化吸収（消化管），感覚器活動（口腔，鼻腔）などの生理的機能を担うため，脆弱でそのうえさまざまな物質に対する透過性が高い．このように感染を起こしやすい構造であることから病原微生物に対しても高い防御機構をもって対抗している．それゆえ粘膜免疫系は生体最大の免疫臓器ともいえる．一方，粘膜面は病原性をもたない多様な異物の入口であり，口腔粘膜，消化管粘膜は食物のタンパク質という膨大な量の異種タンパク質に曝されている．また口腔内，消化管内は非常に多種の微生物が存在し宿主と共生関係を保って生育しており，これを常在細菌叢という．この常在細菌叢は無害であり，宿主にとって多くの有益な役割をもっている．口腔，鼻腔，消化管粘膜免疫系は病原微生物をこれら食物由来タンパク質や常在細菌叢から識別する方法を進化させている．

1）粘膜関連リンパ組織（MALT）

粘膜とその近接部位には全身のリンパ球の3/4が存在し，大部分の免疫グロブリン産生をつかさどっている．病原微生物の侵入に対してすみやかに反応するため非常に特殊に発達したリンパ組織

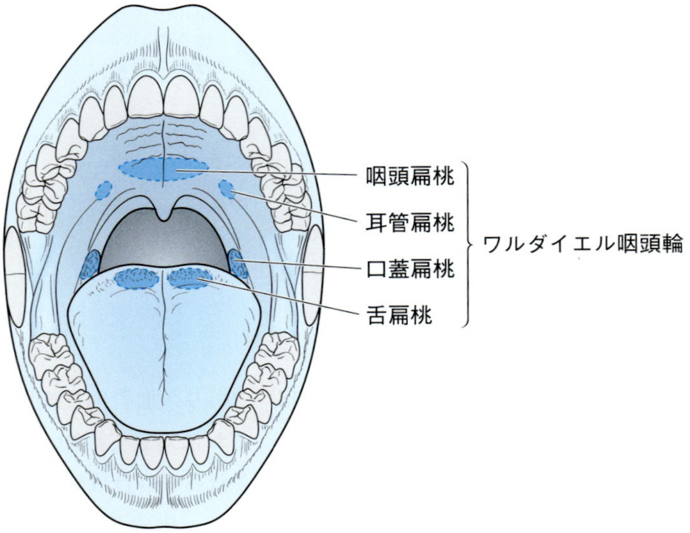

図 12-16　ワルダイエル咽頭輪
粘膜関連リンパ組織は粘膜面に分布する二次リンパ節を有し，粘膜防御機構の中心となっている．これら二次リンパ節は，消化管においてはパイエル板が非常に多数存在し，口腔領域では比較的大きなリンパ節として口腔内を輪状に取り囲み，ワルダイエル咽頭輪とよばれる．

系をもつ．これらは粘膜関連リンパ組織 mucosa-associated lymphoid tissue（MALT）とよばれ，腸管関連リンパ組織 gut-associated lymphoid tissue（GALT），気管支関連リンパ組織 bronchus-associated lymphoid tissue（BALT），および鼻腔粘膜関連リンパ組織 nasal-associated lymphoid tissue（NALT）が代表的なMALTとして知られ，NALTにはoral-associated lymphoid tissueも含まれる．GALTにはパイエル板 Pyer's patch とよばれるリンパ節がある．口蓋扁桃，咽頭扁桃，舌扁桃は重層扁平上皮に覆われる巨大な二次リンパ節集合体からできていて，これらは口腔の最奥部にあって，ワルダイエル咽頭輪とよばれる（図12-16）．

2）粘膜免疫活性化機構

粘膜免疫系の活性化には，まず抗原（病原体）が上皮細胞層を通過することが重要である．そして，そこに存在する二次リンパ組織であるパイエル板がとても重要な役割を担う．パイエル板はドーム様のリンパ球集合体で，口腔あるいは消化管腔に隆起した特殊な形をしている（図12-17）．パイエル板を覆う follicle-associated epithelium（FAE）は特殊に分化しており，そこには抗原取り込みを専門的に行うM（microfold）細胞が散在している．M細胞はFAEの5～10％を占め，細菌やウイルス，さらにはラテックスビーズのような粒子も取り込む，無差別な貪食作用をもつ．基底膜側は，袋状に大きく陥凹しヒダに富んだポケットのような構造があり，そこに樹状細胞やリンパ球を抱え込んでおり，取り込んだ異物を免疫細胞に受け渡している．

3）粘膜免疫系免疫グロブリン IgA

粘膜免疫系のおもな免疫グロブリンのアイソタイプはIgAである．これは粘膜免疫系に存在する形質細胞から産生・分泌される．ヒトの粘膜組織では1日約5 gのIgAが産生されているが，これはほかの抗体クラスの産生量をはるかに上回っている．分泌されたIgAは分泌成分の糖質を介して上皮を覆っている粘液に結合し上皮近傍にとどまり，侵入した病原体と免疫結合体を形成することで排除する．

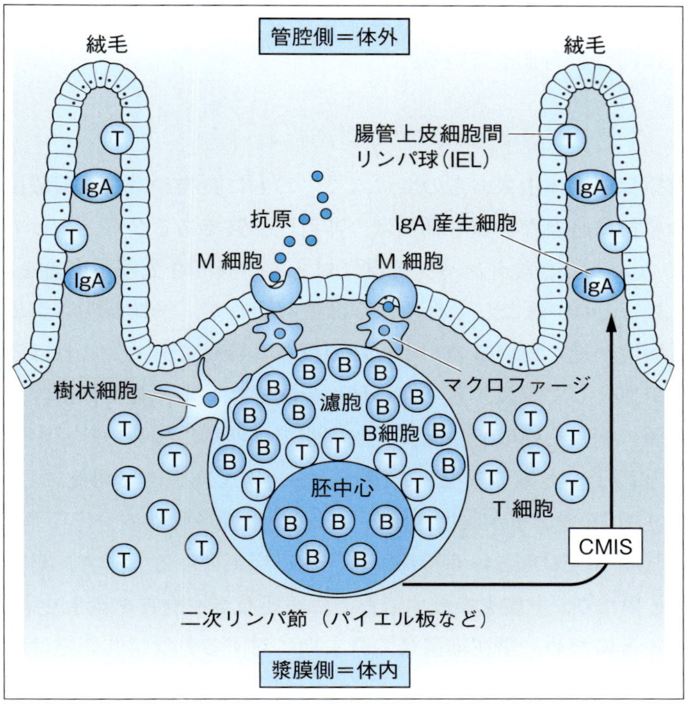

図 12-17 二次リンパ節
MALT は粘膜面に分布しており，小腸でみられる二次リンパ節であるパイエル板がその代表的なものである．MALT の上皮層には M 細胞とよばれる抗原取り込みに特化した細胞が存在する．M 細胞の直下には樹状細胞などの抗原提示細胞が集積し，M 細胞が取り込んだ外来抗原を貪食する．これらの抗原提示細胞は，周囲に存在するナイーブ T 細胞に抗原を提示し刺激する．刺激を受けた T 細胞は抗原特異的 T 細胞（Th2T 細胞）へと分化し，MALT 内で胚中心 T 細胞領域に移動する．

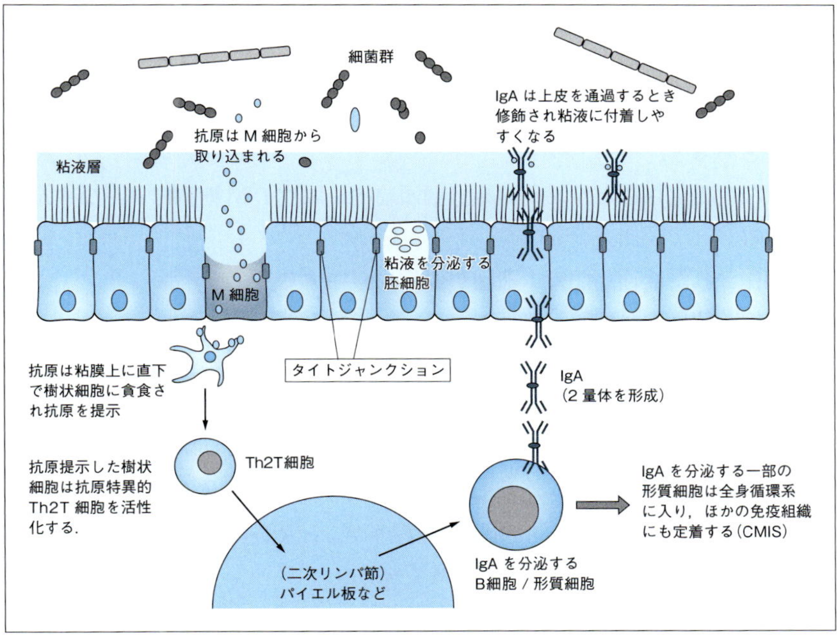

図 12-18 粘膜免疫活性化機構
抗原を取り込んだ樹状細胞はナイーブ T 細胞を活性化し Th2 活性化 T 細胞となり，所属二次リンパ節に移動し B 細胞を刺激する．刺激を受けた B 細胞は当初発現している免疫グロブリン IgM から，クラススイッチより粘膜面の防御に適した IgA を発現する．IgA 陽性 B 細胞は，MALT から所属リンパ節を経て，全身循環を介して，MALT の属する系統の粘膜面へと特異的に移行し共通粘膜免疫機構（CIMS）を確立する．

近年の研究で，粘膜免疫系は血液中のリンパ球を中心とした免疫システムとは別に，独立した共通粘膜免疫機構 common mucosal immune system（CMIS）として存在することがわかってきている（図12-18）．粘膜組織で誘導されたIgA産生細胞や細胞傷害性T細胞 cytotoxic T lymphocyte

(CTL) はほかの粘膜組織にもホーミング（帰巣）する．この特徴は近年とくに注目され，粘膜免疫システムを応用した粘膜ワクチン開発に期待が高まっている．

2 経口免疫寛容

正常な免疫系が出会うほとんどの抗原は病原体由来のものではなく，おもに食物や常在細菌叢由来のものである．そのなかでも，生命維持に必要な物質や細菌は，非自己物質であるからといってすぐに排除されない．このように口から入ってきたタンパク抗原に対する特異的な免疫不応答を，経口免疫寛容（oral tolerance）とよぶ．この特殊なしくみの多くは未解明だが，一端が明らかになっている．免疫寛容のしくみで最も解明が進んでいるのが中枢性免疫寛容機構である．これは自己反応性リンパ球（自分自身の成分を抗原として認識するリンパ球）を胸腺において強力に排除していくしくみとしてよく知られる．胸腺の間質を構成する髄質上皮細胞では非常に多数の抗原が発現している．このとき AIRE という転写因子が多数の異なった遺伝子の発現を胸腺内で可能にし，自己認識リンパ球を排除している．このAIRE遺伝子が欠損すると，自己免疫性多腺性内分泌不全・カンジダ症・外胚葉性ジストロフィー（APECED）という特殊な自己免疫疾患になる．一方，常在細菌叢に存在する細菌は病原体微生物と異なり，上皮を突破するために必要な毒性物質を産生せず，全身へと侵入していくことは通常ない．そのため，常在細菌叢の微生物に対する免疫学的認識は粘膜免疫系にのみ限局している．

食物抗原など大半の非病原性分子に対しては，TGF- β やIL-10などの抑制性サイトカインを産生する制御性T細胞が免疫寛容を誘導する．

このように生体の粘膜組織は，外来抗原の病原性・非病原性を見分け，正または負の免疫応答を誘導することにより，生体防御とのバランスを保っている．

口腔粘膜免疫系の特徴をまとめると，

①孤立リンパ節，扁桃のような組織化されたリンパ組織（咽頭扁桃，扁桃のM細胞）と，びまん性のリンパ組織が別々に存在する．

②非感染時において，一度感作された活性化記憶T細胞が優位に存在する．

③無害な抗原に対する免疫応答を積極的に抑制している．

粘膜固有層に存在する樹状細胞は口腔粘膜細胞の間に樹状突起を伸ばすことにより口腔内の抗原を取り込む．正常状態においても粘膜固有層には非常に多くのリンパ球が存在するが，炎症の発症が少ないのは強力な免疫抑制機構が備わっているからである．唾液中の免疫グロブリンの主体である分泌型IgAは，口腔粘膜に存在する形質細胞が産生し上皮細胞内を通って分泌される．IgAは糖鎖を介して粘膜表面に留まり，細菌由来のLPSの中和などを行うが，IgAが炎症を惹起することは少ない．

口腔粘膜を構成する上皮細胞や線維芽細胞などの細胞群は，菌体成分をはじめとするさまざまな刺激に対して，種々の炎症性サイトカインや増殖因子を産生することにより口腔粘膜への好中球やT細胞などの細胞浸潤をコントロールし，口腔粘膜特異的な生体防御機構を構築するうえで重要な役割を演じていると考えられている．

参考文献

1）川端重忠ほか：口腔微生物学・免疫学．第5版．医歯薬出版，東京，2021．
2）前田勝正，吉江弘正ほか：口腔免疫学アトラス．医歯薬出版，東京，1991．
3）Gallin, J. I., Goldstein, I. M. and Snyderman, R., eds.: Inflammation, Basic principles and clinical correlates. Raven Press, New York, 1992.
4）宮坂信之編：サイトカイン．メディカルレビュー社，東京，1992．
5）John, H. L. ほか：感染と免疫．第4版．東京化学同人，東京，2017．
6）現代医療編集委員会：総説プロスタグランジン．No.1, 2．現代医療社，東京，1994．
7）藤原大美：T細胞系の免疫学．中外医学社，東京，1995．
8）矢田純一：医系免疫学，改訂14版．中外医学社，東京，2016．
9）MurPhy, K. ほか（笹月健彦監訳）：免疫生物学，原著第7版．南江堂，東京，2010．
10）奥田克爾：口腔感染症とアレルギー，第3版．一世出版，東京，2000．
11）熊ノ郷　淳編：免疫ペディア．羊土社，東京，2017．

引用文献

12）室田誠逸編：プロスタグランジンと病態．東京化学同人，東京，1984．

第13章 歯周疾患の成り立ちと歯周組織の再生

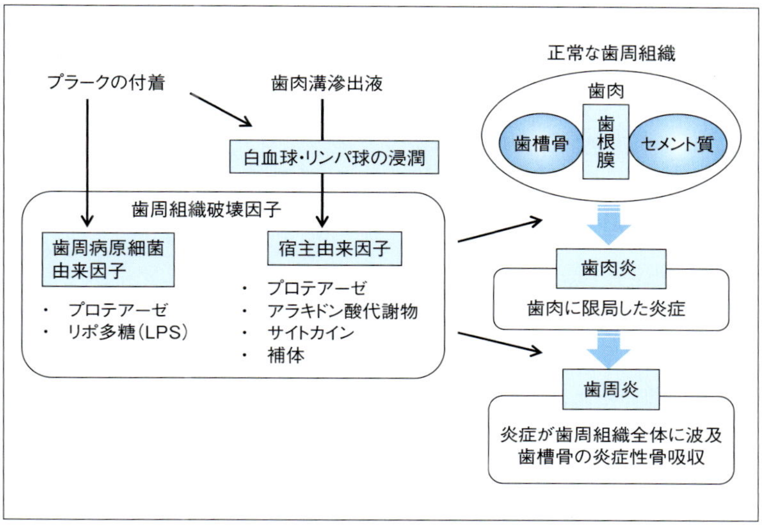

歯周疾患の成り立ち
歯周病における歯周組織の破壊は，歯周病原細菌を含むプラークの付着に始まり，歯周病原細菌に由来する因子もしくは宿主の免疫応答に由来する因子の作用によって進行する．炎症が歯肉に限局した状態を歯肉炎とよび，炎症がほかの歯周組織にまで拡大した状態を歯周炎とよぶ．

本章のねらい

歯周疾患の発症および歯槽骨吸収の機序，歯周組織破壊に対する再生療法，口腔インプラントに対する生体の反応について学ぶ．

チェックポイント

1. 歯周病原細菌由来の歯周組織破壊因子には，リポ多糖，ジンジパインなどの細菌性プロテアーゼ，短鎖脂肪酸，硫化物，アンモニアなどがあり，これらは直接的に組織を破壊すると同時に，宿主の免疫反応を介して間接的に組織の破壊を引き起こす．
2. 宿主由来の歯周組織破壊因子には，プロテアーゼ，アラキドン酸代謝物，免疫グロブリン，補体，サイトカイン，活性酸素種，活性窒素種などがある．
3. 歯周組織再生には，「細胞」「調節因子」「足場」の３要素が必要であり，これらを組み合わせ，さまざまな方法で歯周組織の再生促進がはかられている．

歯周組織は，歯肉，歯根膜，セメント質ならびに歯槽骨からなる歯の支持組織である（☞第５章146ページ参照）．その主たる機能は歯を歯槽内の所定の位置に維持し，咀嚼機能を効果的に営ませることにある．一方で，歯周組織は歯に加わる咬合力，食物の刺激や温度の急激な変化などにさらされ，過酷な環境におかれている．さらに歯周組織は歯周病原細菌の侵襲を受け，歯周病とよばれる細菌性炎症を引き起こす．歯周病は現在わが国で，最も高い罹患率を示す感染症であり，齲蝕とともに歯科の二大疾患とされる．歯周組織の炎症性破壊は，炎症が歯肉に限局した状態（歯肉炎）に始まり，やがてほかの歯周組織にまで拡大（歯周炎），歯槽骨の吸収・破壊に至り，歯の脱落をきたす．

本章では，歯周病における歯周組織破壊のメカニズムと歯周組織の再生に関する知見について，生化学的に学習する．また近年，歯科臨床で広範に用いられている口腔インプラントに対する周囲組織の反応についても学習する．

I 歯周組織の破壊

1 歯周病の進行過程

歯周組織になんらかの傷害性刺激が加わると，その機能的構造が損傷され，歯は動揺し最終的には脱離に至る．このうち，歯周組織に生じた細菌性の炎症性病変を歯周病という．

歯周病の進行過程は複雑で，そのすべてを簡明な形に分類することはできない．一般には，慢性歯肉炎がしだいに周囲に波及し，慢性辺縁性歯周炎となり，これに咬合性外傷も加わって，歯周組織の構造機能を破壊し，ついには歯の脱落をきたすと考えられている．

ペイジ Page, R.C. とシュレーダー Schroeder, H.E. は，歯周病の進行過程を病理組織学的に以下の４期に分類している[1)]．

1）初発病変（プラークの付着後2～4日）

プラーク（☞第10章250ページ参照）の付着していない状態から，プラークが付着し始めて２～４日以内にみられる病変を初発病変という．歯肉溝内での歯肉溝滲出液量が増加し，好中球（多形核白血球）の遊走が著明となる．付着上皮直下の歯肉結合組織には血管拡張，浮腫が認められ，コラーゲン線維の一部消失，好中球の浸潤もみられる．

2）早期病変（プラークの付着後4～7日）

プラークの付着後４～７日で，徐々に臨床的に確認できる歯肉炎が惹起される．これを早期病変という．病理組織学的には，付着上皮内の好中球の浸潤がさらに著明となる．上皮下結合組織では血管反応や浮腫が著しくなり，T細胞が主体のリンパ球の浸潤，および一部ではマクロファージや形質細胞の浸潤がみられる．この時期の病変はT細胞病変といえ，種々の炎症性サイトカイン（☞第12章314ページ参照）の産生が惹起されているものと考えられる．

3）確立期病変（プラークの付着後1～3週）

蓄積されるプラーク量がさらに増加すると，歯肉の炎症状態は悪化し，早期病変は確立期病変に移行する（プラーク付着開始後，1～3週）．この時期では，これまでのグラム陽性細菌主体の細菌叢から，歯肉溝内でグラム陰性桿菌の占める割合が増加する．歯肉結合組織内では炎症性細胞浸潤の範囲がさらに拡大し，リンパ球（B細胞）や形質細胞の密な浸潤がみられるようになる．付着上皮の根尖側方向への深行増殖は著明ではない．この時期の病変は炎症の広がりが歯肉に限局しているため，歯肉炎という範疇に属する．しかし病理組織学的には，歯周炎直前の状態，あるいは歯周炎への移行期ということができる．臨床的には，この確立期病変のまま長時間経過する場合（慢性歯肉炎）と，短期間で増悪期病変に移行する場合がある．

4）増悪期病変（歯周病）

確立期病変からさらに炎症が波及し，歯根膜，歯槽骨にまで及ぶと歯周炎の状態になる．この時期の病変を増悪期病変という．病理組織学的には，歯根膜が炎症性に破壊され，付着上皮はそれを覆うようにセメント質上を根尖側方向に深行増殖する．付着上皮は同時に側方にも増殖するが，上皮の増殖が進むと歯冠側から剥離・離断が起こり，その結果，歯面と歯肉の間に裂溝状病変，すなわち歯周ポケットが形成される．歯周ポケット壁（上皮内および上皮下結合組織内）の炎症性細胞浸潤巣は確立期病変よりさらに厚くなる．歯周ポケット上皮側には好中球やマクロファージが認められるが，結合組織内では形質細胞が主体となる．歯肉や歯根膜線維が破壊され，歯槽骨の吸収もみられる．歯周ポケット内にはグラム陰性嫌気性桿菌の割合が著しく増加する．歯周病原細菌とよばれる一群の特異的なグラム陰性嫌気性桿菌は，多くは歯周ポケット上皮側に検出される．

2　歯周組織の破壊にかかわる因子

歯周病原細菌は，種々の外毒素，代謝産物などを放出する．これらは直接組織を破壊すると同時に，宿主の免疫反応を介した組織の破壊を誘導する．宿主が産生するおもな歯周組織破壊因子として，プロテアーゼのような組織破壊性酵素，サイトカイン，炎症のケミカルメディエーター，活性酸素種，活性窒素種などがあげられる．このように歯周組織破壊にかかわる因子群は，歯周病原細菌と宿主細胞の両者に由来し，それぞれ独立して歯周組織を傷害するのみならず，相互に複雑に絡み合って歯周組織を破壊する（表13-1）．

1）歯周病原細菌由来因子

(1) プロテアーゼ[*1]

(a) ジンジパイン

歯周病の主要な原因菌である *Porphyromonas gingivalis*（*P. gingivalis*）は多量のプロテアーゼを合成，放出しており，なかでもシステインプロテアーゼ[*1]であるジンジパイン（☞第10章263ペー

プロテアーゼ[*1]
ペプチドあるいはタンパク質のペプチド結合を加水分解する酵素．このうち，活性中心に-SH基を有するものをシステインプロテアーゼとよぶ．

表 13-1　おもな歯周組織傷害因子

項　目	由　来	名　称	産生細胞	おもな作用
プロテアーゼ	歯周病原細菌	ジンジパイン	*P. gingivalis*	図13-1参照
		細菌性プロテアーゼ	*P. gingivalis*など	コラーゲンを分解し，歯周組織のマトリックス成分を分解する． 歯周組織中に存在する補体や抗体を分解する．
	宿主	好中球コラゲナーゼ (MMP-8)*	好中球	互いに協調して，コラーゲンやプロテオグリカンなど歯周組織のマトリックス成分を分解する．
		好中球エラスターゼ		
		カテプシンG		
		ゼラチナーゼB (MMP-9)*		
		リソソーム酵素		
	宿主	間質コラゲナーゼ (MMP-1)*	マクロファージ	
		メタロエラスターゼ (MMP-12)*		
		カテプシンB		
		ゼラチナーゼB (MMP-9)*		
		リソソーム酵素		
歯周病原細菌構成物質	歯周病原細菌	リポ多糖	グラム陰性細菌	IL-1，IL-6などの炎症性サイトカインの産生を誘導する． 破骨細胞に対して骨吸収促進作用を誘導する．
アラキドン酸代謝物	宿主	プロスタグランジンE_2	歯肉線維芽細胞，好中球，マクロファージ，リンパ球	血管の透過性亢進，白血球の遊走，破骨細胞の形成，線維芽細胞の変性，コラーゲン合成の阻害など．
		プロスタグランジンI_2		
		トロンボキサンA_2		
		その他		
免疫グロブリン	宿主	IgG>IgA>IgM	B細胞	感染防御，歯周組織破壊
補体	宿主	種々の補体	主として肝細胞	好中球，マクロファージを局所に集積させる．
サイトカイン	宿主	インターロイキン-1 (IL-1)	好中球，マクロファージ，歯周組織の線維芽細胞，上皮細胞，血管内皮細胞	MMPの産生を促進する． 破骨細胞に対して骨吸収促進作用を誘導する．
		インターロイキン-6 (IL-6)		MMPの産生を促進する． 骨芽細胞でのRANKLの発現を誘導する．
		腫瘍壊死因子(TNF-α)		MMPの産生を促進する． 破骨細胞に対して骨吸収促進作用を誘導する． 線維芽細胞の増殖を促進する．
活性酸素種	宿主	スーパーオキサイド・ラジカル，過酸化水素，次亜塩素酸など	好中球，マクロファージなど（次亜塩素酸は好中球由来）	貪食細胞による殺菌．一方，宿主組織に対しても傷害性を示す．また，一酸化窒素との反応で窒素酸化物を生成．さらに，破骨細胞分化を促進し，歯槽骨破壊に関わる．
活性窒素種	宿主	一酸化窒素および窒素酸化物	マクロファージ，歯周組織の線維芽細胞，上皮細胞，血管内皮細胞など	一酸化窒素は血管拡張作用を有する．一酸化窒素が代謝されて生じる窒素酸化物の中には，菌体や宿主を非特異的に傷害し，感染防御や宿主組織傷害に関わるものがある．
短鎖脂肪酸	歯周病原細菌	プロピオン酸	*P. gingivalis*など	T細胞，好中球，その他さまざまな細胞のアポトーシスを誘導する．
		酪酸		

* MMP（マトリックスメタロプロテアーゼ）については第4章119ページ参照

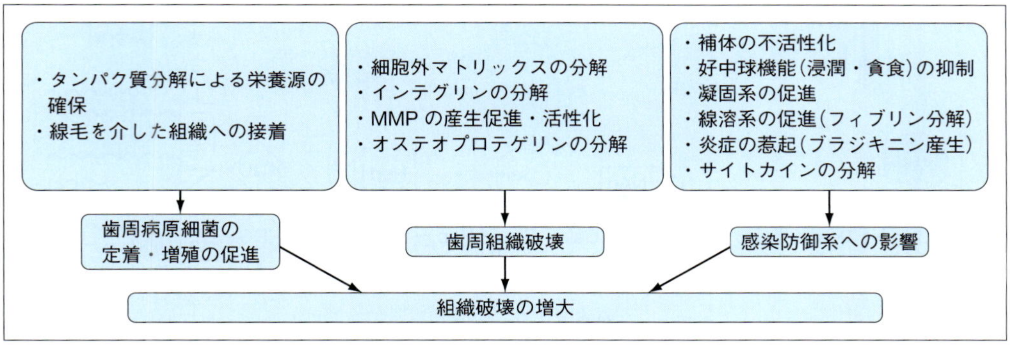

図 13-1　ジンジパインの歯周組織破壊作用
ジンジパインによる歯周組織破壊機序は大きく３つに分類される．すなわち，歯周病原細菌の定着・増殖，直接的な歯周組織破壊，そして宿主感染防御能低下を介した組織破壊である．これらが組み合わさって歯周組織の破壊が亢進する．

ジ脚注参照）は，本菌の総プロテアーゼ活性の少なくとも85%を占める．ジンジパインによる歯周組織破壊機序は，大きく３つに分類される．すなわち，歯周病原細菌の定着・増殖，直接的な歯周組織破壊，そして宿主感染防御能低下を介した組織破壊である（図13-1）．たとえば，ジンジパインは宿主タンパク質を分解して*P. gingivalis*の栄養源を確保しているが，その結果生じる宿主構造タンパク質の破壊が歯周病における組織破壊の一因となっている．すなわち，ジンジパインは細胞外マトリックスであるコラーゲン，フィブロネクチン，ラミニンなどを分解し，これが歯周組織の直接的破壊を引き起こすと考えられている．そのほか，ジンジパインが破骨細胞形成抑制作用を有するオステオプロテゲリン（OPG）（☞第７章197ページ参照）を分解する作用が明らかとされ，ジンジパインがOPGを局所から排除して，破骨細胞性骨破壊を進めていることが示唆されている．

(b) 細菌性プロテアーゼ

歯周病原細菌は細菌性コラゲナーゼやプロテアーゼを分泌し，歯肉結合組織のコラーゲンや補体，抗体などを分解する．

(2) 歯周病原細菌の細胞構成成分

(a) リポ多糖 lipopolysaccharide（LPS）

リポ多糖（LPS）は，グラム陰性細菌表層の外膜の主要構成成分で，リピドＡとよばれる脂質とこれに共有結合する糖からなる（図13-2）．リピドＡはLPSの生理活性を担っており，マクロファージ，好中球などの細胞膜に存在するToll様受容体4 Toll-like receptor 4（TLR4）に結合し，炎症性サイトカイン遺伝子をはじめ多くの遺伝子発現を制御している（☞第12章301ページ図12-3参照）．好中球，マクロファージにおいてLPSがTLR4に認識されるには補助因子であるMD2が必要であり，さらにCD14とLPS結合タンパク質（LBP）がLPSのMD2への提示を促進することが知られている．歯周病に罹患した組織中にはマクロファージ，好中球などの細胞浸潤が認められるほか，歯周組織の線維芽細胞はCD14を発現することが知られている．したがって，歯周病に罹患した歯周組織に存在する多くの細胞は歯周病原細菌のLPSに応答し，インターロイキン-1（IL-1），インターロイキン-6（IL-6），腫瘍壊死因子-α（TNF-α）などの炎症性サイトカインの産生を誘導することができる．また，LPSは破骨細胞に対して骨吸収促進作用を誘導し，歯周組織破壊に関与している．

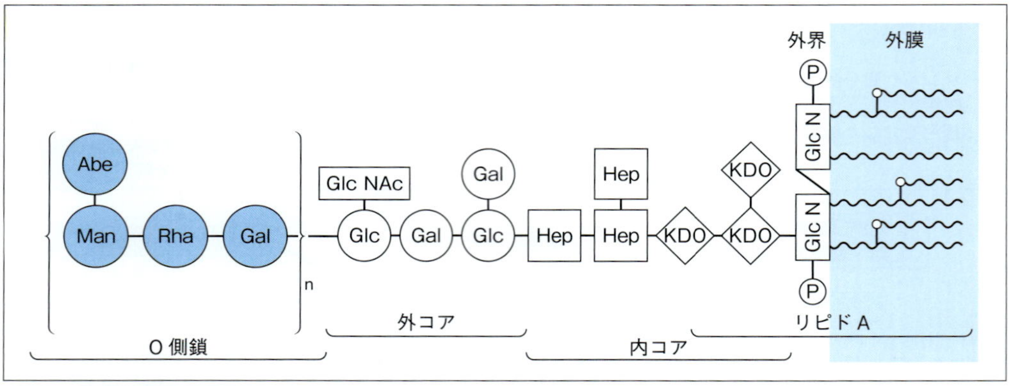

図 13-2　リポ多糖の構造
サルモネラ菌の LPS をモデルとして描いた模式図.
〜：脂肪酸，Glc N：グルコサミン，P：リン酸，KDO：2- ケト -3- デオキシオクトン酸，Hep：ヘプトース，Glc：グルコース，Gal：ガラクトース，Glc NAc：N- アセチルグルコサミン，Rha：ラムノース，Man：マンノース，Abe：アベコース，n は通常の野生株の場合，30 〜 40 といわれている.
（竹田義文ほか，1996[8]，25）

(b) 線毛とその構成タンパク質・ペプチド

歯周病原細菌の菌体表層に存在する線維状構造体を線毛といい，歯周病原細菌の線毛は菌体の歯肉溝上皮への付着に関与する．また，線毛タンパク質・ペプチドは，体液性免疫，細胞性免疫の誘導，サイトカイン産生誘導，免疫増強作用など，免疫学的作用を呈する．

(3) 細菌性代謝産物

(a) 短鎖脂肪酸（酪酸）

短鎖脂肪酸とは炭素数 7 以下の飽和モノカルボン酸のことである．歯周病原細菌は歯肉溝でプロピオン酸，酪酸などの短鎖脂肪酸を産生するが，これらは歯周病罹患部位の歯周ポケットでは，さらに高濃度で検出される．これらの短鎖脂肪酸は好中球，T 細胞など，さまざまな種類の細胞に対してアポトーシスを誘導することから，歯周病原細菌が放出する短鎖脂肪酸は歯周病による組織破壊にも関与していると考えられる．

(b) 硫化物（硫化水素），アンモニア （☞第10章267ページ図10-14参照）

硫化物（とくに硫化水素）やアンモニアは口臭の主たる原因物質にあげられ，*P. gingivalis* などの歯周病原細菌が産生する．これらは歯周組織に対して毒性を示し，歯周病の病態を示すマーカーの 1 つとして考えられている．

2）宿主細胞由来因子

歯周病原細菌の刺激によって宿主は免疫応答が惹起されるが，その主体となるのは好中球，マクロファージ，リンパ球などの炎症性浸潤細胞である．また，線維芽細胞，接合上皮細胞，血管内皮細胞などの正常な歯周組織を形成する細胞も機能異常を生じ，結果的に歯周組織の破壊につながる．

(1) プロテアーゼ

歯周病では歯周病原細菌の菌体成分により惹起される宿主免疫反応の結果，さまざまなプロテアーゼが宿主細胞から放出される（**表13-1**）．とくに，歯周組織の炎症に際して浸潤する細胞（好中球，リンパ球，マクロファージ）は多量のプロテアーゼを産生する．歯周組織固有の細胞群（線維芽細胞，骨芽細胞，破骨細胞など）もプロテアーゼを放出する．歯周病原細菌から放出されるプロテアーゼと合わせて，これらのプロテアーゼの歯周組織破壊における役割は大きい．

(2) アラキドン酸代謝物（エイコサノイド）（☞第12章311ページ参照）

歯周組織に固有に存在する細胞群（線維芽細胞など）と，炎症性浸潤細胞（好中球やマクロファージ，リンパ球など）の両者は種々のケミカルメディエーターを産生する．なかでも，アラキドン酸代謝物は歯周組織破壊に深く関与し，歯周組織内濃度も高い．とくにプロスタグランジンE_2（PGE_2），プロスタグランジンI_2，トロンボキサンA_2の歯肉組織内濃度が高い．これらは，歯肉組織における血管透過性亢進を介して歯周組織の炎症増悪に関与するとともに，線維芽細胞増殖抑制，コラーゲンの合成抑制などを介して歯周組織の破壊を導く．また，PGE_2は骨芽細胞を介して破骨細胞を活性化し，骨吸収を促進する作用を示す．

(3) 免疫グロブリン（☞第12章304ページ参照）

歯周病に罹患した歯周組織には，歯周病原細菌に由来するさまざまな抗原物質が付着上皮から侵入して存在する．また，炎症を起こした歯周組織にはT細胞，B細胞，形質細胞，単球/マクロファージ，好中球などの免疫担当細胞が多数存在するため，持続的に感作[*2]された状態にあり，免疫応答が起きやすい．歯周組織中の形質細胞が産生する免疫グロブリン産生量はIgG＞IgA＞IgMの順である．抗体は抗原と抗原抗体反応を起こし，抗原抗体複合体を形成し，歯周組織防御に働くが，なんらかの理由で宿主側の免疫応答が破綻すると歯周組織破壊が誘導される．

(4) 補体（☞第12章305ページ参照）

赤血球や細菌に免疫血清を作用させると，溶血や溶菌が生じるが，この免疫血清を56℃で30分間加熱処理すると，溶血も溶菌も起きなくなる．このことから，溶血や溶菌には血清中の易熱性因子が必要であることが示されている．血清中のこの因子は抗体の作用を補うことから，補体とよばれる．歯肉溝滲出液中には補体成分が検出されることから，歯周病の進行に伴い増加する歯周病原細菌に対する特異抗体により，補体の活性化が進行し，感染防御に働くと考えられる．一方で，活性化された補体系は好中球やマクロファージを局所に集積させ，それらの細胞が産生するプロテアーゼにより組織傷害を引き起こす．

(5) サイトカイン（☞第12章314ページ参照）

サイトカインは相互に関連しあうことによりネットワークを形成して生体の恒常性維持にかかわっている．しかし，歯周病のような慢性炎症性疾患が引き起こされた局所では，歯周病原細菌により，サイトカインネットワークが破壊され，特定のサイトカインの産生や機能が亢進あるいは低下して，その結果歯周組織が破壊される．歯周組織破壊にかかわるサイトカインには，IL-1，IL-6，TNF-αなどがある．

これらのサイトカインは，線維芽細胞増殖促進作用，マトリックスメタロプロテアーゼの産生促

感作[*2]
ある抗原との初回接触でIgE抗体が産生されることを，ヒトがある抗原に「感作される」という．感作された個体・組織は，その抗原に対して鋭敏に反応するようになる．

進作用，破骨細胞に対する骨吸収促進作用の誘導など，多彩な作用を示す．

(6) 活性酸素種・活性窒素種 (☞第12章309ページ参照)

酸素原子を含む物質で，大気中に最も多く含まれる分子状酸素（三重項酸素）よりも化学的反応性が高いものを活性酸素種という．また，一酸化窒素も含め化学的反応性に富む一酸化窒素代謝産物を，窒素原子を含まない活性酸素種と区別して，活性窒素種とよぶ（☞第12章317ページ図12-15参照）．これらの分子種が歯周病の病態形成に関与することが，多くの研究でヒトと実験動物の両者で示されている．

たとえば，これらの分子のスカベンジャー（除去剤）や阻害剤による抗酸化処理が，ラットに実験的に発症させた歯周炎における炎症と骨破壊を抑制することが示されている．ただし，ヒト歯周病に対する抗酸化処理の効果は現時点では明らかではない．

一方，歯周病に罹患している患者は酸化ストレスの指標(核酸の酸化塩基　8-oxo-deoxyguanosineや過酸化脂質代謝物　malondialdehydeなど）が高いこと，通常の歯周病治療を行うとそれが低下することが示されており，全身性，局所性の酸化ストレスが歯周病の病態になんらかの影響を及ぼしていると考えられる．

3 歯肉組織破壊のメカニズム

1）歯周病原細菌の定着・侵入

歯周病原細菌が歯周組織に侵入するには，まず歯肉溝で増殖し，歯肉溝上皮に付着する必要がある．多くの細菌は，宿主細胞に付着することはできても，組織内へ侵入することはできないが，一部の細菌は組織内へ侵入することができる．

歯周ポケット内の歯周病原細菌は，さまざまなメカニズムで歯肉溝上皮に付着する．この過程には細菌表層の線毛やリポ多糖が重要である．歯周病原細菌の1つである*P. gingivalis*, *Aggregatibacter actinomycetemcomitans*などの細菌が歯肉結合組織に検出されている．これらの細菌の侵入経路は明らかにされていないが，細菌が歯周ポケットの上皮に潰瘍を起こし，宿主組織に侵入したか，あるいは細菌が宿主細胞へ直接侵入した結果であると考えられている．最近の報告では，歯肉溝上皮細胞の細胞膜に発現するインテグリンに細菌の線毛が結合し，エンドサイトーシスにより上皮細胞内に侵入することが示されている．

これに対して歯肉溝滲出液は歯肉溝や歯周ポケットの細菌の栄養源となるが，同時にこれらを物理的に流し，化学的には以下の物質を介して細菌の付着を阻止しようとする．歯肉溝上皮はβ-ディフェンシン，付着上皮はα-ディフェンシンなどの抗菌因子を産生する．これらのしくみが作用して，歯肉溝内の細菌の増殖，上皮への付着の均衡が保たれている．

また，歯周病原細菌のLPSは透過性の高い歯肉溝上皮付着を通過して歯肉組織内に侵入すると考えられているが，侵入機構の詳細にはいまだ不明な部分が多く存在する．

2）プロテアーゼによる破壊

歯肉組織の形態と機能の維持には，その大部分を占める結合組織の構造と機能が重要である．結合組織の恒常性維持には，それを構成する線維芽細胞の数と機能（細胞外マトリックスの合成と分解）のバランスを保つ必要があり，それらは細胞の分泌する増殖因子やサイトカインからのシグナル，細胞と細胞外マトリックスを介したシグナルなどにより制御されている．しかし，細菌の侵入により歯肉では細菌自体が産生するさまざまな組織傷害性因子に加えて，好中球やマクロファージからプロテアーゼが放出され，同時にさまざまな細胞から炎症性サイトカインが分泌される．その結果，歯周組織傷害に伴う壊死による細胞数減少と機能異常が進行し，歯周組織の平衡は分解系へ傾き，組織は破壊される（図13-3）．

一方，LPSは直接Toll様受容体（TLR4）を介してサイトカインの分泌を促すとともに抗原抗体複合体となって補体系を活性化する．LPSはまた，直接的あるいはサイトカインを介して間接的に血管の接着因子の発現を促し，好中球の遊走を促進する．好中球，血管内皮で生成するケモカインやLPS自体の好中球走化活性によって炎症局所へ好中球やマクロファージがさらに集積してくる．活性化された好中球は，MMP-8，MMP-9，好中球エラスターゼ，カテプシンG，リソソーム酵素を細胞外に放出する．これらの酵素は互いに協調して，コラーゲンやプロテオグリカンなど歯肉組織のマトリックス成分を分解する．もちろん歯周病原細菌由来のジンジパイン，デンティリジンのようなトリプシン様，キモトリプシン様のプロテアーゼ*3はLPSと協調して組織の破壊を増強する．さらには，歯周縁下プラークで産生される歯周病原細菌の代謝産物であるプロピオン酸，酪酸などの短鎖脂肪酸や硫化化合物は組織傷害性をもっている．

一方，好中球やマクロファージはIL-1やTNF-αに代表される炎症性サイトカインを放出し，周囲の歯肉線維芽細胞を刺激して，間質コラゲナーゼを中心とするマトリックスメタロプロテアーゼの産生を促進するが，それらのインヒビターであるTIMPの産生はほとんど変わらないか，むしろ抑制されるので，両者のバランスはマトリックス成分の分解方向へと傾く結果となる．この段階での病理組織像は，歯肉組織中での好中球の著明な浸潤とコラーゲン線維の顕著な分解を示しており，上述した免疫学的および生化学的病態像とよく一致している．また，炎症歯肉中ではⅠ型コラーゲンに比べてⅢ型コラーゲンの特異的かつ急速な分解が報告されているが，これは好中球からⅢ型コラゲナーゼ作用をもつ好中球エラスターゼが，Ⅰ型コラーゲンを主として分解するMMP-8に比べて大量（タンパク質量で約50倍）に放出されるという事実と合わせて考えるとよく理解できる．慢性歯周炎患者では好中球由来の分解酵素が主役を演じているのに対し，侵襲性歯周炎患者では線維芽細胞由来の分解酵素が主体であるといわれている．もちろん好中球の接着や遊走の障害は侵襲性歯周疾患ではその進展の重要な因子の１つである．

3）サイトカインによる破壊

炎症性の刺激を受けた好中球やマクロファージ，リンパ球などの炎症性細胞，さらには歯周組織の線維芽細胞，上皮細胞，血管内皮細胞からはケモカインやIL-1，IL-6，TNF-αなど種々のサイトカインが分泌され，さらにアラキドン酸代謝産物が生成される．ケモカインはさらに炎症細胞の集積を促す．これらは生体の防御反応であるとともに炎症を増悪させるものであり，これらが相互に

トリプシン様，キモトリプシン様プロテアーゼ*3
トリプシン，キモトリプシンともに膵液に含まれる消化酵素（プロテアーゼ）である．これらと基質特異性，触媒作用が類似するプロテアーゼをトリプシン様，キモトリプシン様プロテアーゼとよぶ．

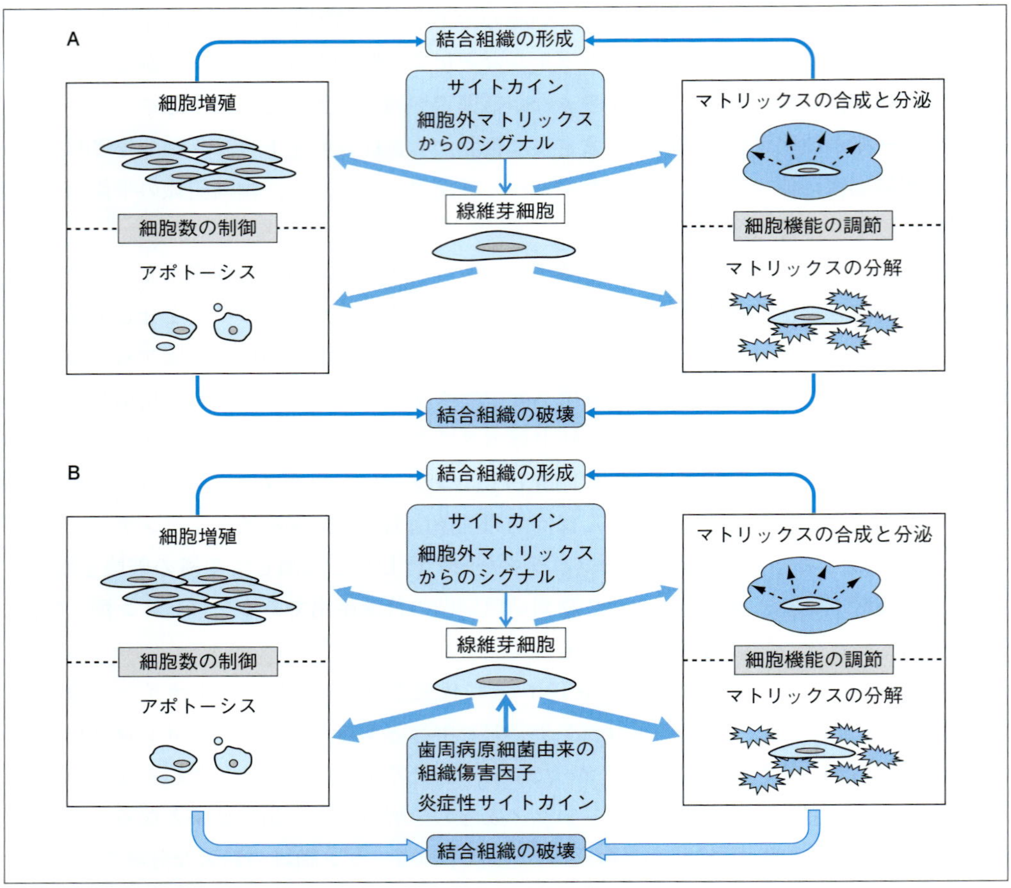

図 13-3　歯周組織の構造・機能の維持（A）ならびに破壊の亢進（B）

A：正常な歯周組織を構成する結合組織の構造と機能の維持には，①それを構成する線維芽細胞の増殖とアポトーシスによる細胞数の制御，および②細胞外マトリックスの合成と分解のバランスの両者が重要である．これらは，種々のサイトカインによるシグナル，細胞と細胞外マトリックスの接着因子を介したシグナルにより制御されている．これらのシグナルにより細胞増殖と細胞外マトリックスの合成が促進されれば結合組織形成・再生が促進し，逆にアポトーシスと細胞外マトリックスの分解が亢進すると結合組織は破壊される．

B：歯周病罹患組織では，歯周病原細菌由来の組織傷害因子，炎症性サイトカインなどにより，歯周組織は破壊方向へと傾く．

作用しあって炎症の病態は修飾されていく．

主としてマクロファージから分泌されるIL-1，IL-6，TNF-αは骨破壊に重要な役割を担っているとともに，TNF-αは歯肉線維芽細胞でのコラゲナーゼの合成を促進したり，IL-6の分泌，接着因子の発現など炎症をさらに増悪させる．これらの炎症誘導作用には転写因子であるNF-κBの活性化がかかわっている．NF-κBの活性化は，細胞の生存維持にかかわる遺伝子の発現（あるいはアポトーシスの抑制）にもかかわるが，同時にTNF-αは細胞内の分子を介してカスパーゼというタンパク質分解酵素を活性化させ，アポトーシスやときには壊死を誘導することにより組織傷害を引き起こす．

以上，歯肉炎における歯肉組織の破壊をみてみたが，このような歯肉炎はただちに歯周炎に進展するわけではなく，炎症の寛解と再燃を繰り返しながらも，組織破壊が歯肉にとどまる場合が臨床上よく経験される（図13-4A）.

4 歯槽骨吸収のメカニズム

慢性辺縁性歯周炎のように，歯肉炎から進行性・破壊性の病態，すなわち歯周炎への移行は，プラーク由来細菌性抗原によるT細胞の幼若化，抗原に反応するT細胞のクローンの増大とともにインターフェロン（IFN）-γ，IL-1，TNF-αなどのサイトカインが分泌されることに始まる．また，活性化されたマクロファージから分泌されるPGE（主としてPGE_2）は血管の透過性亢進，白血球の遊走，破骨細胞の形成，線維芽細胞の変性などの作用を介して炎症を拡大・進展させる（☞第12章311ページ参照）.

活性化されたマクロファージから分泌されるIL-6，TNF-αやPGE_2が骨芽細胞に作用すると破骨細胞分化因子（RANKL）が細胞表面に発現する．破骨細胞前駆細胞はその受容体（RANK）をもち，骨芽細胞との接着によりRANKLのシグナルを受けて破骨細胞へ分化し，歯槽骨の吸収が進行する（☞第７章198ページ図7-16参照）.

活性化された破骨細胞により歯槽骨の吸収は進行し，また骨芽細胞によるマトリックスの合成の阻害と相まって最終的には歯が脱落する（図13-4B）.

Ⅱ 歯周組織の再生

歯周病治療は，原因除去療法を的確に行うことにより進行を阻止し，歯周組織の治癒を誘導することを目的とする．しかし，歯周組織の破壊が重度の場合，通常の原因除去療法や歯周外科手術を行っても，歯槽骨やセメント質の新生を伴った歯周組織の再生は望めない．そのため，歯周組織治療への「再生医療」の応用が期待されている．歯周疾患により破壊された歯周組織の再生を考えるうえで重要なことは，歯肉組織，歯根膜組織，セメント質，そして歯槽骨がバランスよく再生されることである．組織再生には，３つの要素，すなわち①細胞，②調節因子，③足場が必要である．これらの要素を効率よく組み合わせ，さまざまな方法で歯周組織の再生を促進させようとする研究がさかんに進められ，なかにはすでに臨床応用されているものもある.

1 歯周組織再生誘導法 guided tissue regeneration（GTR法）

臨床では，罹患した歯周組織を除去するために歯周外科手術がしばしば行われる．術後の歯根表面では，歯肉上皮，歯肉結合組織，歯槽骨，歯根膜の４種類の組織由来細胞が競合して増殖する．歯周組織を再生させるためには，歯根膜由来細胞（未分化間葉系細胞）を歯周組織欠損部位に誘導することが必要で，この際，上皮由来細胞や骨由来細胞などの混入を防ぐことが重要である．そこで吸収性あるいは非吸収性の膜〔GTR膜（保護膜・遮断膜）〕をバリアとして用いて歯周組織の治癒過程における歯肉上皮や歯肉結合組織の混入を防ぐ方法が開発された．この方法を用いると歯根膜に細胞性セメント質を介する結合組織性新付着による歯周組織の再生が誘導可能である.

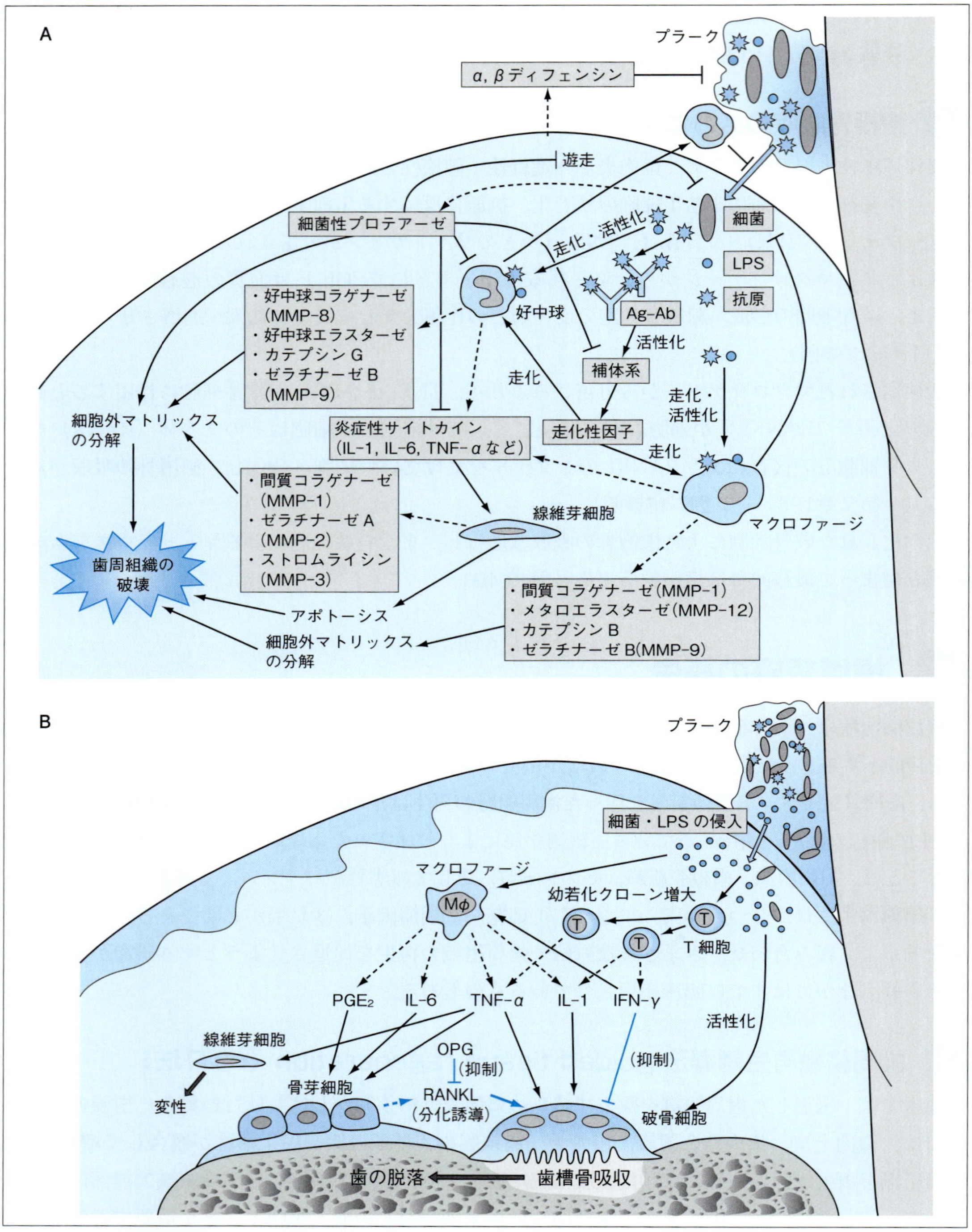

図 13-4 歯肉組織の破壊（A）と歯槽骨吸収（B）にかかわるメカニズム

→：誘導作用，⊣：阻害作用，⇢：分泌因子，LPS：リポ多糖，Mφ：マクロファージ，IL：インターロイキン，TNF：腫瘍壊死因子，OPG：オステオプロテゲリン，IFN：インターフェロン，PGE_2：プロスタグランジンE_2，MMP：マトリックスメタロプロテアーゼ，Ag-Ab：抗原抗体複合体，RANKL：Receptor activator of NF-κB ligand

（早川太郎ほか，2013[9]，292より改変）

1）吸収性膜

(1) アテロコラーゲン

ウシまたはブタ由来のⅠ型コラーゲンを用いて合成された膜である．コラーゲン分子の両端に存在するテロペプチドを除去し，アテロコラーゲンとすることで抗原性を排除している．吸収性材料であり，製品によって速度は異なるが，術後約6～24週で吸収される．治癒後の除去が必要なく生体親和性も高いため，現在，GTR法で最も主流な遮蔽膜として使用されている．

(2) ポリ乳酸

乳酸とグリコールの共重合体から合成された高分子が主成分であり，生物由来の物質を含まないため抗原性が低い．術後約8週から吸収が始まり，32週でほぼ完全に吸収される．

2）非吸収性膜

(1) e-PTFE (expanded polytetrafluoroethylene)

フッ素原子と炭素原子で構成されるテトラフルオロエチレンの重合体であるポリテトラフルオロエチレン（PTFE）は化学的に安定で耐熱性，対薬品性に優れている．PTFEを延伸したものがe-PTFEであり，GORE-TEX® の商標で知られている．微細な孔を多数（1 cm^2あたり14億）もつ構造をしており，防水性・透湿性がある．組織を遮蔽する能力が高く，骨欠損部に対する上皮細胞の侵入を防ぐことができる．しかし，防水性が高い反面，患部の血液供給が不足しやすく，また，非吸収性であるため治癒期間の後に膜を摘出する手術が必要である．GTR膜の主流として広く使われてきたが，現在，歯科用GORE-TEX® 製品は販売されていない．

(2) d-PTFE (dence polytetrafluoroethylene)

高密度PTFE膜であり，孔の径が小さく感染リスクが低いため閉創の必要がない．膜を露出したまま使用できるため除去が容易である．日本国内では承認されていない．

2 エナメルマトリックスタンパク質

ヘルトヴィッヒ上皮鞘の細胞から分泌されるエナメルマトリックスタンパク質が歯根セメント質の形成に関与しており，歯周組織の発生において重要な役割を果たしていることが明らかにされている．エナメルマトリックスタンパク質は，エナメル質形成初期にエナメル芽細胞によって分泌されるマトリックスタンパク質で（☞第5章140ページ参照），具体的には幼若ブタ下顎骨の歯胚から調製され，複数のタンパク質が含まれる．すなわち，アメロゲニンを主成分とし，そのほかにアメロブラスチン，エナメリンなどを含む．ヒトやさまざまな実験動物において，歯根表面にエナメルマトリックスタンパク質を塗布すると，歯根表面にセメント芽細胞が付着，シャーピー線維を有する新生セメント質が形成され，さらに続いて歯根膜，歯槽骨が再生される．このようにエナメルマトリックスタンパク質は本来の発生過程に類似した様式で歯周組織再生を誘導することが示され，現在，歯周組織再生を目的とし，**エムドゲイン®** として広く臨床応用されている．

3 骨補塡材

歯周病で骨吸収が進行した症例に対しては，骨補塡材による再建が行われる．骨補塡材は，未分化間葉系細胞を骨芽細胞に分化誘導し，新生骨を誘導させる能力（骨誘導能）や，新生骨が周囲から侵入するきっかけとなる能力（骨伝導能）を有しており，このような性質を有するさまざまな骨補填材が歯周病治療に応用されている．

1）同種骨

（1）自家骨

患者自身から採取した骨のことである．抗原性がなく，感染面からも安全である．前出の３要素〔細胞（骨芽細胞，骨細胞など），増殖因子（骨形成タンパク質；BMPなど），足場（ヒドロキシアパタイト結晶，コラーゲン）〕をすべて含んでおり，歯周組織再生に大きな効果が期待できる．しかし，手術部以外に採取部位を求めるため新たな手術侵襲が加わること，採取できる骨量に制限があることなどの理由で臨床的にはあまり普及していない．

（2）同種他家骨

ヒトドナーから採取された骨のことである．脱灰凍結乾燥骨や，凍結乾燥骨があり，BMPをはじめとする増殖因子が含まれており，足場としての効果も期待できることから，骨誘導能がある．欧米では汎用されているが，安全性の確立など，解決しなくてはならない要素も多く，わが国では使用が認められていない．

2）異種骨

ヒト以外のほかの動物種の骨を焼成および化学処理をして得る．有機成分は存在しないが，骨組織の微細構造が保持され骨伝導能を有している．欧米ではウシ海綿骨を焼成・強アルカリ処理した多孔性骨補填材が広く用いられ，歯槽骨再生に有効であることが示されている．日本でも『非吸収性骨再生用材料 Bio-Oss®』として厚生労働省の承認を得て，歯周疾患による垂直性骨欠損部および根分岐部病変の骨欠損部に対するGTR法の充塡材料として応用されている．

3）人工骨

生体内にはさまざまな無機リン酸カルシウムが存在し（表13-2），疾病やけがで失われた骨欠損の修復にはリン酸カルシウム系の骨補填材が応用されてきた．歯周病に伴う骨欠損に対しても，これらが応用可能と考えられている．近年は，新生骨と置換しうる利点から，生体内吸収性の骨補填材が数多く研究開発されている．

（1）ヒドロキシアパタイト hydroxyapatite（HA）

化学式は$Ca_{10}(PO_4)_6(OH)_2$．骨組織の無機質と同じ成分で，非吸収性および吸収性があるが，骨誘導能はなく，骨伝導能を期待して使用されている．生体親和性が高く，骨補填材として歯槽骨の再生に応用されている．

（2）リン酸三カルシウム tricalcium phosphate（TCP）

化学式は$Ca_3(PO_4)_2$．多孔性のリン酸カルシウムで，その多くは吸収性で，骨欠損部へ挿入されると経時的に生体内で吸収され，周囲からの新生骨形成に伴い置換されていく．臨床的に用いられているTCPのほとんどはβ-TCPである．

表 13-2　生体内に存在する無機リン酸カルシウム

名　称	略　称	化学式
リン酸二水素カルシウム	MCPM	$Ca(H_2PO_4)_2 \cdot H_2O$
リン酸水素カルシウム	DCPD	$CaHPO_4 \cdot 2H_2O$
リン酸三カルシウム	α-TCP, β-TCP	α-$Ca_3(PO_4)_2$, β-$Ca_3(PO_4)_2$
不定形リン酸カルシウム	ACP	$Ca_3(PO_4)_2 \cdot nH_2O$
リン酸四カルシウム	TTCP	$Ca_4P_2O_9$
リン酸八カルシウム	OCP	$Ca_8H_2(PO_4)_6 \cdot 5H_2O$
ヒドロキシアパタイト	HA	$Ca_{10}(PO_4)_6(OH)_2$
フルオロアパタイト	FA	$Ca_{10}(PO_4)_6F_2$

(3) リン酸八カルシウム octacalcium phosphate (OCP)

OCPは$Ca_8H_2(PO_4)_6 \cdot 5H_2O$の化学式で示され，近年，骨の初期形成開始部位で同定され，いまだ議論の余地はあるものの，非晶質リン酸カルシウムと同様に骨や歯の生体内におけるHAの前駆体として位置づけられている．OCPはβ-TCPと同様に生体内で吸収されて新生骨と置換する．生理的pHでの溶解性はHA＜β-TCP＜OCPの順となり，OCPが最も高いことから，より早く新生骨に置換されると期待される．以上より，OCPは骨補填材としての研究が活発になされ，実用化が進められている．

4 骨再生誘導法 guided bone regeneration（GBR法）

前出の歯周組織再生誘導法（GTR法）が，歯周組織の創傷治癒に際して不要な組織・細胞の侵入を排除し，必要な組織のみを再生させる方法であるのに対し，GBR法は，骨欠損部に保護膜を用いることにより骨組織再生を選択的に誘導する方法である．本来は口腔インプラント治療に必要な骨組織確保のために考案されたものであるが，歯周病に伴う骨再生にも応用されている．

5 サイトカイン療法

サイトカインとは種々の細胞から産生される生理活性物質で，恒常性の維持のみならず，さまざまな病態形成に深く関与することが明らかとなっている．そこで近年，サイトカインやサイトカインに対する抗体を種々の疾患治療に応用する治療法の研究が進んでいる．サイトカインのなかには，線維芽細胞の増殖を促進したり，新生骨を誘導する作用を有するものもあり，これらを主として局所投与することにより歯根膜細胞の歯周組織欠損部への遊走，欠損部での増殖，分化を誘導し，歯周病で破壊された組織を再生させようとする研究が進められている．

1）線維芽細胞増殖因子-2 fibroblast growth factor-2（FGF-2）

FGFは線維芽細胞の増殖を強力に刺激するサイトカインとして同定され，現在は種々の細胞の増殖や分化にかかわるサイトカインとして，23種類の類縁化合物とともにファミリーを形成している．このうちFGF-2は，線維芽細胞のみならず血管内皮細胞，骨芽細胞，軟骨細胞，上皮細胞など多くの細胞の増殖を誘導する．さらにFGF-2は細胞増殖以外にも細胞分化，細胞外基質の合成など多彩な作用を有することから，さまざまな領域で臨床応用が検討され，すでに皮膚科領域では褥瘡皮膚潰瘍治療薬として使用されている．また，FGF-2は骨組織に多量に存在し，最近の臨床試験の結果，FGF-2の局所投与により骨折部の癒合までの期間が著しく短縮されることが示されている．わが国では，大阪大学の村上らによってFGF-2を歯周外科手術時に骨欠損部に直接投与することにより，セメント質および歯槽骨の新生を伴う歯周組織の再生が誘導されることが報告された（北村正博ほか，2012[10]）．歯周炎による歯槽骨の欠損に対する治療薬（リグロス®）として2016年に製造・販売が認可され，歯周組織再生治療における臨床応用が注目されている．

2）骨形成因子 bone morphogenetic protein（BMP）

BMPは脱灰骨基質中に存在し，異所性石灰化を誘導する物質として同定された（☞第７章189ページ参照）．BMPには多数のサブタイプが存在するが，そのなかでBMP-1はメタロプロテアーゼでありTGF-βスーパーファミリーに属さない．一方，BMP-2，BMP-4などは骨芽細胞分化誘導作用および骨形成促進作用を有することが明らかとなり（第７章189ページ参照），硬組織再生医療への応用がさかんに検討された．しかし，BMPの骨誘導活性は霊長類では弱く，臨床的に必要とされる硬組織を誘導するためには，非常に多量のBMPが必要であることが明らかとなり，実際の臨床応用には至っていない．歯周組織再建への応用も多くの研究者によって研究され，動物実験ではBMP-2が歯槽骨の再生を誘導できることは示されたが，セメント質の再生は報告されていない．また，BMP-2は歯根吸収を生じる可能性も指摘されている．一般の骨再生と異なり，歯周組織の再生では，セメント質を含む歯周組織がバランスよく再生されることが必要であり，現時点では，BMP-2は歯周組織再生には応用されていない．近年，BMP-2の活性を増強する物質の検討が進められ，ヘパリンやtransforming growth factor (TGF) - βがBMP-2の作用を増強することが示されている．BMP-2の生理作用を生体レベルで増強する方法が確立すれば，歯周病を含むさまざまな分野で，再生医学への応用の道が開かれる可能性はある．

3）血小板由来増殖因子 platelet derived growth factor（PDGF）

PDGFはおもに間葉系細胞の増殖，遊走に関与するサイトカインで，少なくともPDGF-A，B，C，Dの４種類が存在し，そのうちPDGF-AとPDGF-Bはジスルフィド結合により二量体（PDGF-AA，PDGF-AB，PDGF-BB）を形成している．生理作用は多彩で，発生，血管新生，炎症，創傷治癒など多岐にわたる．歯周病に関しては，歯周病に罹患した歯肉溝上皮，ならびに隣接結合組織にPDGF-BBが高レベルに存在することが示されている．また，PDGF-BBが歯肉線維芽細胞，歯根膜由来細胞の増殖を促進することが報告されており，歯周組織再生への応用が検討され，ヒトでは，PDGF-BBと同種骨の局所投与が歯周組織再生に有効であることが報告されている．

米国ではPDGF-BBに足場材としてβ-TCPを組み合わせた材料が歯周組織再生材として承認されている．副作用がほとんどないことも報告されているが，市販後の臨床成績を含めて今後を見守る必要がある．

4）多血小板血漿 platelet rich plasma（PRP）

血小板の α 顆粒には創傷治癒や組織再生に効果的な増殖因子が多く含まれており，この血小板を濃縮し，局所に移植することにより組織を再生させることが試みられるようになった．PRPは血小板を高度に濃縮した血漿のことである．PRPは血液凝固反応の過程で，含まれている血小板が脱顆粒を起こし，顆粒中に含まれる増殖因子（PDGF，TGF-β，VEGF，EGF）や細胞接着因子（フィブロネクチン，ビトロネクチンなど）が放出される．PRPはさらに，その凝固反応の結果，フィブリン網を形成し，骨芽細胞や線維芽細胞などの間葉系細胞の足場となり，創傷治癒や組織再生を促進する．

PRPは患者から採取した自己血から精製，調製するため，抗原性がなく，感染症の問題も生じない優れた移植材料であり，歯周組織再生における有用性は高いと思われる．

6 培養骨膜シート

患者自身の口腔内より骨膜を分離，培養し，骨膜細胞を増殖してシート状構造物としたものである．このシートは石灰化誘導培地中で骨芽細胞様細胞に分化し，アルカリホスファターゼ陽性となり石灰化を認める．ヒトでの臨床研究では，培養骨膜シートとPRP，HA顆粒を移植すると，歯周組織再生効果が認められた．この場合，骨膜シートは細胞供給源，PRPは調節因子の供給源，HAは組織再生の足場として機能していると考えられる．現在は研究段階であるが，将来，歯周組織再生への臨床応用が期待されている．

Ⅲ 口腔インプラントに対する周囲組織の反応

1 口腔インプラント

齲蝕により生じた歯の欠損は，通常，クラウンブリッジ，あるいは可撤性義歯により補綴される．近年，チタンなどの生体親和性材料を人工歯根として植立し，咬合機能を回復する方法，すなわち口腔インプラント治療が広く用いられるようになった．口腔インプラントの出現は，咬合と審美性回復に大きな革新をもたらした．インプラントという用語は，「欠損，あるいは障害を生じた器官，組織の補綴，修復のために体内に埋入されるもの」と定義される．口腔インプラントの歴史は長く，過去にさまざまな材質，形状のインプラントが開発，臨床応用されてきた．現在臨床で使用されている口腔インプラントシステムは約200種類以上あり，材質的にはそのほとんどがチタン製である．口腔インプラントにチタンが広く用いられるようになったのは，1952年にブローネマルク Brånemark, P.I.により発表された1つの論文による．その論文のなかで，チタンと骨が生着すること，インプラント材料として適していることが報告されている．その後，現在広く用いられているスタイルのインプラントの臨床応用が開始された．以下に，チタンインプラントと周囲組織の反応を解説する．

2 口腔インプラントと骨との接触性

1）光学顕微鏡レベルでの接触性

チタンインプラントと骨との接触関係は光学顕微鏡的には以下の２種類のいずれかである．

(1) オッセオインテグレーション osseointegration

Brånemarkはチタンと骨の結合をオッセオインテグレーションと名づけたが，これは，「光学顕微鏡レベルの観察で，チタン表面に線維性結合組織が介在することなく新生骨組織が直接接触し，その状態が維持されること」をさしている．また現在は，「生活を営む骨組織と荷重を受け機能しているインプラント表面との間の構造的かつ機能的結合」とされている．しかし，チタンインプラント全面，あらゆる場所でオッセオインテグレーションを形成しているわけではない．組織学的には骨と接触している割合は50〜60％程度で，それもつねに変化していると思われる（図13-5）．残りの部分は血管結合組織や脂肪組織などである．ちなみにオッセオインテグレーション osseointegrationは，Brånemarkが「osseous（骨の）」と「integration（一体化）」を組み合わせてつくった造語である．

(2) 線維骨性接合

線維性組織あるいは軟組織がチタンインプラント体と骨の間に介在する状態である．

2）電子顕微鏡レベルでの接触性

電子顕微鏡でインプラントと骨組織の界面を観察すると，インプラント埋入後のチタン表面と骨組織の間には無定形構造物が存在し（図13-6），ここにはコラーゲン，プロテオグリカンや非コラーゲン性タンパク質としてオステオカルシン，オステオポンチンなどが存在する．これら無定形構造物がオッセオインテグレーションにどのようにかかわっているかは現在のところ明らかにされてはいないが，オステオカルシンとオステオポンチンが骨芽細胞によって合成されること，カルシウム親和性を有することなどから，オッセオインテグレーションの形成，維持とのかかわりが指摘されている．

3）オッセオインテグレーションの形成過程

チタンインプラントにおけるオッセオインテグレーションの獲得は，膜内骨化や軟骨内骨化とは異なり，骨折時の治癒機転に準じており，①血餅の形成，②細胞外基質の形成，③新生骨の形成の順に進行する．

チタンインプラントを骨内に植立すると，正常な骨折治癒と同様な機転で，周囲骨からインプラントに向かって新生骨が添加する形で，インプラント周囲の微小な間隙が新生骨で埋められ，オッセオインテグレーションが獲得される．（図13-7A）．一方，チタン表面にチタン粒子をプラズマ照射して粗面化すると，インプラント表面で積極的に骨形成が生じ，周囲骨からの新生骨形成と合わさり，早期にオッセオインテグレーションが確立する（図13-7B）．

3 チタンインプラントと周囲粘膜

1）インプラント周囲の上皮

インプラント周囲上皮は創傷治癒後の歯肉重層扁平上皮から発生する．インプラント周囲上皮の

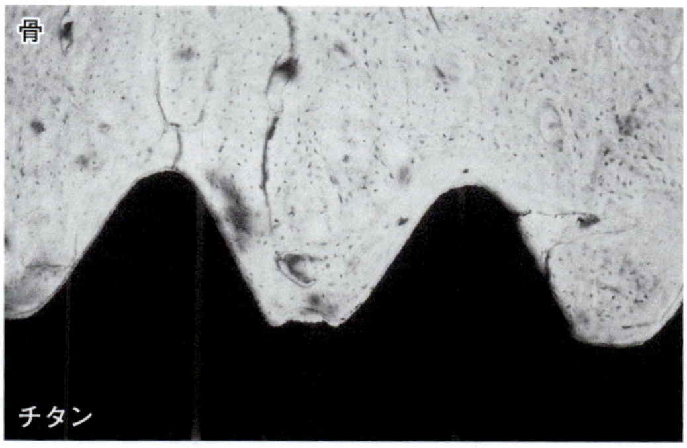

図 13-5　オッセオインテグレーション
光学顕微鏡レベルの観察では，チタン表面に線維性結合組織が介在することなく新生骨組織が直接接触している．この状態をオッセオインテグレーションとよぶ．
（昭和大学　代田達夫博士のご厚意による）

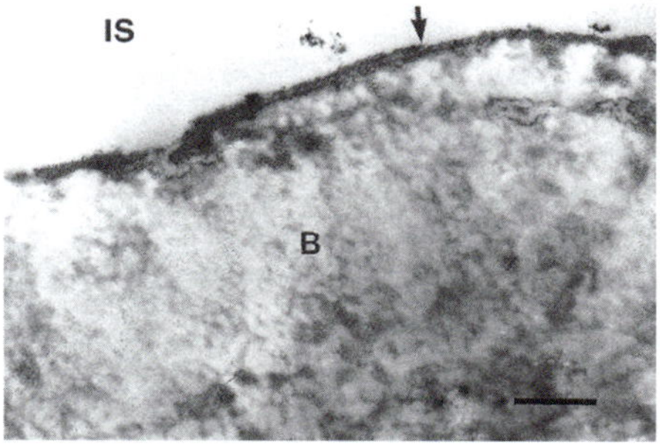

図 13-6　電子顕微鏡レベルでのインプラントと周囲新生骨の境界面
電子顕微鏡でインプラントと骨組織の界面を観察すると，インプラント（IS）と骨組織（B）の界面（矢印）に約 100 nm の無定形構造物が存在する．右下のバーの長さは 500 nm を示す．
（Ayukawa, Y.，1996[11)]）

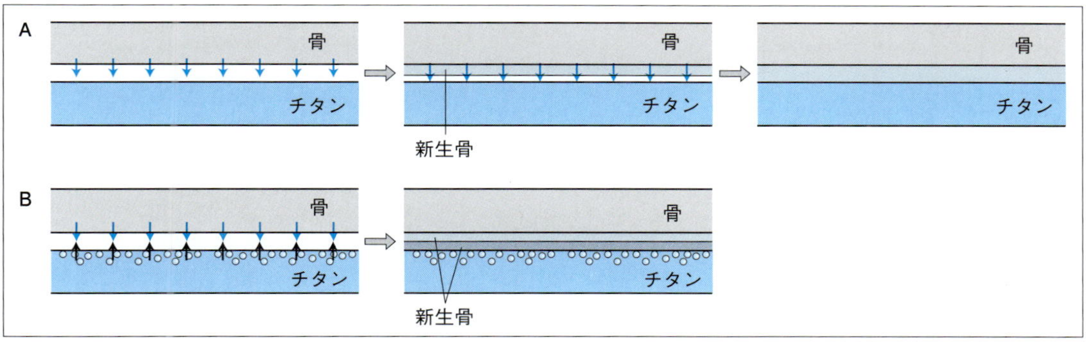

図 13-7　オッセオインテグレーションの成立過程
A：通常，チタンインプラントを骨内に植立すると周囲骨からインプラントに向かって新生骨が添加する形で，インプラント周囲の微小な間隙が新生骨で埋められる．このようにしてオッセオインテグレーションが獲得される．
B：それに対して，インプラント表面にプラズマ照射を加えて粗面化すると，インプラント表面で積極的に骨形成が生じ，周囲骨からの新生骨形成と合わさり，早期にオッセオインテグレーションが確立する．
（宮﨑　隆ほか，2010[6)]）

細胞間隙は歯の付着上皮よりも広く粗鬆である．インプラントと上皮の接合部でヘミデスモソームが形成されるか，あるいは上皮が基底膜によりインプラントに接しているかについてはさまざまな報告があり，結論は得られていない．

また，インプラント周囲溝の透過性は歯の付着上皮より高く，外来性物質はインプラント周囲上皮間を通過し，深く結合組織まで到達し，容易に結合組織に浸透する．加えて，インプラント周囲上皮の増殖能は歯の付着上皮よりも低い．以上より，インプラント周囲上皮の構造は，細菌や外来性物質の侵入が容易である可能性もあり，結合組織における防御機構が重要である．一方で，血液成分その他の液状成分（免疫グロブリンや酵素類），ときには好中球などの細胞成分が細胞間隙を通過して放出され，歯周ポケット内での炎症に対する防御機転を発揮する．

2）インプラント周囲結合組織

インプラント植立時，周囲に形成される血餅はやがて肉芽組織を経て線維性結合組織となる．このとき線維はインプラントの植立方向と平行に配列し，セメント質中に存在するシャーピー線維様の構造，機能を期待することはできない．いったんオッセオインテグレーションが確立した後でも，オッセオインテグレーションが失われると，同様の経過をたどり，インプラントは線維性結合組織で被包される．ただし，インプラント周囲の線維の走行はインプラント表面の性状により大きく異なる．プラズマ照射などによる表面改質でインプラント表面を粗糙化すると，線維の走行はインプラントの植立方向に対して垂直になるとの報告もある．

参考文献

1）中川一路：口腔微生物学・免疫学．第３版（浜田茂幸ほか編）．医歯薬出版，東京，2010，236～237.
2）石田　甫ほか編：先端医療シリーズ・歯科医学２　歯周病―新しい治療を求めて．先端医療技術研究所，東京，2000，１～93.
3）宮田　隆，辰巳順一：歯周病と骨の科学　骨代謝からインプラントまで．医歯薬出版，東京，2002，191～203.
4）Speikermann, H.：Implantology：Color Atlas of Dental Medicine. Thieme, New York, 1995，１～13.
5）Brånemark, P.I. et al. Intra-osseous anchorqage of dental prostheses. I. Experimental studies. *Scand J Plast Reconstr Surg*, **3**：81～93，1969.
6）宮﨑　隆，片岡　有，藤野　茂：ワイヤ放電加工処理チタンインプラント（IAT EXA）の特徴EDSurfaceの骨適合性を中心に．補綴臨床，**43**（2）：216～224，2010.
7）赤川安正ほか編：よくわかる口腔インプラント学．医歯薬出版，東京，2005，47～59.

引用文献

8）竹田義文ほか：微生物学．医歯薬出版，東京，1996, 25.
9）早川太郎ほか：口腔生化学．第５版．医歯薬出版，東京，2013, 292.
10）北村正博ほか：歯周炎罹患歯に対するFGF-2投与の長期的効果および安全性の検討．日歯周誌，**54**（1）：38～45，2012.
11）Ayukawa, Y. et al.：An Ultrastructural study of the bone-titanium interface using pure titanium-coated plastic and pure titanium rod implant. *Acta Histochem Cytochem*, **29**：243～254, 1996.

索　引

す

せ

そ

た

ギリシャ文字

A

B

C

D

【監修者略歴】

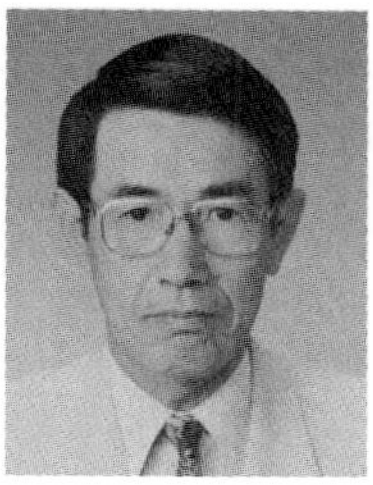

早《はや》川《かわ》太《た》郎《ろう》

第 1 ～ 4 版執筆
第 5，6 版監修

1934年 名古屋市に生まれる
1959年 名古屋大学医学部卒業
1964年 長崎大学医学部講師
1966年 同大学医学部助教授
1968年 米国 California 州立大学（Davis 校）医学部留学，71 年まで
1971年 米国 Roche 分子生物学研究所留学，73 年まで
1973年 愛知学院大学歯学部助教授
1977年 同大学歯学部教授
2005年 同大学定年退職，名誉教授

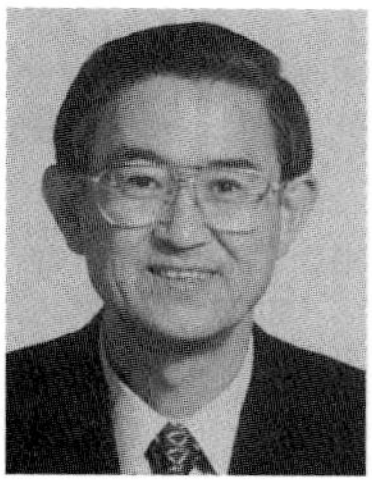

須《す》田《だ》立《たつ》雄《お》

第 1 ～ 4 版執筆
第 5，6 版監修

1935年 東京に生まれる
1960年 東京医科歯科大学歯学部卒業
ニューマン夫妻の名著『骨の生化学』に啓発されて，骨の研究を始める
1964年 同大学大学院博士課程歯学研究科修了（生化学専攻）
1968年 ウィスコンシン大学留学（H. F. DeLuca 教授の下でビタミン D の代謝研究に従事）
1971年 活性型ビタミン D の構造決定を終えて帰国，母校助教授
1977年 昭和大学歯学部教授（口腔生化学教室）
1992年 スペースシャトル「エンデバー号」での宇宙実験で，鶏胚の発生と骨形成に及ぼす無重力の影響を調べる
1997年 昭和大学歯学部長，法人理事，日本骨代謝学会理事長
ニューマン賞受賞（米国骨代謝学会）
1998年 紫綬褒章受賞
2000年 朝日賞受賞
昭和大学定年退任，名誉教授
2001年 日本学士院賞受賞
埼玉医科大学ゲノム医学研究センター副所長
2006年 埼玉医科大学客員教授
日本学術会議 20 期連携会員
2007年 日本学士院会員に選任される
2011年 瑞宝重光章受章
2019年 埼玉医科大学客員教授退任
2021年 文化功労者顕彰

【編著者略歴】

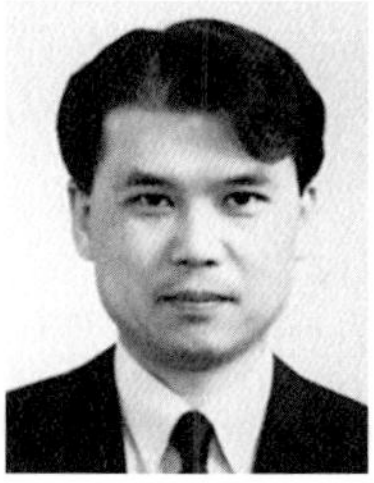

髙《たか》橋《はし》信《のぶ》博《ひろ》

第 4 ～ 6 版執筆

1959年 仙台に生まれる
1984年 東北大学歯学部卒業
1986年 日本学術振興会特別研究員（DC）
1988年 東北大学大学院歯学研究科博士課程修了（基礎系歯科学専攻）
1988年 東北大学歯学部附属病院医員（口腔外科学第二講座）
1988年 米国ミネソタ大学歯学部 Visiting Assistant Professor
1998年 東北大学歯学部助教授（口腔生化学講座）
2001年 東北大学大学院歯学研究科教授（口腔生化学分野）
2004年 東北大学大学院歯学研究科副研究科長 / 歯学部副学部長
2010年 東北大学教育研究評議員，現在に至る

本教室創設以来の研究テーマである齲蝕，歯周病，口臭症などの口腔細菌叢関連疾患，とくに口腔細菌叢の解析と直接の病原因子となる細菌叢の代謝活性について，生態学的，生化学的，分子生物学的研究を行っている．

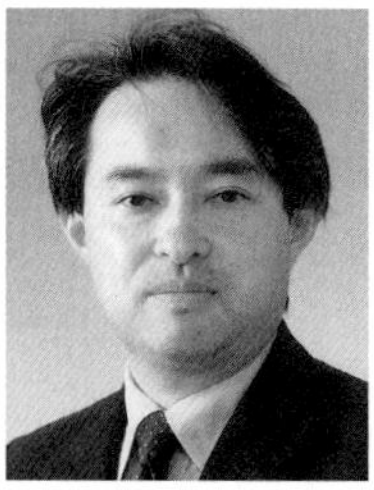

宇《う》田《だ》川《がわ》 信《のぶ》之《ゆき》

第 4 ～ 6 版執筆

1963年 千葉県に生まれる
1987年 松本歯科大学歯学部卒業
1992年 昭和大学大学院博士課程歯学研究科修了（生化学専攻）
1994年 メルボルン大学セントビンセント医学研究所留学 , 96 年まで
1996年 昭和大学歯学部講師
2001年 松本歯科大学歯学部教授
2002年 米国骨代謝学会 Fuller Albright Award 受賞
2010年 松本歯科大学副学長
2018年 同大学歯学部長，現在に至る

破骨細胞の起源とその分化誘導機構，骨吸収と骨形成の共役（カップリング）機構，最近は歯髄細胞の細胞生物学的研究や骨再生に関する臨床的研究について興味をもち研究を行っている．

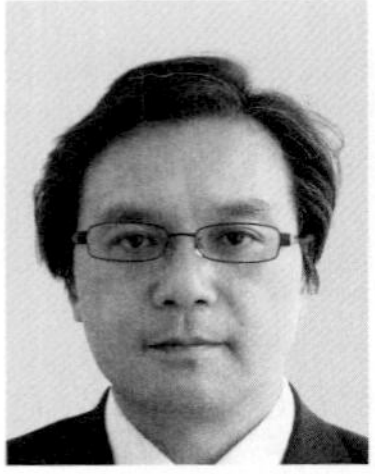

東《あづま》　俊《とし》文《ふみ》

第5，6版執筆

1958年　北海道帯広市に生まれる
1985年　慶応義塾大学医学部卒業(内科学)
1995年　米国ハーバード大学実験医学部門
2003年　慶応義塾大学医学部専任講師（医学部内科学）
2004年　順天堂大学医学部免疫学教室
2004年　東京歯科大学口腔科学研究センター講師（分子再生研究室）
2007年　東京歯科大学生化学講座教授
2024年　同大学定年退職

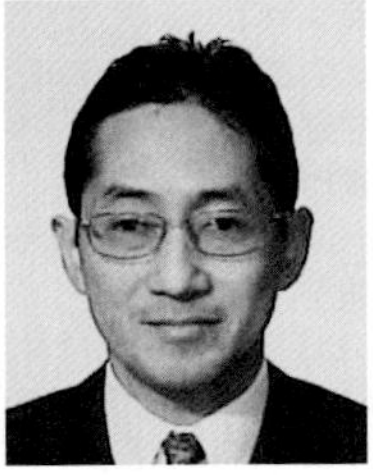

上條《かみじょう》　竜《りゅう》太《た》郎《ろう》

第5，6版執筆

1959年　神奈川県に生まれる
1987年　昭和大学歯学部歯学科卒業
1991年　同大学大学院歯学研究科（口腔外科学専攻）修了
1992年　米国ニューヨーク大学医学部 Postdoctoral fellow，94年まで
1996年　昭和大学講師（歯学部第二口腔外科学教室）
1999年　米国ニューヨーク大学医学部 Visiting Assistant Professor，01年まで
2001年　昭和大学教授（歯学部口腔生化学教室）
2022年　逝去

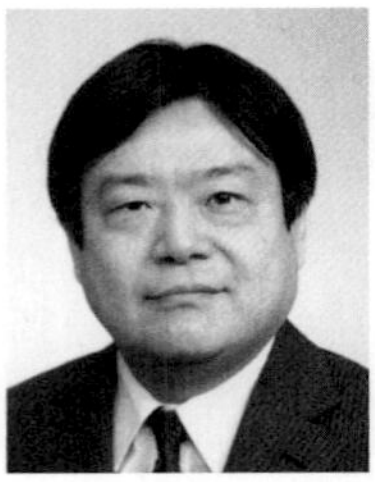

石《いし》崎《さき》　明《あきら》

第5，6版執筆

1963年　富山県に生まれる
1988年　東京医科歯科大学歯学部卒業
1993年　東京医科歯科大学大学院歯学研究科博士課程（顎顔面外科学専攻）修了
1994年　ルートヴィック癌研究所(スウェーデン)ポストドクトラルフェロー
1997年　国立感染症研究所流動研究員
1998年　産業技術総合研究所 NEDO フェロー
2002年　産業技術総合研究所主任研究員
2003年　岐阜大学大学院医学研究科講師
2005年　北海道大学大学院歯学研究科准教授
2008年　岩手医科大学歯学部口腔生化学講座教授
2011年　岩手医科大学生化学講座細胞情報科学分野（名称変更）教授，現在に至る

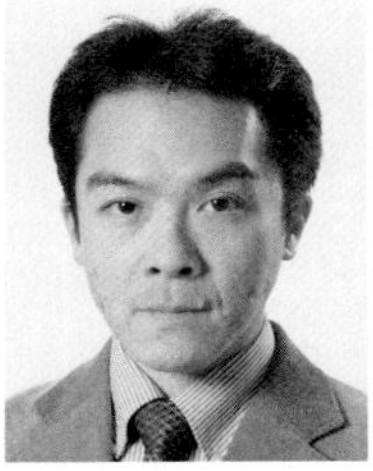

加《か》藤《とう》靖《やす》正《まさ》

第5，6版執筆

1967年　横浜に生まれる
1989年　北里大学衛生学部卒業
1993年　カナダ・ケベック大学アルマンドフラッピエール研究所留学，1～5月まで
1996年　北里大学博士（学術）
1997年　ベルギー・リエージュ大学医学部癌発生生物学教室留学，99年まで
2005年　横浜市立大学大学院医学研究科博士課程（耳鼻咽喉科頭頸部外科学専攻）修了
2006年　日本結合組織学会大高賞受賞
2008年　神奈川歯科大学准教授
2010年　奥羽大学歯学部教授
2016年　国際癌転移学会(MRS)理事，20年まで
2020年　Cancer Cell International 誌 co-Editer-in-Chief，現在に至る

がん細胞周囲の微小環境，とくに酸性細胞外 pH に注目し，がん転移のメカニズムについて研究を行っている．

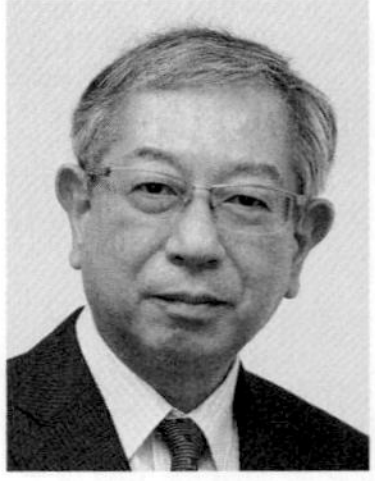

田《た》村《むら》正《まさ》人《と》

第6版執筆

1959年　東京に生まれる
1987年　鹿児島大学歯学部卒業
1991年　東京医科歯科大学大学院歯学研究科博士課程(生化学専攻)修了
1991年　鹿児島大学歯学部助手(口腔細菌学講座)
1992年　東京医科歯科大学難治疾患研究所助手(分子薬理学)
1997年　米国ブリガムヤング大学化学・生化学部客員研究員
1999年　鹿児島大学歯学部助教授(口腔生化学講座)
2001年　北海道大学大学院歯学研究科教授(口腔分子生化学分野)
2017年　北海道大学大学院歯学研究院（名称変更）教授(口腔分子生化学分野)
2024年　同大学定年退職，名誉教授

骨芽細胞の分化・機能の調節や，骨と他臓器間の相互作用に関わる生理活性物質，およびそれらのメカニズムの解明に関する研究を行っている．

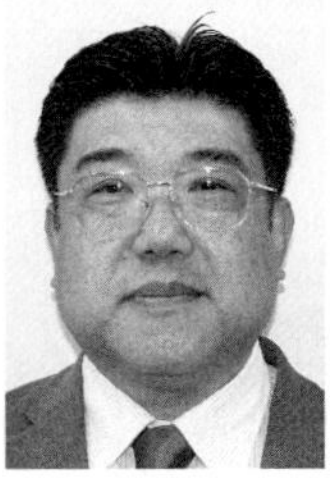

山《やま》越《こし》康《やす》雄《お》

第6版執筆

1962年　横浜に生まれる
1985年　北里大学衛生学部衛生技術学科卒業
1985年　鶴見大学歯学部助手(生化学教室)
2000年　米国テキサス大学サンアントニオ健康科学センター 歯学部博士研究員(小児歯科学講座)
2003年　米国ミシガン大学歯学部 Assistant Research Scientist（生体材料科学講座）
2008年　米国ミシガン大学歯学部 Associate Research Scientist（生体材料科学講座）
2012年　鶴見大学歯学部准教授(分子生化学講座)
2016年　鶴見大学歯学部教授(分子生化学講座)，現在に至る

エナメル質，象牙質，歯髄，歯根膜中のタンパク質の構造・機能解析および硬組織，歯周組織に含まれる生理活性物質の機能解明研究を行っている．

【歴代編著者略歴】

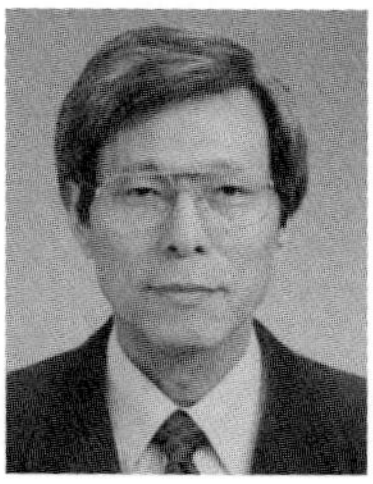

木《き》崎《ざき》治《はる》俊《とし》

第 3，4 版執筆
第 5 版監修

1941年 石川県に生まれる
1966年 慶應義塾大学医学部卒業
1971年 同大学大学院博士課程医学研究科修了（医科学専攻）
1976年 米国インディアナ州立大学医学部癌研究施設留学，78 年まで
1980年 同大学医学部講師
1988年 同大学医学部助教授
1990年 東京歯科大学教授
2007年 東京歯科大学客員教授（口腔科学研究センター）
2012年 東京歯科大学客員教授（生化学講座）
2019年 東京歯科大学客員教授退任

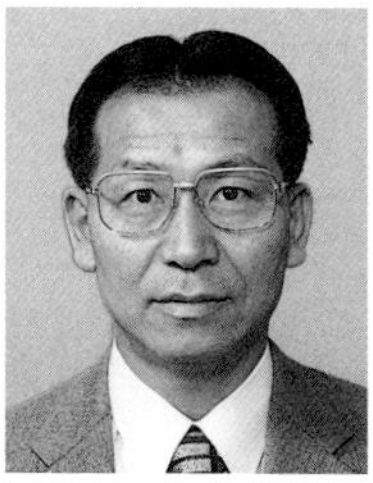

畑《はた》隆《りゅう》一《いち》郎《ろう》

第 4，5 版執筆

1944年 中国上海に生まれる
1967年 東京都立大学（現首都大学東京）理学部卒業
1969年 同大学大学院理学研究科修士課程修了
1973年 東京医科歯科大学大学院医学研究科博士課程修了（生理学専攻）
1974年 米国立癌研究所および南カルフォルニア大学歯学部留学，77 年まで
1991年 日経サイエンス創刊 20 周年記念論文において「組織形成を誘導するビタミンC」の論文により優秀賞受賞
1995年 東京医科歯科大学難治疾患研究所成人疾患研究部門助教授
2000年 神奈川歯科大学口腔生化学講座教授，後に組織改編により生体機能学講座生化学・分子生物学分野教授
2009年 日本結合組織学会学術賞受賞
2010年 神奈川歯科大学特任教授
2012年 第 2 回国際癌免疫治療学会（ブダペスト，ハンガリー）において最優秀演題賞を受賞
2015年 第 1 回ネイチャー免疫学—細胞・分子免疫学合同国際会議（ヘフェイ，中国）において優秀演題賞を受賞
2019年 神奈川歯科大学大学院中央研究支援センター特任教授

多段階・多機能癌抑制分子であるケモカイン CXCL14/BRAK の遺伝子発現制御機構と癌幹細胞制御機構の研究を行っている．

本書の内容に訂正等があった場合には，
弊社ホームページに掲載いたします．
下記 URL，または二次元コードをご利用
ください．
https://www.ishiyaku.co.jp/corrigenda/details.aspx?bookcode=458220

口腔生化学　第6版　ISBN978-4-263-45822-8

1987年7月20日　第1版第1刷発行
1994年9月15日　第2版第1刷発行
2000年9月20日　第3版第1刷発行
2005年9月20日　第4版第1刷発行
2011年7月10日　第5版第1刷発行
2018年9月25日　第6版第1刷発行
2025年2月20日　第6版第7刷発行

著者代表　髙橋信博
発行者　白石泰夫

発行所　**医歯薬出版株式会社**

〒 113-8612　東京都文京区本駒込 1-7-10
TEL. (03) 5395-7638 (編集)・7630 (販売)
FAX. (03) 5395-7639 (編集)・7633 (販売)
https://www.ishiyaku.co.jp/
郵便振替番号　00190-5-13816

乱丁，落丁の際はお取り替えいたします　印刷・DI Palette／製本・榎本製本

付表４　タンパク質構成アミノ酸の化学構造

種　類		構造式と名称
中性アミノ酸	脂肪族アミノ酸	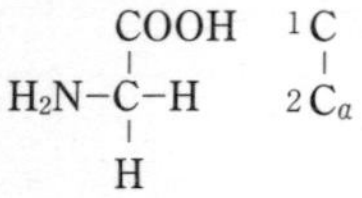 グリシン glycine 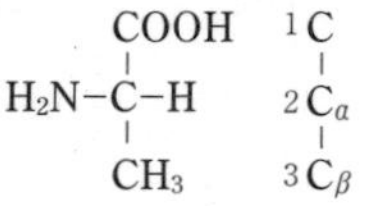 アラニン alanine 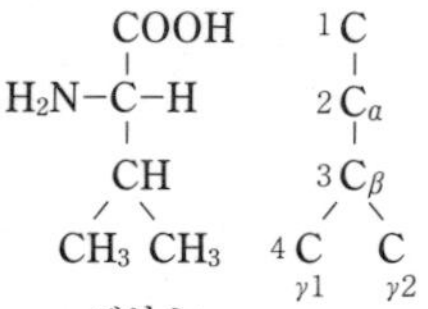 バリン valine 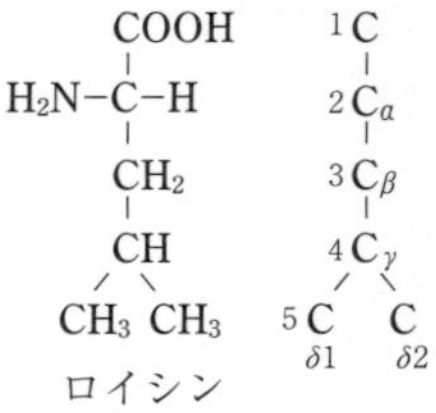 ロイシン leucine 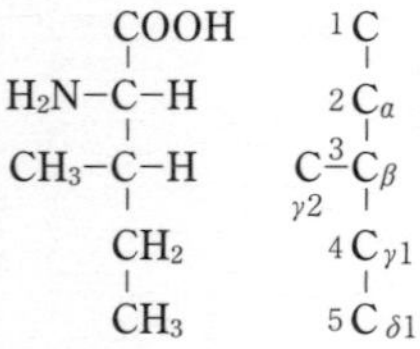 イソロイシン isoleucine 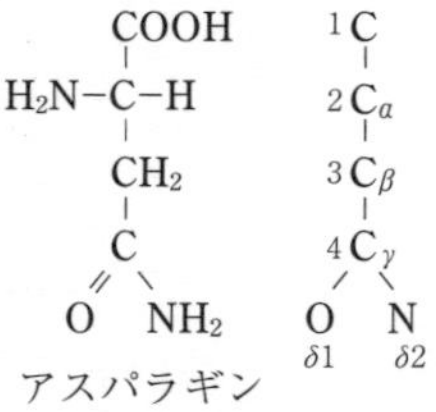 アスパラギン asparagine 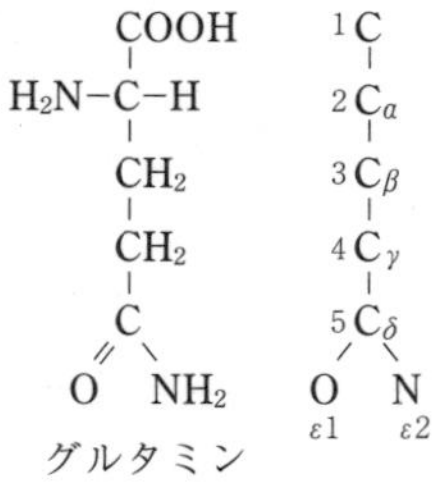 グルタミン glutamine
	ヒドロキシアミノ酸	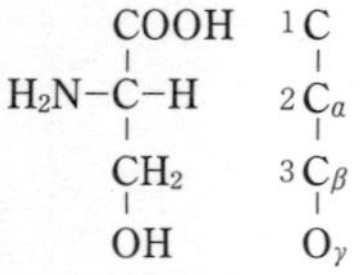 セリン serine 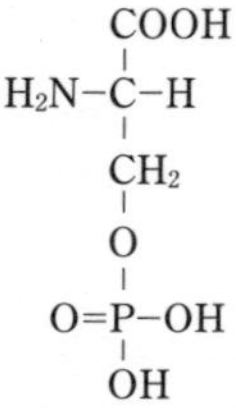 O-ホスホセリン* O-phoshoserine 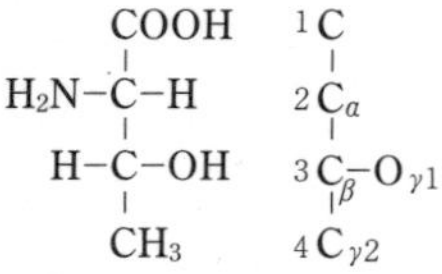 トレオニン threonine 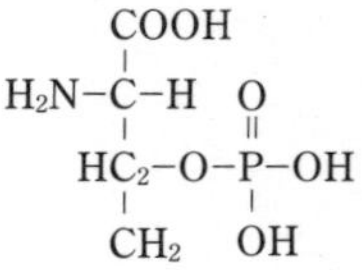 O-ホスホトレオニン* O-phoshothreonine
	含硫アミノ酸	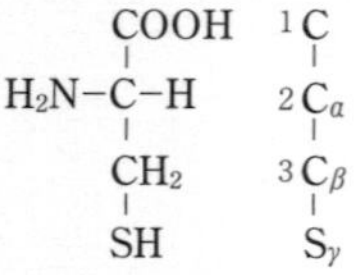 システイン cysteine 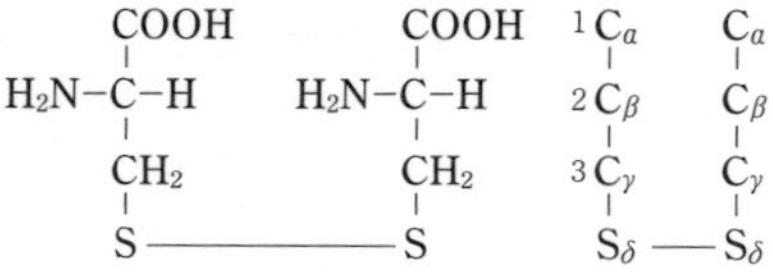 シスチン cystine 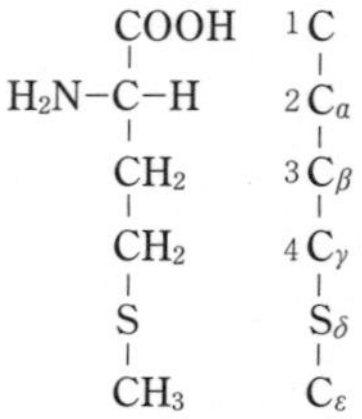 メチオニン methionine
	芳香族アミノ酸	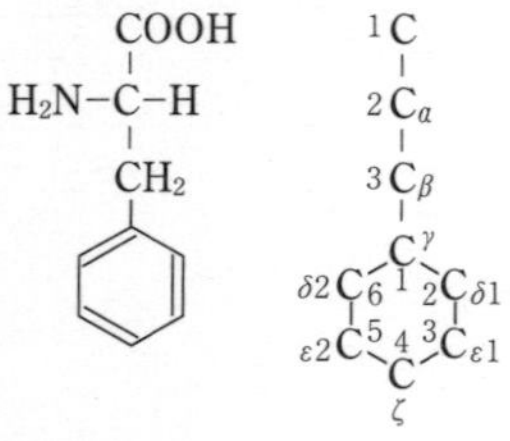 フェニルアラニン phenylalanine 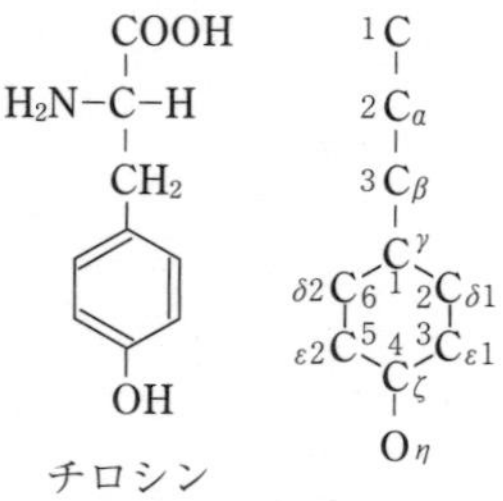 チロシン tyrosine 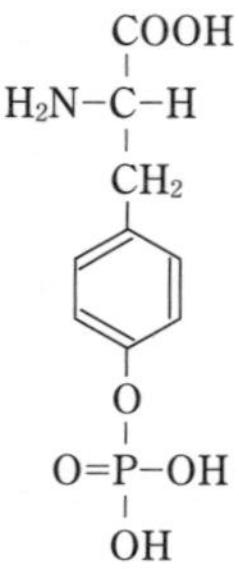 O-ホスホチロシン* O-phosphotyrosine